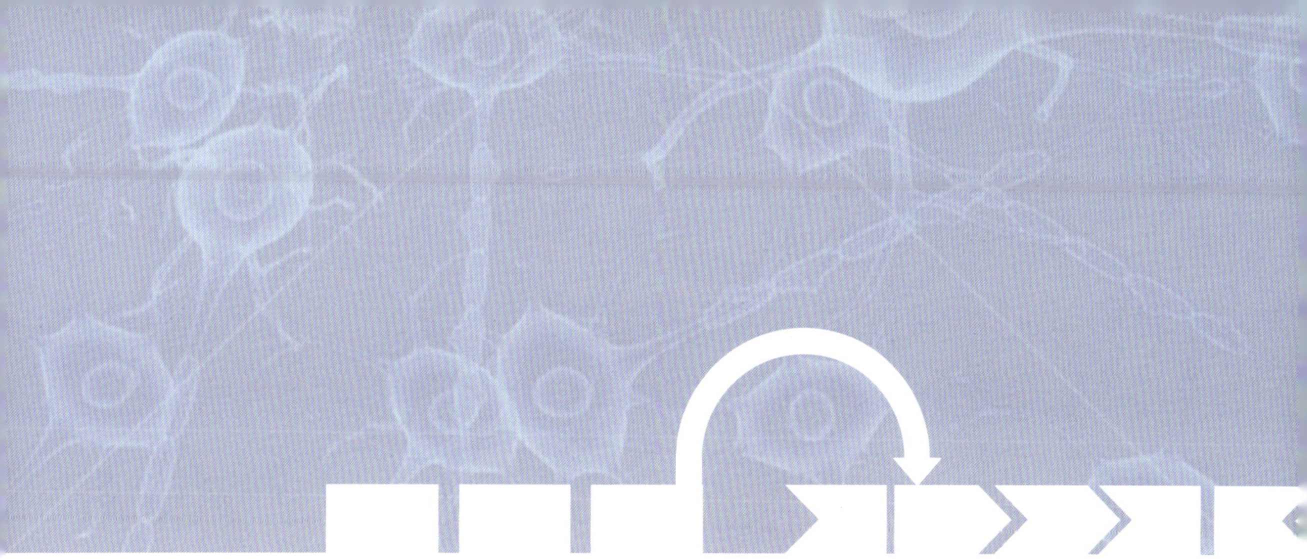

可治性神经系统罕见病诊断与治疗

张　成◎主编

SPM 南方传媒
广东科技出版社
全国优秀出版社
·广州·

图书在版编目（CIP）数据

可治性神经系统罕见病诊断与治疗 / 张成主编. —
广州：广东科技出版社，2022.5
ISBN 978-7-5359-7696-3

Ⅰ. ①可…　Ⅱ. ①张…　Ⅲ. ①神经系统罕见病—疑难病—诊疗　Ⅳ. ①R741

中国版本图书馆CIP数据核字（2021）第157528号

可治性神经系统罕见病诊断与治疗
Kezhixing Shenjing Xitong Hanjianbing Zhenduan Yu Zhiliao

出 版 人：严奉强
责任编辑：曾永琳　潘羽生
装帧设计：友间设计
责任校对：杨崚松　陈　静
责任印制：彭海波
出版发行：广东科技出版社
（广州市环市东路水荫路11号　邮政编码：510075）
销售热线：020-37607413
http：//www.gdstp.com.cn
E-mail：gdljzbw@nfcb.com.cn
经　　销：广东新华发行集团股份有限公司
印　　刷：广州市彩源印刷有限公司
（广州市黄埔区百合三路8号201栋　邮政编码：510700）
规　　格：787mm × 1 092mm　1/16　印张25.25　字数650千
版　　次：2022年5月第1版
2022年5月第1次印刷
定　　价：256.00元

本书编委会

主　编　张　成

副主编　利　婧

编　委　张　成（中山大学附属第一医院教授）

何　丹（中山大学附属第一医院副教授）

梁颖茵（中山大学附属第一医院副教授）

郑　卉（南方医科大学南方医院副教授）

张　誉（暨南大学附属第一医院副教授）

李秋玲（广州医科大学附属第二医院副教授）

卢　奎（广东省中山市人民医院副主任医师）

利　婧（中山大学附属第一医院主治医师，博士）

倪冠中（中山大学附属第一医院主治医师，博士）

吴　超（中山大学附属第一医院主治医师，博士）

张惠丽（华南理工大学附属第二医院、广州市第一人民医院主治医师，博士）

杨　娟（南方医科大学珠江医院主治医师，博士）

李亚勤（中山大学附属第七医院主治医师，博士）

何若洁（中山大学附属第一医院博士后）

李　欢（中山大学附属第一医院博士）

林金福（中山大学附属第一医院博士）

廖子钰（中山大学附属第一医院硕士）

张赫娱（中山大学附属第一医院博士后）

王　倞（中山大学附属第一医院博士后）

作者简介

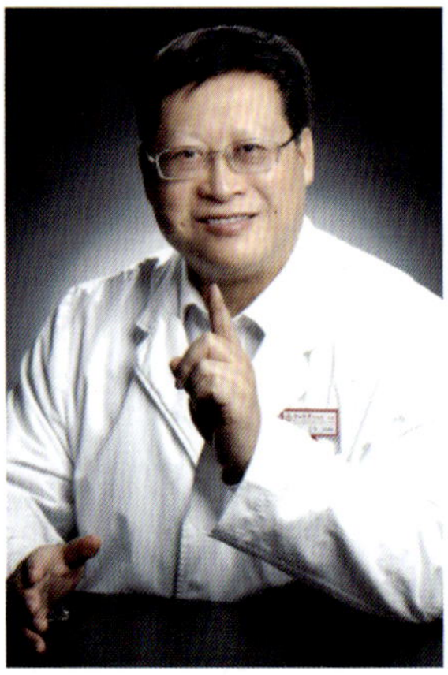

张成，中山大学附属第一医院神经科，二级教授，中山大学名医，博士生导师。

张成教授主要从事肌肉疾病、神经遗传病的发病机制、基因诊断和干细胞移植治疗神经系统遗传病方面的研究，获得国家自然科学基金项目、广东省重点项目及美国ALS科研基金项目等30多项，在国内外发表论文400多篇，其中SCI 收录80多篇，多次获得部、省级科技进步二等奖和三等奖。

张成教授先后担任中华医学会神经病学分会遗传学组组长、中国中西医结合学会神经科专业委员会副主任委员、广东省中西医结合学会神经科专业委员会主任委员、广东省医学会罕见病分会副主任委员、广东省中医药疑难病专业委员会副主任委员、《中华神经科杂志》和《中华医学遗传学杂志》编委。主编或参编有《神经遗传病学》《神经系统遗传性疾病》《神经病学》《临床遗传咨询》《产前遗传病诊断》等著作。

Preface

前言

世界卫生组织（WHO）将罕见病定义为患病人数占总人口的0.65‰～1‰的疾病。中华医学会医学遗传分会将我国的罕见病定义为患病率低于1/500 000或新生儿发病率低于1/10 000的疾病。关于罕见病的定义尚未达成广泛共识。

罕见病的共同特点是：发病率低、病种繁多、症状严重、确诊困难。在7 000多种罕见病中，神经系统罕见病占2/3以上。绝大多数罕见病没有特异性的治疗方法。

因为罕见病少见，临床医生对罕见病的临床表现、诊断和治疗经验不足。大多数罕见病检测方法的建立较为复杂，设备、试剂昂贵，在我国或没有特异性的检测方法，或只有部分医院才可以检测，检测费用较高，确诊较为困难。

大多数罕见病没有特异性的治疗方法，只能对症治疗。但有少部分罕见病可以进行特异性治疗，且疗效显著，可以极大地改善患者的生活质量。有的患者可以重新走路、上学，有的患者可以参加工作。对于这一部分有特异性治疗方法且疗效显著的罕见病，我们称之为可治性罕见病。在特异性治疗中，有的罕见病治疗费用昂贵，如脊髓性肌萎缩症、糖原贮积病Ⅱ型、Fabry病；有的治疗简单、治疗费用较低，如多巴反应性肌张力障碍、肝豆状核变性、发作性运动诱发性运动障碍、核黄素反应性脂质沉积症等，口服的药物价格便宜但就可明显地改善症状。

由于大多数罕见病的确诊要经历多个医院和专科，历时数月或数年，因此，如何提高对可治性罕见病的早期诊断，以便早期治疗，成为一个亟待解决的问题。可治性罕见病也需要早期确诊、早期进行特异性治疗，才能取得显著的疗效。如果确诊和特异性治疗迟了，组织器官功能明显衰退，治疗效果便不能达到预期。譬如，糖原贮积病Ⅱ型患者在疾病早期治疗效果较好，一旦患者做了气管切开，离开呼吸机不能自主呼吸，四肢和躯干肌肉明显萎缩，那么即使此时使用特异性的a-葡萄糖苷酶治疗，效果也不佳。因此，对于可治性罕见病，我们必须熟悉它们的主要临床特征、确诊方法、特异性治疗措施，不管是在门诊、病房还是在会诊时，只要见到了可治性罕见病，就可以快速确诊，及早进行特异性治疗。

为此，我们对在工作中碰到并经特异性治疗的可治性神经系统罕见病进行了整理，尽量从临床应用角度出发，分别介绍书中每一种罕见病的临床特征、诊断、治疗、预后、预防和遗传咨询，对治疗进展和存在的问题进行探讨，并附上典型病例。参考文献主要引用国内专家们的研究成果，方便读者查阅并与相关专家直接联系。本书可供临床医生、罕见病工作者、罕见病患者及其家属参考。

我们非常感谢我们的患者及家属，认真地反馈治疗的信息并定期参与随访，也感谢参加本书编写的医生，感谢我的学生们认真地记录诊疗过程和整理相关资料。

更可喜的是，我国从国家层面非常重视罕见病患者这个特殊人群，中央和各地政府均出台了罕见病相关的优惠政策，各地纷纷成立了罕见病学术组织和罕见病病友组织，尤其是中国罕见病发展中心，每年举办大型罕见病国际研讨会，大大促进了罕见病的诊断治疗和管理。这也让本书的出版更具有服务社会的重大意义。

张　成

2022年3月15日

目 录

目录

第三章 基底节罕见病

第四章 中枢神经罕见病

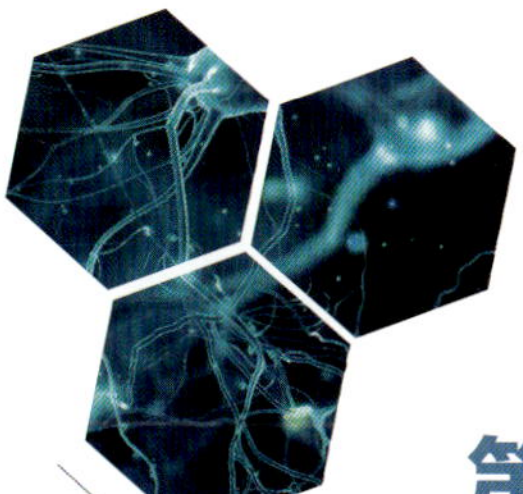

第一章　肌肉罕见病

第一节　假肥大型肌营养不良症

一　疾病概述

假肥大型肌营养不良症（pseudohypertrophy muscular dystrophy）包括杜兴型肌营养不良症（duchenne muscular dystrophy，DMD）和贝克型肌营养不良症（becker muscular dystrophy，BMD），二者均是由于抗肌萎缩蛋白基因缺陷所致的X-连锁隐性遗传肌肉病。DMD病情进展快，自然病程为3~5岁出现上楼困难、下蹲起立扶膝、不能正常跑跳、小腿腓肠肌假性肥大，12岁丧失行走能力，20多岁因心力衰竭或肺部感染导致呼吸衰竭死亡[1]。BMD的表现与DMD相似，但病情相对缓和，BMD患者寿命接近正常生命年限。DMD的发病率为活产男婴1/3 500，BMD的发病率为活产男婴1/18 000。

*DMD*基因位于Xp21，该基因长约2 220 242bp，含有79个外显子和78个内含子，cDNA长13 992bp，编码3 685个氨基酸，组成分子量为427kD的抗肌萎缩蛋白（Dystrophin）。抗肌萎缩蛋白为膜蛋白的重要组成部分，位于肌细胞膜的内表面，具有维持肌细胞膜稳定性和抗牵拉的作用。

DMD患者因抗肌萎缩蛋白基因外显子缺失或重复突变、点突变等导致抗肌萎缩蛋白缺失，造成骨骼肌和心肌细胞膜缺陷，抗牵拉能力减弱，使肌细胞膜不完整，细胞内容物（如肌酸激酶）外漏，出现肌细胞渐进性变性、坏死溶解、脂肪和纤维结缔组织替代，而发展为肌肉萎缩和假性肥大，引起相应的临床表现。BMD患者大多数为*DMD*基因的整码突变，肌细胞膜上尚保留部分抗肌萎缩蛋白，故肌萎缩的程度较轻，病情进展缓慢[2]。

特异性的基因治疗（腺相关病毒载体介导的小基因治疗、外显子跳跃治疗、PTC124口服治疗）和持续的常规治疗（口服泼尼松、钙片、氯沙坦、艾地苯醌、通塞脉片、沙丁胺醇，以及康复治疗等）可明显改善患者的生活质量。

二 临床特征

DMD男性患儿3~5岁隐袭起病，特征性改变为肌肉假性肥大，触之坚韧，以双侧腓肠肌最为明显（图1-1），是首发症状之一，此为萎缩肌纤维周围被脂肪及纤维结缔组织替代所致。因患儿骨盆带肌肉无力，患儿从仰卧位爬起时呈现特殊体征——Gowers征（图1-2），即以双手支撑地面，让下肢缓慢站起；行走时出现“鸭步”步态。

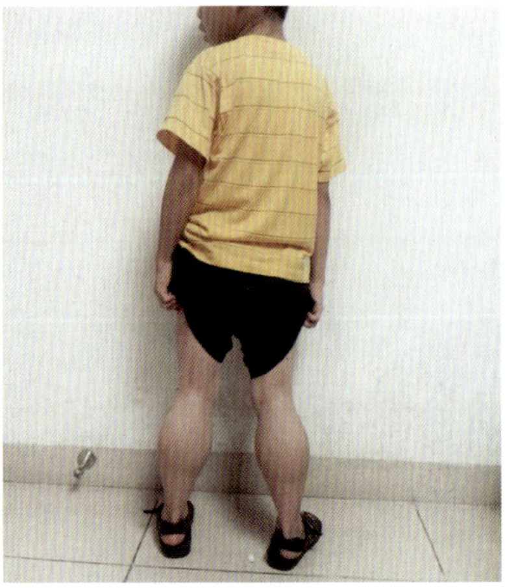

图1-1 DMD患儿特征性的腓肠肌假性肥大

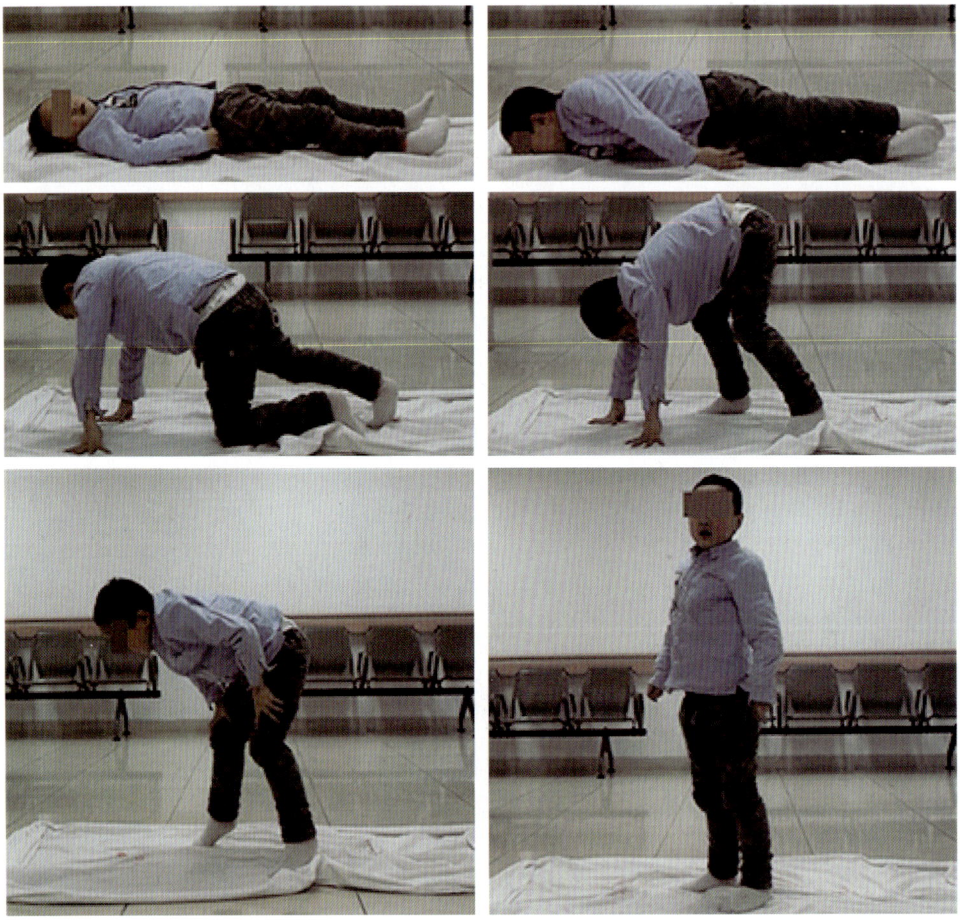

图1-2 DMD患儿典型体征——Gowers征

患儿自仰卧位起立时必须先翻身转为俯卧位，屈膝关节和髋关节，并用手支撑躯干成俯跪位。然后以两手及双腿共同支撑躯干，再用手按压膝部以辅助股四头肌的肌力，身体呈深鞠躬位。最后双手攀附下肢缓慢地站立。

DMD患者在不同年龄段的临床表现存在一定规律，可分为以下几期。①新生儿时期至3岁前：主要表现为运动发育延迟，多数患儿在18个月后才开始独立走路，行走能力比同龄儿差。出生后患儿的血清肌酸激酶（CK）水平显著升高，可为正常值的10～20倍。②学龄前期（3～5岁）：主要表现为双小腿腓肠肌假肥大，足尖走路，易跌跤，上楼梯、跳跃等运动能力较同龄儿明显落后。5岁左右血清肌酸激酶达最高峰，可为正常值的50～100倍[3-4]。③学龄早期（6～9岁）：除上述症状外，还可表现出四肢近端肌萎缩、Gowers征、腰前凸、鸭步逐渐加重，下蹲时不能起立，上楼更加困难，常有踝关节挛缩。④学龄晚期（10～12岁）：上述症状进行性加重，马蹄内翻足明显，行走很困难或不能行走。虽无明显心脏症状，但超声心动图常显示左心房和左心室扩大。X线检查可发现脊柱侧弯。⑤青少年期（13～17岁）：患者表现为起居等生活不能自理，需用轮椅外出活动，常有双膝关节、髋关节、肘关节挛缩，脊柱侧弯，摸头困难，曾经肥大的腓肠肌逐渐萎缩。⑥青年期（18岁以上）表现为全身肌肉萎缩，脊柱侧弯，关节挛缩进行性加重，生活完全不能自理，呼吸困难，二氧化碳潴留，常因肺部感染诱发呼吸衰竭和心力衰竭。

大多数患儿在学龄前期和学龄早期会出现好动、上课不守纪律等问题，部分患儿的智力下降[5]。学龄晚期患儿因运动不如同龄儿经常陷入自暴自弃的心理环境中，情绪不稳定，不愿与人交往，或有破坏性举动。

BMD和DMD是等位基因疾病，是抗肌萎缩蛋白基因缺陷及结构缺陷所致的疾病。BMD的发病年龄比DMD晚，患儿的行走能力可保留到12岁之后，这是鉴别DMD与BMD的临床依据之一。最轻型的BMD可以只表现出肌痛和肌肉痉挛，肌红蛋白尿，无症状性血清CK增高或轻度肢带肌无力[6-7]。另外，BMD患者的血清肌酐水平为正常同龄人正常值低限的一半，而DMD患者为正常同龄人的四分之一[8-9]。

女性携带者常无症状，偶尔表现为假性肌肥大和盆带肌轻度无力。肌活检可见到从完全正常到显著的局灶性肌营养不良的各种表现[10]。女性DMD患者少见，多为一条X染色体失活而另一条X染色体携带DMD突变基因[11]。

三 诊断

DMD的诊断主要依靠临床表现、血清酶学检测、基因检测、肌肉活检、mRNA分析、肌肉标本的免疫印迹或免疫染色法和一些特殊蛋白的鉴定[12]。

临床表现：临床症状典型者可免去肌电图检查和肌肉活检，症状不典型且基因检测不明确者则应该进行肌肉活检和抗肌萎缩蛋白抗体染色分析。肌电图主要用于鉴别诊断。

血清酶学检测：DMD患者血清肌酸激酶水平异常高，达正常值20~200倍，35岁时达高峰，以后每年下降20%左右，这对诊断有重要提示意义。DMD和BMD携带者的血清CK水平也较高，在16岁以下最明显。对DMD肯定携带者的女性进行血清CK 水平的筛查，检出率达70%。DMD患儿血清肌酐水平常低于13μmol/L[8-9]。

基因检测（图1-3）：多重连接探针扩增（multiplex ligation dependent probe amplification，MLPA）方法可检测*DMD*基因79个外显子的缺失或重复。DNA测序可明确*DMD*基因的点突变和微小突变[13]。当明确先证者的突变类型后，可应用PCR法对家系其他成员进行已知突变位点的检测。我国DMD患者基因缺失突变占60%，重复突变占10%，点突变占20%，微小突变占10%[14-15]。

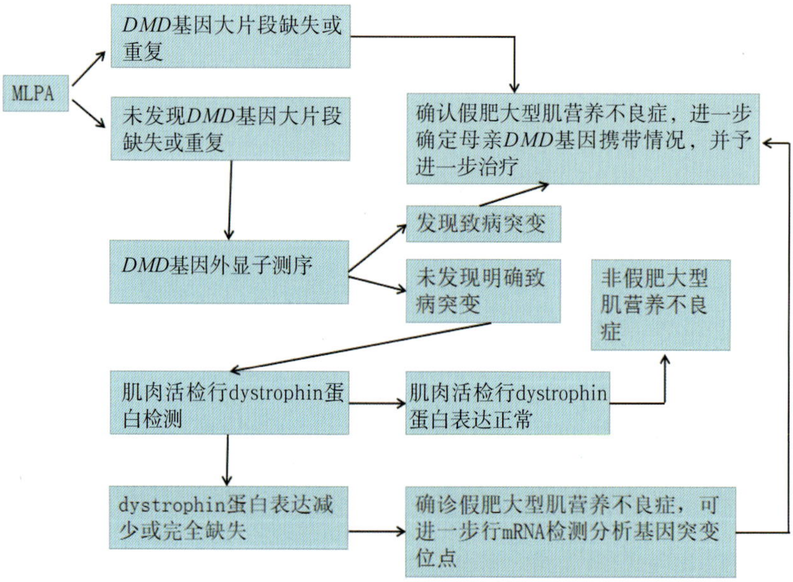

图1-3　临床疑诊DMD患者推荐的基因诊断流程[16]

肌肉活检[17-18]：显微镜下可见肌纤维大小不等，萎缩肌纤维呈小圆形，可伴有肌纤维变性、坏死和吞噬现象；有明显的肌纤维肥大、增生和分裂，可有核内移纤维；肌纤维间隙明显增宽，并有大量脂肪组织和纤维结缔组织增生（图1-4）。抗肌萎缩蛋白免疫组织化学染色显示DMD患者肌纤维膜不着色（图1-5B），为其特异性改变；BMD患者抗肌萎缩蛋白荧光强弱不同，有细胞膜不连续着色（图1-5C）。

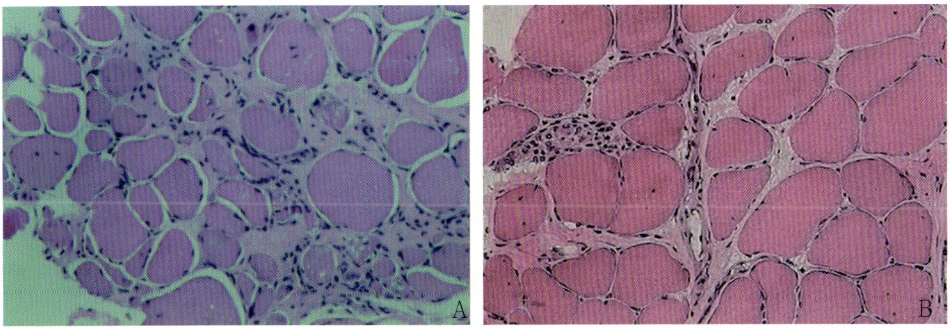

图1-4　假肥大型肌营养不良症患者腓肠肌肌肉病理学检查，HE染色，400×

A. 一名10岁DMD患者腓肠肌肌肉病理表现：肌组织肌纤维大小不等，肌纤维萎缩和肥大明显，部分肌纤维变性坏死，肌束膜及肌内膜纤维组织明显增生，肌间质炎症细胞浸润明显。B. 一名11岁BMD患者腓肠肌肌肉病理表现：肌组织肌纤维大小不等，部分肌纤维小直径化，可见小灶性肌纤维坏死及再生纤维改变，肌束膜及肌内膜纤维组织增生较明显，未见肌间质炎症细胞浸润。

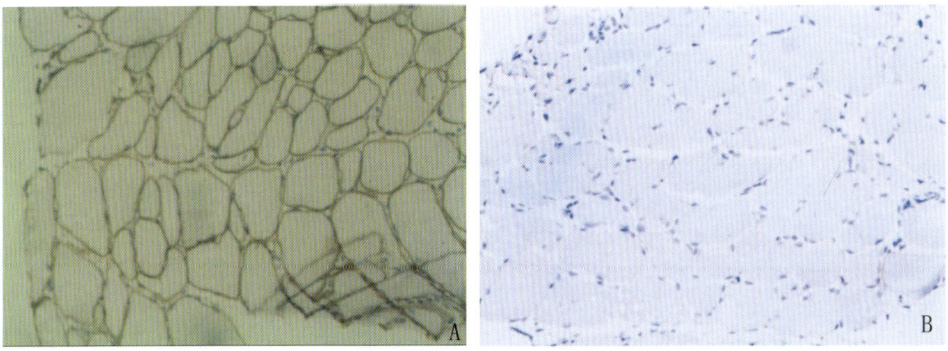

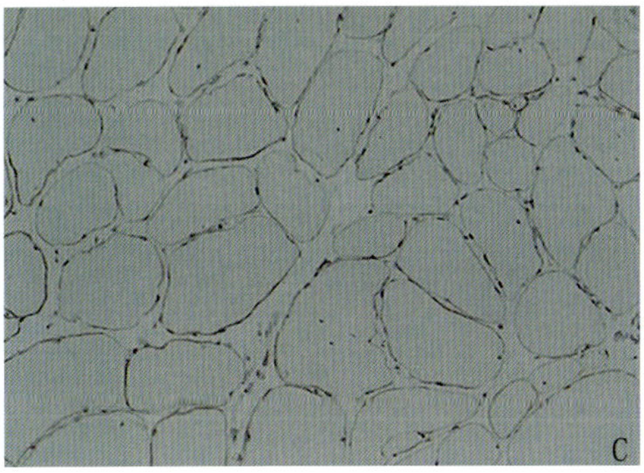

图1-5　肌肉组织抗肌萎缩蛋白免疫组织化学染色（EnVision二步法），400×

A. 肌细胞膜抗肌萎缩蛋白阳性。B. DMD患者肌肉病理学检查，肌细胞抗肌萎缩蛋白表达阴性。C. BMD患者肌肉病理学检查，肌细胞抗肌萎缩蛋白表达部分阳性或弱阳性。

DMD主要与脊肌萎缩症、多发性肌炎和肢带型肌营养不良症鉴别。脊肌萎缩症2型患儿比DMD患儿更早，1.5岁前会出现双下肢近端无力、肌张力很低，其血清肌酸激酶基本正常，肌电图检查可见广泛前角损害。多发性肌炎是急性或亚急性起病，有肌痛、外周血白细胞升高、血沉加快等表现。肢带型肌营养不良症无小腿假性肥大，基因检测可明确诊断。

四 治疗

（一）常规治疗

1. 营养

要保持良好的营养进食，强调高蛋白饮食，预防营养不良和肥胖。

2. 药物治疗

（1）糖皮质激素。糖皮质激素可延缓肌力及肌肉功能的衰退，降低脊柱侧弯的发生率，维持心肺功能，改善患儿智力。糖皮质激素的服药方案：①起始用药时间：因疫苗接种计划尚未完成，且儿童的运动能力仍处于提升阶段，患儿2岁前不可服用糖皮质激素；应在运动能力提升进入平台期（平均4~6岁）后开始服药治疗。②剂量与方式：常用的口服糖皮质激素制剂为泼尼松，新型的糖皮质激素地夫可特也有较好的疗效，推荐剂量为每天 0.9mg/kg。美国神经病学会和小儿神经病学会及《中国假肥大型肌营养不良症诊治指南》均推荐泼尼松的标准剂量为每天 0.75mg/kg[19-20]。若不良反应明显可将泼尼松减量至每天 0.3mg/kg，但效果比标准剂量差，或减少1／3的用量，并在1个月后行不良反应评估后再调整用量。超标准剂量使用并不能增加药物疗效。③对于已经不能行走的患者，泼尼松的剂量应减为0.3～0.6mg/（kg·d）。用药方式尚无统一意见，国外一项随机双盲对照试验显示，每周10mg/kg 和每天 0.75mg/kg，整体疗效及不良反应相当。我们的经验是对12岁以内的患儿，泼尼松每天的用量为10～20mg。长期服用糖皮质激素可能会导致一系列的不良反应，如库欣貌、高血压、骨质疏松症、骨折、白内障、体重增加、身材矮小、行为异常等。接受糖皮质激素治疗的同时注意补充钙片、维生素D和氯化钾，并控制饮食和适量运动。如需停用泼尼松，应逐渐减量至停止，不可突然停用。

糖皮质激素治疗DMD的确切治疗机制不清，可能与激素可以促进合成代谢、减轻炎症反应、抑制细胞毒性作用、刺激成肌细胞、增强肌力和提高钙平衡等有关[21]。

（2）氯沙坦。可减轻心肌的损伤，增强心肌的收缩功能。出现心脏扩大者应及时使用[22]。

（3）沙丁胺醇。沙丁胺醇是一种非甾体类 β_2受体激动剂，可以促进肌肉蛋白的合成代谢，减少蛋白的分解，促进肌卫星细胞的增殖。在多项双盲对照试验中，服用沙丁胺醇的DMD/BMD患者较安慰剂组膝关节屈伸力量及徒手肌力明显增强，肌肉体积增大，皮下脂肪减少[23]。

（4）艾地苯醌。可减轻DMD患儿的心脏损伤[24]。

（5）中药。中医认为DMD为痿症，为脾气虚所致，治疗宜补中益气，常用的有黄芪颗粒、通塞脉片、补中益气丸等[25-27]。

（6）其他药物。ATP、肌苷、维生素E、胞二磷胆碱等对肌肉有一定的营养作用。

3. 康复治疗[20, 28]

患者需要终身接受不同类别的康复治疗，以维持肌肉的伸展性和预防关节挛缩，改善肌肉的组织微循环，促进代偿性肥大，延缓肌纤维的变性和坏死，最大限度地维持残留的肌肉功能，维持心肺功能并延长生命。康复训练包括：①学龄前期可进行适当的肌肉阻力训练，增强肌力，但不宜进行离心性耐力训练，如下楼梯、反复下蹲起立等。穿矫形鞋，可使踝关节挛缩减轻。②保持日常活动，做小运动量的游戏等。当患者行走困难时，可用站立床控制关节挛缩和脊柱前凸，用呼吸训练器锻炼肺功能。③注重手指功能的训练，鼓励患者操纵电动轮椅电钮、计算机键盘。④职能训练，DMD患者可学习手工制作、雕刻、绘画等运动量小的技艺。

4. 呼吸系统并发症的治疗

大多数DMD患者死于呼吸肌无力的并发症，如肺部感染、呼吸衰竭。肺活量低于50%的患者应及时使用无创呼吸机。当患者咳嗽无力和不能排痰时，应进行气管切开吸痰，保持呼吸道通畅。

5. 心脏病的治疗

DMD诱发的心脏病主要是扩张性心肌病和心律失常。根据不同的症状，可选用血管紧张素转化酶抑制剂（ACEI）、血管紧张素受体Ⅱ阻滞剂；心动过速可用β受体阻滞剂；若DMD患者的扩张性心肌损害明显影响其射血功能，可使用洋地黄制剂。

6. 外科矫形治疗

丧失行走能力后，DMD患者常出现脊柱侧凸、后凸，对呼吸功能、进食、坐位等有较大的影响，可进行脊柱侧凸手术治疗。若患者在步行期间发生骨折，应进行内固定手术稳定骨折，尽快恢复行走。若患者失去行走能力后发生骨折，可用夹板或石膏固定骨折部位。严重的马蹄内翻足畸形患者可以进行手术矫正治疗。

7. 石膏矫正法

对于跟腱挛缩明显的患儿，使用石膏矫正法，可以在较短的时间内大大改善跟腱的挛缩状态[29-30]，让患儿可以足跟着地行走（图1-6）。

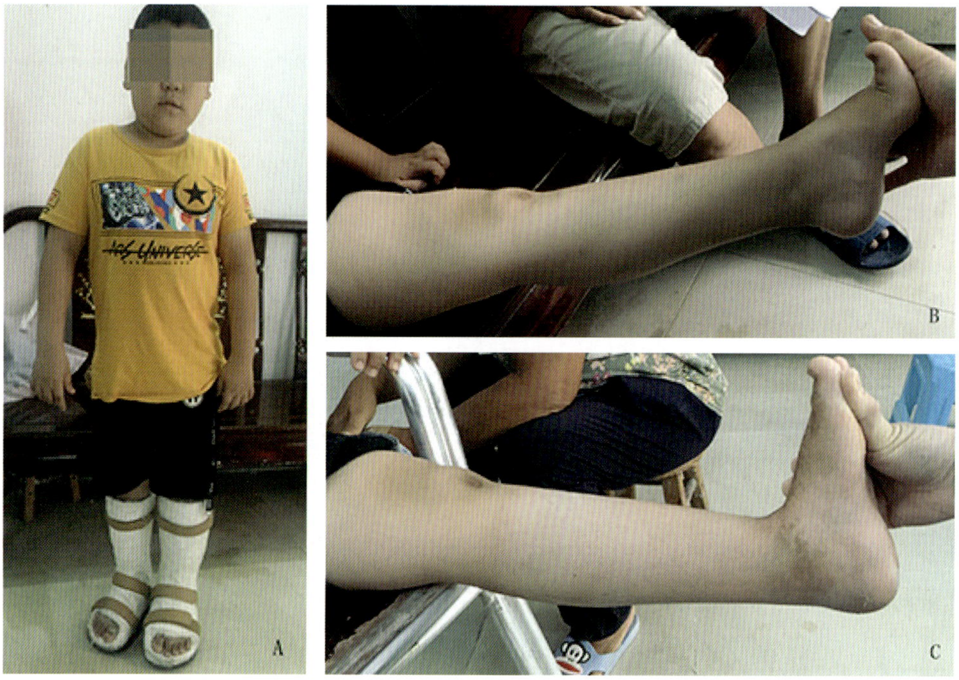

图1-6 DMD患者接受踝关节石膏矫正

A. 矫正治疗中。B. 石膏矫正前DMD患者踝关节明显挛缩。C. 石膏矫正治疗2个月后，踝关节挛缩明显改善。

（二）特异性治疗

1. *DMD*基因缺失突变的治疗（外显子跳跃法）

外显子跳跃法治疗是采用反义寡核苷酸（antisense oligoribonucleotides, AONs）人为地干扰前体mRNA上有点突变的外显子，或有缺失、重复突变的前或后引起移码突变型外显子的剪接位点，从而恢复mRNA的阅读框并编码截短的、有功能的抗肌萎缩蛋白（图1-7），将Duchenne表型变为Becker表型。虽然，*DMD*基因突变本身并无改变，但其mRNA不再含有被跳过的突变外显子信息，而使相邻的外显子拼接在一起，形成完整的阅读框。

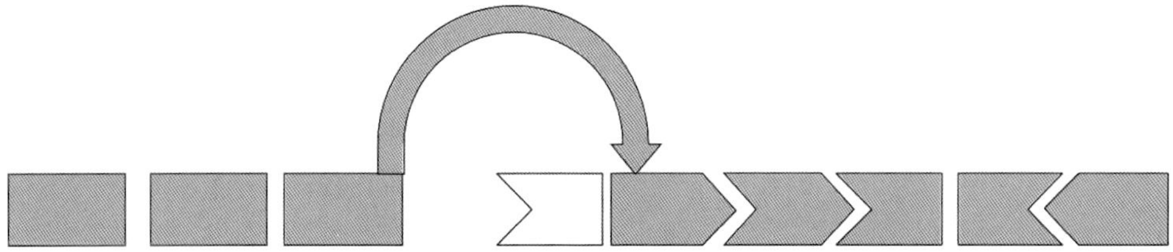

图1-7　外显子跳跃法治疗*DMD*基因缺失突变原理简图

图中规则四方形表示整码型外显子，不规则图形表示移码型外显子。利用AONs干扰前体mRNA上引起移码突变型外显子的剪接位点，从而越过移码型外显子恢复截短的mRNA的阅读框。

根据荷兰Leiden肌营养不良症数据库估计，若成功跳跃所有可治疗的缺失、重复和点突变，可以修正治疗83%的DMD患者。大部分的缺失都集中在*DMD*基因外显子43～53号的“热点区域”，只需跳跃相对少的外显子即可达到修正。目前正在研发及进行临床试验的外显子跳跃治疗均集中在这个区域。其中通过跳跃*DMD*基因51号外显子，可将*DMD*基因45～50、47～50、49～50、50、52及52～63号外显子缺失所致的移码突变转变成整码突变，从而重组开放阅读框，即治疗约83%的DMD患者。

Eteplirsen是Sarepta Therapeutics公司研发的针对Dystrophin 基因Pre-mRNA中第51号外显子的反义核酸类似物，其剪接复合体跳过产生错误蛋白的51号外显子，产生缺少51号外显子的mRNA，通过外显子跳跃的方式实现可变剪接，产生类似BMD患者的具有部分功能的Dystrophin蛋白，减轻DMD症状。

在EteplirsenⅢ期临床试验PROMOVI trial（4658-301；NCT02255552）中，12名DMD患儿每周注射Eteplirsen 1次，每次30mg/kg。治疗48周后应用Western blot法检测，发现患者dystrophin蛋白水平较基线水平显著升高，患儿行走功能及肺功能减退有所缓解[31]。基于三期临床的初期成果，2016年9月美国FDA批准Eteplirsen加速上市，成为全球首个批准用于治疗DMD患者的外显子跳跃药物。其推荐剂量为每周1次，30mg/kg静脉输注。

目前Eteplirsen仍在继续进行三期临床试验，同时尚有针对其他外显子跳跃的药物在进行研发及临床试验。

2. *DMD*基因无义突变的治疗（PTC124法）

PTC124分子量是284D的1，2，4 恶二唑，能够跳过基因的无义突变位点，提高mRNA的转录，生成几乎完整的抗肌萎缩蛋白，从而达到治疗目的。可能对

5%～15%由于dystrophin基因无义突变导致发病的DMD患者有效。

美国PTC公司研发的Translarna®（ataluren），是针对DMD无义突变的特异治疗。其Ⅲ期临床研究是有史以来规模最大的涉及无义突变DMD患者的随机、双盲、安慰剂对照研究，为期48周，涉及18个国家、53个临床基地的228名患者[32]。综合结果显示药物有助于延缓DMD患者病情进展；整个群体6MWD临床助益15m，但统计学不显著（P=0.213，n=228）；在一预先确定的子群中，6MWD相对300～400m基准增长47m（P=0.007，n=99），与Ⅱb期研究结果相符；综合ACT-DMD和Ⅱb期研究显示药物达到主要疗效终点（P=0.015，n=291）和关键次级终点甚至三级终点，包括特定时间测试如4级台阶上下、10米跑/行走等[32]。Ataluren药物已于2014年8月被欧洲药品管理局批准在欧盟范围内及一些与欧盟相关的国家有条件上市，在美国及国内尚未上市。

我们小组对我国两例口服PTC124治疗的DMD患儿进行了为期5年的定期随访。2个患儿首次是在德国进行的PTC124治疗，然后回国。与同年龄组的患儿相比，2个患儿的运动能力较好，病情相对稳定，现在一个上初中，一个上小学，学习成绩优良。

3. 腺相关病毒载体介导的小基因治疗

血清型9的腺相关病毒（adeno-associated virus，AAV）携带长度为6.3kb的*DMD*基因cDNA片段[33]，可以在DMD患儿骨骼肌和心肌表达缩短的、有一定功能的抗肌萎缩蛋白。动物实验成功后，经美国FDA批准，2006年对6个DMD患儿进行肌肉注射治疗，其安全性良好[34]。2018年，美国FDA批准进行2期临床研究，从静脉给药，血清型9的腺相关病毒只感染横纹肌，有可能取得较好的疗效。目前2期临床研究正在进行中。从目前所披露的部分结果表明，一次性静脉注射，可以明显改善7岁患儿的运动能力，这让大家受到了巨大的鼓舞。腺相关病毒介导的小基因治疗是一种替代基因治疗，可用于各种基因缺陷的DMD患儿。

五 预后

通过综合治疗，尤其是持续的康复治疗，DMD患者可明显提升行走能力，提高生活质量，有的还可以结婚生子（未发表资料）。通过良好的护理，正确地使用无创呼吸机，及时地控制肺部感染，纠正心力衰竭和心律失常，DMD患者可以活到40岁以上。

六 预防

由于目前尚无根治的方法（目前的基因治疗是将DMD转变为BMD），因此检出携带者、进行产前诊断、遗传咨询终止遗传链就显得尤其重要。首先应确定先证者（患儿）的基因型，其次确定其母亲是否是携带者。当携带者怀孕以后，确定是男胎还是女胎，对男胎进行产前基因诊断，若是病胎，由其父母决定是否终止妊娠。DMD的预防包括产前诊断、种植前诊断和遗传咨询。

（一）产前诊断[35-36]

若先证者母亲为致病基因携带者，那携带致病基因的母亲所生的男孩，半数患病。胎儿经性别鉴定确诊为男胎后，若先证者为基因缺失或重复突变，则应对该男胎的DNA进行同一缺失或重复片段的基因扩增，根据扩增片段出现与否，即可判断该男胎是否携带先证者所具有的基因突变。若先证者为基因微小突变，则应通过连锁分析，判断胎儿是否携带了相同的突变基因，或者针对突变位点的范围对胎儿组织DNA进行测序，确定胎儿是否存在与先证者相同的突变。对携带先证者相同突变基因的胎儿，应由其父母决定是否采取终止妊娠的措施。携带致病基因的母亲所生的女孩，半数为致病基因携带者。基因突变携带者的女性胎儿的保留与否，应告知受检夫妇，因8%左右的女性携带者表现出轻重不同的症状，而且其下一代男孩仍将有发病风险。一般来说，我们建议保留基因突变携带者女性胎儿。

（二）种植前诊断

PGD即在胚胎着床前确定其遗传物质是否正常，从而决定该胚胎能否移植，是DMD家族生育健康后代、避免终止妊娠的一种选择。PGD是建立在体外受精与胚胎移植（in vitro fertilization and embryo transfer，IVF-ET）的基础上，在6～8细胞阶段的胚胎活检1个细胞用于遗传学检测，移植基因经检测证实没有疾病的胚胎。对于*DMD*基因缺失或重复的携带者，可采用单细胞PCR的方法；对于点突变的携带者，可采用连锁分析法；对于非缺失型的家系，由于在单细胞水平不易直接行突变检测，单体型分析成为目前的唯一选择。另外，对于缺失型突变的家系，直接缺失检测如果能结合单体型分析将更有把握挑选真正健康的胚胎。我们小组应用直接缺失检测和结合单体型分析法在国内成功地进行了首例DMD的PGD诊断，随访一切正常[37]。

（三）诊断步骤

在临床工作中，我们小组采用以下程序进行DMD的遗传咨询和产前诊断。

1. 遗传咨询

（1）确定咨询者家系中DMD的临床诊断，建立遗传咨询档案。确定临床诊断包括询问DMD患儿的生长发育史，如独立行走年龄，是否可以跑跳，是否走路易跌倒、上楼梯困难、下蹲起立困难，检查双小腿腓肠肌是否肥大。血清CK是否显著升高，肌电图是否有肌源性损害，若已进行肌肉活检，是否骨骼肌细胞膜上的抗肌萎缩蛋白抗体染色为阴性（DMD）或弱阳性（BMD）。

（2）绘制咨询者的家系图，是否符合X-连锁隐性遗传。系谱中只有男性患者，先证者的兄弟、舅父、姨表兄弟可能是患者。

（3）对先证者进行*DMD*基因检测，明确其致病性突变位点，可能是外显子缺失、重复、微小突变或点突变。并对其母亲进行验证是否存在相同的突变。

（4）若先证者母亲的*DMD*基因突变与先证者相同，说明其母亲为*DMD*基因致病性突变位点携带者，通常不发病。

（5）应对先证者家系中母系所有准备生育的女性（孕前）进行*DMD*基因检测，检出携带者。

（6）若确认该家系的女性为*DMD*基因突变的携带者，其所生的男孩50%的可能为该病患儿，50%的可能为正常；其所生的女孩50%的可能为该病的携带者，50%的可能为正常。

（7）约有2/3的DMD/BMD患者的母亲为携带者，其余1/3的患者母亲的DNA中没有检测到与先证者相同的*DMD*基因的致病性突变，可能是患儿*DMD*基因新发突变，也可能是先证者母亲为生殖细胞嵌合型突变。

（8）对于已明确的DMD先证者*DMD*基因的致病性突变，虽然其母亲没有相应的突变，但是如果再生育也须行产前诊断，因其母亲有可能为生殖细胞嵌合体型突变。

（9）DMD男性患者多于成年前死亡，一般不能生育；BMD男性患者可生育，其儿子均正常，而女儿均为携带者。

2. 产前诊断

（1）确认先证者的临床表型和*DMD*基因致病性突变的位点。

（2）确认患者的母亲是携带者，并携带有与患者相同的*DMD*基因突变。

（3）在携带者妊娠10～13周进行绒毛穿刺取样或孕16周以后通过羊膜腔穿刺抽取羊水进行胎儿细胞的*DMD*基因检测，当确认为携带有与先证者*DMD*基因相同突变的男胎时，提示是患胎，应在知情的情况下，由其母亲决定是否采取终止妊娠措施；若为携带与先证者相同基因突变的女胎，因绝大多数女性携带者不发病，建议继续妊娠，正常生产。

（4）对于患者有典型的临床表型和明确的*DMD*基因致病性突变，若其母亲没有发现与患者相同的突变位点，也应在妊娠10～13周进行绒毛穿刺或孕16周以后进行羊水中胎儿细胞的*DMD*基因的检测，确认是否存在与先证者相同的突变，因其母亲有生殖细胞嵌合体的可能。

（5）对确认的携带者，也可选择进行种植前诊断，避免患胎的治疗性流产。

（6）对于产前基因诊断后出生的新生儿，应进行血清CK的检测并进行随访和记录。

七 问题与展望

DMD作为最常见的神经肌肉遗传性疾病，基因治疗是最有希望改善其预后的疗法之一。目前除了外显子跳跃法治疗及PTC治疗外，尚有腺相关病毒载体介导的DMD小基因治疗、Cas9基因编辑治疗等，但均处在实验室研究阶段。

腺相关病毒载体介导的DMD小基因治疗：用携带有缩短的抗肌萎缩蛋白基因的腺相关病毒感染骨骼肌和心肌细胞，使之产生Becker型抗肌萎缩蛋白，以改善肌肉功能，减慢肌肉萎缩的速度，使Duchenne表型变为Becker表型。

CRISPR/Cas9系统是一种可用于各种复杂基因组编辑的人工核酸内切酶，该技术甫一问世，便引起了神经肌肉病学者的强烈关注。Chengzu Long[38]等将sgRNA、Cas9 mRNA和ssODN（作为介导HDR基因修复的模板）显微注射进入mdx鼠胚胎，通过NHEJ和HDR两种基因修复方式在胚胎发育过程中不断删除或替换23号外显子的终止密码子，最终得到的嵌合体mdx鼠*DMD*基因纠正率为2%～100%。David Ousterout 等[39]针对*DMD*基因45～55号外显子热点突变设计了相关的sgRNA，并转染进DMD患者的成肌细胞，通过介导阅读框架改变或删除若干个外显子以达到恢复阅读框架的目标，然后再将基因纠正后的成肌细胞移植到免疫缺陷鼠体内，同样检测到dystrophin在体内表达。2016年1月*Science*杂志在同一期发表了三个研究小组的结果，他们均采用腺相关病毒为载体的CRISPR/Cas9，通过局部和系统性注射的方式，直接将CRISPR/Cas9系统注入mdx鼠体内。注射后一段时间鉴定发现，mdx鼠在分子学、组织学及行为学方面均有显著改善[40]。我们小组也对用CRISPR/Cas9方法对DMD模型鼠进行了研究，取得了积极的成果。

目前我国诊断治疗中存在的问题：尽管我国在Duchenne型肌营养不良症诊断、治疗、预防和管理等方面取得了显著成果，但发展仍不平衡。部分医生对该病的临床特征、诊断与鉴别诊断流程、遗传咨询方法不甚熟悉；仅部分大城市的大型医院才能进行*DMD*基因缺失、重复和点突变分析；商业机构基因检测的质量和检测结果与临床相结合的生物信息学分析尚待完善；多数医院仅可行常规HE染色，仅少数医院能够进行肌肉活检以检测dystrophin蛋白；产前诊断仍未普及；对患儿管理和家长指导不充分。DMD患儿的家长对康复治疗的重要性普遍认识不足，没有对不同年龄的患儿进行不同方式的康复训练。另外，对DMD有足够认识的专业康复师也不多。这是我们亟须改进的地方。

八 典型病例

（一）病例一

1. 病史

患者，男性，学生，5岁3个月。因“发现血清CK升高1月”于医院门诊就诊。患儿1月前因患手足口病住院时发现血清肌酸激酶升高（达9 416U/L）。患儿自小运动能力较同龄儿差。走路步态摇摆，平地行走易跌倒，跑步较同龄人慢，上楼及下蹲起立费力，上楼需要扶梯，下蹲起立需要扶膝盖，不能跳跃，症状缓慢加重。无肌痛、肌跳、皮疹等。精神、食欲、睡眠、二便可。

患儿系G1P1，足月顺产，出生体重3.7kg。1岁4个月可独立行走，1岁会说话。智力和语言发育与同龄无差别。

父母健康状况良好，为非近亲结婚，有一表哥有类似病史，10岁起不能行走。

体格检查：高级神经功能未见异常，颅神经检查未见异常。双下肢近端肌萎缩，双下肢近端肌力4级，双上肢肌力5级，双腓肠肌肥大、坚实，四肢腱反射正常。

共济运动完成好，无不自主运动，病理反射未引出。走路呈鸭步，Gowers征（+）。

2．实验室检查

血生化：血清肌酸激酶（CK）16 100U/L（24~195U/L）、血清肌酸激酶同工酶（CK-MB）480U/L（2~24 U/L）、乳酸脱氢酶（LDH）1 140U/L（＜250U/L）、谷草转氨酶（AST）273U/L（1~37 U/L）、谷丙氨酶（ALT）348U/L（1~40 U/L）。尿常规未见异常。

心电图、超声心动图：未见明显异常。

肌肉电生理检查：呈肌源性损害。

右侧股四头肌肌肉活检病理检查：肌纤维大小不等，部分萎缩，小直径化，可见较多灶性坏死及再生肌纤维，肌束膜及肌内膜纤维组织增生，伴灶性炎症细胞侵染（图1-8），dystrophin-C抗体免疫组织化学染色显示为＞85%肌纤维阴性（图1-9）。

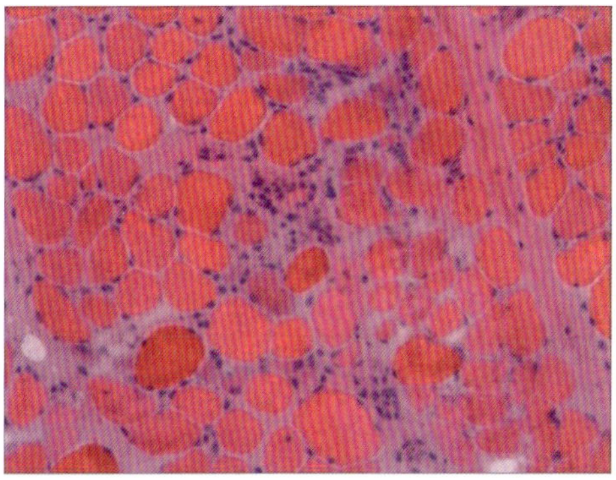

图1-8　HE染色，200×

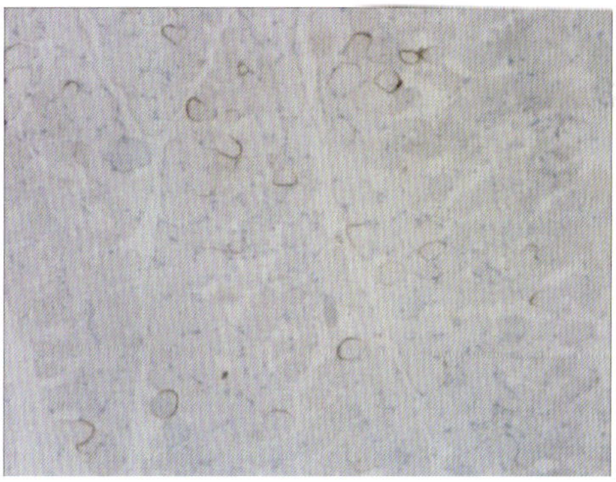

图1-9　dystrophin-C抗体免疫组织化学染色，100×

基因检查：应用MLPA技术检测发现*DMD*基因51号外显子缺失。其母亲携带相同突变，见图1-10、图1-11。

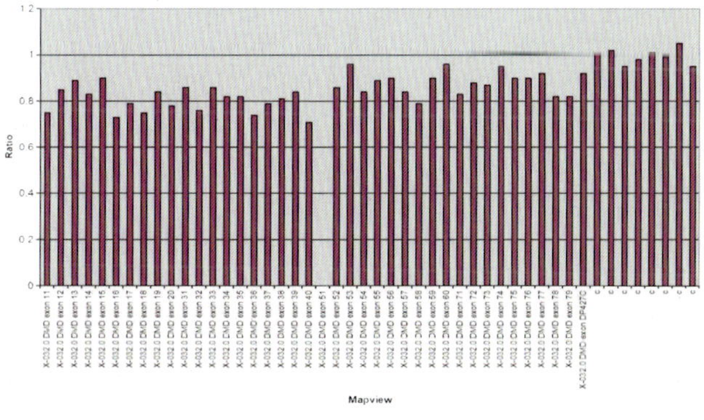

图1-10　患者*DMD*基因51号外显子缺失

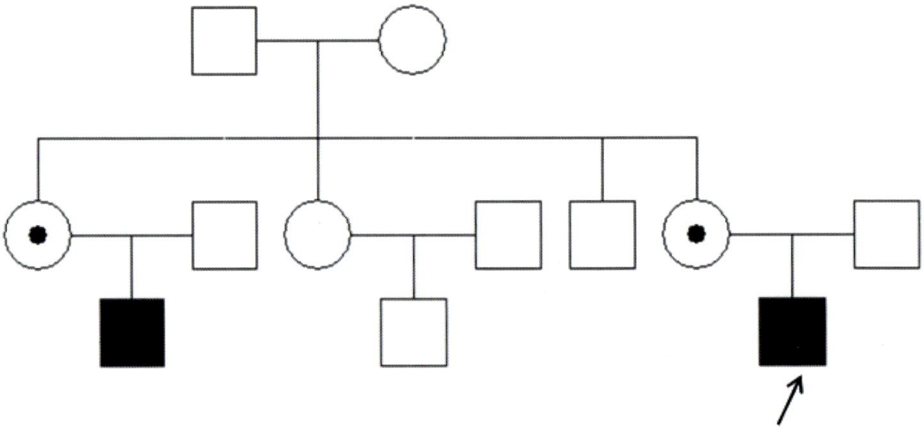

图1-11　患者家系图

注：□正常男性；○正常女性；⊡男性携带者；⊙女性携带者；■男性患者；●女性患者；↗先证者。全书同。

3. 诊断

假肥大型肌营养不良症（DMD）。

4. 治疗及转归

治疗：泼尼松 5mg，晨服；肌苷片 0.1g，每天3次；艾地苯醌 30mg，每天3次；通塞脉片 1片，每天3次；钙尔奇D 0.5片，每天1次。坚持康复训练，如关节牵拉尤其是踝关节牵拉，防止关节挛缩。坚持水疗。

经治疗3个月，患儿行走有所改善，很少跌倒，下蹲起立不需扶膝，上楼不需扶梯。

（二）病例二

1. 病史

患者，男性，学生，10岁3个月。因“上楼困难6年余”于2014年5月到医院就诊。患儿6年前无明显诱因出现上楼困难，需要扶梯，比同龄人慢，下蹲起立困难，需要扶膝盖。走路步态摇摆，平地行走易跌倒，跑步很慢，症状缓慢加重。无肌痛、肌跳、皮疹等。精神、食欲、睡眠、二便可。

患儿系G1P1，足月顺产，出生体重3.7kg。1岁3个月可独立行走，1岁会说话。智力和语言发育与同龄无差别。

父母健康状况良好，为非近亲结婚，家族中无类似病史。

体格检查：高级神经功能未见异常，颅神经检查未见异常。腰前凸，翼状肩胛，双下肢近端肌萎缩，双下肢近端肌力3+级，双上肢肌力5级-，双腓肠肌肥大、坚实，双膝反射及双踝反射引不出。共济运动完成好，无不自主运动，病理反射未引出。走路呈鸭步，Gowers征（+）。双踝关节明显挛缩，右踝关节更甚。下蹲起立很困难，需扶物。

2. 实验室检查

血生化：CK 20 359U/L（24~195U/L）、CK-MB 428U/L（2~24U/L）、LDH 1 109U/L（<250U/L）、AST 289U/L（1 ~37U/L）、ALT 328U/L（1~40U/L）、肌酐（Cr）12U/L。尿常规未见异常。

心电图、超声心动图：未见明显异常。

肌肉电生理检查：呈肌源性损害。

基因检查：二代测序发现*DMD*基因c.282_283insT（p.Gly95fs）杂合突变。其母亲未检测到该基因位点变异。家系图见图1-12。

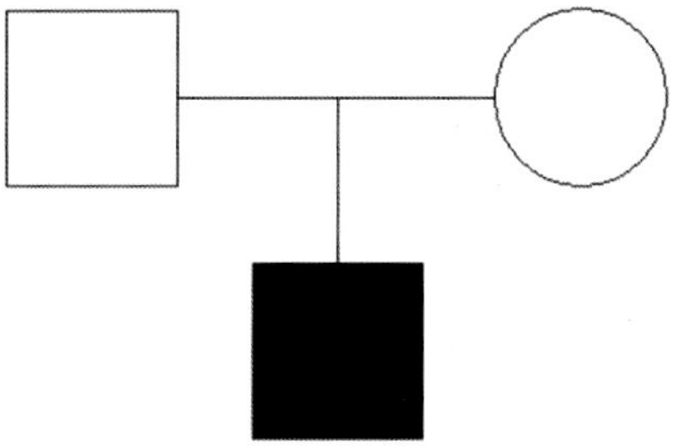

图1-12 患者家系图

3. 诊断

假肥大性肌营养不良症（DMD）。

4. 治疗、随访及转归

治疗：泼尼松 10mg 晨服；氯沙坦 25mg 晨服；通塞脉片 3片，每天3次；艾地苯醌 30mg，每天3次；钙尔奇D 1片，每大1次。嘱患者坚持康复训练，如关节牵拉尤其是踝关节牵拉，防止关节挛缩。坚持水疗。患者坚持服药，规律到医院就诊。2015年8月，患者出现右踝关节挛缩更加明显，脚跟无法着地，左脚尚可着地。下蹲无法起立，上楼扶梯，但很困难，平地行走时腰前凸。药物治疗同前，嘱加强踝关节牵拉及使用站立床。2016年5月，平地尚可独立行走，右足跟无法着地，无法长距离行走，平时需要家人背着上学，不能上楼梯。药物治疗同前，嘱加强踝关节牵拉及站立床的使用。2017年8月复诊，患者仍可独立行走，但很困难，右足跟离地更远。体格检查示双侧髂腰肌肌力3-级，右踝关节马蹄内翻明显，双上肢近端肌力4级（图1-13A、图1-13B）。药物治疗改为：泼尼松 15mg 晨服；钙尔奇 D 1片，每天1次；氯沙坦 25mg 晨服；艾迪苯醌 30mg，每天3次。在广州市某医院康复医学科予双踝关节石膏纠正治疗2个月后（图

1-13C），患者双踝关节挛缩明显好转，双足跟可着地（图1-13D、图1-13E），平地独立行走较前好转。后续患者仍坚持服药、穿戴足矫形器并行康复治疗，2019年8月仍可独立行走，就读高一（图1-13F）。

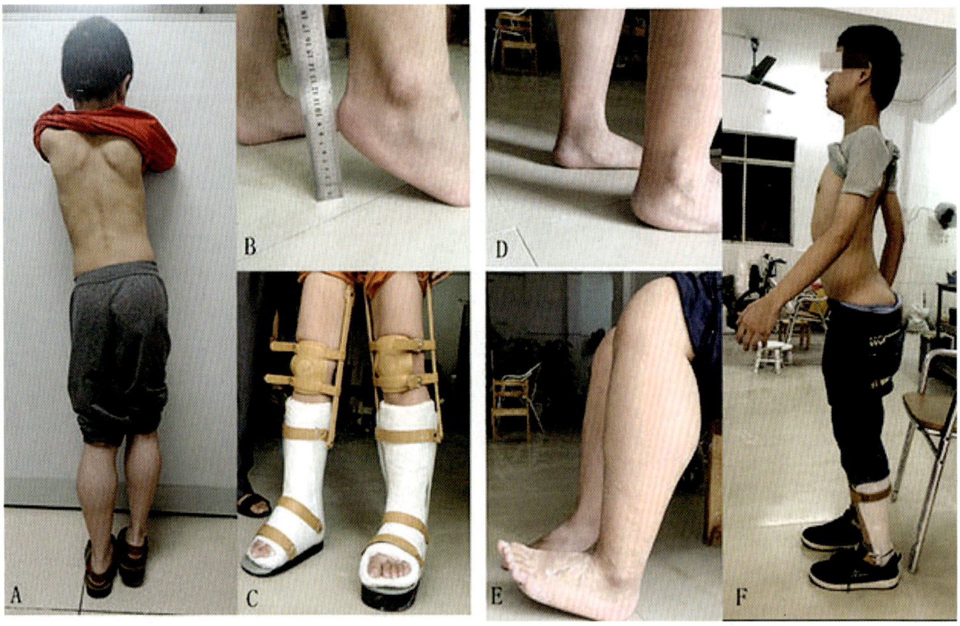

图1-13　患者踝关节石膏治疗前后临床特征

A. 患者全身图，可见翼状肩，双小腿肥大坚实，平地站立右脚跟无法着地。B. 患者右踝关节明显挛缩，足跟无法着地。C. 患者行双踝关节石膏治疗。D. 石膏治疗2个月后，患者右足跟可着地。E. 石膏治疗2个月后，患者右足可背屈。F. 患者穿足矫形器行走。

（三）病例三

1. 病史

患者，男性，学生，4岁1个月。因"发现血清肌酸激酶升高3年余"于2009年8月于医院就诊。患儿6月大时检查时发现血清肌酸激酶升高（达4 554U/L），后未予进一步治疗检查。患者平地行走尚可，但长距离行走后会出现小腿肌肉疼痛，休息后可好转，无发热、皮疹等。患儿自小运动能力较同龄儿稍差，跑步较同龄人慢，现上楼、下蹲起立尚可。精神、食欲、睡眠、二便可。

患儿系G2P2，足月顺产，出生体重3.9kg。11个月可独站，1岁3个月可独立行走，1岁会说话。智力和语言发育与同龄人无差别。

父母健康状况良好，为非近亲结婚，家族中无类似病史。

体格检查：高级神经功能未见异常，颅神经检查未见异常。轻度翼状肩胛，双下肢近端5级-，双上肢肌力5级。双腓肠肌肥大、坚实。双膝反射减弱，双踝反射减弱。共济运动完成好，无不自主运动，病理反射未引出。下蹲起立可，跳跃时双足可离地，稍笨拙。

2. 实验室检查

血生化：血清肌酸激酶9 534U/L（24~195U/L）、血清肌酸激酶同工酶381U/L（2~24U/L）、乳酸脱氢酶1 119U/L（＜250U/L）、谷草转氨酶281U/L（1 ~37U/L）。

心电图、超声心动图：未见明显异常。

肌肉电生理检查：呈肌源性损害。

基因检查：MLPA技术检测发现*DMD*基因10～30号外显子缺失。其母亲*DMD*基因10～30号外显子杂合缺失（家系图见图1-14）。

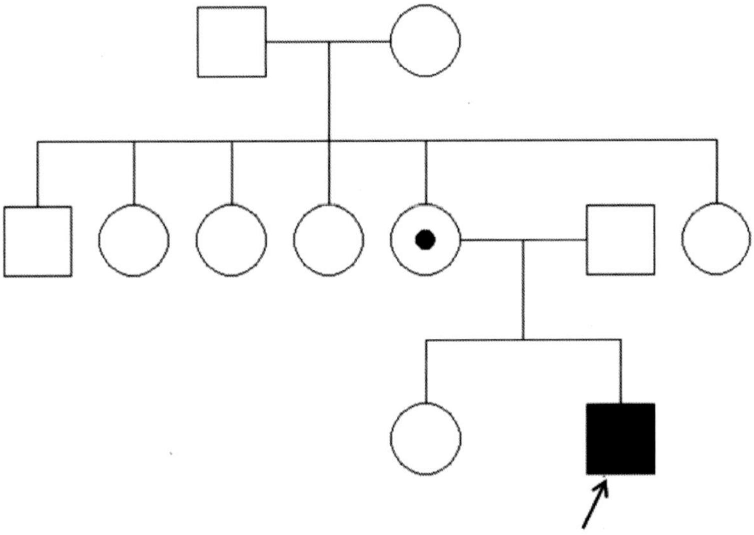

图1-14 患者家系图

3. 诊断

假肥大性肌营养不良症（DMD）。

4. 治疗及随访

氯沙坦 12.5mg 晨服；沙丁胺醇 1.2mg，每天2次；通塞脉片 2片，每天3次，肌苷片 0.1g，每天3次；欣可来 0.1g，每天3次。嘱踝关节牵拉，防止关节挛缩。坚持水疗。治疗2个月后患者病情稳定，可跑步，可跳跃，可一口气上楼2～3

层。2009年11月加用药物：美卓乐 4mg，晨服，余治疗同前。

2010年6月患儿母亲要求做PGD，该产前诊断资料已发表[41]。患儿母亲为30岁女性，无临床症状，血清肌酸激酶水平正常，基因检测显示*DMD*基因第10～30号外显子杂合缺失，诊断为*DMD*基因携带者。在中山大学附属第一医院生殖医学中心行PGD，具体方法步骤如下：①体外受精：按中山大学附属第一医院生殖医学中心制订的常规超促排卵方案[42]于月经周期第3~5天启动促排卵，36h后于B超介导下经阴道采集卵细胞，4~6h后行卵泡质内单精子显微注射授精，16~18h 后观察受精情况。②单个卵裂球活检：对正常受精并发育至6个细胞以上，胞质碎片＜20%的胚胎，采用激光打孔法活检卵裂球，活检后迅速以培养液冲洗胚胎，将胚胎置于囊胚液中继续培养。③多重置换扩增：活检产物单细胞裂解后中行多重置换扩增，扩增得到的产物用于*DMD*基因检测和单倍体型分析。④胚胎植入前遗传学诊断：采用MLPA进行*DMD*基因检测，采用与*DMD*基因连锁的短串联重复序列（STR）进行单体型分析。⑤胚胎移植和产前诊断：选择卵裂球大小均匀，胞质碎片＜ 20%且继续分裂的优质胚胎进行移植。胚胎移植后5~6周可见孕囊和胎心搏动，确定为临床妊娠。于孕中期采集羊水标本行产前诊断，进一步确认胚胎植入前遗传学诊断结果。

结果：该例携带者共进行2个胚胎植入前遗传学诊断周期，第1个周期失败；第2个周期共获得7个卵丘复合体，经卵胞质内单精子显微注射授精，均正常受精。取7个胚胎行胚胎植入前遗传学诊断，每个胚胎选择2个单卵裂球进行活检，共14个单卵裂球，其中1个多重置换扩增失败。多重置换扩增对单卵裂球行全基因组扩增的成功率为13/14。结合*DMD*基因检测和单倍体型分析，确认3个胚胎正常，2个为携带者，另外2个为病胎，等位基因脱扣率为18.75%（18/96）。移植的3个正常胚胎均成活，为保证胎儿在母体的足够营养和正常生长发育，于妊娠8周时减掉1个胚胎，成为双胎妊娠。孕16周时羊水穿刺产前诊断证实为正常胎儿，孕35周时（2011年8月22日）经剖宫产生产1名正常男婴（体重 2.60kg）和 1名正常女婴（体重2.15kg）。婴儿出生后立即检测血清肌酸激酶水平，结果均正常，基因检测未发现与先证者一致的*DMD*基因缺陷。

随访3年，幼儿（图1-15）生长发育、运动功能、智力发育和动态血清肌酸激酶水平均正常。

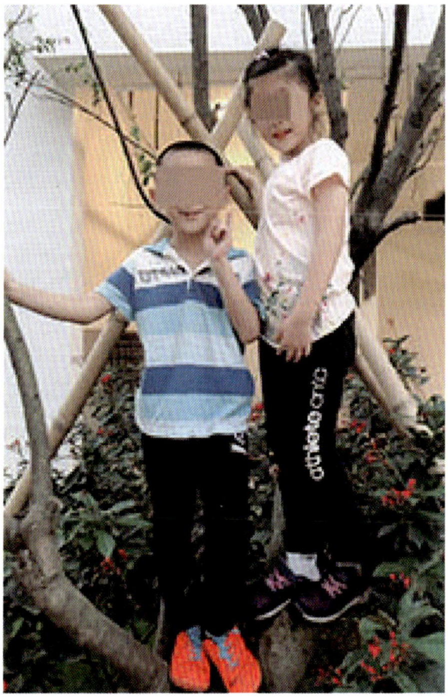

图1-15　患儿母亲经PDG生产正常双胞胎

参考文献

[1] 柯青，张利. Duchenne型肌营养不良症自然病程演变规律[J]. 中国现代神经疾病杂志，2015，15（5）：355-359.

[2] 张成. 杜兴氏肌营养不良症基因结构与膜缺陷[M]//. 姚志彬，陈以慈. 脑研究前沿.广州：广东科技出版社，1995：411 427.

[3] 李秋香，杨欢，张宁，等. 杜兴型肌营养不良 50 例临床及病理分析[J]. 中国当代儿科杂志，2014，14（10）：746-749.

[4] 冯善伟，梁颖茵，操基清，等. Duchenne型假肥大肌营养不良症患儿的主要生活事件发生规律[J]. 实用儿科临床杂志，2012，27（24）：1866-1868.

[5] 马沛沛，董玉茹，吴士文. Duchenne型肌营养不良患儿认知功能特点及与Dp140表达的关系[J]. 解放军医学杂志，2018，43（11）：950-955.

[6] 蔡爽，罗苏珊，赵重波，等. 无症状／轻症状高肌酸激酶血症20例临床研究[J]. 中国临床神经科学，2016，24（2）：173-178.

[7] 朱敏，洪道俊，万慧. 无症状高肌酸激酶血症[J]. 中国神经免疫学和神经病学杂志，2012，19（5）：380-382.

[8] WANG L, CHEN M L, HE R J, et al. Serum creatinine distinguishes Duchenne muscular dystrophy from becker muscular dystrophy in patients aged ≤3 Years: A retrospective study[J]. Front Neurol, 2017, 8: 196.

[9] ZHANG H L, ZHU Y L, SUN Y M, et al. Serum creatinine level: A supplemental index to distinguish Duchenne muscular dystrophy from Becker Muscular Dystrophy[J]. Dis Markers, 2015: 141856.

[10] 冯慧宇，张成，李中，等. 女性假肥大型肌营养不良症家系的临床病理和基因分析[J].中华医学遗传学杂志，2005，22（1）：65-67.

[11] 林鹏飞，孙媛，焉传祝. X染色体失活偏倚导致女性假肥大型肌营养不良症一例[C]. //中华医学会第十七次全国神经病学学术会议论文集，2014：1170-1171.

[12] 张成，冯善伟，于美娟，等. 假肥大型肌营养不良症[M]// 刘焯霖，梁秀龄，张成. 神经遗传病学. 北京：人民卫生出版社，2012：195-228.

[13] 戴毅. 应用基因芯片捕获和新一代高通量测序技术建立Duchenne/Becker型肌营养不良基因诊断平台及相关临床应用 [D]. 北京协和医学院；中国医学科学院；清华大学医学部；北京协和医学院中国医学科学院，2013.

[14] LI X H, ZHAO L, ZHOU S Z, et al. A comprehensive database of Duchenne and Becker muscular dystrophy patients（0-18 years old）in east China[J]. Orphanet Journal of Rare Diseases, 2015, 10: 5.

[15] 戴毅，姚凤霞，魏晓明，等. 基因芯片捕获及高通量测序在迪谢内型肌营养不良基因诊断中的初步研究[J]. 中华神经科杂志，2013，26（3）：188-192.

[16] ARTSMA-RUS A, GINJAAR I B, BUSHBY K. The importance of genetic diagnosis for Duchenne muscular dystrophy[J]. J Med Genet, 2016, 53（3）: 145-151.

[17] 袁云. 骨骼肌疾病的临床病理诊断[J]. 中华神经科杂志，2006，39（8）：505-507.

[18] 陈琳，郭玉璞，邹丽萍，等. DMD患者骨骼肌抗肌萎缩蛋白表达与临床病理改变[J]. 基础医学与临床，2005，25（11）：1049-1053.

[19] BIRNKRANT D J, BUSHBY K, BANN C M, et al. Diagnosis and

management of Duchenne muscular dystrophy，part 1：diagnosis and neuromuscular，rehabilitation，endocrine，and gastrointestinal and nutritional management[J]. Lancet Neurology，2018，17：251–267.

[20] 中华医学会神经病学分会，中华医学会神经病学分会神经肌肉病学组，中华医学会神经病学分会肌电图与临床神经生理学组. 中国假肥大型肌营养不良症诊治指南[J]. 中华神经科杂志，2016，49：17–20.

[21] 郇琪，胡静，赵哲，等. 155例Duchenne型肌营养不良症患儿临床分析[J]. 中国现代神经疾病杂志，2015，15（5）：380–385.

[22] ALLEN H D，FLANIGAN K M，THRUSH P T，et al. A randomized，double–blind trial of lisinopril and losartan for the treatment of cardiomyopathy in duchenne muscular dystrophy[J]. PLoS Curr，2013，12：5.

[23] SKURA C L，FOWLER E G，WETZEL G T，et al. Albuterol increases lean body mass in ambulatory boys with Duchenne or Becker muscular dystrophy[J]. Neurology，2008，70（2）：137–143.

[24] BUYSE G M，GOEMANS N，HAUWE M V D，et al. Idebenone as a novel，therapeutic approach for Duchenne muscular dystrophy：results from a 12 month，double–blind，randomized placebo–controlled trial[J]. Neuromusc Disord，2011，21：396–405.

[25] 张成. 进行性肌营养不良症[M]// 孙怡，杨任民. 实用中西医结合神经病学. 北京：人民卫生出版社，2011：638–663

[26] 陈志强，杨关林. 中西医结合内科学[M]. 2版. 北京：中国中医药出版社，2016：803–806.

[27] 王永炎，严世芸. 实用中医内科学[M]. 2版. 上海：上海科学技术出版社，2009：604–611.

[28] 张成，杨娟. 重视Duchenne型肌营养不良症的康复治疗[J].中国现代神经疾病杂志，2012，12（3）：261–265.

[29] 潘志良，黎锦灵，单敏瑜. 石膏固定与足外展矫形器治疗脑瘫患儿马蹄内翻足的临床研究[J].中国医药科学，2018，8（3）：9–12.

[30] 王秋，罗蓉，李娜，等.系列石膏治疗痉挛型脑患儿马蹄足49例临床分析[J].四川医学，2010，31（3）：301–302.

[31] MENDELL J R, GOEMANS N, LOWES L P, et al. Longitudinal effect of eteplirsen versus historical control on ambulation in Duchenne muscular dystrophy[J]. Ann Neurol, 2016, 79: 257–271.

[32] MCDONALD C M, CAMPBELL C, TORRICELLI R E, et al. Ataluren in patients with nonsense mutation Duchenne muscular dystrophy (ACT DMD): A multicentre, randomised, double–blind, placebo–controlled, phase 3 trial[J]. Lancet, 2017, 390: 1489–1498.

[33] 王淑辉，尚延昌，于美娟，等. Micro–dystrophin基因修饰的骨髓间充质干细胞移植后mdx鼠膈肌病理改变[J]. 临床和实验医学杂志，2013，12（16）：1257–1264.

[34] MENDELL J R, CAMPBELL K, RODINO–KLAPAC L, et al. Dystrophin immunity in Duchenne's muscular dystrophy[J]. N Engl J Med, 2010, 363: 1429–1437.

[35] 胡继芬，陈丽红，王柠，等. 假肥大型肌营养不良症的产前诊断（附3例报告）[J]. 中国优生优育，2000，11（1）：47–48.

[36] 冯善伟，梁颖茵，操基清，等. 假肥大型肌营养不良症的基因突变和产前诊断研究[J]. 中华医学遗传学杂志，2013，30（1）：36–38.

[37] REN Z, ZENG H T, XU Y W, et al. Preimplantation genetic diagnosis for Duchenne muscular dystrophy by multiple displacement amplification[J]. Fertil Steril, 2009, 91（2）: 359–364.

[38] LONG C Z, AMOASII L, MIREAULT A A, et al. Postnatal genome editing partially restores dystrophin expression in a mouse model of muscular dystrophy[J]. Science, 2016, 351（6271）: 400–403.

[39] OUSTEROUT D G, KABADI A M, THAKORE P I, et al. Multiplex CRISPR/Cas9–based genome editing for correction of dystrophin mutations that cause Duchenne muscular dystrophy[J]. Nat Commun, 2015, 6: 6244.

[40] 张淑，吴士文. 杜氏型肌营养不良症治疗进展[J].实用药物与临床，2019，22（9）：897–903.

[41] 杨娟，谢惠芳，操基清，等. Duchenne型肌营养不良症胚胎植入前遗传学诊断及随访研究[J].中国现代神经疾病杂志，2015，15（6）：458–462.

[42] 沈晓婷，徐艳文，钟依平，等. 多重置换扩增结合短串联重复序列在植入前遗传学诊断中的应用[J]. 北京大学学报（医学版），2013，45：852-858.

（张成）

第二节 庞贝病

一 疾病概述

庞贝病（pompe disease，PD）又称为糖原贮积病Ⅱ型（type Ⅱ glycogen storage disease，GSDⅡ）或酸性麦芽糖酶缺乏症（acid maltase deficiency，AMD），是一种罕见的常染色体隐性遗传病，是由于编码酸性α-葡萄糖苷酶（acid alpha-glucosidase，GAA）的基因突变，溶酶体内GAA活性（GAA的作用主要是在溶酶体的酸性环境当中降解糖原）缺乏或显著降低，导致糖原不能被降解而贮积在溶酶体和胞浆中，进而引起以骨骼肌、心肌为主的进行性多系统损害[1]。患者常因呼吸肌受累导致呼吸衰竭而死亡，因此，庞贝病是一种严重的致死性代谢性肌病。根据起病年龄及心脏受累情况，庞贝病可分为婴儿型和晚发型两种类型[2]：①1岁以内发病的为婴儿型（infantile-onset pompe disease，IOPD）。经典婴儿型通常比较严重，典型病例表现为快速进展的心脏扩大、左室流出道梗阻、肌无力、肌张力低下和呼吸肌无力，如果不及时治疗会快速进展，1年内导致死亡；变异婴儿型，尽管也在1岁以内发病，进展却相对缓慢，心脏病变较经典婴儿型轻。②1岁后发病的为晚发型（late-onset pompe disease，LOPD），以骨骼肌受累为主，表现为进行性的中轴肌及四肢近端肌无力，心肌受累不严重。根据不同的人种和地区，庞贝病发病率波动在1/300 000～1/14 000。国内无准确的流行病学数据。全球总体发病率约为1/40 000。婴儿型在非裔美国人和中国人中发病率较高。晚发型的成人在新西兰发病率较高[3-5]。

*GAA*基因[6]位于常染色体17q25.2-3，该基因组跨度约28kb，含有20个外显子和19个内含子，cDNA长约3.6kb，编码952个氨基酸，组成分子量为105kD的α-葡萄糖苷酶蛋白的前体，在粗面内质网进行一系列翻译后修饰，活性逐渐增强，最后运输到溶酶体，发挥降解糖原的作用。

目前已知的GAA突变约有600种，可以影响合成功能性GAA蛋白的每一个环节，包括蛋白合成、翻译后修饰、溶酶体运输和成熟。基因突变可致酸性α-葡萄糖苷酶活性降低，糖原水解障碍，过多的糖原贮积在以骨骼肌、心肌和平滑肌细胞为主的溶酶体内，导致细胞破坏和脏器损伤。根据GAA合成过程中不同阶段产生亚型体的质和量，*GAA*基因突变可分为A、B、C、D、E、F共6级，分别命名为非常严重、严重、较严重、轻型、可能不致病和不致病（表1-1）。部分突变位点具有种族和地域特异性，且与临床表型有一定相关性。例如，荷兰，69%以上的LOPD患者常存在一个等位基因上c.-32-13T＞G突变与另一个等位基因上的重型突变以杂合突变形式存在，可引起剪接效率改变，携带此种复合杂合突变的患者，其GAA活性为正常参照值的5%～15%[7]。又如，我国北方IOPD最常见的致病型突变为c.2662G＞T（p.Glu888*），而我国南方则是c.1935C＞A（p.Asp645Glu）。而这一地域差异在LOPD中并不明显。我国LOPD患者最常见的致病性突变为c.2238G＞C（p.W746C）[6，8-9]。

表1-1　GAA突变频率分布

突变类型	分布频率	突变类型	分布频率
错义突变	51.0%	A级：非常严重	32.8%
小缺失	14.9%	B级：严重	24.9%
剪接变异体	12.7%	C级：较严重	5.4%
无义突变	8.8%	D级：轻型	3.9%
小片段插入/复制	6.0%	E级：可能不致病	1.1%
大片段插入/缺失	3.3%	F级：不致病	16.7%
小片段插入缺失	2.2%	意义未明	15.2%
复杂重排	0.9%		
调节区域变异	0.2%		

特异性治疗为酶替代治疗。此外还包括对症支持治疗，例如丙氨酸、高蛋白饮食、支链氨基酸及β受体激动剂（如沙丁胺醇）曾被报道对庞贝病患者有极为有限的疗效。又如，预防和控制呼吸道感染，出现睡眠呼吸障碍时给予持续正压通气（CPAP）、双相或双水平呼吸道正压通气（BiPAP）治疗等对延长庞贝病患者的生存期有积极意义。此外，合理的康复训练和营养支持对提高庞贝病患者的生存质量亦有重要意义。因此，在患者的治疗过程中，不能仅仅依赖特异性的酶替代治疗，还必须强调预防受凉、营养支持、在不同的疾病阶段使用不同的康复

训练方法、及时有效地控制呼吸道感染、正确使用无创通气机，提高患者的生活质量和生命期限。

二 临床特征

对庞贝病的患者来说，糖原在靶器官内逐渐聚集，导致逐渐进展的肌肉无力、器官衰竭，甚至死亡。总体来讲，疾病的严重程度与基因突变情况和剩余α-葡萄糖苷酶活性相关。根据起病年龄、受累器官、肌肉无力的程度和进展速度，庞贝病可被分为各种不同的亚型。现在比较通用的分型将庞贝病分为以下两型。

1. 婴儿型（IOPD）

经典婴儿型患者出生数月内发病，主要临床表现为全身无力，肌张力低下，巨舌，呼吸困难，喂养困难。也有患者因为心脏扩大、心肌病、反复呼吸道感染、运动发育迟缓（例如到月龄不会翻身、坐或站）而就诊。此外，患儿还会出现言语及听力障碍，口咽系统、消化系统功能不良，智力发育迟缓等其他系统问题，往往1年内死于呼吸循环衰竭。非经典婴儿型在出生后1年内出现肌肉无力，运动发育落后，但心肌损害相对轻（无流出道梗阻）。如果不经治疗，多数于幼儿期死于呼吸衰竭。

胸部X线检查和心电图常用于婴儿型庞贝病的初筛，胸部X线表现为严重的心脏扩大（图1-16），心电图表现为短PR间期和高QRS波。超声心动图也有助于婴儿型庞贝病患者的识别。患儿在疾病早期主要表现为肥厚型心肌病，伴或不伴左室流出道梗阻；在疾病晚期，患儿往往表现为心脏功能受损及扩张型心肌病。对于部分患者，心肌病在出现临床症状之前即可能存在，这时，超声心动图的选用对我们的早期诊断有很大帮助。

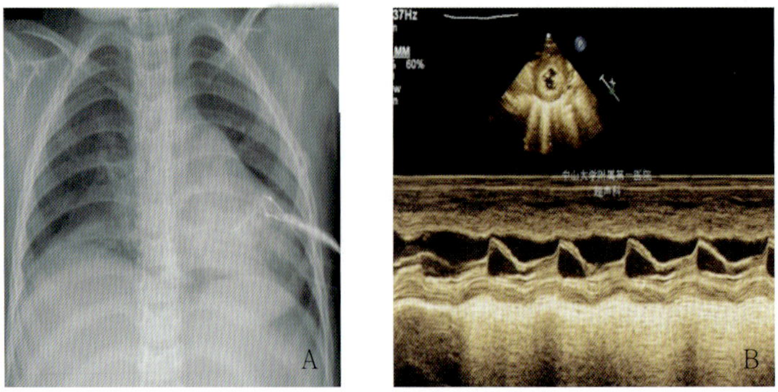

图1-16　IOPD患儿影像检查

A. X线片以肥厚型心肌病为典型表现，X线片显示心影明显扩大。B. 超声心动图显示患儿室间隔肥厚（8mm）。

肌酸激酶增高也是婴儿型庞贝病的一个敏感指标，但特异性不强，最高可达到2 000 IU/L。同样，由于肌肉损伤，丙氨酸转移酶、天门冬氨酸转移酶、乳酸脱氢酶也可能升高。有研究报道，尿葡萄糖四糖（glucose tetrasaccharide，Glc4）在庞贝病患者中可能增高，但与CK相同，缺乏特异性，因为在其他糖原贮积性疾病当中也存在增高情况。

据现有研究，IOPD平均发病年龄为1.6～4个月，平均诊断年龄在4.5～5.3个月，第一次通气支持往往在5.9月，平均死亡年龄为6～8.7个月。

2. 晚发型（LOPD）

晚发型庞贝病可以在任何年龄起病（1岁以后，最晚可至60岁），预后较婴儿型好，其主要特征为近端肢带肌受累，而不合并严重的心肌病变。根据发病年龄，晚发型庞贝病患者又可分为儿童型和成年型。晚发型庞贝病患者的症状与骨骼肌无力的进展相关，通常中轴肌较早受累且较严重，譬如，下肢近端、颈部和脊旁肌最先受累，随着疾病的进展，膈肌和辅助呼吸肌相继受累，而出现呼吸衰竭（图1-17）。少数病例当中，膈肌最先出现受累，因此，在晚发型庞贝病的患者当中，患者常主诉为运动不耐受、气短、睡眠中断、早上醒来头痛（二氧化碳潴留）、疲劳、白天过度嗜睡（提示夜间呼吸困难）、仰卧起坐困难、上下楼梯困难、蹲起困难、行走无力。也有少部分患者以吞咽困难、骨质疏松、脊柱侧弯、睡眠呼吸暂停、小纤维神经病、听力丧失、消化系统/泌尿系统/肛门括约肌功能障碍、疼痛、疲劳感、心律失常或颅内动脉瘤起病，随后随着骨骼肌无力的发展而需要助步工具或辅助通气，最终多死于呼吸衰竭。

晚发型庞贝患者通常较瘦、皮下脂肪少、胃寒喜热饮、四肢发凉。

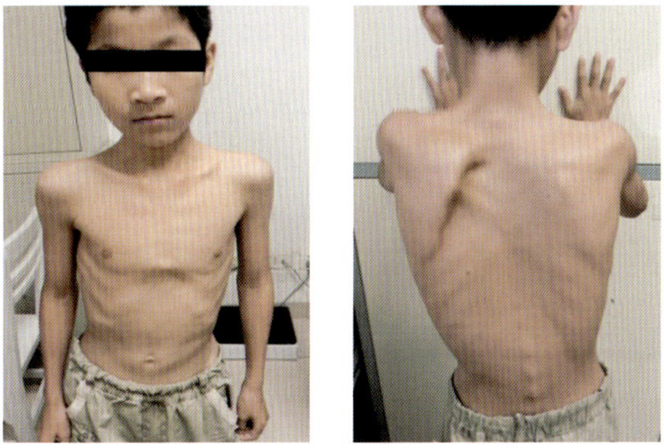

图1-17　LOPD患者的典型临床表现

以躯干肌和呼吸肌受累为主，可出现躯干肌无力、萎缩，翼状肩胛，脊柱侧弯。

95%的晚发型庞贝病患者可出现CK的增高，但也有少部分患者外周血CK水平正常，与婴儿型庞贝病患者类似，也可出现ALT、AST、LDH、Glc4的升高。由于近端肌肉容易受累，肌电图及肌肉活检等检查评估手段也有一定意义。肺功能检查有助于评估患者呼吸功能的损害程度。

LOPD的死亡年龄取决于疾病进展的速度、呼吸肌受累的程度及其他并发症，从儿童早期到成年晚期不等。

三 诊断

由于庞贝病的临床表现不具备特异性，因此正确地识别及诊断存在一定难度。诊断主要依靠运动发育史、临床表现、生化检查、肌电图检查、肌肉活检病理检查、GAA活性测定、基因检测等（图1-18）[10]。

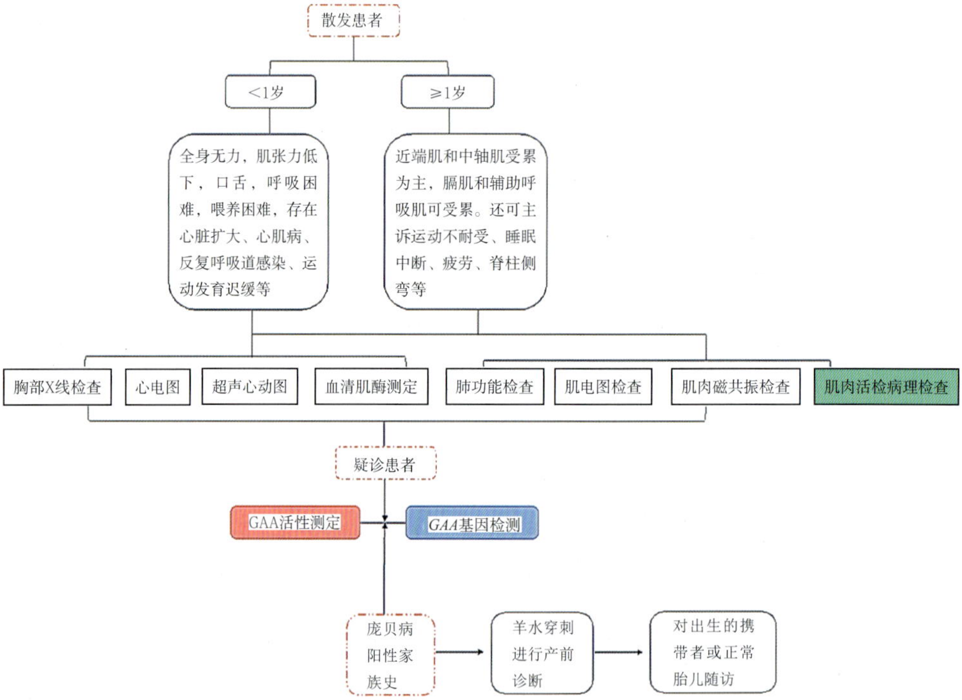

图1-18 庞贝病临床诊断思路

血清肌酶测定[1]：血清CK轻中度升高，伴LDH、AST和ALT升高。但肌酶正常不能排除LOPD的诊断。

尿Glc4检测[2]：庞贝病患者尿Glc4升高，尤其是IOPD患者，敏感性为100%。有研究报道，尿Glc4水平与对酶替代治疗的反应相关，可用于监测疗效。对于

IOPD的患者，如果尿Glc4和干血滤纸片GAA活性均为阴性，则可以完全排除庞贝病的诊断，不需要进行其他有创检查。

心脏检查[1]：IOPD患者均有心脏受累，LOPD心脏无明显受累。胸部X线检查可见心脏扩大，心电图提示PR间期缩短，QRS波群高电压，QT离散度增加。超声心动图见心肌肥厚，早期伴或不伴左室流出道梗阻，晚期表现为扩张型心肌病。

肺功能检查：肺功能检查主要检测最大吸气压、最大呼气压、用力肺活量或肺活量（FVC）等指标。肺活量建议以站立和仰卧位（反映膈肌无力情况）进行检测。庞贝病患者的肺功能常比正常人差，当肺活量下降为预计值的60%时，需用无创呼吸机。

肌肉磁共振检查：主要用于评估肌肉病变的程度和部位，尤其可能对选择肌肉活检的部位起指导作用。

肌电图检查[12]：多为肌源性损害，可出现纤颤电位、正锐波、复合性重复放电、肌强直放电，运动单位电位时限缩短、波幅降低等。神经传导检测正常。部分患者神经源性损害和肌源性损害共存。我国学者发现，庞贝病的异常肌电图多出现于脊旁肌，提示神经电生理应检查脊旁肌。

肌肉活检病理检查[1, 13]：可见胞浆内有大量空泡，PAS染色（图1-19）可见肌纤维内糖原流出，呈空泡状，内含嗜碱性物质（青紫色），残余部分糖原聚集，呈红色（在疾病进展期，溶酶体和细胞质内均可见糖原聚集，且与疾病严重程度正相关），SBB染色脂滴成分正常，溶酶体酸性磷酸酶染色强阳性。肌肉活检对于晚发型患者有鉴别诊断意义，但是不同肌肉，甚至同一肌肉的不同部位结果可能不同。对婴儿型患者不推荐常规进行。

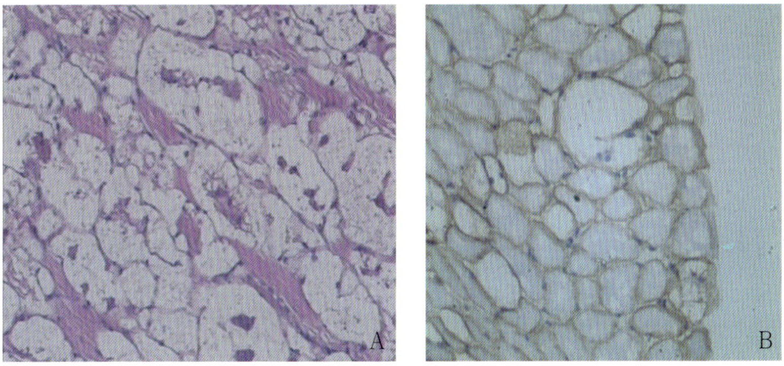

图1-19　庞贝病患者肌肉活检染色，400×

A. HE染色可见明显空泡性肌病。B. PAS染色可见明显糖原聚集（淡红色）。

GAA活性测定：外周血白细胞、干血滤纸片、皮肤成纤维细胞培养（皮肤活检，现行金标准，需4～6周）或肌肉组织（肌肉活检，快速直接，但有创，用于评估糖原贮积的部位和程度）均可进行GAA活性测定，对患者酶活性缺失（IOPD）或酶活性显著降低（LOPD）有确诊意义[6]。根据报道，IOPD患者GAA酶活性通常小于正常对照的1%，而LOPD患者通常为正常对照的2%～40%（根据不同检测组织而不同）。这里，需要注意的是皮肤成纤维细胞和肌肉组织GAA酶活性检测的准确度与外周血白细胞相比更高（因为外周血白细胞当中可能存在一些同工酶），这在美国和日本被列为金标准。但是，活检的阳性率与取材部位相关。同时，对于IOPD或重症患者，亦需考虑活检的风险。而用质谱方法测定干血滤纸片GAA活性具有方便、快速、无创等优点，可用作筛查和一线诊断方法。

基因检测：尽管GAA酶活性检测对庞贝病有确诊意义，*GAA*基因检测仍有重要作用[6]：①针对已知突变的患者家系检测其基因携带者。②一些杂合突变的LOPD患者，因为有残存的GAA活性，这时突变分析就有一定意义。③有助于酶替代治疗和其他靶向治疗研发。④部分健康人由于假性缺陷等位基因的存在，检测 GAA酶活性下降，但体内GAA酶活性尚可，临床表现为良性等位基因，可能干扰庞贝病的诊断。此时基因检测有助于排除假阳性患者[14]。检出2个等位基因致病突变有确诊意义。

IOPD应注意与心内膜弹力纤维增生症、GSD Ⅲ型、GSDⅣ型、脊髓性肌萎缩Ⅰ型、先天性甲状腺功能减低症、先天性肌营养不良症、原发性肉碱缺乏症、心肌炎、线粒体病、Danon病、特发性肥厚型心肌病等鉴别。LOPD应注意与肢带型肌营养不良、BMD、多发性肌炎、肩腓肌营养不良、脊髓性肌萎缩、重症肌无力、线粒体肌病、Danon病、强直性肌营养不良、GSD（Ⅲ型、Ⅳ型、Ⅴ型）等鉴别。

四 治疗

庞贝病是一个多系统受累的疾病，需要神经科、呼吸科、心内科、康复科、消化科等多学科综合治疗。

（一）对症治疗

1．心血管系统

庞贝病的患者应进行心血管系统的评估。

（1）心肌病评估：从病理上来讲，对于IOPD，患者在胎儿时期即可出现心脏扩大；对于LOPD，儿童期发病的患者可能也有不同程度的心脏受累，但大部分成人起病的LOPD患者无心脏表现。但是，心肌病变的程度与后期治疗相关，所以庞贝病的患者均推荐进行心脏评估，包括定期行胸部X线检查、超声心动图。

（2）心律失常相关评估：庞贝病患者可能存在心电活动的异常，有报道称庞贝病患者会发生预激综合征，在其原有心脏病变的基础上，增加了患者死亡的风险，尤其是患者在压力状态下，如合并感染、发热、脱水或麻醉时。因此，庞贝病的患者建议进行24h长程心电监测以评估心电活动，随访过程中也需要评估（包括在进行酶替代治疗的患者）。

（3）治疗：IOPD患儿早期往往有严重的左室肥大，伴或不伴流出道梗阻。疾病早期表现为左室流出道梗阻，正常/高动力学左室EF。对于伴有流出道梗阻的患者，应避免使用地高辛及其他增加心肌收缩力的药物、利尿剂及降低后负荷的药物如ACE抑制剂；疾病后期出现左室功能不全时可适当选用。有报道称有庞贝病患者使用beta受体阻滞剂时发生猝死，因此选择这一类药物时也要慎重。此外，心脏扩大往往容易发生心律失常，其机制可能与心肌供血不足相关，因此庞贝病患者要尽量避免低血压等内环境极度变化。

（4）酶替代治疗可能在一定程度上延缓心肌病变。

2．呼吸系统

（1）肺功能评估：IOPD的患者很难进行客观的肺功能评估，但是LOPD的患者应该常规进行肺功能的评估（清醒和睡眠状态均需评估），并在其后的随访过程中坚持检测。①60%的LOPD患者有中度的肺活量下降（FVC＜正常预测值的80%），30%～40%有重度的肺活量下降（FVC＜正常预测值的60%）。肺活量的下降提示患者存在膈肌无力。另外，有研究表明，肺功能下降的程度与近端肌肉无力的程度成正比。②庞贝病的患者多存在咳嗽无力，因此容易罹患肺不张和肺炎（IOPD患者易患左肺下叶不张）。因此，庞贝病管理全程需积极预防和控制呼吸道感染。对于LOPD患者，应该定期监测最大呼气压、最大吸气压、呼吸末肺残留量及咳嗽峰流速[2]。

（2）庞贝病的患者可能会存在慢性二氧化碳潴留及低氧血症，因此定期的指脉氧，甚至血气监测（非常规推荐）有助于识别亚临床情况。当出现睡眠呼吸障碍时给予持续正压通气、双相或双水平呼吸道正压通气治疗。出现严重呼吸功能衰竭时给予侵入性机械通气治疗[15]。

（3）治疗：由于庞贝病患者存在咳嗽能力下降，因此可以使用各种辅助排痰手段。当合并哮喘时，可以使用支气管扩张剂和激素（口服/吸入）。如果合并心脏病变，可使用选择性beta受体阻滞剂（例如左旋沙丁胺醇）。

3. 营养支持

有条件的情况下，庞贝病的患者应该进行吞咽功能评估。建议高蛋白［含20%～25%蛋白，如牛奶、乳浆、鸡蛋、瘦肉、鱼等，总量建议1.2～1.4g/（kg·d）］、低糖类饮食，并保证足够的能量、维生素（可使用复合维生素补充剂）及微量元素的摄入。

4. 其他

运动和康复治疗，包括耐力训练、抗阻训练、高强度间歇训练的综合运用、呼吸训练等，但需要由专业人员制订训练计划。麻醉风险高，应尽量减少全身麻醉。不宜使用异丙酚及氯化琥珀胆碱。

（二）酶替代治疗（enzyme repalcement therapy，ERT）

通过人重组葡萄糖苷酶α（recombinant human acid α-glucosidase，rhGAA）进行酶替代治疗是目前庞贝病患者最有效的治疗手段，其代表药物是赛诺菲公司的Myozyme[16]。Myozyme是通过基因重组技术在仓鼠卵细胞中合成的蛋白质，其结构和功能与人体合成的酸性α-葡萄糖苷酶高度相似，在甘露糖-6-磷酸受体的介导下靶向于溶酶体发挥水解糖原的作用，是目前唯一对庞贝病有特异性治疗作用的酶替代治疗药物。2006年经欧洲药品管理局和美国食品与药品管理局（FDA）批准应用于临床，2017年5月在我国上市应用。

根据目前的临床观察，早期应用酶替代疗法可获得较好疗效[17]。持续治疗（中位治疗时间5年）可显著稳定或改善运动功能和肺功能，增加患者肌力，延长生存期。一般治疗开始3～6个月开始出现疗效。最大疗效一般在2～3年，然后进入平台期，再后疗效慢慢下降。但是需要注意，患者对酶替代治疗的反应有个体差异[18]，而且与心脏病理和心脏功能相比，骨骼肌对酶替代治疗的反应有限，有1/3的患者无法获益。

酶替代治疗的原理：rhGAA通过静脉输注进入人体后，与细胞表面甘露糖-6-磷酸受体（M6P）结合形成络合物，随后被摄入细胞内，在细胞质中再次解离，GAA释放，进入溶酶体，将蓄积的糖原分解为葡萄糖。

酶替代治疗的时机：在使用酶替代治疗之前，建议通过外周血白细胞、皮肤成纤维细胞培养、肌肉组织GAA活性测定或基因检测进行确诊（干血滤纸片阳性的患者一般建议进行上述确诊试验后再进行治疗）。患者在治疗前应该已有临床症状，并且没有其他威胁生命的疾病。对于IOPD患者，如无禁忌，一旦确诊，要尽早使用ERT，可以明显改善心肌病的情况及心脏功能，降低有创通气使用率，提高生活质量和延长生存时间。但对大运动的发育仅在部分患者有效。LOPD患者出现症状前，应每隔3～6个月评估肌力和肺功能，一旦出现肌无力、呼吸功能减退或CK升高，应尽早开始酶替代治疗。需要注意，若肌萎缩明显、呼吸功能明显受损才开始用，则疗效可能不明显。治疗后机体产生的IgG滴度较低，表明酶替代治疗疗效好；反之，交叉反应免疫性物质（CRIM）阴性的患者，治疗后会产生高滴度IgG抗体，表明疗效差。目前已有相关研究专门针对在临床中评估庞贝病的免疫调节治疗。

除了治疗时机，CRIM也是酶替代治疗疗效的关键决定因素。由于Myozyme是一种异源性蛋白质，重复应用可使机体产生特异性抗体而导致药物疗效下降。CRIM阳性的患者，治疗后机体产生的IgG抗体滴度较低，疗效良好；呈阴性反应的患者，由于体内缺乏酸性a-葡萄糖苷酶，治疗后会产生高滴度的IgG抗体，疗效较差[19]。但上述规律并不绝对。通过*GAA*基因突变分析可以预测交叉反应免疫物质状态。无义突变、框移突变或多个外显子缺失突变不能产生GAA，这通常与交叉反应免疫物质呈阴性有关。皮肤成纤维细胞活检可用于监测CRIM。

酶替代治疗的剂量：rhGAA的推荐剂量为20mg/kg[11]，建议每2周1次静脉输注（推荐使用输液泵），最大输注速率：7mg/（kg·h）。建议起始速率不超过1mg/（kg·h），确定可以耐受后每半小时增加2mg/（kg·h）。对IOPD患者，有研究显示高剂量治疗［40mg/（kg·w）］对运动功能和呼吸功能的重建有很好的疗效。

酶替代治疗的持续时间：理论上讲，需要终身治疗。但是，对于LOPD患者来说，现有酶替代治疗的改善效果有效，加之价格昂贵，通常会推荐患者坚持治疗1年，然后经由医生和患者共同讨论决定后续治疗时间（表1-2）。目前欧洲指南推荐，患者在开始酶替代治疗2年内，如果呼吸功能或肌力没有稳定维持或改善，需要慎重考虑是否继续酶替代治疗[19]。

表 1-2　酶替代治疗（ERT）的时序参考 [19-20]

分类	时序参考
无体征的症状前患者	●每 6 个月评估近端肌力和肺功能 ●当出现症状，或查体发现肌力下降，或辅助检查发现 FVC（直立或仰卧位）下降时应启动 ERT 治疗
有体征的症状前患者	●查体发现肌力下降，或辅助检查发现 FVC（直立或仰卧位）下降时应启动 ERT 治疗
有症状患者	●症状加重，难以完成日常活动，查体发现肌无力程度增加，或辅助检查发现 FVC（直立或仰卧位）下降，应启动 ERT 治疗
症状严重患者	●若患者需要使用轮椅，并在白天和晚上需要有创通气，推荐使用 ERT 治疗 1 年，然后评估治疗的有效性 ● 1 年后，需要持续无创通气的患者推荐 ERT 治疗 ● 1 年后，若症状和体征稳定或改善，则继续进行 ERT 治疗
ERT 治疗时长	●每一年进行评估后决定后续治疗方案

酶替代治疗的注意事项：Myozyme是一个酶蛋白，可能发生相关免疫反应如发热、皮疹、关节痛和颜面水肿，严重时会发生过敏性休克。这些反应更可能发生于输注速率较高时。但是，一些接受抗组胺药、解热药和/或皮质类固醇药物与治疗的患者，也可能出现超敏反应[2]。

酶替代治疗的疗效评估：在酶替代治疗前，应制订个体化治疗及随访方案，定期进行营养、肌力、运动功能、心肺功能评估。其中，肌力可以通过四肢定量肌肉测试进行评估（包括三角肌、股四头肌、髂腰肌、颈伸屈肌等）；运动耐量可以通过6min步行试验进行评估；运动功能可通过快速运动功能测试评分进行；呼吸功能主要通过肺功能监测评估，重要指标包括FVC（直立和仰卧位）、MIP、MEP等；生活质量可以通过SF-12量表评估。对于青少年期以前发病的患者，还需进行发育评分。此外，生命体征、体格检查、血液学检查、心电图、心脏彩超在随访过程中也应该常规进行。有条件的情况下，应该检测rhGAA的IgG抗体[21]。

（三）随访

庞贝病患者的随访需要个体化，婴儿型患者的随访要密集，晚发型患者的随访建议每隔3～6个月[19]。

五 预后

接受酶替代治疗的IOPD患者生命期显著延长，心脏病变有所控制，骨骼肌和其他器官功能改善；接受酶替代治疗的LOPD患者，步行能力和肺功能得到有效改善。

六 预防

（一）产前诊断和早期诊断

庞贝病为常染色体隐性遗传病，先证者父母再次生育再发风险为25%。一旦确诊，应对所有先证者及其家庭成员提供遗传咨询，对高风险胎儿进行产前诊断，甚至可考虑胚胎植入前基因诊断。由于假性缺陷等位基因的存在，产前诊断时应优先选择基因检测[22]。

早期诊断，尤其是症状前诊断，对及时治疗意义重大。在我国台湾地区、日本及部分欧美国家（澳大利亚和美国）已经开展庞贝病的新生儿筛查，作为扩大的新生儿筛查的一部分[2]。多采用串联质谱仪法或荧光法检测干血滤纸片GAA活性。对于筛查阳性者，建议采集外周血白细胞或淋巴细胞进行GAA测定，如果GAA活性降低，则应同时进行遗传咨询、多学科临床评估、*GAA*基因突变分析以明确诊断。一旦明确诊断，即可在疾病早期获有针对性的酶替代治疗，显著改善IOPD的预后。目前，我国内陆地区尚未开展庞贝病的新生儿筛查。同时，由于庞贝病的酶替代治疗价格昂贵，且需终生用药，因此，遗传咨询、产前诊断仍然十分必要。

（二）诊断步骤

在临床工作中，我们小组按以下步骤进行遗传咨询和产前诊断。

1. 遗传咨询

（1）确定咨询者家系中PD的临床诊断，建立遗传咨询档案。确定婴儿型PD的临床诊断包括询问出生时是否哭声小、软婴儿、吸奶和四肢近端无力，查体肌张力很低、四肢腱反射引不出。血清CK升高，心电图和心动图显示心肌肥厚，胸部X线片显示心胸比例增大，外周血白细胞GAA酶活性显著降低。确定晚发型

PD的临床诊断包括明显运动不耐受、呼吸肌早期受累突出、消瘦、四肢近端无力，查体主要为中轴肌萎缩无力、四肢腱反射很低，外周血白细胞GAA酶活性明显降低，肌活检在肌细胞中有糖原贮积。

（2）绘制咨询者的家系图，是否符合常染色体隐性遗传，是否男女均发病。

（3）对符合临床诊断标准的先证者及其父母进行外周血DNA的*GAA*基因检测，先证者为*GAA*基因的纯合或复合杂合致病性突变，有PD的临床特征；父母为杂合子，无临床症状。

（4）PD家系中患者的分布往往是散发性的，通常看不到连续传递的现象。

（5）PD患者的双亲表型正常，但往往都是致病基因的携带者，其生育的每一个后代有1/4的可能为患儿、1/4的可能为正常、1/2的可能为表型正常的致病基因携带者。

（6）偶尔，PD家系会出现单亲二倍体，即致病基因只来源于父母一方，单亲二倍体携带者不发病。

（7）先证者的后代全部为致病基因的携带者，配偶为非近亲家属的情况下，先证者生育患儿的风险与人群中该基因的基因频率有关。

（8）PD家族若近亲婚配，子女的发病率比非近亲婚配者高。

2. 产前诊断

（1）确认先证者的临床表型和*GAA*基因的致病性突变位点。

（2）确认先证者父母是*GAA*基因致病突变位点携带者，分别携带与先证者相同的致病突变位点。

（3）在先证者母亲妊娠10～13周进行绒毛穿刺取样或孕16周以后羊膜腔穿刺抽取羊水进行胎儿细胞的*GAA*基因检测，当确认胎儿携带有与先证者*GAA*基因相同的纯合突变或复合杂合突变时，提示是患胎，在知情同意的情况下，由其父母决定采取进一步的处理措施；若胎儿为*GAA*基因杂合突变或没有突变，则为携带者或完全正常胎儿，不会发病，可继续妊娠，正常生产。

（4）PD是常染色体隐性遗传病，当先证者的父母的*GAA*基因致病性突变位点明确后，也可选择种植前诊断，避免患胎的治疗性流产。

（5）对于父母是PD携带者并经产前诊断出生的新生儿，应进行随访。

七 问题与展望

1. 酶替代治疗的疗效增强研究

酶替代治疗显著改变了庞贝病患者的自然病程。目前的研究重点关注如何增强酶替代治疗的效果。从机制来讲，有效的酶替代治疗依赖于rhGAA内M6P的含量及靶组织阳离子非依赖性M6P受体的含量。因此，许多临床或临床前研究着力改进原有的rhGAA。例如，赛诺菲公司目前在开发的新一代GAA——Neo-GAA，对靶组织阳离子非依赖性M6P受体亲和力提高，目前已位于三期临床试验（NCT02782741）。另外，爱美医疗正在研发的新型rhGAA——ATB200，含有高浓度M6P及双M6P多糖，在动物试验当中展现了良好的疗效。还有一项比较有希望的研究是将一种合成的M6P类似物链接在GAA上，可以增加M6P对M6PR的亲和性而不改变GAA的活性，这种新型的rhGAA在难治性庞贝病动物模型上效果良好，目前正在庞贝病患者成纤维细胞上进行进一步研究。

通过β_2受体激动剂克罗特罗或沙丁胺醇上调靶组织阳离子非依赖性M6P受体在动物模型上显示可以增加酶替代治疗的疗效，目前已经有开放性临床研究来评估其安全性和疗效。

还有一种策略是开发rhGAA的分子伴侣，可以促进重组酶的折叠、稳定及转运。例如美尔赞的治疗伴侣米格鲁他，ATB200的治疗伴侣AT2221（二期临床：NCT02675465）。

2. 基因治疗策略

目前基因治疗的策略是向靶器官导入外源的功能性基因，而不移除或替换患者本身携带的突变基因。其中关键的技术难点是外源基因的导入，目前研究常用的有腺病毒、腺相关病毒和慢病毒，它们各有优缺点。在临床研究中选用最多的是腺相关病毒[23]。较为成熟的治疗策略主要是利用腺相关病毒的嗜肝性向肝脏组织导入*GAA*基因，合成GAA；或是向肌肉组织等局部导入*GAA*基因，其优点就是安全性更高，但缺点是只能降低肌肉本身的糖原贮量（ClinicalTrials.gov ID：NCT02240407）[6]。

八 典型病例

1. 病史

患者，男，17岁，学生。因“活动不耐受10余年，加重伴双下肢无力4年”于我院门诊就诊。患者10余年前出现活动不耐受，无明显诱因，表现为与同龄人跑步玩耍过程中出现全身疲劳感，需停下休息后才会好转。当时无明显肢体无力、萎缩，无呼吸困难。症状缓慢进行性加重。9年前体检发现转氨酶升高，至外院肝病科就诊，考虑“遗传代谢性疾病可能”，未行特殊治疗。4年余前开始出现双下肢无力，跑步时易摔跤，当时尚可自行上楼、下蹲起立，间中有咳嗽，痰难以咳出，双上肢活动正常。2年前因脊柱侧弯在外院行手术治疗，术后自觉呼吸、咳嗽无力较前好转，但双下肢无力无明显改善。1年余前双下肢无力较前明显加重，出现上楼梯需扶持，下蹲起立及从卧位起身时困难，伴双侧大腿肌肉萎缩，无胸闷、气促，无饮水呛咳、吞咽困难。无肌痛、肌跳，无皮疹；精神、饮食、睡眠可，二便正常。

患者是G1P1，足月顺产，3岁前大运动和智力发育与同龄孩子无差别。

父母健康状况良好，非近亲结婚，无家族史。

体格检查：高级神经功能未见异常，颅神经检查未见异常。双下肢近端肌肉萎缩，双上肢肌力5级，双侧髋关节肌力3级，双侧膝关节屈、伸肌力5级，双足背屈肌力4级，跖屈肌力5级。双上肢腱反射（+），双侧膝腱反射（-），双侧跟腱反射（++）。双侧深浅感觉正常对称。共济运动完成好，无不自主运动。右侧巴氏征可疑阳性。

2. 实验室检查

血生化：CK 3 122U/L（38~174U/L），ALT 124U/L（8~40U/L），AST 204U/L（1~37U/L），LDH 685U/L（109~245U/L），CK-MB 54.7ng/mL（＜6.6ng/mL）。

肌肉活检（图1-20）：所检肌肉部分纤维内存在PAS深染的颗粒物质，在HE、MGT等染色时显示为不着色的空泡样结构。电镜下，骨骼肌超微结构检查主要改变为局灶性肌原纤维破坏，糖原颗粒填充，符合糖原累积性肌肉病典型病理改变。

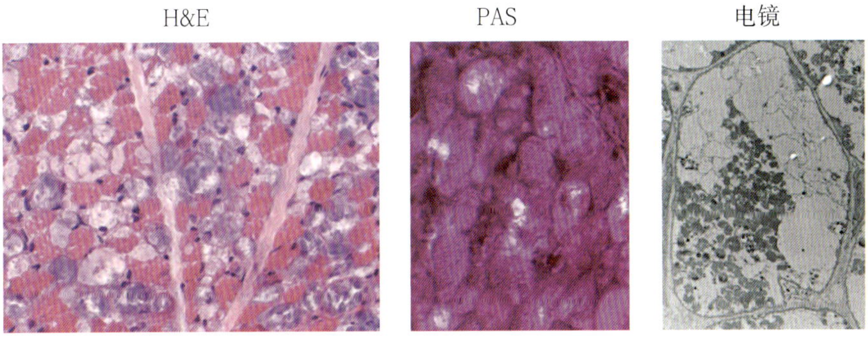

图1-20　肌肉活检照片

基因检测：*GAA*基因c.886 C＞A杂合突变和c.2238 G＞C杂合突变。

GAA活性检测：2.33nmol/h/mg Pro（正常参考值范围：5.21～30.1 nmol/h/mg Pro）。活性比率：0.15（正常参考值范围：0.31～0.68）。

睡眠呼吸监测：睡眠呼吸暂停综合征，轻度阻塞型。

超声心动图：二尖瓣前叶脱垂并关闭不全（轻微）。左心室收缩及舒张功能正常。右心室收缩功能正常。

心电图：窦性心动过缓伴房性期前收缩，T波高尖。

肺功能：FVC轻度减少，占预计值52%；FEV1中重度减少，占预计值56%。提示限制性通气功能障碍。肺通气功能中重度下降。肺容量轻-中度下降。

3. *治疗及转归*

对症支持治疗：包括饮食疗法、艾地苯醌（30mg，每天3次）、辅酶Q10（100mg，每天3次）及中药治疗。

康复治疗：注意要根据患者实际情况制订具体治疗方案，可借助沙袋、呼吸训练器、弹力带、哑铃等器械，不可太累，不用太快，参考方案见表1-3。

表1-3　康复治疗方案

项　目	内　容
热疗（水浴）	●训练时长：每天 20~30min ●训练目的：放松肢体肌肉 ●训练温度：40~45℃，根据个人感受适当增减，避免烫伤
按摩	●按摩范围：四肢、脊旁肌、足部肌肉 ●按摩时间：5~8min/ 次，每天 2 次

续表

项　　目	内　　容
下肢核心肌群训练	●站位：原地踏步，弯腰拾物 ●股四头肌和髂腰肌：做屈髋屈膝抬腿训练（辅助下，自主运动，或抗阻，视患者情况而定），10个/组 ●股四头肌训练：仰卧位或坐位，伸直膝盖做踢脚动作（注意避免代偿动作），10个/组 ●股二头肌：俯卧位，后侧勾脚（辅助下，自主运动，或抗阻，视患者情况而定），10个/组 ●胫前肌："勾脚背"训练胫前肌（辅助下，自主运动，或抗阻，视患者情况而定），10个/组 ●臀大肌训练：站位，抗阻后伸髋关节，10个/组；倒退走，3m/组；臀中肌训练：髋外展训练，蚌式运动，10个/组 ●腰腹部肌群训练：仰卧起坐训练，每天15个 ●注意：不能太累，疲劳时可以增加休息时间；注意安全，避免摔倒
上肢核心肌群训练	●借助哑铃（具体重量视患者实际情况）做力量训练，内收，外展，肘关节的屈曲和伸直，10个/组，1~2组

对患者进行酶替代治疗，20mg/（kg·2周）。在首次酶替代治疗前，静脉推注5mg地塞米松，以预防可能的过敏反应。目前已经治疗6次，患者接受治疗后6min步行试验及肺功能较前有所好转。

参考文献

［1］中华医学会儿科学分会内分泌遗传代谢学组，中华医学会儿科学分会神经学组，中华医学会神经病学分会肌电图与临床神经生理学组，等. 糖原贮积病Ⅱ型诊断及治疗专家共识[J]. 中华医学杂志，2013，93（18）：1370-1373.

［2］KISHNANI P S，STEINER R D，BALI D，et al. Pompe disease diagnosis and management guideline[J]. Genet Med，2006，8（5）：267-288.

［3］CHIEN Y H，LEE N C，HUANG H J，et al. Later-onset Pompe disease：early detection and early treatment initiation enabled by newborn screening[J]. J Pediatr，2011，158（6）：1023-1027.

［4］MECHTLER T P，STARY S，METZ T F，et al. Neonatal screening for lysosomal storage disorders：feasibility and incidence from a nationwide study in Austria[J]. Lancet，2012，379（9813）：335-341.

[5] CHIANG S C，HWU W L，LEE N C，et al. Algorithm for Pompe disease newborn screening：results from the Taiwan screening program[J]. Mol Genet Metab，2012，106（3）：281–286.
[6] KOHLER L，PUERTOLLANO R，RABEN N. Pompe disease：From basic science to Therapy[J]. Neurotherapeutics，2018，15（4）：928–942.
[7] 杨娟，操基清，刘振华，等. 七例晚发型糖原贮积症Ⅱ型患者临床特征及基因突变分析[J]. 中国现代神经疾病杂志，2014，14（5）：405–410.
[8] FU L，QIU W，YU Y，et al. Clinical and molecular genetic study of infantile-onset Pompe disease in Chinese patients：identification of 6 novel mutations[J]. Gene，2014，535（1）：53–59.
[9] CHEN X，LIU T，HUANG M，et al. Clinical and molecular characterization of infantile-onset pompe disease in Mainland Chinese patients：Identification of two common mutations[J]. Genet Test Mol Biomarkers，2017，9：210–213.
[10] AL J F，AL J M，ALQARNI F，et al. Diagnosis and treatment of late-onset Pompe disease in the Middle East and North Africa region：Consensus recommendations from an expert group[J]. BMC Neurol，2015，15：205.
[11] 关鸿志，崔丽英. 对《糖原贮积病Ⅱ型诊断及治疗专家共识》的解读[J]. 中国现代神经疾病杂志，2014，14（5）：378–381.
[12] 赵蕾，崔丽英. 代谢性肌病电生理学研究进展[J]. 中国现代神经疾病杂志，2014，14（6）：468–470.
[13] 董愉，吴惠群，梁英杰，等. PAS染色在骨骼肌糖原贮积症诊断中的应用[J]. 中国组织化学与细胞化学，2014，23（4）：385–386.
[14] SHIGETO S，KATAFUCHI T，OKADA Y，et al. Improved assay for differential diagnosis between Pompe disease and acid alpha-glucosidase pseudodeficiency on dried blood spots[J]. Mol Genet Metab，2011，103（1）：12–17.
[15] 徐玲玲，梁玉坚，李素萍，等. 重型糖原贮积病Ⅱ型呼吸机撤机困难的对策[J]. 中国现代神经疾病杂志，2019，19（6）：393–398.
[16] 张成，王倧. 糖原贮积病Ⅱ型发展史[J]. 中国现代神经疾病杂志，2018，18（8）：563–572.

[17] 张成. 神经肌肉病研究新亮点[J]. 中国现代神经疾病杂志，2014 ，14（5）：382-385.

[18] HARLAAR L，HOGREL J-Y，PERNICONI B，et al. Large variation in effects during 10 years of enzyme therapy in adults with Pompe disease[J]. Neurology，2019，93（19）：1756-1767.

[19] VAN DER PLOEG A T，KRUIJSHAAR M E，TOSCANO A，et al. European consensus for starting and stopping enzyme replacement therapy in adult patients with Pompe disease：A 10-year experience[J]. European Journal of Neurology，2017，24（6）：768-731.

[20] CUPLER E J，BERGER K I，LESHNER R T，et al. Consensus treatment recommendations for late-onset Pompe disease[J]. Muscle Nerve，2012，45（3）：319-333.

[21] 杨娟，冯伟勋，操基清，等. Myozyme对一例呼吸机辅助通气的晚发型糖原贮积病Ⅱ型患者疗效研究[J]. 中国现代神经疾病杂志，2014，14（5）：411-415.

[22] TAGLIA A，PICILLO E，D'AMBROSIO P，et al. Genetic counseling in Pompe disease[J]. Acta Myol，2011，30（3）：179-181.

[23] PUZZO F，COLELLA P，BIFERI M G，et al. Rescue of Pompe disease in mice by AAV-mediated liver delivery of secretable acid alpha-glucosidase[J]. Sci Transl Med. 2017，9（41）：8.

（何丹）

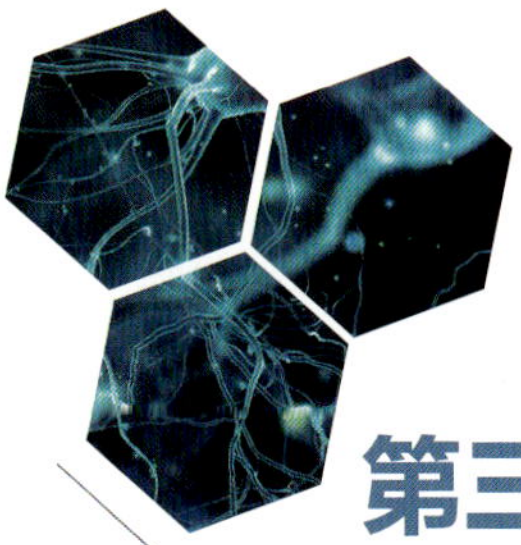

第三节 核黄素反应性脂质沉积症

一 疾病概述

核黄素反应性脂质沉积症（riboflavin-responsive lipid storage myopathy，RR-LSM）也称为核黄素反应性多酰基辅酶A脱氢酶缺乏症（riboflavin-responsive multiple acyl-coa dehydrogenase deficiency，RR-MADD），是由电子转运黄素蛋白（electron transfer flavoprotein，*ETF*）基因或电子转运黄素蛋白脱氢酶（electron transfer flavoprotein dehydrogenase，*ETFDH*）基因变异所致的常染色体隐性遗传性脂肪酸代谢障碍性肌病。RR-LSM可于各个年龄病发病，以青少年和成人为主，临床上以波动性四肢近端和躯干肌无力，以及运动不耐受为主要表现，但需注意少数病例可以呼吸肌无力为首发症状，伴或不伴周围神经损害，仅有轻微的一过性代谢紊乱，几乎不累及中枢神经系统。目前国内报道了超过200例脂质沉积症，大多数患者对核黄素治疗反应良好。目前报道的我国内地RR-LSM病例总数远远超过其他国家，特别是西方国家。

RR-LSM致病基因为*ETFDH*或*ETFA*／*ETFB*基因。*ETFA*定位于15q24.2~q24.3，基因组长度96 117bp，含12个外显子和11个内含子，cDNA长度2 901bp，编码含333个氨基酸的电子转运黄素蛋白α亚单位（electron transfer flavoprotein，alpha polypeptide，ETFA）；*ETFB*定位于19q13.41，基因组长度21 234bp，含6个外显子和5个内含子，cDNA长度1 576bp，编码含255个氨基酸的电子转运黄素蛋白β亚单位（electron transfer flavoprotein，beta polypeptide，ETFB）。ETFA和ETFB这两个亚基共同组成一个异源二聚体即ETF蛋白，同时每个ETF蛋白还包含1个黄素腺嘌呤二核苷酸（flavin adenine dinucleotide，FAD）和1个腺苷5'端磷酸腺苷（adenosine 5-prime monophosphate，AMP），分布于线粒体基质内，ETF蛋白是线粒体脂肪酸β氧化过程中脱氢的共同电子受体。*ETFDH*

基因定位于染色体4q32.1，基因组长度 37 523bp，含13个外显子和12个内含子，cDNA长度3 888bp，编码含617个氨基酸的电子转运黄素蛋白脱氢酶，ETFDH蛋白位于线粒体内膜。在ETFDH的作用下，ETF蛋白将接受的电子转移给辅酶Q而进入呼吸链[1]。ETF蛋白和EFDH蛋白是将电子从至少9种含有线粒体黄素的脱氢酶转移至主呼吸链所必需的。

脂肪酸在线粒体内进行β氧化是骨骼肌重要的能量来源，每个β-氧化循环产生1个乙酰辅酶A、NADH和FADH，乙酰辅酶A进入三羧酸循环，NADH和FADH进行氧化磷酸化，产生ATP。ETF和ETFDH蛋白在脂质吸收和能量转化中扮演着重要作用。*ETF*和*ETFDH*基因突变引起线粒体呼吸链多种脱氢酶功能障碍，使其脱氢产生的电子不能传递，肌纤维的线粒体脂肪酸β氧化过程缺陷导致能量代谢障碍和大量脂质在肌浆内沉积[1]。有研究[2]表明ETFDH突变导致线粒体蛋白水解稳定性的降低是MADD主要的分子机制。编码ETFDH的基因突变会导致参与线粒体呼吸链电子传递的酶结构缺陷，导致脂质的过度堆积，毒性代谢物的积累和氧化应激增加，线粒体氧化磷酸化复合物的继发性损伤，导致ATP的合成进一步减少。

对核黄素治疗核黄素反应性脂质沉积症有显著疗效，有时是戏剧性的效果。

二 临床特征[3]

（1）起病年龄：RR-LSM的临床症状和发病年龄是高度多变的，主要临床症状为脂质沉积性肌病。2～64岁均可起病，10～40岁好发，男女比例相当。

（2）诱因：饥饿、寒冷、感染和妊娠等应激状态可诱发肌无力。

（3）起病方式：起病隐匿，慢性或亚急性病程。

（4）病态疲劳：呈持续性或波动性肌无力和运动不耐受，肌无力症状可出现自发缓解。运动不耐受表现为行走数百米即出现明显疲劳伴肌肉酸痛，休息后可缓解。绝大多数患者出现四肢近端和躯干肌肉受累的临床表现，主要为蹲起费力，上楼困难。躯干肌和颈伸肌群严重受累见于大多数患者，主要表现为抬头无力，严重时可出现“垂头”征。约半数患者出现咀嚼肌无力，表现类似重症肌无力的病态疲劳，不能咀嚼较硬的食物及进食期间需要多次停顿，但无明显晨轻暮重的表现。轻症患者肌萎缩不明显，重症者可见肢体近端和躯干肌肉萎缩，椎旁肌萎缩尤为显著。

（5）疼痛：10%的患者可有肌肉疼痛或压痛。

（6）其他表现：约20%的患者有发作性呕吐或腹泻。部分患者在病情加重期间可能出现横纹肌溶解。一些患者不耐受高脂肪和高蛋白饮食。约20%的患者可发现有轻度至中度脂肪肝[4]。部分患者可有周围神经受损表现，表现为肢端袜套样感觉减退，也有关于伴轴索性感觉共济失调神经病的病例的报道[5-6]。欧洲报道的RR-LSM患者可伴有中枢神经系统受累，表现为发作性脑病。我国患者中枢神经系统受累的相关报道罕见[7]。

三 诊断

核黄素反应性脂质沉积症的诊断主要依靠临床表现、遗传方式、血清酶学检测、生化检查、肌电图检查、肌肉病理、基因分析、mRNA分析以及蛋白质缺陷分析。

（1）血清酶学检测：血清肌酸激酶可正常或轻至中度升高，血清肌酸激酶水平可随临床症状呈波动性，多在2 000U/L以下。伴有横纹肌溶解时，可超过10 000U/L。

（2）生化检查：发作期尿有机酸分析显示戊二酸、挥发性短链有机酸（异戊酸、异丁酸）、乙基丙二酸、3-羟基异戊酸、2-羟基戊二酸、己二酸、辛二酸等多种有机酸的浓度升高。大多数RR-MADD患者（可高达91.5%）在疾病的各个阶段包括急性发作期、稳定期及治疗前后可检测到尿有机酸异常升高，但有些患者只是间歇性地出现，部分患者核黄素治疗后尿有机酸水平恢复正常[8-10]。MADD患者在急性发作期和无症状期尿有机酸水平可以有很大差异，特别是部分晚发型 MADD患者在缓解期尿有机酸可不明显或完全正常，需要通过禁食试验查尿有机酸[11]。血脂酰肉碱谱分析可见中、长链酯酰肉碱增高。血浆游离肉碱水平通常降低，但有时可能是正常的。

（3）肌电图检查：主要表现为肌源性损害，少数病例伴有异常自发电位。部分患者运动、感觉神经传导测定可见异常，主要表现为动作电位波幅降低，而传导速度相对正常。

（4）肌肉病理：肌纤维内可见大量脂肪沉积。油红O染色显示肌纤维内空泡为脂肪沉积，两型肌纤维均可受累，以Ⅰ型肌纤维为主；琥珀酸脱氢酶（SDH）染色可见酶活性弥漫性减低。在电子显微镜下，脂质滴通常存在于线粒体旁边（图1-21）。

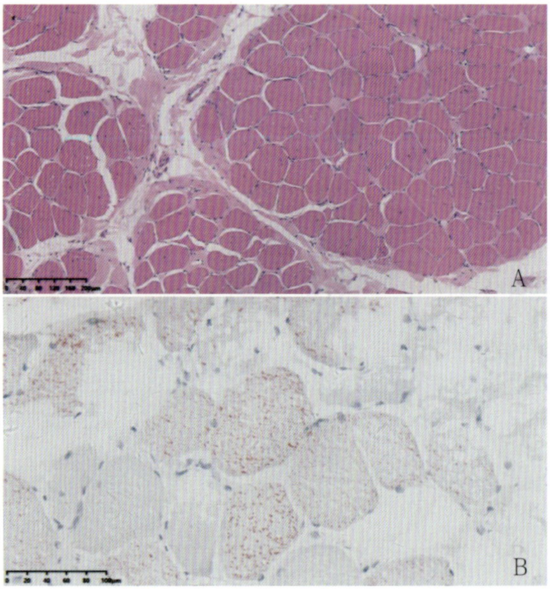

图1-21 RR-LSM患者肌肉病理表现

光学显微镜观察：A. 肌纤维轻度大小不一，可见小角化肌纤维，中央核可见；间质结缔组织增生及炎性细胞浸润不明显（HE染色，200×）。B. 肌纤维内可见大量脂肪滴沉积（油红O染色，400×）

（5）基因分析：患者可检测出*ETFDH*或*ETFA* / *ETFB*基因突变。我国RR-LSM患者98%为*ETFDH*基因突变导致。大部分*ETFDH*基因突变为点突变，少部分缺失、插入或剪切突变。目前已发现了322个错义的ETFDH突变，并广泛分布在ETFDH蛋白的FAD、硫铁蛋白（4Fe4S）簇结构域和泛醌结合结构域中。其中p.Ser82Pro、p.Ala84Thr、p.Tyr257Cys、p.Leu377Pro、p.Leu409Phe、p.Val451Leu、p.Pro456Leu、p.Pro483Leu这些错义突变被反复鉴定，证明突变的类型是核黄素反应性脂质沉积症的主要原因[12-13]。我国南方人群变异热点为c.250G > A（A84T），c.770A > G（p.Y257C）和 c.1227A > C（p.L409F）在南方和北方人群中均常见，总的发生频率分别为 10.5%和7.8%[7, 14]。

RR-LSM主要与重症肌无力、线粒体肌病和多发性肌炎相鉴别。RR-LSM持续性或波动性肌无力和运动不耐受的临床症状与重症肌无力、线粒体肌病相似，根据RR-LSM无明显晨轻暮重表现的特点可以将其与重症肌无力相鉴别，根据特征性肌肉病理学表现与基因检测可将其与线粒体肌病相鉴别。在机体应激状态时，患者可出现肌肉痛、咀嚼吞咽困难等，容易与多发性肌炎混淆，可以通过肌肉活检和遗传分析诊断鉴别。

四 治疗

核黄素反应性脂质沉积症对核黄素治疗有显著疗效，对疑诊该病的患者无须等待基因检测结果，即可予以核黄素诊断性治疗。核黄素又称维生素B_2，是黄素腺嘌呤核苷酸和黄素单核苷酸（flavin mononucleotide，FMN）的前体，是许多脱氢酶参与细胞代谢和免疫细胞抗原性途径的重要辅助因子。在细胞中，核黄素通过核黄素激酶（riboflavin kinase，RFK）转化为FMN，然后通过FAD合成酶（flavin adenine nucleotide synthase，FADS）转化为FAD，协助ETF蛋白将黄素蛋白中的电子转移到ETFDH，反过来又转移了等量物质到辅酶Q，从而产生 ATP[15]。在RR-LSM患者细胞中的蛋白的早期折叠阶段，携带严重变异的ETFDH多肽被线粒体蛋白酶识别并降解。核黄素治疗可以提高FAD的活性，促进ETFDH变体蛋白质的天然构象折叠的稳定性[16]。

推荐核黄素治疗剂量为30～120 mg/d，1～2周后患者临床症状开始有改善，4～6周后肌力明显恢复，1～3个月后多数患者体力劳动或运动能力完全恢复正常[3]。可以给予对核黄素有过敏反应的患者长时间低剂量的核黄素，可以达到相同的诊疗效果的同时避免超敏反应[17]。有些患者使用大剂量辅酶Q10（150～500mg/d）治疗也可取得很好的效果。肉碱可作为核黄素治疗的辅助用药，但并不增加疗效。

有些患者对核黄素治疗的反应非常显著，我们小组曾治疗过一个因下肢无力坐轮椅、吞咽困难置留胃管的患者。患者经口服核黄素片10天，可以不用胃管和轮椅，再继续治疗10天，患者可以跳跃，基本恢复正常的肌力。

五 预后

经长期随访发现多数患者服用核黄素3～6个月后可停药且无复发。少数患者在感染或劳累后可出现肌酸痛无力，给予补充核黄素后症状可再次缓解。长期服用小剂量核黄素可避免上述症状复发。

六 预防

对受累家系成员开展遗传咨询、种植前诊断和对高风险胎儿进行产前诊断是预防该病的有效手段。但是由于便宜的维生素B_2可以显著改善患者的症状，让患者可以正常学习和工作。因此，虽然这是一常染色体隐性遗传病，临床上和伦理上不需要做产前诊断，但应进行遗传咨询，使患者了解其遗传规律。

1. 遗传咨询

确定咨询者家系中核黄素反应性脂质沉积症的临床诊断，建立遗传咨询档案。确定临床诊断包括询问先证者有无波动性肌无力、肌肉酸痛和运动不耐受的症状，核黄素治疗是否有显著疗效，肌肉活检是否可见肌纤维中大量脂肪沉积等。先证者血脂酰肉碱谱分析可见中、长链酯酰肉碱增高。绘制咨询者的家系图，是否符合常染色体隐性遗传，是否男女均发病。对符合临床诊断标准的先证者及其父母进行外周血DNA的*ETFDH*及*ETFA*/*ETFB*基因检测，先证者为*ETFDH*或*ETFA*/*ETFB*基因的纯合或复合杂合致病性变异，有核黄素反应性脂质沉积症的临床特征；父母为杂合子，无临床症状。家系中患者的分布往往是散发性的，通常看不到连续传递的现象。患者的双亲表型正常，但往往都是致病基因的携带者，其每一个子代有 1/4 的可能性为患儿，1/4的可能性为正常，1/2的可能性为表型正常的致病基因携带者。先证者的后代全部为致病基因的携带者，配偶为非近亲家属情况下，先证者生育患儿的风险与人群中该基因的基因频率有关。家族若近亲婚配，子女的发病率比非近亲婚配者高。

2. 产前诊断及种植前诊断

对于知情并要求做产前诊断的患者，可以采用以下程序。首先需要确认先证者的临床表型和*ETFDH*或*ETFA*/*ETFB*基因致病性变异的位点。确认遗传方式为常染色体隐性遗传。在先证者母亲妊娠10～13周进行绒毛穿刺取样或孕16 周以后羊膜腔穿刺抽取羊水进行胎儿细胞的*ETFDH*或*ETFA*/*ETFB*基因检测，当确认胎儿携带有与先证者*ETFDH*或*ETFA*/*ETFB*基因相同的纯合变异或复合杂合变异时，提示是患胎，在知情同意的情况下，由父母决定采取进一步的措施；若胎儿为*ETFDH*或*ETFA*/*ETFB*基因杂合变异或没有变异，则为携带者或完全正常胎儿，不会发病，可继续妊娠，正常生产。该病为常染色体隐性遗传病，当先证者父母的*ETFDH*或*ETFA*/*ETFB*基因致病性变异位点明确后，也可选择种植前诊断，可避免患胎发生。对于产前基因诊断后出生的新生儿，应进行随访和记录。

七 问题与展望

目前研究表明基因突变类型与RR-LSM的核黄素反应性关系密切，早期诊断

RR-LSM及明确基因突变类型对于患者的治疗是非常重要的，对ETFDH基因突变位点的研究有利于指导RR-LSM的早期诊断与治疗。虽然目前RR-LSM基因遗传学的缺陷已经明确，但突变蛋白体在线粒体脂肪酸氧化障碍中的作用及核黄素修复代谢障碍的机制仍未完全明确。部分MADD患者存在对核黄素反应较差或者无反应，发病机制和治疗方法都需要进一步的研究。

RR LSM患者基因突变后残余的酶活性不仅与基因突变的类型和位置相关，同时也受到其他因素如温度和分子伴侣等因素的影响。而环境温度升高时，ETFDH突变蛋白的降解速率明显加快，在一些应激如发热、妊娠、感染等状态下细胞温度增加，可能促使温和的变体ETFDH蛋白甚至野生型ETFDH蛋白朝向非生产性折叠途径，并且FAD不能完全纠正由此引起的结构缺陷，导致毒性代谢物的显著积累和临床症状的增加，这时核黄素治疗效果不佳[18]。

分析对核黄素无反应患者的基因突变类型，发现可能与突变位点的位置位于距FAD功能域较远的蛋白结构中有关，与FAD没有直接的相互作用，突变对于蛋白的结构影响不大，这可能是这类患者对核黄素的治疗不敏感的原因。目前具体机制需要更多样本的进一步研究，明确核黄素无反应或反应差的患者的机制以获得更有效的治疗方法。

对于这种治疗效果很好的遗传病，如何中止遗传链这是遗传学家和伦理学家需要解决的问题。

八 典型病例[19]

1. 病史

患者为16岁汉族女性。因“呼吸困难、咳痰费力3年余”于2012年8月至我院就诊。

患者3年前无明显诱因出现呼吸困难、咳痰费力，运动功能渐进性下降，无法正常上体育课，期间病情平稳，无明显进展。1个月前因高热后（体温最高39℃）出现四肢近端无力，上楼和双上肢上举困难，因呼吸困难于外院行气管插管呼吸机辅助通气，予对症支持治疗。病情稳定后由家属用轮椅推至我院。望诊呈消瘦面容，呼吸困难、咳痰费力，发声无力，不能独立行走，不能进食，留置胃管（图1-22）。患者父母健康，非近亲结婚，家族中无类似患者。

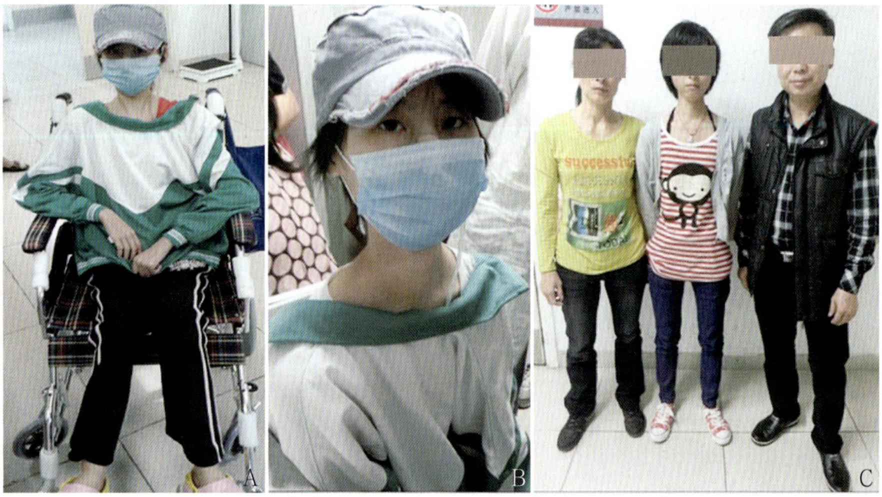

图1-22 患者首次就诊及治疗后复诊的一般情况

A、B. 患者首次就诊，消瘦面容，不能独立行走，不能进食，插胃管。C. 治疗后1周患者肌力明显好转，可脱离轮椅独立行走，正常进食，活动量较病时明显增加（中间为患者，其左右为其父母）。

体格检查：生命体征平稳，消瘦，体重仅30kg，神志清楚，精神差。颅神经检查无异常。四肢近端肌力4级，四肢和躯干肌萎缩，肌张力降低，四肢腱反射减弱，病理征未引出。感觉系统查体未见异常。

2. 实验室检查

血生化：发热期间查血清肌酸激酶955U/L（正常值：25～200U/L）。体温正常后查测CK 28～107U/L。心电图呈窦性心律不齐，短 P-R间期，偶发房性期前收缩。胸部X线和CT检查提示心脏扩大。超声心动图显示二尖瓣前叶脱垂并轻微

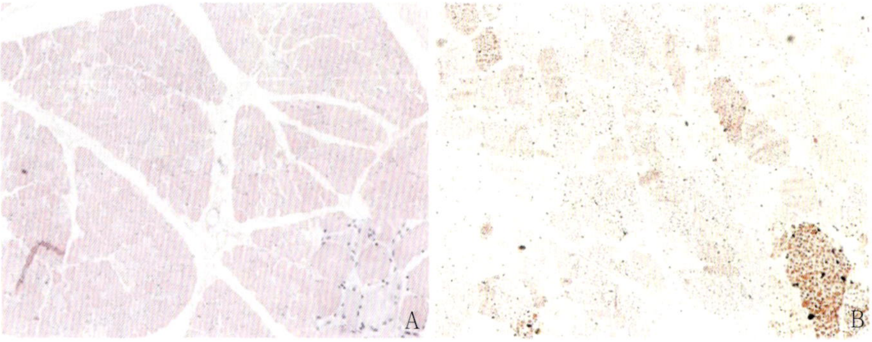

图1-23 肌肉病理学检查图

A. 光学显微镜观察显示，肌纤维大小明显不一致，部分肌纤维萎缩、变性、坏死，可见小灶性再生肌纤维，间质轻度增生（HE染色，100×）。B. 光学显微镜观察显示，肌纤维内可见大量脂肪滴（油红O染色，200×）。

关闭不全，轻至中度三尖瓣关闭不全。

肌电图：呈肌源性损害。

肌肉病理学检查：肌纤维大小明显不一致，部分肌纤维萎缩、变性、坏死，可见小灶性再生肌纤维，间质轻度增生。油红O染色，肌纤维内可见较多脂肪滴（图1-23）。

基因检测：二代测序发现患者*ETFDH*基因 c.250G > A（Ala84Thr）纯合突变，其父母呈 *ETFDH* 基因 c.250G > A（Ala84Thr）杂合突变（图1-24）。

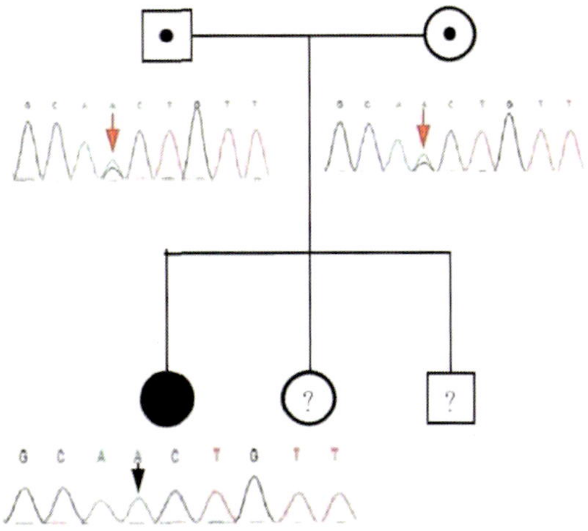

图1-24　患者家系图及家系基因突变分析图

3. 治疗及转归

予维生素B_2 20mg（每天3次）口服，治疗1周后四肢肌力明显增强，脱离轮椅，可自行蹲起，深呼吸和咳痰有力，发声有力。治疗2周后可与其父做对抗动作，遂将维生素B_2剂量增至25 mg（每天3次）口服；治疗4周后肌萎缩程度明显改善，体重增加约1.5 kg。治疗3个月后可自行上楼，蹲起速度明显加快。治疗10 个月后肌无力症状完全消失，四肢活动恢复正常，1min内可做10 个以上蹲起动作。

参考文献

[1] 焉传祝，卢家红.我国脂质沉积性肌病病因的研究历程[J].中华神经科杂志，2011，44（5）：300-303.

[2] ANGELINI C，TAVIAN D，MISSAGLIA S. Heterogeneous phenotypes in

lipid storage myopathy due to ETFDH gene mutations[J]. JIMD reports，2018，38：33-40.

[3] 中华医学会神经病学分会，中华医学会神经病学分会神经肌肉病学组，中华医学会神经病学分会肌电图及临床神经生理学组. 中国脂质沉积性肌病诊治专家共识[J]. 中华神经科杂志，2015，48（11）：941-945.

[4] XI J Y，WEN B，LIN J，et al. Clinical features and ETFDH mutation spectrum in a cohort of 90 Chinese patients with late-onset multiple acyl-CoA dehydrogenase deficiency[J]. J Inherit Metab Dis，2014，37：399-404.

[5] 王韵，赵丹华，洪道俊，等. 核黄素反应性脂质沉积性肌病20个家系的电子转移黄素蛋白脱氢酶基因存在热点突变[J].中华神经科杂志，2011，44（5）：309-313.

[6] 李务荣，杨旭，赵丹华，等. 核黄素反应性脂质沉积性肌病伴感觉共济失调性神经病 3 例报告[J]. 中风与神经疾病志，2012，29（3）：200-203.

[7] 焉传祝，温冰. 脂肪沉积性肌病[J]. 中华神经科杂志，2019，52（2）：127-132.

[8] GRüNERT S C. Clinical and genetical heterogeneity of late-onset multiple acyl-coenzyme A dehydrogenase deficiency[J]. Orphanet Journal of Rare Diseases，2014，9：117.

[9] 伏红霞. 核黄素反应性多种酰基辅酶A缺乏症致病机制研究[D]. 福州：福建医科大学，2014.

[10] 温冰. 脂质沉积性肌病的临床、生化、分子病理和药物治疗研究[D]. 济南：山东大学，2015.

[11] 刘鹏，汪茜，蒲传强. 尿有机酸及血清肉碱测定在MADD诊断中的作用[J]. 武警后勤学院学报（医学版），2012，21（3）：186-188.

[12] FU H X，LIU X Y，WANG Z Q，et al. Significant clinical heterogeneity with similar ETFDH genotype in three Chinese patients with late-onset multiple acyl-CoA dehydrogenase deficiency [J]. Neurol Sci，2016，37（7）：1099-1105.

[13] LIU X Y，WANG Z Q，WANG D N，et al. A historical cohort study on the efficacy of glucocorticoids and riboflavin among patients with late-onset multiple

acyl−CoA dehydrogenase deficiency [J]. Chinese medical journal，2016，129（2）：142−146.

[14] 吴志英，王柠.我国核黄素反应性脂质沉积性肌病基因研究的现状及热点问题[J]. 中华神经科杂志，2011，44（5）：297−299.

[15] WANG Z Q，CHEN X J，MURONG S X，et al. Molecular analysis of 51 unrelated pedigrees with late−onset multiple acylCoA dehydrogenation deficiency（MADD）in southern China confirmed the most common ETFDH mutation and high carrier frequency of c.250G > A [J]. Journal of Molecular Medicine（Berlin，Germany），2011，89（6）：569−576.

[16] CORNELIUS N，FRERMAN F E，CORYDON T J，et al. Molecular mechanisms of riboflavin responsiveness in patients with ETF−QO variations and multiple acyl−CoA dehydrogenation deficiency [J]. Human Molecular Genetics，2012，21（15）：3435−3448.

[17] VATTEMI G，GELLERA C，TOMELLERI G. Riboflavin−responsive multiple acyl−CoA dehydrogenase deficiency：Delayed hypersensitivity reaction and efficacy of low−dose intermittent supplementation [J]. European Journal of Neurology，2017，24（7）：41.

[18] 王伟青，李文杰. 多种酰基辅酶 A 脱氢酶缺乏症发病机制与诊疗研究进展[J].中国优生与遗传杂志，2019，27（3）：257−259.

[19] 操基清，张成，李亚勤，等. 核黄素反应性脂质沉积性肌病临床特征与基因变异分析：两家系三例报告并文献复习[J]. 中国现代神经疾病杂志，2014，14（6）：479−484.

（李欢，张成）

第四节 低钾型周期性瘫痪

一 疾病概述

低钾型周期性瘫痪（hypokalemic periodic paralysis，HypoPP）是一种肌肉离子通道缺陷相关的神经肌肉罕见病。以骨骼肌反复发作弛缓性瘫痪及发作时血清钾降低为主要特征，持续数小时至数周，发作间歇期完全正常，可因运动、饮酒、进食高糖或高盐食物诱发[1]。本病系常染色体显性遗传，国外统计患病率为1/100 000，有不完全外显率，女性的外显率明显低于男性[2]，我国多为散发病例。

Ⅰ型HypoPP与电压门控钙通道α1亚单位（calcium voltage-gated channel subunit alpha1 s，CACNA1S）基因突变相关[3]，占HypoPP发病的70%～80%。该基因位于1q32、长约90 kb、包含44个外显子、cDNA长约6kb、编码分子量为212.3 kD的骨骼肌电压门控钙离子通道Cav1.1 α1 亚单位。Ⅱ型HypoPP与电压门控钠通道α亚单位（sodium voltage-gated channel alpha subunit 4，SCN4A）基因突变相关，约占HypoPP发病的10%。该基因位于17q23~25、cDNA长约32.5kb、编码分子量为207.9 kD的骨骼肌电压门控钠离子通道 Nav1.4α亚单位。电压门控钙或钠离子通道α亚单位均由4个同源结构域Ⅰ~Ⅳ围绕成一个离子通道孔，每一结构域包含6个跨膜α螺旋结构S1~S6，其中S4 片段由一个正电荷残基精氨酸和两个疏水氨基酸组成，使通道具备电压感受器的作用。强整流的Kir2.X子家族几个成员（Kir2.1、Kir2.2、Kir2.3、Kir2.4）和对ATP敏感的弱整流Kir6.2 / SUR2A通道均在骨骼肌中有表达，内向整流钾离子通道（Kir）在调节骨骼肌静息膜电位中扮演重要角色[4]。Kir2.6由内向整流钾离子通道J家族成员18（potassium inwardly rectifying channel subfamily j member 18，*KCNJ18*）基因编码，Kir2.1由*KCNJ2*基因编码。*KCNJ18*基因突变在继发弥漫性毒性甲状腺肿的患者当中有发现，

*KCNJ2*基因突变在家族性HypoPP中有发现[5]。

HypoPP目前发病机制不清，可能与骨骼肌细胞内外钾离子浓度的波动有关。在正常情况下，钾离子浓度在肌膜内高外低，当两侧保持正常比例时，肌膜才能维持正常的静息电位，才能为乙酰胆碱的去极化产生正常的反应[6]。HypoPP患者的肌膜经常处于轻度去极化状态，电位稍有变化即产生钠离子在膜上的通路受阻，导致电活动的传播障碍。钠通道缺陷患者的发病机制已得到较好的解释，90%的患者基因突变导致钠离子通道α亚单位的电压感受器S4区带正电荷的精氨酸被其他氨基酸替代，产生一个称为门控孔电流的附属离子通道。门控孔电流导致静息时肌细胞膜去极化。目前的假说认为，当细胞外血钾水平正常（3.50 ~5.50 mmol/L）时，静息电位由-90mV 去极化至-87.30mV，去极化并不明显；但是，当细胞外血钾水平降至3mmol/L以下时（剧烈运动、高碳水化合物饮食等外界因素诱发），静息电位肌细胞膜去极化至-60mV，产生电压依赖性钠离子通道失活、弛缓性肌肉瘫痪、细胞内钠离子超载、肌细胞出现相应病理改变等周期性瘫痪的特征。门控孔电流的发现是低钾型周期性瘫痪发病机制研究的突破，为研制有效的预防药物奠定了基础。

HypoPP急性期纠正低血钾多可迅速缓解症状，缓解期以预防复发为主。继发疾病（弥漫性毒性甲状腺肿、Andersen-Tawil综合征、肾脏疾病等）得到控制后，继发的HypoPP多随之好转或根治。

二 | 临床特征

（1）任何年龄均可发病，以20~40岁多见，男性约占62%，病情多较女性重。疲劳、饱餐、寒冷、酗酒和精神刺激等是常见的诱因。发病前可有肢体疼痛、感觉异常、口渴、多汗、少尿、潮红、嗜睡、恶心等。

（2）常于饱餐后夜间睡眠或清晨起床时发作，数小时或1~2天内达高峰。发作时瘫痪肌肉分布各异，四肢肌肉较早受累，近端较远端重。典型发作是先自腰背部和下肢近端开始，向下扩展至远端，有的可能向上扩展到上肢和颈部肌肉，通常无脑神经所支配的肌肉和呼吸肌受累。不典型表现包括单肢或肌群无力[7-8]，少数病例仅有双上肢近端无力而不能举手、梳头及日常活动的短暂无力发作。

（3）发作期主要体征为肢体不同程度的瘫痪，肌张力低下，腱反射减弱或消失，但无病理反射。一般没有意识障碍，无呼吸、眼球、吞咽、咀嚼和发音障碍，无大小便排除障碍。有学者指出本病可伴有畸形如：身材短小、舟状头、眼距过宽、下颌萎缩。

（4）个别严重者可有呼吸肌瘫痪和/或出现心动过速或过缓、室性心律失常，甚至室颤。心律失常多为血钾过低所致。呼吸困难和心律失常均可危及生命。

（5）发作一般在1/2～2h达高峰，经数小时至数天可渐渐恢复，最先受累的肌肉最早恢复。发作频率不等，一般一年发作数次，但频繁者每天均有发作。也有数年发作一次甚至终生仅发作一次者，一般随年龄增长而发作次数减少，发作间期无明显异常。继发于甲状腺功能亢进、醛固酮增多症、肾小管酸中毒、肾衰竭或胃肠道疾病的HypoPP，其发作频率较多，持续时间较短，常在原发病得到治疗后，发作频率明显减少或消失。

三 诊断

根据周期性发作肢体弛缓性瘫痪，结合发作时血清钾降低和心电图的改变及补钾后迅速好转可获诊断。诊断有困难时可行激发试验。怀疑家族性周期性麻痹可行*CACNA1S*、*SCN4*、*KCNJ*基因检测，但基因检测结果阴性不能排除此病。

血生化：发作期血清钾常低于3.5mmol/L，最低可达1～2mmol/L，尿中含钾量明显减少。血清肌酸激酶亚单位B（s-CKB）升高，血清肌球蛋白含量升高。

心电图：发作时心电图呈低钾改变。初期表现为 T 波波幅降低，U波出现。随着血钾浓度进一步降低，T波变得低平或倒置，ST 段下移可超过0.5 mm，U波明显升高，严重低血钾时心电图上可见巨大U波。可伴有QT间期延长、P波增大、PR间期延长。

肌电图：瘫痪肌肉运动单位动作电位时限短、波幅低或消失。如完全瘫痪时，则运动单位动作电位消失。运动诱发性试验在周期性瘫痪发作间期可表现复合肌肉动作电位（compound muscle action potential，CMAP）波幅逐渐降低现象。操作方法：对检测肌肉（常用小指展肌/肱二头肌/胫前肌）进行快速剧烈收缩运动，每15s休息3～4s，共30～40min。运动前测1次CMAP波幅作为基线水平，分别于运动后即刻，运动后15min、30min、60min、90min、120min各个时间点测量CMAP波幅，记录各个时间点的波幅变化率。CMAP波幅逐渐降低40%以上支持周期性瘫痪的诊断，但这一现象并非HypoPP所特有[9]。如果近期没肌无力发作，则敏感性会降低。

葡萄糖-胰岛素激发试验：葡萄糖10g及胰岛素20U在1h内静脉滴注，通常1h后随血糖降低诱发瘫痪合并低血钾，补钾后发作终止。或口服葡萄糖2g/kg，胰岛素10～20U皮下注射，在2～3h内诱发瘫痪发作和血钾降低，口服钾盐2.5～7.5g后好转。此检查必须取得患者及其家属的知情同意，并做好应付发生呼吸肌麻痹、心律失常等风险的准备，血钾已降低者禁做此试验。运动（如在跑步机上跑步30min）可作为葡萄糖或胰岛素给药的更安全的替代方案。

肌肉磁共振：在发作间期肌肉磁共振可有水肿征象，表现为T2压脂序列高信号。水肿小腿肌群较大腿肌群水肿明显，活动多的肌肉如腓肠肌、比目鱼肌较活动少的肌肉水肿明显[10]。病情严重者可有肌肉萎缩变性，表现为受累肌群的T1加权序列高信号，T2压脂序列低信号。

肌肉活检：大多数患者的肌肉病理活检组织形态学正常，但部分患者HE、Gomori染色或电镜可发现肌纤维内有管聚集现象。长期反复发作或持续病情严重者可有肌纤维萎缩、肌细胞形态不规则表现。

基因检测：怀疑家族性HypoPP时可行*CACNA1S*、*SCN*4、*KCNJ*基因检测。

其他：继发于甲状腺功能亢进、醛固酮增多症者可分别出现血T3、T4升高，TSH下降，血醛固酮水平升高。肌酸激酶一般正常，但严重低钾时可出现CK短暂升高[11-12]。

HypoPP需与以下疾病相鉴别：其他类型的周期性瘫痪（如高钾性周期性瘫痪）、重症肌无力、吉兰-巴雷综合征、癔症和横纹肌溶解症等。还需与继发性周期性瘫痪疾病相鉴别，如甲状腺功能亢进、原发性醛固酮增多症、肾小管酸中毒、失钾性肾炎、Andersen-Tawil综合征、腹泻、药源性（噻嗪类利尿剂、皮质类固醇等）、钡中毒、瘫痪型棉酚中毒等。

四 治疗

治疗原则：减轻急性期症状、预防发作。

（一）发作时治疗

如果症状不严重，可给予10%氯化钾或10%枸橼酸钾40～50mL顿服，充分休息3～4h后，根据肌力恢复情况、复查的血清钾水平和心电图改变再口服一次，24h补钾总量为10g。肌力恢复欠佳者，继续口服10%氯化钾或10%枸橼酸钾

30～60mL/d，直到好转。病情严重者静脉滴10%氯化钾液。如出现呼吸肌麻痹者应予辅助呼吸，心律失常者纠正心律失常。

口服补钾是最安全的补钾方式。静脉补钾常用针剂为10%氯化钾，必须注意以下几点。

（1）见尿补钾，一般尿量超过400mL/d方可补钾。如果患者伴有休克，少尿，应尽快恢复血容量，待尿量超过30mL/h后再静脉补钾。

（2）补钾浓度：钾离子浓度不宜超过0.5%或40mmol/L（氯化钾3g/L），通常予10%氯化钾10～15mL加入生理盐水500mL进行稀释。注意，如使用葡萄糖溶液稀释有使钾离子转移到细胞内而导致血清钾进一步降低的风险。

（3）补钾速度：当患者有严重缺钾症状，血清钾＜2.0mmol/L时，静脉滴注氯化钾不可中断，速度可为1.5～2.0g/h，当血钾升至3.0～3.5mmol/L时，速度可以减少至1.0～1.5g/h，血钾＞3.5mmol/L时，可间歇补钾，速度限制在＜1.0g/h。

（4）氯化钾禁止静脉推注，以免血钾浓度突然升高导致心脏停搏。然而微氯化钾可经中心静脉途径微泵泵入，手工静脉推注氯化钾是绝对禁止的。

（5）重度缺钾（血钾＜2mmol/L）可考虑中心静脉途径微泵泵入[13]，例如中心静脉导管（central venous catheter，CVC）/外周植入的中心静脉导管（peripherally inserted central catheter，PICC）。最常用10%氯化钾1～1.5g/50mL（2%～3%），浓度最高不超过6%，速度不超过20mmol/h（1.5g/h）。

提醒：由于浓度较高，应该进行持续心脏监护和测定血浆钾，避免严重高钾血症和/或心脏停搏。此操作一般在重症监护病房内进行。

（二）中医治疗

周期性瘫痪以经脉阻滞，筋骨肌肉失养，本虚标实为基本病机，治疗上重在滋填脏腑，培补气血[14]。发作间期结合患者病情，综合脉症，四诊合参，辨证治疗，可以减轻发作程度，延缓减轻或消除发作[15]。

（三）继发性HypoPP的治疗

伴有甲状腺功能亢进、肾小管酸中毒、醛固酮增多症等疾病的患者，应进行相应疾病的治疗，以防止复发。

五 预后

截瘫患者补钾后约12h好转，四肢瘫患者约24h好转，四肢瘫患者恢复时间较截瘫患者长2～3倍。患者随年龄增长发作次数趋于减少。部分家族性HypoPP患者最终会发展为进行性近端肌病，在50岁左右出现肌病症状，表现为骨盆带或上、下肢近端肌肉无力，严重程度不一，从日常生活基本不受影响到严重残疾均可出现，即使同一家系中的患者严重程度也各不相同。严重程度与发作频率没有明显相关性。HypoPP死因多为呼吸肌麻痹或低钾所致的致命性心律失常[16]。因此，及时纠正低血钾是很重要的。绝大多数患者经治疗后可正常生活和工作。

六 预防

（1）非药物预防策略：改变生活方式，避免剧烈运动和精神刺激，注意保暖。发作频繁者采用低盐（每天2～3g）、低碳水化合物（每天60～80g）饮食[17]。

（2）药物预防：发作频繁者，可长期口服氯化钾（1～2g，每天3次）或氯化钾（2g，每晚睡前服用）。也可以使用碳酸酐酶抑制剂进行预防，如乙酰唑胺（每次125mg，每天2～3次）或二氯苯甲酰胺（每次50 mg，每天2次）。使用碳酸酐酶抑制剂过程中有少数患者发作增多，故建议在治疗开始期间进行密切监测。如果患者加重或不能耐受碳酸酐酶抑制剂，保钾利尿剂可作为碳酸酐酶抑制剂的补充或替代方案，如螺内酯（每次20mg，每天4次）。若发作与月经周期明显有关时，可在月经来潮前2～3天口服氯化钾（2g，每天3次），持续1周左右[18]。应慎用或禁用肾上腺素、胰岛素、激素类药物。由于少数患者接受这种治疗会发作增多，故建议在开始治疗期间进行密切监测[19]。

（3）遗传咨询：家族性HypoPP以常染色体显性方式遗传。先证者的后代患病风险为50%。男性的临床外显率约为90%，女性较男性低。家庭成员中如果有确诊病例，可以对风险较高的妊娠进行产前遗传咨询、植入前基因检测。由于该病用钾制剂治疗效果良好，治疗方案简单、便宜，肌力可恢复正常，虽然为常染色体显性遗传，但我们认为可以不做产前诊断判别胎儿是否患病，但可以进行遗传咨询。

七 问题与展望

部分HypoPP的患者会发展为进行性近端肌病而致残，目前没有已知的策略可以预防进展。另外，甲状腺功能亢进患者常伴有HypoPP，其相互关系还需进一步研究。随着HypoPP发病机制研究的深入，越来越多的HypoPP致病基因被发现，基因型与临床型之间的关系将更明确，患者的治疗策略将更个体化、精准化。

参考文献

[1] SARDAR Z，WAHEED K A F，JAVED M A，et al. Clinical and etiological spectrum of hypokalemic periodic paralysis in a tertiary care hospital in Pakistan[J]. Cureus，2019，19，11（1）：3921.

[2] WEBER F，LEHMANN-HORN F. Hypokalemic periodic paralysis. 2002 Apr 30 [updated 2018 Jul 26]. In：Adam MP，Ardinger HH，Pagon RA，Wallace SE，Bean LJH，Stephens K，Amemiya A，editors. GeneReviews® [Internet]. Seattle（WA）：University of Washington，Seattle；1993-2020.

[3] WEBER M A，JURKAT-ROTT K，LERCHE H，et al. Strength and muscle structure preserved during long-term therapy in a patient with hypokalemic periodic paralysis（Cav1.1-R1239G）[J]. J Neurol，2019，266（7）：1623-1632.

[4] TERKER A S，ZHANG C，MCCORMICK J A，et al. Potassium modulates electrolyte balance and blood pressure through effects on distal cell voltage and chloride[J]. Cell Metab，2015，21：39.

[5] 刘晓黎，黄啸君，沈隽逸，等. 原发性低钾型周期性麻痹致病基因筛查及其临床特征分析[J]. 上海交通大学学报（医学版），2016，36（01）：70-75.

[6] ARONSEN J M，SKOGESTAD J，LEWALLE A，et al. Hypokalaemia induces Ca^{2+} overload and Ca^{2+} waves in ventricular myocytes by reducing Na^{+}，K^{+}-ATPase α_{2} activity[J]. J Physiol，2015，593：1509.

[7] 汪飞，马领松，储照虎. 表现为偏瘫的低钾性周期性瘫痪1例[J]. 中国社区医师，2012，28（10）：14.

［8］陈红芳. 以颈部和右上肢乏力为首发症状的低钾型周期性瘫痪1例[J]. 浙江实用医学，2009，14（06）：517.

［9］董亮艳，李芳，潘宗，等. 低钾型周期性瘫痪发作间期的肌电图运动诱发试验特点[J]. 中国神经精神疾病杂志，2018，44（08）：453-456.

［10］Jia B X，Yang Q，Li S Y，et al. Muscle edema of the lower limb determined by MRI in Asian hypokalaemic periodicparalysis patients[J]. Neurol Res，2015，37（3）：246-252.

［11］郭寿贵，邓节喜，阮发晖. 低钾型周期性瘫痪伴肌酸激酶升高26例临床分析[J]. 海南医学，2011，22（13）：68-70.

［12］董秦川，张钊平，王恩长. 低钾型周期性瘫痪46例血清肌酶检测观察[J]. 临床误诊误治，2008（03）：33-34.

［13］谭东健，罗莎. 2种补钾方法对治疗低钾型周期性瘫痪的观察及护理[J]. 当代护士（学术版），2008（09）：21-22.

［14］王晓慧，孙西庆.中医辨证治疗周期性麻痹验案[J].中国民族民间医药，2015，24（12）：38.

［15］陈志刚. 周期性麻痹中医证治初探[J]. 北京中医药大学学报，1995（06）：57-58.

［16］SKOGESTAD J，ARONSEN J M. Hypokalemia-Induced arrhythmias and heart failure：New Insights And Implications for therapy[J]. Front Physiol，2018，9：1500.

［17］LEWIS K L，MALOUFF T D，KESLER A M，et al. Hypokalemic periodic paralysis -the importance of patient education[J]. Rom J Intern Med，2019，57（3）：263-265.

［18］刘焯霖，梁秀龄，张成. 神经遗传病学[M]. 3版. 北京：人民卫生出版社，2011.

［19］张伟生. 静脉应用地塞米松诱发低钾性瘫痪2例报告[J]. 基层医学论坛，2015，19（31）：4317.

（梁颖茵）

第五节 先天性肌强直症

一 疾病概述

先天性肌强直症（myotonia congenital）包括Becker病（becker disease）和Thomsen病（thomsen disease），二者均是由*CLCN1*基因变异所致的遗传性骨骼肌离子通道病，前者为常染色体隐性遗传，后者呈常染色体显性遗传。通常幼儿至儿童期起病，病程非进行性，临床表现为横纹肌主动收缩后出现肌肉强直性痉挛。通常男性重于女性，Becker病重于Thomsen病。Thomsen病患病率为1∶25 000，Becker病患病率为1∶400 000[1]。

先天性肌强直症是由*CLCN1*基因变异所致，*CLCN*1基因定位于7q34，与T细胞受体B位点连锁，基因组DNA长约37 737bp，由23个外显子和22个内含子组成，cDNA长约3 093bp，编码由988个氨基酸组成的氯离子通道蛋白1（chloride channel 1，*CLCN1*）。*CLCN1*是骨骼肌重要的氯离子通道蛋白，在稳定肌细胞膜的兴奋性中发挥重要作用。*CLCN1*基因变异可引起Becker病和Thomsen病，前者为常染色体隐性遗传，后者呈常染色体显性遗传。目前超过200种*CLCN1*基因突变已经被发现，散布在整个基因序列中，其中包括错义变异、无义变异和缺失变异等[2]。目前尚未清楚*CLCN1*基因突变类型与遗传方式的不同是否有关。

肌肉的收缩与兴奋在分子学层面与多种离子电压门控通道相关。快速打开的电压门控钠通道负责动作电位的初始上升，而活化钾通道的激活速度稍慢，使细胞膜重新极化，从而使细胞静止。氯离子通道沿着肌细胞膜分布，通过氯离子在细胞的进出，将膜电位稳定在静止水平。*CLCN1*基因变异导致骨骼肌上氯离子通道蛋白缺陷，进而致使氯离子通道功能减弱或消失。骨骼肌细胞氯离子电导能力的减弱，一方面导致肌细胞膜兴奋性增高，激发动作电位的刺激阈值降低；另一方面，动作电位启动后在肌细胞的传播导致钾离子外流，细胞膜外钾浓度升高，使细胞膜去极化。正常生理情况下，氯离子的电导作用可平衡这种细胞外钾离子浓度升高对细胞膜电位的影响，而在先天性肌强直氯离子电导功能减弱或消失的情况下，细胞膜外高浓度的钾离子导致细胞膜持续去极化，无法回到静息电位，临床表现为肌肉自主收缩后持续性收缩痉挛，无法放松[2]。

当肌强直影响到日常生活，可对症进行药物干预，避免寒冷、紧张、高强度运动等加重诱因。

本病预后良好，寿命不受影响。

二 临床特征[3]

通常男性重于女性，最显著的特征是肌肉主动收缩后出现肌肉强直性痉挛，表现为活动困难或动作笨拙，动作启动时更明显，表现为全身肌肉僵硬，难以放松。尤其是静止不动后明显，全身骨骼肌均可发生，反射性活动或自主活动均可诱发，持续10余秒后方可缓解，可见热身现象（如肌强直于反复收缩后缓解）。本病的痉挛为无痛性的，但在长时间活动后，可能出现夜间肌痛、针刺样，难以忍受（图1-25）。

患病婴儿表现为啼哭后难以睁开双眼，患儿开始行走时易摔倒，抓握或走路

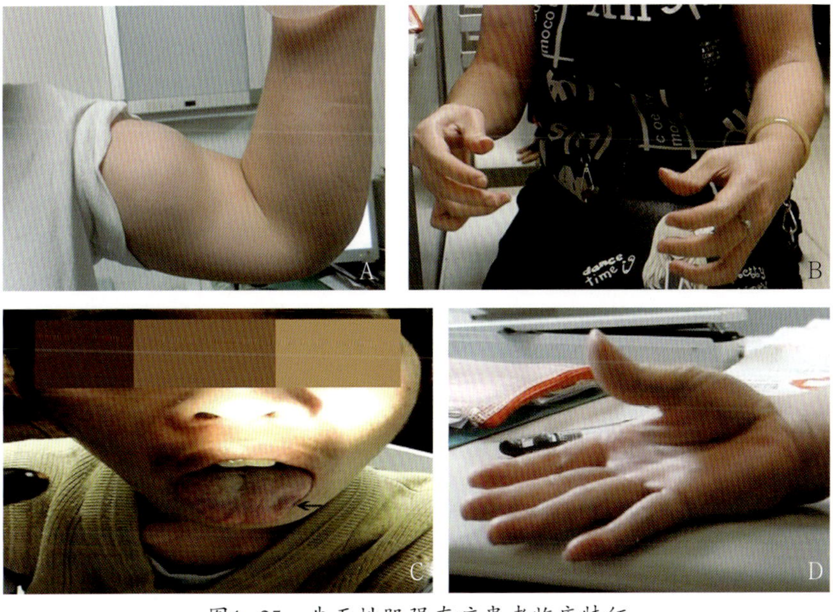

图1-25　先天性肌强直症患者临床特征

A.肌肉肥大，运动员样体型。B.用力握拳后难以放松。C.棉签轻触舌肌后，舌肌收缩。D.叩击大鱼际肌后肌肉收缩。

等动作笨拙。部分患者在10~20岁后才出现肌强直。长期不自主的肌肉收缩可能导致患者出现肌肉肥大，表现出运动员样体型，肌力正常，或因肌肉缩短限制腕关节和足背屈，使患者出现足尖走路和代偿性脊柱前弯。

肌强直可累及全身骨骼肌，下肢受累尤为明显，双下肢在起步时僵硬笨拙，行走和跑步受限，经常步子蹒跚和跌倒，上楼的最初数阶缓慢僵硬，下蹲后不能立刻站起。起步困难，休息后难以起立或上楼。上肢表现为用力握拳后放松缓慢。颈肌、腰肌、面部肌肉和舌肌等也可发生痉挛。用力闭眼、打喷嚏会引起痉挛且数秒内不能完全睁开眼睛，眼外肌痉挛导致斜视。本病至青春期后可保持稳定。病情严重者，不能胜任工作，需要专人护理。少数成人期起病的Becker病患者表现为某些肌群的持续乏力、远端肌萎缩和血清肌酸激酶显著升高。怀孕和甲状腺功能减退可诱发加重病情。Thomsen病和Becker病临床表现相似，但Thomsen病相对症状轻，无肌肉缩短所致的腕关节和足背屈受限的表现。

三 诊断

先天性肌强直症的诊断主要依靠临床表现、遗传方式、血生化、肌电图检查、肌肉活检及基因检测。

血生化：血清肌酸激酶正常或轻度升高，不超过正常上限的3~4倍。

肌电图检查：有肌强直电位，插入电位延长，扬声器发出轰炸机俯冲般或蛙鸣样声音，均有运动单位时限缩短，波幅下降，神经传导速度正常等特点。[4-5]

肌肉活检：无异常。

基因检测：*CLCN1*基因的致病变异，可确诊。目前已发现至少275种不同致病突变，有缺失、插入、移码、错义、无义和剪接突变等形式，其中8~12号外显子突变率高，但无突变热点[6-7]。95%以上为点突变，少数为大片段缺失或重复。其中有10余种突变既可导致Thomsen型，又可导致Becker型[8]。

先天性肌强直症需要与强直性肌营养不良症、先天性副肌强直症及某些药物导致的继发性肌强直症做鉴别诊断。强直性肌营养不良除表现肌无力和肌强直外，尚有肌肉萎缩、内分泌障碍、白内障、智能障碍等多系统损害，肌活检异常。先天性副肌强直症的肌强直程度较轻，分布以头面部为主，有奇异性肌强直和副肌强直性周期性瘫痪这两种临床表现。此种肌强直较局限，很少出现叩击性肌强直肌典型肌电图异常。某些药物如去极化剂、肌松剂、麻醉剂和治疗高胆固醇的药物可导致肌强直，有明确用药史。

四 治疗

先天性肌强直症病情较轻，一般无进展，成年后部分患者症状还可能减轻。治疗以对症治疗为主。

（一）药物治疗

当肌强直影响到日常生活，建议进行药物干预，可应用美西律、卡马西平、苯妥英钠、乙酰唑胺等药物缓解肌强直症状。美西律为一线用药，是钠通道阻断剂，通过防止因细胞膜过度去极化导致的传导阻滞，减轻骨骼肌持续性自发收缩后产生的短暂性动作电位抑制，以减轻肌强直。推荐美西律（200mg，每天2次或每天3次），阶梯性减量，以最小有效剂量维持治疗[8]。若患者不能耐受美西律，可选择卡马西平（200mg，每天2次）或苯妥英钠（100mg，每天3次）[7-9]。服药过程中需注意美西律和苯妥英钠对心脏起搏的影响，以及苯妥英钠诱发低钠血症的不良反应。肉毒素不能改善本病的肌强直和疼痛[10]。

但在临床实践中，有些患者使用美西律等药物的临床疗效不够理想，且有些患者不能耐受其带来的副反应，寻找其他可能的更好的替代治疗药物是需要的。2017 年，Andersen 等[11]开展的一项为期8周、纳入26名非肌营养不良性肌强直患者的随机双盲对照临床研究结果显示，与传统抗心律失常药物美西律相比，拉莫三嗪对缓解肌强直更为有效，且耐受性更好，其药理学机制与阻断神经元表面电压门控性钠离子通道、抑制兴奋性神经递质有关。Skov 等[12]发现，拉莫三嗪与卢非酰胺联合应用的疗效更为显著。张成教授团队应用拉莫三嗪对一些先天性肌强直症患者治疗，亦得到较好疗效[13]。拉莫三嗪和美西律的作用机制一样，也是通过有效阻断Na^+电压门控通道阻止重复动作电位的释放。相对于美西律，拉莫三嗪价格更为便宜且患者耐受性更好。

（二）避免加重诱因

避免寒冷、紧张、高强度运动等加重诱因，琥珀胆碱、肾上腺素、β 肾上腺素能受体激动剂、心得安和秋水仙碱可能会加重病情，应避免使用。

五 预后

本病预后良好，寿命不受影响。

六 预防

由于目前尚无根治本病的方法，对受累家系成员开展遗传咨询，检出携带者（特别是育龄女性），对高风险胎儿进行产前诊断是发现患胎的有效手段。

（一）遗传咨询

确定咨询者家系中的临床诊断，建立遗传咨询档案。绘制咨询者的家系图，是否符合常染色体显性或常染色体隐性遗传。由于家系成员对疾病认识的局限性、不完全外显性和父母死亡时间早，家族史阴性的可能性大，因此，针对家族史阴性的家系，有必要对先证者父母进行肌电图或分子遗传诊断。对先证者进行*CLCN1*基因检测，明确其致病性变异位点，并对其双亲是否存在相同的变异进行验证。Thomsen病：先证者父或母大部分为患者，先证者为新发变异的概率很低。如果先证者*CLCN1*基因变异明确，但其父母外周血DNA未发现变异，可能的原因有生殖细胞嵌合体或先证者为新发变异。针对新发变异的先证者，建议行肌电图评估先证者父母的病史，或行基于二代测序的深度测序，以明确先证者父母是否为生殖细胞嵌合体。

（二）评估患病风险

（1）Thomsen病：常染色体显性遗传，若先证者父或母也为患者，且*CLCN1*基因变异与先证者相同，说明致病变异来源于先证者父或母，那么先证者同胞患病的风险为50%，即患者每生育一个子代，有50%的可能为患者，有50%的可能为正常，男女机会均等；若先证者双亲临床表型正常，且先证者为新发变异，那么先证者同胞患病的风险很低，但由于不完全外显或生殖细胞镶嵌的可能性，先证者同胞患病的风险高于普通人群。家系其他成员的患病风险取决于先证者父母，若先证者父或母为患者/*CLCN1*基因变异，那么先证者父或母的其他家系成员有患病风险。

（2）Becker病：常染色体隐性遗传，先证者双亲通常为*CLCN1*致病基因携带者。携带者无症状，有时肌电图检查可见肌强直电位。先证者同胞，有25%的可能为正常，50%为无症状携带者，25%患病。先证者儿女均为携带者。先证者父母的兄弟姐妹有50%的可能为携带者。对有患病风险的家系成员进行*CLCN1*基因检测，明确携带者。

（三）产前诊断

确认先证者的临床表型和*CLCN1*基因致病性变异的位点。确认先证者的父或母是患者（Thomsen病）或先证者父母是携带者（Becker病），且携带与先证者相同的*CLCN1*基因变异。携带*CLCN1*基因致病变异者，于妊娠10～13周进行绒毛穿刺取样，或孕16周以后羊膜腔穿刺抽取羊水进行胎儿细胞的*CLCN1*基因检测，当确认为携带与先证者*CLCN1*基因相同变异的患胎，应在知情的情况下，由胎儿父母决定采取进一步的处理措施；如为*CLCN1*致病基因的携带者，因绝大多数不发病，建议继续妊娠，正常生产。明确诊断为Thomsen病的患者，如先证者为新发变异，在不能完全排除生殖细胞嵌合体的情况下，也应在妊娠10～13周进行绒毛穿刺或孕16周以后进行羊水中胎儿细胞的*CLCN1*基因检测，明确胎儿是否存在与先证者相同的变异。对已经明确为Thomsen病的患者，可自行选择进行种植前诊断，以避免患胎的治疗性流产。对经产前诊断出生的新生儿，进行随访记录。

七 问题与展望

目前美西律仍为WHO推荐的治疗先天性肌强直症的一线用药。一些研究结果显示拉莫三嗪可能较美西律疗效更佳且患者耐受性更好[11-13]，但该类研究仍较少，尚需开展更多及更大型的长期随访临床试验，明确其对先天性肌强直症的疗效及其相对于美西律的优势。另外，一个纳入13名患者的临床研究发现，雷诺嗪可以改善先天性肌强直症患者的强直症状，并改善肌电图的强直表现[14]。与拉莫三嗪一样，针对该药物对先天性肌强直症的作用仍需加大研究力度。

目前先天性肌强直治疗的药物美西律和拉莫三嗪治疗机制是通过非特异性阻断正常钠通道获得，这意味着其疗效在一些患者中并不佳且可能带来不可耐受的副反应。尚无更特异性的治疗方法，例如特异性纠正致病氯离子通道的门控缺陷。

八 典型病例

1. 病史

患者为17岁男性，主因“四肢肌肉僵硬3年余并缓慢进展”于2013年12月4日至中山大学附属第一医院神经科就诊。该病例资料已发表[13]。患者3年前无明显诱因出现四肢肌肉僵硬，表现为由坐位转为直立位时双下肢肌肉僵硬，约持续3s后方能起步正常行走或跑步，用力握拳后不易放松，约持续3s后手指方可伸展；上述症状经反复活动后可有所减轻，天气寒冷时加重。发病期间无用力闭眼后睁眼困难，无复视，无胸闷、气短等症状与体征。患者自发病以来，精神、睡眠尚可，大小便无异常。

既往身体健康，生长发育里程碑正常。父母非近亲婚配，身体健康，家族中无类似疾病史。

体格检查：神志清楚，语言流利，认知功能正常，脑神经检查无异常。四肢肌力5级，启动时四肢肌张力增高，活动一段时间后恢复正常；腱反射正常，无肌肉压痛，无肌束颤动；四肢肌肉肥大，以股二头肌肥大最为明显，貌似运动员（图1-26），叩击肱二头肌和鱼际肌可见肌球征，双手用力握拳后手指伸展十分缓慢，久坐后不能立即站起，行走起步僵硬、缓慢，以最初数步尤甚，之后即行走如常。共济运动和深浅感觉正常，病理反射未引出。

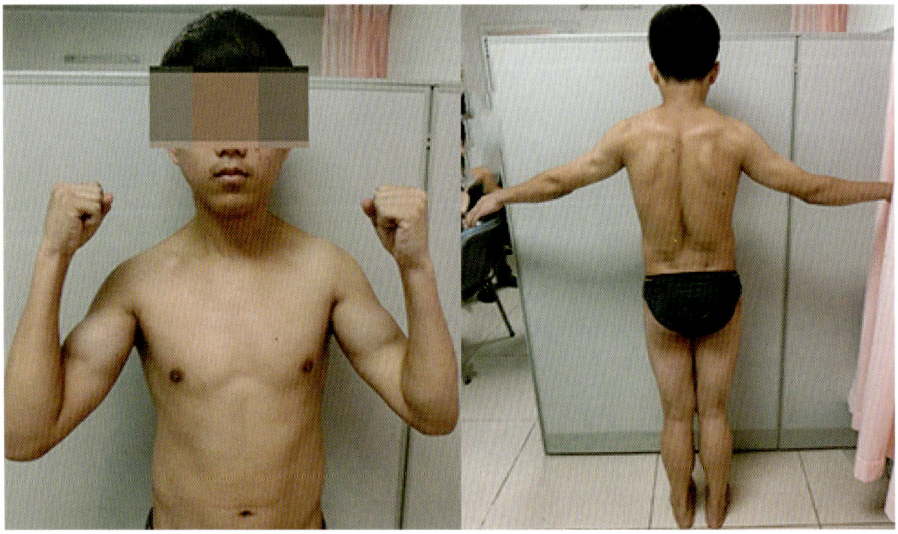

图1-26 患者肌肉肥大，貌似运动员

2. 实验室检查

血生化：血清肌酸激酶水平正常，各项血液生化指标检测均于正常值范围内。影像学检查：头部CT检查未见异常。

电生理学检查：心电图正常。

因患者肌肉肥大极为明显，故未行肌电图检查。

基因检测：患者存在*CLCN1*基因外显子11 c.1205C＞T（p.Ala402Val）和*CLCN1*基因外显子8 c.896T＞C（p.Val299Ala）错义突变；其母为*CLCN1*基因外显子11 c.1205C＞T（p.Ala402Val）杂合错义突变，其父存在*CLCN1*基因外显子8 c.896T＞C（p.Val299Ala）杂合错义突变（图1-27、图1-28）。

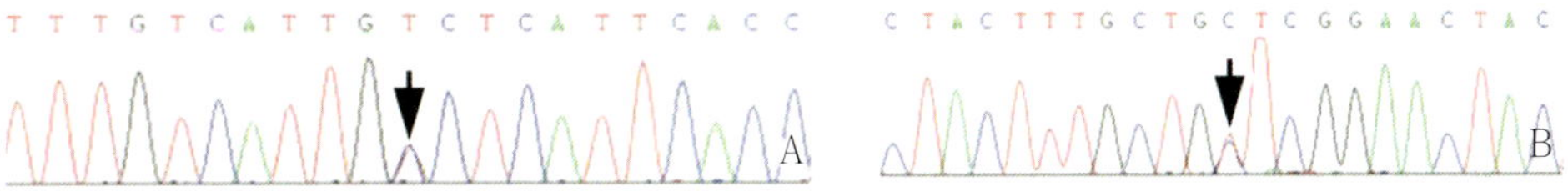

图1-27　患者*CLCN1*基因外显子错义突变

A.*CLCN1* 基因外显子 11 c.1205C ＞ T（p.Ala402Val）；B.*CLCN1* 基因外显子 8 c.896T ＞ C.（p.Val299Ala）。

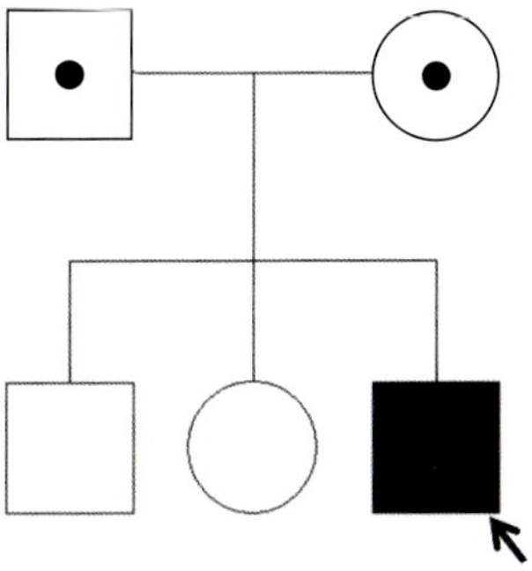

图1-28　患者家系图

3. 治疗及归转

该例患者自首诊日（2013年12月4日）开始即接受抗癫药物卡马西平治疗，剂量为100mg/次（每天2次）口服。规律服药1个月后，患者肌强直症状无明显改善，遂改为拉莫三嗪50mg/次（每天2次）口服；连续治疗2个月后（2014 年 3 月），四肢肌肉僵硬症状有所缓解，且无其他不适。继续服用拉莫三嗪3个月（2014 年 6 月）后肌肉僵硬症状明显改善，握拳、行走无异常，能够游泳。其后规律复诊，期间由于患者自行停药2次而致症状再度复发，恢复服药3天后，自觉症状改善。目前患者服药达5年，症状明显缓解，可正常工作生活，无明显副反应。预后良好。

参考文献

[1] LEHMANN-HORN F，JURKAT-ROTT K，RÜDEL R. Ulm Muscle Centre. Diagnostics and therapy of muscle channelopathies--Guidelines of the ulm muscle centre[J]. Acta Myol，2008，27：98-113.

[2] JENG C J，FU S J，YOU C Y，et al. Defective gating and proteostasis of human ClC-1 chloride channel：Molecular pathophysiology of myotonia congenita[J]. Front Neurol，2020，11：76.

[3] 张成，冯善伟，于美娟，等. 假肥大型肌营养不良症[M]//刘焯霖，梁秀龄，张成. 神经遗传病学. 3版. 北京：人民卫生出版社，2012：265-268.

[4] 张昆林，沈定国. 先天性肌强直24例临床和肌电图分析[J]. 中国临床康复，2002，6（19）：2280.

[5] 冯新红，崔丽英. 骨骼肌离子通道病研究现状和进展[J]. 中国实用内科杂志. 2011，31（2）：84-86.

[6] 陈枝挺，何瑾，陈万金，等. 二例先天性肌强直的*CLCN1*基因突变研究[J]. 中华医学遗传学杂志，2012，29（6）：690-692.

[7] 沈宏锐，靳陶然，孟雁欣，等. 81例强直性肌病的临床病理和分子生物学研究[J]. 中华神经科杂志，2019，18（1）：61-65.

[8] 中华人民共和国国家卫生健康委员会. 先天性肌强直诊治指南[J]. 中国实用乡村医生杂志，2019，26（5）：11-12.

[9] 张博爱，王海珍，李增富，等. 先天性肌强直家系24例临床分析[J]. 郑州大学学报（医学版），2006，41（4）：768-769.

[10] DESAPHY J F，MODONI A，LOMONACO M，et al. Dramatic improvement of myotonia permanens with flecainide：A two-case report of a possible bench-to-bedside pharmacogenetics strategy[J]. Eur J Clin Pharmacol，2013，69（4）：1037-1039.

[11] ANDERSEN C，HEDERMANN G，WITTING N，et al. The antimyotonic

effect of lamotrigine in non-dystrophic myotonias: A double-blind randomized study[J]. Brain, 2017, 140: 2295-2305.
[12] SKOV M, DE PAOLI F V, NIELSEN O B, et al. The anti-convulsants lacosamide, lamotrigine, and rufinamide reduce myotonia in isolated human and rat skeletal muscle[J]. Muscle Nerve, 2017, 56: 136-142.
[13] 钟洁，林金福，张成，等. 拉莫三嗪治疗Becker 型先天性肌强直一例并文献复习[J]. 中国现代神经疾病杂志，2019，19（5）：349-353.
[14] ARNOLD W D, KLINE D, SANDERSON A, et al.Open-label trial of ranolazine for the treatment of myotonia congenita[J]. Neurology, 2017, 89（7）：710-713.

（李欢，张成）

第六节 原发性肉碱缺乏症

一 疾病概述

原发性肉碱缺乏症（primary carnitine deficiency，PCD，OMIM# 212140），又称肉碱转运障碍或肉碱摄取障碍，是由*SLC22A5*（OMIM# 603377）基因突变所致肉碱转运体（organic cation transporter type 2，OCTN2）蛋白功能缺陷的一种常染色体隐性遗传病，主要表现为低血糖、运动不耐受、心肌肥大和肝脏肿大。PCD可于任何年龄发病，但以2岁左右发病为多。本病患病率具有明显种族差异，欧美发病率低，亚洲稍高，日本约为2.5/100 000，我国上海地区约为2.4/100 000。

SLC22A5[1]基因位于常染色体5q31.1，基因组全长约3.2kb，包含10个外显子，cDNA长度1 674bp，编码557个氨基酸，组成高亲和力钠依赖性肉碱转运体蛋白。OCTN2是一种跨膜蛋白，位于肠黏膜、肝脏、心肌、骨骼肌及肾小管等组织的细胞膜上，包含12个跨膜位点及1个ATP结合位点[2]，其主要功能是将肉碱由细胞外转运至细胞内。

*SLC22A5*基因的错义突变、无义突变、剪接突变、小片段插入或缺失，导致OCTN2功能缺陷，无法将长链脂肪酸由细胞质转运入线粒体内，致使β氧化受阻，机体内多个组织能量供应不足，最终导致细胞损伤，肝酶及肌酸激酶增高；脂肪利用减少并积聚在肝脏、骨骼肌、心肌，导致肝细胞脂肪变性和肌病。同时滞留在细胞外的肉碱亦随尿液大量流失，造成血液中肉碱浓度下降[3]。

特异性的肉碱替代治疗（口服左旋肉碱）和持续的个体化治疗（避免饥饿及长时间高强度运动，对症治疗心律失常、肝功能受损等）可明显提高患者的生活质量。

二 临床特征[1, 3-4]

（1）起病年龄：PCD患者可于任何年龄起病，男女均可发病。

（2）遗传方式：常染色体隐性遗传。

（3）婴幼儿期（3个月至2.5岁）：又称代谢期或肝期，主要表现为急性发作性代谢障碍和肝脏损害。患儿因应激状态（饥饿或感染，如上呼吸道感染、胃肠炎等）诱发出现急性能量代谢障碍，表现为低酮症性低血糖、高血氨、肝脏肿大、肝功能增高，甚至肝性脑病（喂养困难、易激惹、嗜睡）。该期患儿往往起病急、进展迅速，若不及时给予静脉注射葡萄糖，易出现昏迷甚至死亡。

（4）儿童期（1~4岁）：又称肌病期或心期，主要表现为肌无力或心肌病。心肌病是PCD儿童期最重要的临床表现，包括扩张型心肌病、肥厚型心肌病[5]。这些患儿大多数出生情况良好，婴幼儿期无异常临床体征，之后逐步出现心肌病和心功能障碍。心律失常尽管少见，也是儿童期PCD的特征之一，可见室颤、房颤、长Q-T综合征、短Q-T综合征等。部分患儿可表现为肌张力降低、肌无力、运动耐力差、肌痛及肌酶增高。该期患儿病情常进行性加重，不少患儿在确诊和治疗前死亡。

（5）成人期：肌无力，肌萎缩，运动不耐受，肌痛，血清CK升高，肌纤维内脂质沉积。少数患者有反复腹痛、呕吐、胃食管反流等消化道症状。

（6）血液串联质谱分析[6-8]：对出生后2天的新生儿进行足跟采血，制成干滤纸血片，采用串联质谱（tandem mass spectrometry，MS/MS）技术对干滤纸片中的游离肉碱（CO）及其他酰基肉碱谱进行检测，若游离肉碱水平显著降低（＜5μmol/L，正常值：10～60μmol/L），则可明确诊断。患者常常伴多种酰基肉碱水平不同程度降低。

（7）尿有机酸检测：非特异性双羧酸尿，此检查有助于鉴别有机酸代谢障碍或其他疾病所致的继发性游离肉碱缺乏。

（8）常规实验室检测：可见低酮症性低血糖、CK升高、高血氨、代谢性酸中毒、肝脏转氨酶升高、游离脂肪酸升高。

（9）心电图及心脏彩超：心电图可见左室高电压、心律失常、QT间期延长、T波增高，心脏彩超可见心腔扩张、心室肥厚、心肌收缩力减弱。

（10）影像检查：腹部超声可见脂肪肝、肾脏病变。头部磁共振（MRI）可见大脑发育不良或脑白质变。

（11）肌肉活检：提示脂质沉积性肌病[9]，可见大量脂滴沉积于Ⅰ型纤维；Ⅱ型纤维可能出现萎缩。

（12）皮肤活检：成纤维细胞培养证实肉碱转运功能明显降低（约为健康人的10%）。

（13）基因检测 ：①单基因检测。对*SLC22A5*基因序列进行分析，约70%的患者可检测到突变（共80余种突变类型，以错义突变和无义突变最多见），其中外显子1是最常见的突变位点。若未发现或仅发现1个位点基因突变，加做比较基因组杂交进行基因缺失/重复分析。②高通量测序法（NGS）。遗传代谢病靶向性多基因Panel（包含*SLC22A5*基因），适用于血清肉碱谱异常不典型，需通过基因检测鉴别或排除其他遗传性脂肪酸代谢异常、有机酸代谢异常等肌病的疑似遗传代谢病患者。

三 诊断

通过临床表现、遗传方式、生化检查、肌活检可初步诊断，结合血清游离肉碱水平及基因分析可明确诊断。依据年龄段的不同，该病的诊断标准稍有差异，诊断流程图见图1-29。

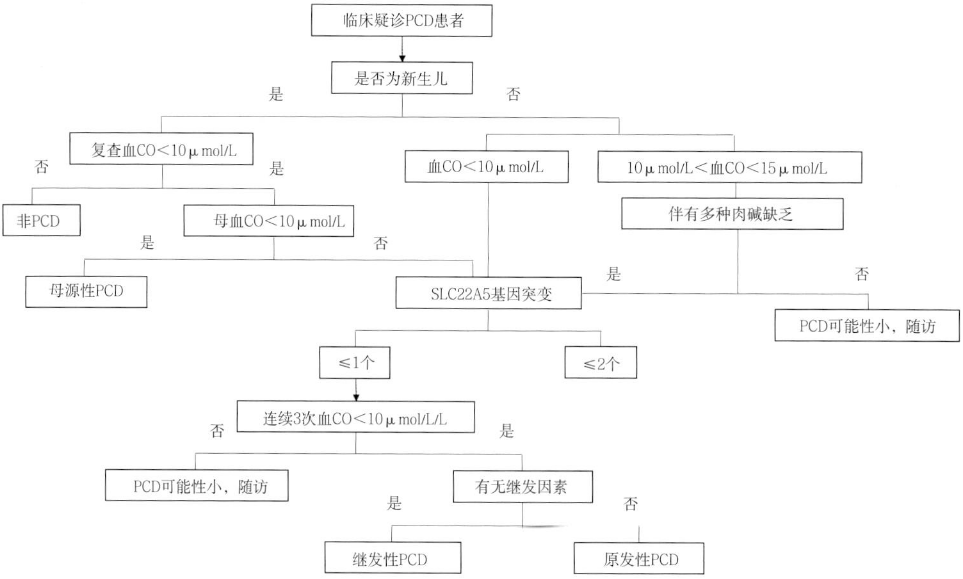

图1-29 原发性肉碱缺乏症诊断流程

（一）新生儿筛查患者的诊断标准[6, 11-13]

（1）召回已复查原干滤纸血片CO仍低于10μmol/L（或低于实验室自定低限值）的患儿，喂奶后再次采血检测。同时对患儿母亲进行采血检测血CO，排除母源性肉碱缺乏的可能。

（2）若*SLC22A5*基因检测到2个突变即可明确诊断；若只检测到1个突变或未检测到突变，则需要在喂足奶的情况下再次检测血CO；若血CO连续3次检测均＜10μmol/L，且排除继发性肉碱缺乏，即可确诊为PCD。

（3）若PCD患者的同胞亦应进行血CO浓度的检测，若低于正常则建议进一步做基因或酶活性检测。

（二）临床疑似患者诊断标准[6]

（1）临床出现下列情况者，需进一步应用串联质谱检测血清肉碱水平鉴别PCD：①婴儿反复发作低酮症性低血糖，伴或不伴肝脏肿大、转氨酶增高、高氨血症。②儿童智力、运动发育滞后，肌无力，伴或不伴肌酸激酶增高。③儿童扩张型或肥厚型心肌病、脂肪肝。④成人不明原因的易疲劳、运动耐力下降，伴或不伴肌痛。⑤其他不明原因的发育落后、反复腹痛、肝大、肾脏疾病等。

（2）血CO低于10 μmol/L或低于实验室自定低限值；血CO为10～15 μmol/L，但伴有多种酰基肉碱降低。

（3）*SLC22A5*基因检测到2个突变可确诊；若只检测到1个突变或未检测到突变，则需要排除继发性肉碱缺乏症后方可确诊。

由于继发性肉碱缺乏症更常见，故确诊PCD需要与其他因素导致的继发性肉碱缺乏相鉴别[3, 14]。包括：其他脂肪酸氧化代谢病和有机酸血症［如极长链酰基辅酶A脱氢酶缺陷（VLCAD）、中链酰基辅酶A脱氢酶缺陷（MCAD）、肉碱棕榈酰转移酶Ⅱ缺陷（CPTⅡ）和多酰基辅酶A脱氢酶缺陷（MADD）等］、线粒体病、摄入不足（素食者）、合成低下（如肝脏疾病）、丢失过多（如Fanconi综合征、血液透析）、吸收异常（如短肠综合征）、应用某些药物（如环孢素、丙戊酸等）、早产等导致的肉碱缺乏。而新生儿筛检或母乳喂养所致的肉碱缺乏，需与母源性肉碱缺乏相鉴别。因此，新生儿或母乳喂养导致婴儿出现肉碱缺乏时，需同时检测母亲血的酰基肉碱谱，并进行基因突变检测。

四 治疗

（一）原则[4]

避免饥饿及长时间剧烈运动，在禁食、感染及手术等应激状态时，注意补充葡萄糖及能量，预防疾病发作。

（二）特异性治疗[6，10，15-16]

左旋肉碱（左卡尼汀）：治疗剂量需根据血清肉碱浓度和病情轻重程度进行调整。急性期100～400mg/（kg·d），静脉滴注；稳定期，100～300mg/（kg·d），口服，分3～4次给药，以维持血肉碱水平的稳定。对于严重疾病状态下不能耐受口服药物或需要禁食的患者，选用静脉补充左卡尼汀。该药物副作用小，大剂量使用偶可出现腹泻、恶心等胃肠道症状，可减少剂量待适应后再逐步增加至治疗剂量。PCD患者需终身服用此药，突然停药可使血清肉碱浓度迅速下降，出现病情反复，甚至猝死。

乙酰肉碱：伴乙酰肉碱降低的患者，在补充左旋肉碱的同时可补充乙酰肉碱治疗，剂量为50～100mg/（kg·d）。

（三）常规治疗

防止低血糖：避免饥饿及长时间、高强度运动，防止低血糖发生。新生儿期建议喂养间隔时间不超过2～3h；婴儿期不超过4～6h；儿童期不超过8h。发生低血糖等急性代谢紊乱时，需静脉注射葡萄糖并补充左卡尼汀，根据血糖水平调节补糖速度［10%葡萄糖10mg/（kg/min）起始，每半小时后复测血糖］，尽快使血糖恢复正常。

对于病情危重的PCD患者，还应积极对症支持治疗[12]：①急性能量代谢危象时，应立即静脉补充足量葡萄糖（维持血糖水平＞5mmol/L），静脉输注5%碳酸氢钠纠正酸中毒。②急性心力衰竭时，应联合应用洋地黄、利尿剂等药物，并适当限制补液量及钠盐的摄入。③心律失常时，应立即给予抗心律失常药，若药物疗效欠佳，可进行电复律，甚至手术植入心脏复律除颤器。④贫血时口服补充铁剂，严重贫血时可予输血。⑤合并高乳酸血症时，应予高蛋白、低碳水化合物饮食，减少饮食中长链脂肪酸的摄入，避免输注葡萄糖。

某些特殊情况的处理[4]：①母源性肉碱缺乏时婴儿处理原则。若继续母乳喂养婴儿，则母亲需要进行左卡尼汀治疗；若母亲予左卡尼汀治疗时监测婴儿血CO仍低，则婴儿也需要口服左卡尼汀治疗；若婴儿为非母乳喂养，由于牛奶或奶粉里有足够的左旋肉碱，正常情况下无须额外补充左卡尼汀，只需监测婴儿血CO。②PCD女性患者治疗原则。孕期可出现耐力减低、心律失常、脂肪肝。因此，所有PCD女性（包括无症状者）均需要密切监测血清肉碱谱，并增加左卡尼汀用量来维持正常的血清肉碱水平。③无症状临床患者有潜在的健康风险，如脂肪肝、心肌病、猝死等，需提前做好病情告知，综合考虑是否用药，随访并监测患者血液肉碱谱及健康状况。

五　预后

PCD是可治性遗传病，需要终身治疗及随访，其预后与发病年龄、首发症状及其严重程度相关[6]：新生儿筛查确诊无症状者，终身治疗一般不会发病，预后良好；临床患者在脏器发生不可逆损伤之前治疗，预后较好；本病具有潜在致死性，不治疗可发生猝死；反复发作的低血糖、能量代谢障碍或严重心律失常是导致死亡的主要原因；极少数患者因为低血糖或能量代谢障碍导致脑组织受损，出现智力下降。

六　预防

由于目前尚无根治PCD的方法，因此检出携带者、进行产前诊断、遗传咨询终止遗传链就显得尤其重要。首先，应确定先症者（患儿）的基因型，然后确定其双亲是否为杂合携带者。当携带者怀孕以后，对胎儿进行产前基因诊断，若是病胎，则应在充分知情的情况下，由胎儿父母决定进一步的处理措施。

（1）产前诊断：本病为常染色体隐性遗传病，只有基因突变纯合子或复合杂合子个体患病。当夫妇双方均为PCD致病基因携带者时，每胎胎儿患病的概率为1/4。因此针对女性携带者及其配偶的基因检测显得尤为重要，尤其是针对已生育过PCD患儿的高风险家庭，再妊娠时必须进行产前诊断和开展遗传咨询。针对症状前患者的遗传咨询，首先需要通过分子诊断加以确诊，然后与患者监护人进行有效的沟通和医学知识的交流，告知患者迟早会发病，需终身治疗，而治疗时机愈早预后愈好，尽量让患者能尽早得到治疗。对于治疗后病情缓解的个体的婚育，需告知应对其配偶展开PCD的遗传分析及该病遗传给下一代的风险概率。

（2）种植前诊断：对于基因缺失或重复的携带者，可采用单细胞PCR的方法。对于点突变的携带者，可采用连锁分析法。对于非缺失型的家系，由于在单细胞水平不易直接行突变检测，单体型分析成为目前的唯一选择。另外，对于缺失型突变的家系，直接缺失检测如果能结合单体型分析将更有把握挑选真正健康的胚胎。

七 问题与展望

PCD是一种罕见遗传病，结合典型的临床表现、血肉碱浓度及基因检测即可确诊，如何提高无临床症状的PCD患者的确诊率却存在一定的难度。这些无症状PCD患者潜在的健康风险和是否需要治疗是需要我们去关注的。

尽管我国在PCD诊断、治疗、预防和管理等方面取得了显著成果，但发展仍不平衡。部分医生对该病临床特征、诊断与鉴别诊断、遗传咨询方法不甚熟悉，仅部分大城市的大型医院才能进行*SLC22A5*基因点突变、缺失和重复的分析，商业机构基因检测的质量和检测结果与临床相结合的生物信息学分析尚待完善，产前诊断开展得不普及，对患儿管理和家长指导不充分。

参考文献

[1] 中华预防医学会出生缺陷预防与控制专业委员会新生儿遗传代谢病筛查学组中华医学会儿科分会出生缺陷预防与控制专业委员会，中国医师协会医学遗传医师分会，临床生化遗传专业委员会青春期医学专业委员会临床遗传学组中华医学会儿科分会临床营养学组，等. 原发性肉碱缺乏症筛查与诊治共识[J].中华医学杂志，2019，99（2）：88-92.

[2] 庞咪，笪宇威. 脂质沉积性疾病的分子生物学研究进展[J]. 卒中与神经疾病，2015，1022（5）：311-313.

[3] EL-HATTAB A W，ADAM M P，ARDINGER H H，et al. Systemic primary carnitine deficiency[J]. GeneReviews® [Internet]，2012，3：15.

[4] MAGOULAS P L，EL-HATTAB A W. Systemic primary carnitine deficiency：an overview of clinical manifestations，diagnosis，and management[J]. Orphanet J Rare Dis，2012，18（7）：68.

［5］陈淑丽，何颜霞. 儿童猝死与遗传代谢病[J]. 中国实用儿科杂志，2015，30（8）：565-569.
［6］杨茹莱，童凡，郑静. 原发性肉碱缺乏症筛查诊断及治疗[J].中国实用儿科杂志，2019，34（1）：14-18.
［7］吴德华，杨茹莱，郑静，等. 原发性肉碱缺乏症的筛查、诊断、治疗及基因型研究[J]. 中国儿童保健杂志，2020，28（4）：403-406.
［8］韩连书，叶军，邱文娟. 原发性肉碱缺乏症17例诊治与随访[J]. 中华儿科杂志，2012，50（6）：405-409.
［9］焉传祝，卢家红. 我国脂质沉积性肌病的病因研究历程[J]. 中华神经科杂志，2011，44（5）：300-303.
［10］MAHALE R R，MEHTA A，TIMMAPPAYA A，et al. Primary carnitine deficiency as a cause of metabolic leukoencephalopathy：Report of one case[J]. Neurol India，2016，64（1）：166-168.
［11］ECHANIZ-LAGUNA A，BIANCALANA V，GAIGNARD P，et al. Primary carnitine deficiency in a 57-year-old patient with recurrent exertional rhabdomyolysis[J/OL]. BMJ Case Rep，［2018-06-11］. http://casereports.bmj. com/content/2018/bcr-2018-224272. short. doi：10.1136/bcr-2018-224272.
［12］黄倬，韩连书.原发性肉碱缺乏症诊治进展[J].临床儿科杂志，2012，30（9）：884-886.
［13］孙云，马定远，王彦云，等. 新生儿筛查发现的原发性肉碱缺乏症临床与基因分析[J]. 临床儿科杂志，2017，35（9）：666-668.
［14］中华医学会神经病学分会，中华医学会神经病学分会神经肌肉病学组，中华医学会神经病学分会肌电图及临床神经生理学组. 中国脂质沉积性肌病诊治专家共识[J]. 中华神经科杂志，2015，48（11）：941-945.
［15］马艳艳，杨艳玲. 原发性肉碱缺乏症与心肌病[J]. 中国实用儿科杂志，2014，29（10）：738-741.
［16］郑宏，卢婷婷，李东晓. 反复肺炎为主要表现的原发性肉碱缺乏症的临床特点[J]. 中国妇幼临床医学杂志，2016，12（5）：553-557.

（郑卉）

第七节 极长链酰基辅酶A脱氢酶缺乏症

一 疾病概述

极长链酰基辅酶A脱氢酶缺乏症（very-long chain acyl-CoA dehydrogenase deficiency，VLCADD）是由于细胞线粒体内脂肪酸β氧化中的关键酶极长链酰基辅酶A 脱氢酶（very-long chain acyl-CoA dehydrogenase，VLCAD）基因缺陷导致的一组脂肪酸代谢障碍的常染色体隐性遗传性疾病。VLCADD由Bertrand等于1993年首次报道[1]，是欧美地区第二大常见的脂肪酸氧化障碍，新生儿期发病型最常见，发病率为1：100 000~1：25 000，但在亚洲地区属相对罕见，国内多为散发病例的报道[2-5]，对VLCADD 尚缺乏深刻的认识。

VLCAD由*ACADVL*基因（OMIM# 609575）编码。*ACADVL*基因位于染色体17p13.1，基因组长度为7 217 124~7 225 266bp，cDNA长约5.4kb，含20个外显子，编码655个氨基酸前体蛋白，位于线粒体内膜，属于脂酰辅酶A脱氢酶（acyl-CoA dehydragenase，ACAD）家族成员。VLCAD的主要生理功能是催化线粒体脂肪酸β氧化，维持机体代谢稳态和在饥饿、发热或肌肉活动期间提供能量。已报道的*ACADVL*基因的致病和可疑致病突变有185种 [6]。错义突变为主要的突变类型，但尚未发现有热点基因，无义突变可导致VLCAD完全失去活性，而错义突变或单个氨基酸的缺失可使VLCAD留有残余部分酶活性，因而症状较轻[7]。c.848T＞C（p.V283A）致病性突变是欧美最常见的变异，位于第8外显子的致病突变p.R450H可能是亚洲人群中相对最常见的突变。

线粒体脂肪酸β氧化是一种维持机体代谢稳态的重要途径，是心脏、肝脏、骨骼肌等高耗能脏器组织能量供应的主要来源，能在饥饿、发热或肌肉活动期间提供能量。脂肪酸降解主要途径是线粒体脂肪酸氧化，是由脂肪酸摄取和激活、肉碱循环、β氧化循环和电子转移组成。VLCAD是催化线粒体内膜12~18个碳的长链辅酶A脱氢酶，是线粒体脂肪酸β氧化过程第一步的关键酶，在肝脏、心肌、骨骼肌、皮肤成纤维细胞的线粒体中均有表达。VLCAD可催化长链酯酰辅酶A产生烯酯酰辅酶A，再在烯酯酰辅酶A水化酶、羟酯酰CoA脱氢酶、酮酯酰CoA硫解酶这3种酶的作用下共同完成长链脂肪酸β氧化过程，每次生成一个乙酰辅酶A和少2个碳原子的脂酰辅酶A。乙酰辅酶A可参与三羧酸循环进行氧化磷酸化供能，也可在肝脏形成酮体，在运动、饥饿、应激等情况下产生能量。故VLCADD发病机制为脂肪酸氧化缺陷和随后的酮体合成损伤而造成严重的能量缺乏及有毒长链酰基肉碱蓄积在细胞内对心肌、骨骼肌、肝脏等产生毒性作用。

特异性的高碳水化合物和低脂饮食、限制长链脂肪酸的摄入、补充中链甘油三酯（medium-chain triglycerides，MCT）和肉碱的治疗，结合避免疲劳、饥饿和感染等的预防，可明显改善患者的症状，提高患者的生活质量。

二 临床特征

VLCADD 临床表现有明显异质性，表现为不同的严重程度和发病年龄，从无症状个体到致命结局，可发生在新生儿期、婴儿期、儿童期及成年期，涉及主要依靠脂肪酸氧化供能的器官和组织，可因长时间或剧烈运动、饥饿、感染[8]、发热等诱发。根据临床特点及起病年龄的不同，VLCADD可分为3型。

（一）心肌病型（VLCAD-C）

为新生儿期严重发作型，是最常见的一种类型，主要在新生儿期和婴儿早期发病。此型发病凶险，患儿病死率高，表现为低酮症性低血糖、瑞氏综合征、脑病、新生儿猝死、心肌酶升高、肥厚型和扩张型心肌病、心包积液、心律失常等。

（二）肝病型（VLCAD-H）

为儿童期轻度发作型。该类型临床表现较轻，死亡率低，多于婴儿晚期或幼儿期起病，以反复的低酮症性低血糖为主要表现，可伴有肝功能异常，很少伴有心肌损害，但是如果未经及时诊断和治疗也会有生命危险。

（三）肌病型（VLCAD-M）

为迟发型，症状较轻，病死率低，主要在青少年或成年起病，一般不伴有心肌损害和低血糖，主要表现为运动、感染或饥饿后的横纹肌溶解及肌红蛋白尿，甚至可发生肾功能衰竭，可伴有运动不耐受、肌肉痛性痉挛或肌痛。

三 诊断

VLCADD的诊断主要依靠临床表现、遗传方式、串联质谱检测、基因检测、酶学检测、脂肪酸氧化流量分析等方法，其他检查可提供辅助诊断依据。

（一）常规实验室检查

VLCADD可有低酮症性低血糖，急性发作时可有代谢性酸中毒，肌酸激酶、肌酸激酶同工酶及乳酸脱氢酶水平增高，可有天冬氨酸氨基转移酶、丙氨酸氨基转移酶升高。首次出现CK 升高年龄范围为0.3~12.7岁（平均数3.2岁）。肌病型患者可有肌红蛋白尿、尿常规异常或伴肾功能异常。

（二）串联质谱检测

是确诊VLCADD的主要检测方法，可发现多种长链酰基肉碱水平增高，如十四烯酰基肉碱（C14：1）、十四烷酰基肉碱（C14）、十四烷二烯酰肉碱（C14：2）、十六烯酰基肉碱（C16：1）、十六烷酰基肉碱（C16）、十八碳酰基肉碱（C18）、C14：1/C10等，其中以C14：1升高最为明显，因此将其作为诊断VLCADD 最重要的代谢指标。诊断的阳性率与C14：1的比值成正相关，有学者将C14：1＞1μmol/L作为诊断标准，而C14：1≥2.0μmol/L时阳性率可达94%[9]。由于线粒体内蓄积的C14~C18酰基辅酶A需与游离肉碱结合形成酰基肉碱而离开线粒体，故VLACDD 患儿可同时存在游离肉碱水平降低。禁食后健康人也会出现C14：1和C14：2升高，这是对脂肪分解的一种生理反应。串联质谱检测筛查正常者不能完全排除该病。

（三）尿气相质谱有机酸分析（GC/MS）

患儿尿液中己二酸、辛二酸、癸二酸等多种二羧酸可明显升高，结合临床表型，提示可能有VLCADD，如果尿有机酸气相质谱分析发现二羧酸尿症，可进一步支持VLCADD的诊断。但值得注意的是，轻症患者或伴有横纹肌溶解的患者可无二羧酸尿症。

（四）基因检测

基因突变分析是确诊VLCADD的金标准，通过对*ACADVL*基因的20个外显子设计引物进行PCR和DNA测序寻找突变以明确诊断。对NBS发现C14：1升高但小于1μmol/L的诊断不明确的患儿，此项检测意义显著。基因突变的位点可能与发病严重程度有关，但目前尚无明确结论。

（五）酶学检测

VLCAD 酶活性测定及基因检测是确诊VLCADD的常见检查手段。酶学检测可对患者的皮肤成纤维细胞、外周血淋巴细胞、心肌和骨骼肌细胞或组织进行VLCAD 活性测定。患儿的VLCAD 酶活性降低。在只发现VLCAD酶基因单个位点突变或发现新的未知临床相关性突变时，仅依靠基因诊断困难，这时可通过测定VLCAD 酶的氧化速率来反映VLCAD的残余酶活性，有助于明确诊断VLCADD。临床上，因新生儿时采取成纤维细胞需有创皮肤活检等原因，故常以淋巴细胞为检测对象。

（六）脂肪酸氧化流量分析

长链脂肪酸氧化流量（LC-FAO flux）测量采用分析培养的成纤维细胞中［9，10-3H（N）］油酸的放射状H_2O产物。LC-FAO flux与VLCADD临床严重程度之间存在很强的相关性，LC-FAO flux测量可以预测患者是否可能出现症状。

（七）其他检查

脑脊液检查、肌电图检测、脑电图、肌肉活检及病理检测可以给临床诊断提供更多依据。

（八）鉴别诊断

VLCADD主要须与瑞氏综合征、婴儿肝炎综合征、肥厚和扩张型心肌病、横纹肌溶解综合征、线粒体肌病相鉴别。串联质谱检测结合基因检测可明确进行区分。瑞氏综合征是由脏器脂肪浸润所引起的以脑水肿和肝功能障碍为特征的一组症候群，多发生在6个月至15岁，我国以婴幼儿发病为主，症状为血氨常增高，血糖一般正常。心肌病型VLCADD于新生儿期发病，发病更早。婴儿肝炎综合征原因众多，以肝内病变为主，无低血糖和心损害。VLCADD心肌病型可发生肥厚或扩张型心肌病，有明确的病因和机制，发生在新生儿期，而普通心肌病有原发性和继发性，以20~50岁人群多见。横纹肌溶解综合征可由过量运动、肌肉挤压伤、极端体温、药物、毒物、自身免疫、感染等诱发，但一般无脂肪酸代谢异常，无低血糖和心肌损害。VLCADD肌病型因基因缺陷更容易诱发横纹肌溶解。线粒体肌病以运动不耐受为主要表现，一般有无痛性肌肉痉挛和肌痛，可有癫痫和卒中，血清乳酸增高，肌电图可出现肌源性和神经源性损伤共存，脑电图可出现异常癫痫波。

四 治疗

VLCADD的治疗原则是给予高碳水化合物和低脂饮食，限制长链脂肪酸的摄入，辅以MCT，维持血糖稳定，补充肉碱，对长链脂肪酸代谢产物进行监测，加强护理，避免感染、劳累及饥饿，并进行相应的对症支持处理。增加喂食次数是一种简单有效的预防措施，可达到避免饥饿、维持血糖的目的。

（一）一般治疗

加强护理、积极预防和控制感染是有效降低VLCADD患者猝死率，改善预后的重要措施。一般对症支持治疗对VLCADD患者也很重要。肌肉松弛药物丹曲洛林钠盐（dantrolene sodium）对伴有肌肉痛性痉挛、肌强直、横纹肌溶解的成年VLCADD 患者具有良好的效果[10]。经研究证实，枸杞多糖的抗氧化应激作用可以降低经体外培养的VLCADD 患者皮肤成纤维细胞长链酰基肉碱的浓度，减轻长链酰基肉碱的蓄积[11]。

（二）特异性治疗

1. 新生儿发病型VLCADD特殊饮食疗法

（1）增加喂养次数：一般新生儿每间隔3h喂养1次，<6个月大的婴儿每间隔4h，6~12个大的月婴儿每间隔6~8h，1~7岁大的婴儿及儿童白天间隔4h，夜间

可延长至10h喂养，成人一般间隔8h（4~12h）。夜间或紧张活动时给予生玉米淀粉加强对空腹的耐受。目前尚没有数据支持良好的婴儿特定安全空腹间隔，没有特定的基因型/表型相关性或代谢标记能预测安全的整夜空腹耐受。在并发疾病期间，建议给予额外的照顾，并考虑将允许的禁食间隔减半。

（2）合理搭配饮食结构：应以碳水化合物为主，减少脂肪尤其是长链脂肪酸的摄入，但务必保证必需脂肪酸的摄入，同时要提供足够的蛋白质。①MCT。MCT天然存在于棕榈仁油、椰子油等食品和母乳中，是膳食脂肪的来源之一，主要成分是辛酸/癸酸甘油酯。MCT被中链酰基辅酶A脱氢酶氧化，绕过VLCAD，可以完全代谢，为机体提供所需的能量。心肌病型患儿，MCT的比例应占总脂肪摄入的90%，长链脂肪酸占10%。1岁内宜选用富含MCT的配方奶，1岁后应限制长链脂肪酸摄入，不超总热量的10%，MCT提供总热量的20%。肝病型和肌病型患者1岁内选富含MCT的配方奶，1岁后推荐选择有利于心脏健康的饮食，一般脂肪中50%来自长链脂肪酸，50%来自MCT。对于运动引起肌肉疼痛的患者，在进行体育锻炼之前可给予大剂量MCT。虽然MCT是一种比较安全的饮食干预，并在不同的脂肪酸氧化代谢障碍中应用较长时间，但过量摄入可能会导致线粒体氧化应激，对肝脏造成继发性损害。② 三庚酸甘油酯。三庚酸甘油酯是一种类似于MCT的三酰甘油，因具有潜在恢复性作用，能为柠檬酸循环提供所需的基质。目前三庚酸甘油酯已经通过了第2阶段试验，参与研究的29例患者接受了为期6个月的治疗后，生活、运动表现和耐受性有所改善[12]。

2. 肉碱的使用

在VLCADD中，肉碱的使用是有争议的。由于*VLCAD*基因缺陷，线粒体内会蓄积过多的长链脂肪，这些脂肪酸会与游离肉碱结合，形成酰基肉碱转运出线粒体，导致血中游离肉碱缺乏。目前尚不清楚在VLCADD患者中使用肉碱是否安全，不清楚预防肉碱缺乏的益处是否大于长链酰基肉碱累积的潜在心脏风险。建议仅在必要时口服肉碱以防止血浆中肉碱缺乏，短期应用可以促进酮体生成和减少空腹低血糖的发生，但过多则会促进长链酰基肉碱的生成和蓄积，对机体产生毒性作用。张英娴[13]报道1 例患儿在接受大剂量左旋肉碱治疗后出现腿疼及肌肉的疼痛，运动后尤为明显，停用后症状明显减轻。故动态监测体内肉碱及酰基肉碱水平有助于调整治疗方案中肉碱的供给及脂肪配比，对于监测治疗效果，改善预后有重要作用。

3. 过氧化物酶体增殖激活受体（PPAR）激动剂苯扎贝特（Bezafibrate）

苯扎贝特可刺激*ACADVL*基因表达，进而增强VLCAD 残余酶活性，提高迟发型VLCADD患儿皮肤成纤维细胞脂肪酸氧化能力[14]。苯扎贝特已在体外被证实会增强*VLCAD*基因缺陷细胞中棕榈酸酯的氧化作用，但其在体内的有效性仍有争议。近期日本一项非盲临床研究结果支持了苯扎贝特在改善FAOD患者生活方面的益处，但未能证明其对肌病发作频率，血清酰基肉碱、CK等水平的明显疗效[15]。

4. 翻译后修饰（post-translational modification，PTM）

调节PTM来促进酶活性已经成为重要的新的治疗靶点，在小鼠模型和VLCADD患者的成纤维细胞中均取得较大的进展[16]。

五 预后

心肌病型在VLCADD中最常见，症状严重，病死率高，预后极差。婴儿期及儿童期和成年期发病的肝病型和肌病型VLCADD患者则临床症状比较轻，有些患者在不同时间长度内无症状表现[17]，甚至有些终生不发病，其经过筛查早期诊断，并给予预防性治疗，一般预后良好。因此，早期筛查、诊断和治疗对于改善VLCADD 患者的预后意义重大，大大提高患者的生活质量。

六 预防

VLCADD是*ACADVL*基因缺陷导致的脂肪酸代谢疾病，常染色体隐性遗传，发病与性别无关，男女发病机会均等。VLCADD患者分布往往散发，谱系中通常看不到连续传递现象，有时整个谱系中甚至只有先证者一个患者。VLCADD谱系中最多的婚配类型是杂合子和正常人婚配，子代表型全部正常，没有患儿，但将有1/2是携带者；近亲婚配的夫妻生出患儿的概率增加很多；两个表型正常的携带者婚配，生出患儿和携带者的概率为1/4和 1/2；两个患者婚配，生出的患儿全部含有缺陷基因，1/2为患儿，1/2为携带者。

VLCADD目前尚无根治的方法，最主要的是预防，包括产前诊断、种植前诊断和遗传咨询。检出患者和携带者、进行产前诊断、遗传咨询终止遗传链非常重要。对先证者进行准确的诊断是遗传咨询和产前诊断成功的必要条件。首先，应确定先症者的基因型，然后筛查出其家系中的患者和携带者。如果能通过避免近亲婚配、携带者或患者间相互婚配，则可从根本上预防患儿的出生，但这很难完全达到。

（一）产前诊断

VLCADD患者中心肌病型发病早，症状重，死亡率高，而肝病型和肌病型临床症状轻，可治疗，因此产前诊断终止妊娠针对心肌病型意义重大。当先证者怀孕以后，对胚胎进行产前基因诊断，若是心肌病型病胎，则由母亲决定是否终止妊娠。对胎儿组织进行cDNA测序，也能确定胎儿是否存在与父母相同的突变基因，但这是一个有创的检测方法。无论对携带无义突变的和易导致心肌病型VLCADD的胎儿，还是对于携带导致错义突变和单个氨基酸缺少的突变的胎儿，保留与否，均应告知受检夫妇。产前诊断有两个时间窗：妊娠11周左右采集绒毛，进行酶学诊断和基因诊断；妊娠16周左右可采集羊水进行酶活性测定和基因诊断。在其他时间，要根据具体情况确定是否提供产前诊断，但不能晚于28周。

（二）种植前诊断

PGD建立在体外受精与胚胎移植的基础上，在6~8细胞阶段的胚胎活检1个细胞用于遗传学检测，移植基因经检测证实没有疾病的胚胎，这是VLCADD家庭生育健康后代、避免终止妊娠的一种选择。

（三）诊断步骤

在临床工作中，我们采取以下步骤进行遗传咨询和产前诊断。

1. 遗传咨询

（1）确定咨询者家系中VLCADD患者的临床诊断，建立遗传咨询档案。确定临床诊断包括询问先证者，并确定有上述特征性的临床表现和长链酰基肉碱如十四烯酰基肉碱（C14：1）明显升高。

（2）绘制家系图，是否符合常染色体隐性遗传，是否男女均发病。

（3）对符合临床诊断标准的先证者及其父母进行外周血DNA的*ACADVL*基因检测，先证者为*ACADVL*基因的纯合或复合杂合致病性突变，有相应的临床特征；父母为杂合子，无临床症状。

（4）家系中患者的分布往往是散发性的，通常看不到连续传递的现象。

（5）患者的双亲表型正常，但往往都是致病基因的携带者，其每一个子代有 1/4 的可能性为患儿，1/4 的可能性为正常，1/2 的可能性为表型正常的致病基因携带者。

（6）先证者的后代全部为致病基因的携带者，配偶为非近亲家属情况下，先证者生育患儿的风险与人群中该基因的基因频率有关。

（7）家族若近亲婚配，子女的发病率比非近亲婚配者高。

2. 产前诊断

（1）确认先证者的临床表型和*ACADVL*基因致病性突变的位点。

（2）确认遗传方式为常染色体隐性遗传。

（3）在先证者母亲妊娠10～13周进行绒毛穿刺取样或孕16 周以后羊膜腔穿刺抽取羊水进行胎儿细胞的*ACADVL*基因检测，当确认胎儿携带有与先证者*ACADVL*基因相同的纯合突变或复合杂合突变时，提示是患胎，在知情同意的情况下，由其母亲决定采取进一步的处理措施；若胎儿为*ACADVL*基因杂合突变或没有突变，则为携带者或完全正常胎儿，不会发病，可继续妊娠，正常生产。

（4）该病为常染色体隐性遗传病，当先证者父母的*ACADVL*基因致病性突变位点明确后，也可选择PGD，避免患胎的治疗性流产。

（5）对于产前基因诊断后出生的新生儿，应进行随访和记录。

七 问题与展望

虽然饮食疗法越来越详细具体，促进酶活性的研究也已经成为重要的新的治疗靶点，并取得了一定的研究进展，但是心肌病型VLCADD仍然预后极差，死亡率高。基因治疗仍然是所有遗传疾病努力实现的最根本的黄金治疗方法，需要不懈的研究和努力。

参考文献

［1］BERTRAND C，LARGILLIERE C，ZABOT M T，et al. Verylong-chain acyl-coadehydrogenase deficiency-identification of a new inborn error of mitochondrial fatty-acid oxidation in fibroblasts[J]. Biochim Biophs Acta，1993，1180（3）：327-329.

［2］章瑞南. 极长链酰基辅酶A脱氢酶缺乏症研究进展[J]. 国际儿科学杂志，2011，38（5）：429-433.

[3] 付海燕，王晓明，赵瑞芹，等. 极长链酰基辅酶A脱氢酶缺乏症1例报告并文献复习[J]. 临床儿科杂志，2013，31（11）：1078-1081.

[4] 孟卫京，薛晋杰，李红霞，等. 二例极长链基辅酶A脱氢酶缺乏症临床及基因突变分析[J]. 中国优生与遗传杂志，2017，25（11）：37-39，88.

[5] 郭婷婷，张改秀. 脂质代谢异常一例：极长链酰基辅酶A脱氢酶缺乏症[J]. 中国保健营养，2019，29（1）：21.

[6] 吕拥芬，韩连书. 极长链酰基辅酶A脱氢酶缺乏症[J]. 中国实用儿科杂志，2019，34（1）：25-29.

[7] 李晓华，陈柏谕，肖瑞，等. 极长链酰基辅酶A脱氢酶缺乏症*ACADVL*基因新发突变[J]. 中华实用儿科临床杂志，2018，33（20）：1568-1572.

[8] 陈源，刘岩平，张少丹，等. 巨细胞病毒感染性肝炎并极长链酰基辅酶A脱氢酶缺乏症1例[J]. 实用儿科临床杂志，2008，23（20）：1557，1568.

[9] MERRITT J L，VEDAL S，ABDENUR J E，et al. Infants suspected to have very- long chain acyl- CoA dehydrogenase deficiency from newborn screening[J]. Mol Genet Metab，2014，111（4）：484-492.

[10] VOERMANA N C，POELS P J，KLUIJTMANS L A，et al. The effect of dantrolene sodium in very long chain acyl-CoA dehydrogenase deficiency[J]. Neuromuscul Disord，2005，15（12）：844-846.

[11] 刘丽，张学红，山口清次，等. 枸杞多糖对极长链酰基辅酶A脱氢酶缺陷症患者皮肤成纤维细胞长链酰基肉碱浓度的影响[J]. 宁夏医科大学学报，2014，36（3）：263-266.

[12] VOCKLEY J，BURTON B，BERRY G T，et al. UX007 for the treatment of long chain-fatty acid oxidation disorders：safety and efficacy in children and adults following 24 weeks of treatment[J]. Mol Genet Metab，2017，120（4）：370-377.

[13] 张英娴. 极长链酰基辅酶A脱氢酶缺乏症一例临床及基因检测结果分析[J]. 中华内分泌代谢杂志，2016，32（4）：309-311.

[14] 曹金俊，邱文娟，章瑞南，等. 极长链酰基辅酶A脱氢酶缺乏症11例的临床和*ACADVL*基因突变谱分析[J]. 中华儿科杂志，2015，53（4）：262-267.

[15] YAMADA K，SHIRAISHI H，OKI E，et al. Open-label clinical trial of bezafibrate treatment in patients with fatty acid oxidation disorders in Japan[J]. Mol Genet Metab Rep，2018，15：55-63.

[16] GOETZMAN E S. Advances in the understanding and treatment of mitochondrial fatty acid oxidation disorders[J]. Curr Genet Med Rep，2017，5（3）：132-142.

[17] 李林飞，刘洋利，赵鼎，等. 无临床症状的极长链酰基辅酶A脱氢酶缺乏症一例[J]. 中华医学遗传学杂志，2018，35（1）：149-150.

（李秋玲）

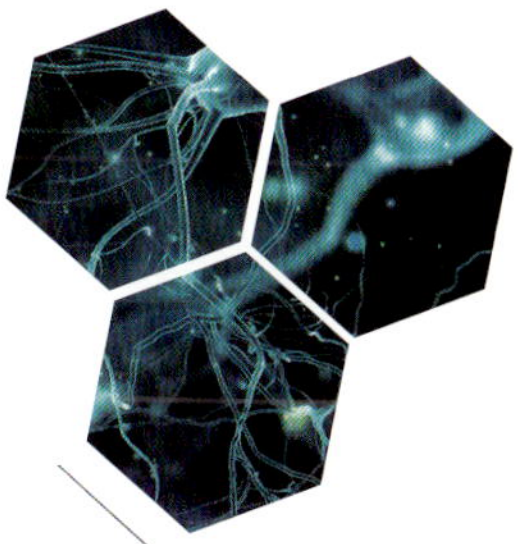

第八节　遗传性包涵体肌病

一　疾病概述

遗传性包涵体肌病（hereditary inclusion body myopathy，HIBM）是一组以镶边空泡、胞核和/或胞浆内管丝状包涵体为特征性病理改变的遗传性骨骼肌疾病。该病有常染色体隐性和显性遗传方式，通常在 40 岁前出现缓慢进展的远端或近端肌无力和肌萎缩，血清肌酶正常或轻度升高，肌电图以肌源性损害为主。发病机制与基因突变、异常蛋白堆积及自噬作用有关。

GNE（UDP-N-acetylglu-cosamine 2-epimerase/N-acetylmannosamine kinase，GNE）肌病是 HIBM 中最早命名且最常见的类型，呈常染色体隐性遗传，又称伴镶边空泡的远端肌病（distal myopathy with rimmed vacuoles，DMRV）、Nonaka肌病或股四头肌不受累的空泡肌病（vacuolar myopathy sparing quadriceps，VMSQ）。1981年日本Nonaka教授报道了首例该病患者[1]。目前该病在许多国外文献中被习惯性称为HIBM或IBM2型。GNE肌病已经在世界范围内和不同种族的人群中被发现，但报告的患病率最高的是波斯犹太人口（1：1 500），疾病基因携带者频率为1%～9%[2-3]。这种疾病在日本（在那里的表型通常被称为Nonaka肌病）的流行率估计为每100万人中就有1例[4]。在我国，GNE肌病是一种罕见的疾病。鲁向辉等人曾报道我国GNE肌病患者中，发病率为0.88%（37/4 223）[5]。GNE肌病患者多于成年早期发病，以进行性远端肢体无力及萎缩为特点，主要累及胫前肌，疾病后期也可逐渐累及近端肌群。股四头肌相对保留[6-7]。上肢多于发病5～10年后受累[8]，主要表现为肩胛带肌、腕部及手部肌群无力萎缩[9]。

*GNE*基因定位于9p13.3，整个基因组DNA跨越62.6kb，包含13个外显子，外显子1和外显子13不编码氨基酸。有18种不同的GNE mRNA剪接变异体编码多种蛋白质异构体，最长的由753个氨基酸组成[10]。*GNE*基因在几乎所有的身体组

织中都有表达，但在肝脏中的表达最高[11-12]。有趣的是，*GNE*基因表达较高的组织，包括肝、肺和肾，在GNE肌病中保持完好。这种疾病选择性地影响到骨骼肌，而骨骼肌的酶水平相对较低[13]。GNE编码的一种关键酶（MNK）由两个酶区组成，N末端结构域执行UDP-GlcNAc差向异构酶功能，而C端结构域负责ManNAc激酶活性。该酶催化唾液酸（5-N- acetylneuraminic，Neu5AC）生物合成途径中的两个步骤：UDP-GlcNAc向ManNAc的异构化和ManNAc的磷酸化，ManNAc的产物是合成唾液酸的底物。唾液酸的产生是由产生的唾液酸对这一UDP-GlcNAc 2-差向异构酶/ManNAc激酶（GNE蛋白）步骤的负反馈作用决定的。唾液酸产物胞苷-磷酸神经氨酸（CMP-NeuAc）与GNE蛋白的变构位点结合，抑制UDP-GlcNAc 2-差向异构酶的活性。原则上，*GNE*基因突变预计会导致ManNAc或磷酸化ManNAc（ManNAc-6P）的产生减少，随后导致唾液酸产生减少[14]。唾液酸是细胞表面糖蛋白、糖脂、多糖和神经节苷脂的重要组成部分，在细胞黏附和信号转导中发挥重要作用[15]。

*GNE*基因突变可导致两种不同的疾病——GNE肌病和唾液酸尿症（sialuna），后者病因为基因突变导致唾液酸产生过量，而GNE肌病可能的发病机制之一为突变引起唾液酸的生物合成减少，影响肌细胞表面的糖蛋白唾液酸化，从而导致肌肉组织变性及萎缩[16-17]。唾液酸是蛋白质糖基化的过程中重要的单糖，其含量减少可干扰细胞内多种蛋白质的正确折叠，导致错误的蛋白如tau蛋白、淀粉样蛋白及泛素质等在内质网中聚集[18]，内质网蛋白折叠压力的增高，会导致“非折叠蛋白反应”（unfolded protein response，UPR）[19]。长时间异常蛋白在内质网内聚集可以导致UPR应激蛋白相关基因转录激活，以促进错误蛋白恢复正常构象、维持内质网钙离子平衡及对抗应激反应。若刺激因素仍持续存在，保护机制不能对抗，激活泛素蛋白酶系统及自噬体溶酶体系统，引发细胞凋亡、肌纤维边缘空泡形成，导致疾病发生[16]。

目前已报道200余种与GNE肌病相关的突变，包括错义突变、无义突变、剪切突变及插入缺失突变，其中绝大部分为错义突变。不同人群报道的热点突变不完全相同，中东人群中p. M712T最为常见，日本人群中为P- C13S、p. D176V和p. V572L，罗马人群中为p. I618T，印度人群中为p. V727M，韩国人群中为p. V572L和p. C13S，中国人群中则为 p. D207V、p. A631V、p. D176V及p. L508S。在世界范围来看，被报道较频繁的突变包括p. I272S、p. A555V、p. I329T、p.

D409Y、p. V727M、p. R277W、p. I618T、p. R277Q 及 p. A662V 等。随着基因检测技术的进步，近年来国内也报道了一些*GNE*基因的新发突变，包括p. P542S、p. G395R、p. G237D、p. G576R、p. A669P、p. I106T等。

GNE肌病具有明显的临床异质性，即使是同一家系携带相同突变位点的患者，其发病年龄和临床症状也可有明显差异，说明表观遗传或环境因素对GNE肌病的临床表型有显著影响。日本的一项研究发现，p. V572L纯合突变的患者发病早、病程进展快，而p. D176V突变的患者则发病较晚，临床表现相对而言较轻。近期的一项荟萃分析表明，携带p. A207V突变的患者发病年龄比未携带该突变的患者晚8年，并且这些患者在40岁时仍能独立行走的概率为0.98（95%CI为0.96~1）；携带p-L539S突变的患者发病年龄比未携带该突变的患者早7.2年；携带p. V603L突变的患者40岁时仍能独立行走的概率为0.61（95%CI为0.50~0.74），提示该突变与发病年龄无明显相关性。*GNE*基因突变本身只能解释约20%的临床异质性[20-23]。

GNE突变致病机制归纳起来有以下几个要点：①*GNE*基因突变引起相关酶如尿苷二磷酸-N-乙酰葡糖2-表位酶/N-乙酰甘露糖胺激酶（UDP- GlcNAC）活性降低，但其程度与临床严重程度无关。②*GNE*基因表达水平不变而功能受损可能是HIBM重要的致病因素。③突变位点在基因中的广泛分布提示其病因是一种非特异性的改变造成酶整体功能的下降。HIBM 中的确存在唾液酸化作用缺乏，并且给予唾液酸代谢产物能明显阻止肌肉萎缩和肌无力的进展[24]。基于对*GNE*基因在唾液酸合成及糖蛋白糖基化中的作用的认识，HIBM相关糖蛋白也成为研究热点，包括 α-抗萎缩糖蛋白、神经细胞黏附分子（neural cell adhesion molecule，NCAM）和多聚唾液酸-神经细胞黏附分子（polysialicacid-neural cell adhesion molecule，PSA-NCAM）等[25-26]。除低唾液酸化作用，其他*GNE*基因突变相关病理机制也有新进展，如GNE细胞内异常房间化作用、细胞凋亡进程、线粒体受损等[26-28]。

本病呈进行性病程，可导致严重运动功能障碍，患者丧失行走和生活自理能力，生活质量差，预后不佳。Sunohara等对日本的DMRV患者进行了为期7年的随访观察，发现绝大多数患者的肌无力呈逐渐进展的过程，至疾病后期，四肢远近端肌及躯干肌均可受累，但股四头肌受累相对较轻或不受累。起病1~4年后可见足下垂和 Gowers征，此时患者步态摇摆蹒跚，自行上楼困难；起病2~7年间，患者仰卧起坐困难，抬臂费力，同时手指及手腕伸屈无力；起病10~13年间，患者不能自行站立。到病后15年，患者全身除了面肌、眼外肌、咽喉肌、肋间肌和膈肌外，其他部分肌肉严重无力。部分患者出现手足发凉，冬天尤为明显，但却无其他感觉异常。患者无肌强直、肌压痛、肌束震颤和假肥大。皮疹、雷诺现象及其他结缔组织病的表现也极少出现[29]。在疾病的早期，经过唾液酸的治疗，可以明显改善患者的临床症状。

二 临床特征

GNE肌病典型临床表现为：发病年龄通常为成人早期，胫骨前肌无力及肌萎缩起病，逐渐累及双下肢近端肌肉及双上肢，股四头肌相对不受累或受累较轻。血清肌酸激酶正常或轻度升高，一般不超过正常值的2~5倍。肌电图呈肌源性损害，伴或不伴有神经源性损害。

在不同时期肌肉受累范围不同，GNE肌病的肌肉MR表现也不同。在疾病早期，可见股二头肌受累较严重；在疾病晚期，股四头肌的股中间肌、股直肌、股内侧肌均可见脂肪浸润，唯一不受累的肌肉是股外侧肌[30-32]。骨骼肌MR可判断骨骼肌受累的肌群及严重程度，有助于确定骨骼肌活检部位，提高病理诊断阳性率。

GNE肌病骨骼肌病理的主要表现为镶边空泡的形成。肌肉活检病理是否可见镶边空泡与取材部位紧密相关，若病变部位较轻，病理可表现大致正常；若病变部位较重，大量肌肉组织被脂肪纤维结缔组织取代，很难见到典型病理征象。

无论遗传方式怎样，HIBM肌肉活检的主要病理特点是：①肌纤维大小不一，萎缩肌纤维呈不规则形态，主要以角形为主，伴有肌纤维变性、坏死及吞噬现象。②部分坏变或萎缩的肌纤维内出现一或多个的镶边空泡。③空泡内有较多的包涵体颗粒，HE染色呈紫蓝色或改良 Gomori三色（gomoritri- chrome，GMT）染色呈红色，偶有破碎红纤维。④电镜下可观察到包涵体位于肌膜下或肌核内，主要为成堆的直径为 15~18μm大小的管丝状结构或髓样体，以及其他一些糖原颗粒、膜碎片、细胞器分解产物。⑤尽管有许多肌纤维发生坏变，但一般无炎性细胞浸润。总的来讲，镶边空泡、包涵体及无炎性细胞浸润是h-IBM的3大病理特点[33]。

三 诊断

（1）GNE肌病患者多于成年早期发病，以进行性远端肢体无力及萎缩为特点，主要累及胫前肌，疾病后期也可逐渐累及近端肌群。股四头肌相对保留。上肢多于发病5~10年后受累，主要表现为肩胛带肌、腕部及手部肌群无力萎缩。

（2）呈常染色体隐性遗传。

（3）肌电图呈肌源性损害，伴或不伴有神经源性受损。

（4）肌肉病理可见镶边空泡、包涵体及无炎性细胞浸润。

（5）检测到*GNE*基因突变。

诊断不应推迟到出现特征性的临床表现才进行，即股四头肌的保留变得明显，因为这通常发生在疾病的晚期。识别携带者，特别是在疾病患病率较高的人群中，可以帮助遗传咨询。此外，随着治疗试验的快速发展，新生儿基因筛查测试应该在不久的将来得到实现。

在疾病进展评估方面6min步行试验、粗大运动功能测量、手动肌肉测试、握力和FVC可以反映患者每年的变化，因此被认为是临床试验的良好评估工具[34]。

四 治疗

GNE肌病的治疗目前尚处于研究阶段，主要包括常规治疗和特异性治疗。

（一）常规治疗

康复治疗：提倡指导性康复治疗，中等强度训练优于重度训练，如伸腿、屈腿、屈肘、屈腕每周3次，共12周，可改善患者的肌力[35]。中等强度的训练可延缓HIBM的进展。

营养支持：加强营养，强调高蛋白饮食。

（二）特异性治疗

包括直接补充唾液酸或其前体、唾液酸代谢途径中的终末产物。

（1）口服唾液酸缓释剂：即唾液酸替代治疗，P.D207V基因突变的小鼠模型应用唾液酸代谢物治疗能有效预防肌肉萎缩肌无力[7]，这证明唾液酸替代治疗是有效的。其治疗GNE肌病的Ⅲ期临床试验结果表明，去甲尿酸缓释剂（Ace-

ER）并不优于安慰剂，但针对GNE肌病的疾病机制或水杨酸（SA）生物合成途径的治疗药物的开发仍可能被证明是有益的。

（2）N-乙酰甘露糖胺（N- acetylmannosamine，ManANc）：N-乙酰神经氨酸，又称唾液酸合成前体物，利于唾液酸合成，从而提高糖蛋白唾液酸化，目前其Ⅰ期临床实验正在日本东北大学进行，还没有发现确切疗效。

（3）通过脂质系统*GNE*基因输入治疗，输入的基因不能在细胞中维持较长时间，必须间断性输注。

（4）饮食疗法具有延缓病情进展的作用。避免摄入过多的硒、铜、锌及酒精。酒精可能会促进唾液酸复合物的水解。增加镁的摄入，镁是尿苷二磷酸-N-乙酰葡萄糖2-表位酶/N-乙酰甘露糖胺激酶合成的重要辅助因子。其余基于基因或细胞的治疗及用于系统给药的AAV介导的基因载体仍在探索之中。

目前，临床上还没有经政府批准的治疗方法，也很少有临床试验研究GNE肌病的治疗方法。但与疾病病理由骨骼肌SA减少引起的假设一致，临床前模型已经通过补充SA显示了疗效。对GNE肌病小鼠模型给予口服SA，可以增加组织中的血清SA，减少病理和肌肉功能的丧失。由于口服SA可以迅速从体内清除，因此有研究人员研发了一种SA的缓释制剂，即去甲尿酸缓释剂，以促进血清SA的持续摄取。

在第2阶段的剂量发现、安慰剂交叉研究中，Ace-ER 6g/d在47名GNE肌病患者48周内表现出上肢力量的稳定。UX001-CL301（NCT02377921）是一项3期、双盲、安慰剂对照、多中心、随机的国际研究，该研究调查了89名患有GNE肌病的参与者使用Ace-ER的有效性和安全性。这是迄今为止针对GNE肌病的最大规模的临床试验，提供了一级证据，证明Ace-ER与安慰剂相比不能改善GNE肌病患者的肌力。

GNE肌病的特征是由于SA的产生受损而导致肌肉力量的进行性丧失，这对肌肉细胞健康起着重要作用。Ace-ER计划的科学基础是取代SA的潜在缺陷，从而减缓肌肉力量和功能的进行性丧失。UX001-CL301在GNE肌病的3期研究中，与安慰剂相比，研究了Ace-ER的有效性和安全性。第三阶段研究无法确认在之前的第二阶段研究中观察到的益处。与安慰剂相比，Ace-ER在肌肉力量和功能的一级或二级测量上没有显示出治疗益处；与安慰剂相比，在任何探索性终点，Ace-ER都没有显著的治疗效果。总体而言，Ace-ER表现出可接受的安全性。

尽管这项第三阶段研究的结果表明，Ace-ER并不优于安慰剂，但针对GNE肌病的疾病机制或SA生物合成途径的治疗药物的开发仍可能被证明是有益的。SA不能很好地穿透肌肉。然而，不同剂型的缓释SA可能能够进一步渗透肌肉细胞，补充SA缺乏池，减缓肌肉衰退的速度。口服ManNAc是SA生物合成途径的前体，可以防止GNE肌病小鼠模型的肌肉无力，目前正在对GNE肌病患者进行开放式2期研究（NCT02346461）。研究人员们还在探索治疗GNE肌病的基因疗法。

从研究ACE-ER的有效性和安全性的临床试验中，其中最有希望的亮点是GNEM-FAS的开发，这是另一种经过验证的工具，将为未来在GNE肌患者群中进行临床研究奠定基础。

最大规模的GNE肌病临床试验UX001-CL301研究了SA缓释制剂Ace-ER的有效性和安全性。总体而言，ACE-ER耐受性良好，但在肌肉力量测量方面并未显示出优于安慰剂的优势。参与这项研究的患者的异质性和疾病进展速度为未来的研究如何评估远端肌病临床试验的疗效提供了参考[15]。

五　预后

GNE肌病进展缓慢，患者通常需要数十年才能从疾病的早期进展到晚期。疾病从下肢远端肌肉开始进展，然后是大腿肌肉，相对地保留股四头肌。步态逐渐受到影响，导致步态踏步、跌倒的风险增加，平衡能力下降，患者可以使用辅助设备，如踝足矫形器、拐杖和助行器。据估计，患者可能在症状出现10~20年后使用轮椅；上肢在症状出现5~10年后才会受到影响，并不一定遵循下肢远端到近端的进展；在疾病的晚期，颈部肌肉也会受到影响[17]；最终，疾病的发展可能导致骨骼肌功能的完全丧失和对照顾者的依赖[36-37]。这种疾病不会影响吞咽，也不会损害认知。

在早期使用唾液酸治疗，有些患者症状有所改善。

六　预防

尚无有效的预防方法、对症支持治疗可以最大限度地改善患者的生活质量。

七　问题与展望

由于GNE肌病的罕见，诊断GNE肌病可能很有挑战性，而且在临床表现不典型的患者中可能会变得更加困难。即使在同一个家族可以中，也可以观察到GNE肌病的表型变异[38]，遗传和环境因素被认为在不同患者的进展速度中起作用。目前仍没有有效的治疗方法，探究这种疾病的有效治疗方法和早期识别诊断仍是一个持续关注的话题。

参考文献

[1] NON AKA I，SUNOHARA N，ISHIURA S，et al. Familial distal my opathy with rimmed vacuole and lamellar（myeloid）body for mation[J]. J Neurol Sci，1981，51（1）：141–155.

[2] MITRANI–ROSENBAUM S，ARGOV Z，BLUMENFELD A，et al. Hereditary inclusion body myopathy maps to chromosome 9p1–q1[J]. Hum Mol Genet，1996，5：159–163.

[3] BROCCOLINI A，PESCATORI M，D'AMICO A，et al. An Italian family with autosomal recessive inclusion–body myopathy and mutations in the GNE gene[J]. Neurology，2002，59：1808–1809.

[4] KAYASHIMA T，MATSUO H，SATOH A，et al. Nonaka myopathy is caused by mutations in the UDP–N–acetylglucosamine–2–epimerase/N–acetylmannosamine kinase gene（GNE）[J]. J Hum Genet，2002，47：77–79.

[5] LU X H，PU C Q，HUANG X S，et al. Distal myopathy with rimmed vacuoles：Clinical and muscle morphological characteristics and spectrum of GNE gene mutations in 53 Chinese patients[J]. Neurol Res，2011，33（10）：1025–1031.

[6] EISENBERG I，AVIDAN N，POTIKHA T，et al.The UDP–N–acetylglucosamine 2–epimerase/N–acetylmannos amine kinase gene is mutated in recessive hereditary inclusion body myopathy[J]. Nat Genet，2001，29：83–87.

[7] NISHINO I，NOGUCHI S，MURAYAMA K，et al. Distal myopathy with rimmed vacuoles is allelic to hereditary inclusion body myopathy[J]. Neurology，2002，59：1689–1693.

[8] POGORYELOVA O，CAMMISH P，MANSBACH H，et al. Phenotypic stratification and genotype – phenotype correlation in a heteroge–neous ,

international cohort of GNE myopathy patients: First report from the GNE myopathy disease monitoring program, registry portion [J]. Neuromuscul Disord, 2018, 28 (2) : 158-168.

[9] MORI-YOSHIMURA M, OYA Y, YAJIMA H, et al. GNE myopathy: A prospective natural history study of disease progression [J] . Neuromuscul Disord, 2014, 24 (5) : 380-386.

[10] WU Y, YUAN L, GUO Y, et al. Identification of a GNE homozygous mutation in a Han-Chinese family with GNE myopathy[J]. Journal of Cellular and Molecular Medicine, 2015, 22: 5533-5538.

[11] HINDERLICH S, STASCHE R, ZEITLER R, et al. A bifunctional enzyme catalyzes the first two steps in N-acetylneuraminic acid biosynthesis of rat liver[J]. JBiol Chem, 1997, 272: 24313-24318.

[12] ULLOA-AGUIRRE A, TIMOSSI C, DAMIAN-MATSUMURA P, et al. Role of glycosylation in function of follicle-stimulating hormone[J]. Endocrine, 1999, 11: 205-215.

[13] HAGHIGHI A, NAFISSI S, QURASHI A, et al. Genetics of GNE myopathy in the non-Jewish Persian population[J]. European journal of human genetics, 2012, 24: 243-251.

[14] MALICDAN M C V, NOGUCHI S, NISHINO I. A preclinical trial of sialic acid metabolites on distal myopathy with rimmed vacuoles/hereditary inclusion body myopathy, a sugar-deficient myopathy: A review[J]. Therapeutic Advances in Neurological Disorders, 2010, 3 (2) : 243.

[15] LIU N, WANG Z, WANG H, et al. Muscle biopsy and UDP-N-acetylglucosamine 2-epimerase/N-acetylmannosamine kinase gene mutation analysis in two Chinese patients with distal myopathy with rimmed vacuoles.[J]. Neuroreport, 2015, 26 (10) : 255.

[16] 郭璇. GNE肌病临床、病理诊断及鉴别诊断分析[D]. 石家庄：河北医科大学，2015.

[17] CARRILLO N, MALICDAN M C, HUIZING M. GNE Myopathy: Etiology, diagnosis, and therapeutic challenges [J]. The Journal of the American

Society for Experimental NeuroTherapeutics，2018，15（4）：910–914.

[18] MALICDAN M C，NONAKA I. Distal myopathies a review highlights on distalmyopathies with rimmed vacuoles[J]. Neurol India，2008，56（3）：314–324.

[19] NAIDOO N，ZHU J，ZHU Y，et al. Endoplasmic reticulum stress inwake–active neurons progresses with aging[J]. Aging Cell，2011，10（4）：640–649.

[20] 张羽彤，蒲传强. 遗传性包涵体肌病的基因研究进展[J]. 国际神经病学神经外科学杂志，2019，46（05）：572–576.

[21] 宋佳，张杰文，庞咪，等. GNE肌病的临床、病理特点及基因分析[J]. 中华神经医学杂志，2018，17（6）：610–614.

[22] 刘楠，张颖，苗晶，等.伴镶边空泡远端肌病患者*GNE*基因突变分析[J].中华神经科杂志，2015，48（1）：32–35.

[23] 鲁向辉，蒲传强，石强，等. 伴镶边空泡远端肌病患者*GNE*基因突变分析[J].南方医科大学学报，2011，31（8）：1421–1424.

[24] LU X，PU C，HUANG X，et al. Distal myopathy with rimmed vacuoles：Clinical and muscle morphological characteristics and spectrum of GNE gene mutations in 5 3 Chinese patients[J]. Neurol Res，2011，33（10）：1025–1031 .

[25] BOYDEN S E，DUNCAN A R，ESTRELLA E A，et al. Molecular di agnosis of hereditary inclusion body myopathy by linkage analy–sis and identification of a novel splice site mutation in GNE [J] . BMC Med Genet，2011，12：87.

[26] MORI–YOSHIMURA M，MONMA K，SUZUKI N，et al. Heterozy gous UDP– GlcNAc 2 – epimerase and N – acetylmannosamine ki nase domain mutations in the GNE gene result in a less severe GNE myopathy phenotype compared to homozygous N – acetyl–mannosamine kinase domain mutations [J]. J Neurol Sci，2012，318（1–2）：100–105 .

[27] AMSILI S，SHLOMAI Z，LEVITZKI R，et al. Characterization of hereditary inclusion body myopathy myoblasts：Possible primary impairment of apoptotic events[J]. Cell Death Differ，2007，14（11）：1916–1924.

[28] EISENBERG I，NOVERSHTERN N，ITZHAKI Z，et al.Mitochondrial processes are impaired in hereditary inclusion body myopathy[J]. Hum Mol

Genet，2008，17（23）：3663-3674.

［29］陈琦，焉传祝，刘淑萍，等. 17例中国人有镶边空泡远端肌病临床病理特点及预后随访[J]. 中华医学杂志，2008，88（19）：1313-1317.

［30］CHAI Y，BERTORINI T E，MCGREW F A. Hereditary inclusion-body myopathy associated with cardiomyopathy：Report of two siblings[J]. Muscle Nerve，2011，43：133-136.

［31］MORI-YOSHIMURA M，OYA Y，HAYASHI Y K，et al. Respiratory dysfunction in patients severely affected by GNE myopathy（distal myopathy with rimmed vacuoles）[J]. Neuromuscul Disord，2013，23：84-88.

［32］JAY C M，LEVONYAK N，NEMUNAITIS G，et al. Hereditary inclusion body Myopathy（HIBM2）[J]. Gene Regul Syst Biol，2009，3：181-90.

［33］鲁向辉，蒲传强.遗传性包涵体肌病研究进展[J].国际神经病学神经外科学杂志，2010，37（01）：73-76.

［34］MORI-YOSHIMURA M，OYA YASUSHI Y，YONEMOTO N，et al. GNE myopathy：A prospective natural history study of disease progression[J]. Neuromuscular Disorders：NMD，2014，24（5）：235.

［35］SPECTOR S A, LEMMER J T, KOFFMAN B M, et al. Safety and efficacy of strength training in patients with sporadic inclusion body myositis[J]. Muscle Nerve，1997，20（10）：1242-1248.

［36］HUIZING M，MALICDAN MV，KRASNEWICH D M，et al. Scriver's onlin emetabolic and molecular bases of inherited disease[M]. New York：McGraw-Hill，2014.

［37］SLOTA C，BEVANS M，YANG L，et al. Patient reported outcomes in GNE myopathy：Incorporating a valid assess-ment of physical function in a raredisease[J]. Disabil Rehabil，2017，10：1-8.

［38］DE DIOS JOHN KARL L，SHRADER JOSEPH A，JOE GALEN O，et al. Atypical presentation of GNE myopathy with asymmetric hand weakness[J]. Neuromuscular Disorders，2014，24（12）：158.

（张誉）

第九节　先天性肌无力综合征

先天性肌无力综合征（congenital myasthenic syndrome，CMS）是由于神经肌肉接头处的突触前、突触、突触后缺陷，导致神经肌肉传递障碍，而产生的一组临床表现相似的肌无力疾病。临床上罕见，CMS的患病率估计为25～125/1 000 000。通常发生于新生儿或2岁以前的幼儿，亦可发生于成人。其临床表现与重症肌无力相似，易被误诊为重症肌无力。

根据治疗反应，我们将CMS分为几种类型：对胆碱酯酶（ACHE）抑制剂治疗反应良好型，对麻黄素治疗反应良好型，对离子通道药物治疗反应良好型，对3，4-二氨基吡啶（3，4-DAP）治疗反应良好型等。下面我们将对各型中的每一种疾病的概况、遗传、基因、发病机制、临床特征、诊断、治疗、预后、预防、存在的问题及展望进行介绍，并附典型病例，供读者参考，以便使这些可治性CMS能够得到早期诊断和早期治疗。

对胆碱酯酶抑制剂治疗反应良好的CMS：AChR亚单位隐性突变所致的AChR缺乏症、快通道综合征、新生儿家族性肌无力、先天性突触囊泡缺乏和量子释放减少、*RAPSN*基因突变所致CMS、*GFPT1*基因突变所致CMS、*DPAGT1*基因突变所致CMS。

对麻黄素治疗反应良好的CMS：先天性终板乙酰胆碱酯酶缺乏症、层粘连蛋白β2缺乏症、*DOK7*基因突变所致CMS、*AGRN*基因突变所致CMS。

对离子通道药物治疗反应良好的CMS：慢通道综合征。

对3，4-DAP治疗反应良好的CMS：AChR亚单位隐性突变所致的AChR缺乏症、快通道综合征。

一 | 对胆碱酯酶抑制剂治疗反应良好的CMS

（一）AChR亚单位隐性突变所致的AChR缺乏症

1. 疾病概述

AChR亚单位隐性突变所致的AChR缺乏（AChR deficiency caused by recessive mutations AChR subunits）是指由于AChR亚单位基因（*CHRNA1*、*CHRNB1*、*CHRND*、*CHRNE*）隐性突变引起AChR缺乏而发生肌肉无力的一组疾病，呈常染色体隐性遗传。这种类型在CMS中最多见，约占1/3的CMS病例[1]。*CHRNA1*、*CHRNB1*、*CHRND*、*CHRNE*基因突变导致对应的α、β、δ和亚单位功能障碍，导致乙酰胆碱受体缺乏。

CHRNA1（烟碱型胆碱能受体α1亚单位，cholinergic receptor nicotinic alpha 1 subunit）基因定位于2q31.1，基因组全长约2 3881bp，含有10个外显子和9个内含子，cDNA长约2 059bp，编码含有457个氨基酸组成的40kD的烟碱型乙酰胆碱受体α亚单位蛋白。两个α，一个β、δ和ε，共5个亚单位组成分子量约275kD的乙酰胆碱受体（acetylcholine receptor，AChR）。5个亚单位围成一个离子通道，外口较宽，内口较窄。只有α亚单位能和Ach结合，2分子的Ach和2个α亚单位结合。每个亚单位均有4个疏水跨膜功能区，称M1、M2、M3、M4，每个亚基的M2区共同围成通道。AChR位于细胞膜上，并在神经肌肉接头处富集，与Ach结合后开放离子通道，形成运动终板电位，导致骨骼肌兴奋收缩。*CHRNA1*基因常见的隐性突变有459insG、381delC、G74C、F233V。

CHRNB1（烟碱型胆碱能受体β1亚单位，cholinergic receptor nicotinic beta 1 subunit）基因定位于17p13.1，基因组全长约19 527bp，含有11个外显子和10个内含子，cDNA长约2 650bp，编码含有501个氨基酸组成50kD的乙酰胆碱受体β亚单位蛋白，参与组成AChR。*CHRNB1*基因常见的隐性突变有752del224、1276del9。

CHRND（烟碱型胆碱能受体δ亚单位，cholinergic receptor nicotinic delta subunit）基因定位于2q37.1，基因组全长约16 284bp，含有12个外显子和11个内含子，cDNA长约2 962bp，编码含有517个氨基酸组成64 kD的乙酰胆碱受体δ亚单位蛋白，参与组成AChR。*CHRND*基因常见的隐性突变有I58K、756del2、

P250Q。

CHRNE（烟碱型胆碱能受体ε亚单位，cholinergic receptor nicotinic epsilon subunit）定位于17p13.2，基因组全长约12 307bp，含有12个外显子和11个内含子，cDNA长约2 482bp，编码含有493个氨基酸组成54kD的乙酰胆碱受体ε亚单位蛋白，参与组成AChR。*CHRNE*基因常见的隐性突变有I58K、756del2、P250Q。

成人终板上的AChR是同源亚基的五聚体α2β1δ1ε1构成。婴儿的AChR则是α2β1δ1γ1，这种受体在胎儿31周前在终板上是正常表达的。绝大多数突变位于ε亚单位的基因*CHRNE*，对此可能的解释是此处γ亚单位可作为ε亚单位的替代物，以减轻来自ε亚单位致死性无效突变的临床症状。在*CHRNA1*、*CHRNB1*或*CHRND*两个等位基因中均具有无效突变的患者由于没有替代的亚基存在，很可能具有胚胎致死性。非α亚单位中具有杂合子或纯合子低表达子突变的患者受到严重影响，其在婴儿期或幼儿期死亡率很高。目前从膜片钳和免疫细胞化学两方面得来的证据表明，当ε亚单位基因发生无效突变时，γ-AChR又在终板上出现。尽管γ-AChR延长了通道开放的时间，但是，因为突触电流由于严重的AChR缺乏而得到限制，这样就保护了突触后区域免受离子超载的影响。γ-AChR开放时其传导性较低，是成熟ε-AChR的1/3。

除了胎儿γ-AChR在终板上持续表达外，当CMS患者伴有能严重降低AChR表达的突变时，还有其他机制可能有助于改善神经肌肉的传导。神经芽生，这就增加了终板区域的数量，这种芽生对于细胞核诱导AChR亚单位基因的转录具有非常重要的作用，增加终板AChR的总数；突触后AChR缺乏诱发了神经刺激引起的AChR量子释放的增加；在ε亚基无效突变存在时，在终板上可表达不含有ε亚基的受体类型α2γδ2。然而该型受体能够在终板表达，但因它和AChR的亲和力低，所以也不能很好地发挥作用，另外，即使在低浓度AChR存在的情况下，它也很容易变得对递质不敏感。

严重的终板AChR缺乏可由于AChR亚单位基因*CHRNA1*、*CHRNB1*、*CHRND*或*CHRNE*基因不同形式的隐性突变所致。突变可以是纯合的，但更多的是杂合突变。造成严重终板AChR缺乏的不同类型的隐性突变作用方式如下：①翻译链成熟前终止的突变，这些突变是发生在拼接部位的移码突变，突变直接产生终止子。②在信号肽区的错义突变。③发生在残基部位的突变，对形成无聚体受体非常重要，这种类型的突变见于N端糖基化区；半胱氨酸128区，该残基对于在细胞外形成C128-C142二硫环是非常必要的；胞外精氨酸147区，该残基参与亚基的形成。④既影响AChR表达又影响其动力学的错义突变，例如，在M3和M4之间长的胞质环内的突变 ε R311W和 ε 1254ins18能缩短通道开放时间，而M1区的 ε P245L突变能增加通道的开放时间。

目前，AChE抑制剂和3，4-二氨基吡啶（3，4-DAP）被用于该病的治疗，部分患者的运动功能可以明显改善。

2. 临床特征

上述四种基因突变的患者均具有共同的临床特征。

（1）多数在出生时或婴儿早期发病，也有成人发病者，男性多于女性。表现为软婴儿，肌张力低、哭声小、喂养困难，竖颈困难，中度至重度肢体肌无力[2]，经常伴有眼睑下垂和眼外肌轻瘫，可伴有面肌、颈肌和肢带肌无力[3]。

（2）血清学检测为AChR抗体阴性。

（3）肌肉活检显示终板区的数量增多，在肌纤维的分布区域增大。神经肌肉接头皱褶的完整性保存，但和正常相比，一些终板区结构简化，形态变小。AChR在接头皱褶的分布呈斑片状，接头皱褶对AChR反应密度减少。电镜检查突触后皱褶的数量减少，伴有AChR密度的降低。

（4）目前已经在*CHRNA1*、*CHRNB1*、*CHRND*和*CHRNE*基因中共发现超过60种隐性突变形式，这些突变均能明显降低AChR五聚体的表达，其中以*CHRNE*基因突变最为常见，已发现50多种隐性突变[4]。

3. 诊断

诊断依据主要结合临床表现，遗传方式及基因检测到*CHRNA1*、*CHRNB1*、*CHRND*或*CHRNE*基因存在的致病性纯合或复合杂合突变。胆碱酯酶抑制剂疗效较好。该病在临床上常常需要与婴儿型重症肌无力、脊肌萎缩症1型、婴儿型庞贝病等相鉴别。

4. 治疗

抗胆碱酯酶药物如吡啶斯的明治疗有效，可明显改善患儿运动能力，可以走路上学，可以不同程度地跑跳。该药可以延长AChR在突触间隙内的作用期。抗胆碱酯酶药物治疗效果不显著的患者可加用3，4-DAP[4]。3，4-DAP是一种钾通道阻滞剂，可通过延长突触前动作电位的持续时间使Ca^{2+}进入神经末梢突触前膜，从而增加AChR释放，有益于缓解患者的症状[5]。另有个案报道，抗胆碱酯酶药物和3,4-DAP治疗无效的病例应用叔丁胺醇后症状有所改善[6]。

5. 预后

CHRNA1、*CHRNB1*或*CHRND*的两个等位基因中突变的患者由于没有可替代的亚基，AChR缺乏较严重，可能具有胚胎致死性，部分患者在新生儿期死亡。*CHRNE*基因突变的患者γ亚基可替代ε亚基参与组成AChR，这可能是*CHRNE*基因突变患者所占比例大的原因，但其终板的AChR含量仍然大约只有正常水平的10%[4]。在一项针对46名患者的吡啶斯的明治疗随访中（中位随访时间12年），大多数患者呈良性病程，仅有轻度加重，但有2名成年患者在呼吸道感染后需要插管，11名超过40岁的患者中有10人尚能独立行走[7]。

6. 预防

对于疑似CMS的患儿，进行基因检测突变基因及突变位点并结合临床特征进行确诊分型对于预防是非常重要的。AChR亚单位隐性突变所致的AChR缺乏症患儿的父母应进行突变位点验证以明确突变来源。若突变分别来源于父母，在患儿母亲再次怀孕时，应在孕10～13周进行绒毛穿刺或孕16周后通过羊膜腔穿刺取得胎儿细胞进行突变基因的检测，当确认胎儿带有与先证者相同基因突变时，提示是患胎。

下面以*CHRNA1*基因突变为例，介绍常染色体隐性遗传病的遗传咨询和产前诊断步骤。

遗传咨询：①确定患者的诊断，包括婴幼儿出生后软婴儿，肌张力低、哭声小、喂养困难，竖颈困难等。建立遗传档案，明确*CHRNA1*基因突变情况。②绘制家系图，明确是否符合常染色体隐性遗传规律，男女患病率有无差异。有些家系可能无阳性家族史。可能的原因有：先证者上2代可能为阳性携带者，无患者；先证者为继父母收养；先证者双亲早亡；先证者家系发病延迟或外显不全；先证者自发新发突变；先证者父母为生殖细胞嵌合体。③对先证者进行*CHRNA1*基因检测，确定相应的基因致病性点突变。若考虑为父源性精子嵌合体或母源性嵌合体，可对先证者父母的精子或卵子进行二代测序，找到嵌合体的证据。④若配偶未携带相同基因突变，则先证者生育的子代均为携带者；若配偶为相同基因突变携带者，则子代有一半可能为患者，一半可能为携带者；若配偶为相同基因突变患者，则后代均为患者。

产前诊断：①应首先确认先证者的临床表型和*CHRNA1*基因致病性突变位点。②确认遗传方式是典型的常染色体隐性遗传。③在妊娠10～13周进行绒毛穿刺取样或孕16周以后羊膜腔穿刺抽取羊水进行胎儿细胞的*CHRNA1*基因检测，当确认胎儿带有与先证者*CHRNA1*基因相同的突变时，提示是患胎，应在知情同意的情况下，由其双亲决定采取下一步的处理措施。对于最终被选择继续妊娠的“异常”胎儿，出生后应积极给予尽早地干预治疗及密切的追踪随访，以期取得较好的治疗效果及疾病转归。④对于患者有典型的临床表型和明确的*CHRNA1*基因致病性突变，其父母体细胞未检测到相同基因突变，也应在妊娠10～13周进行绒毛穿刺或孕16周后进行羊水中胎儿细胞的*CHRNA1*基因的检测，确定是否存在与先证者相同的突变，因其父母亲有生殖细胞嵌合体的可能。⑤对确认的父源性或母源性生殖细胞嵌合体，也可选择进行种植前诊断，避免患胎的治疗性流产。⑥对于产前基因诊断后出生的新生儿，应进行随访和记录。

7. 问题与展望

CHRNA1、*CHRNB1*、*CHRND*和*CHRNE*基因的突变亦可导致慢通道综合征或快通道综合征，其治疗方案不同。因此，对于部分临床表现不典型或既往未报道突变的病例，需要进行AChR表达量及其动力学检测以鉴别，这在临床常规检测中难以实现，需与研究机构或实验室加强合作，明确分型以指导治疗。另外，这类患者可治，但罕见。应多开展提高临床医生诊断水平方面的培训。

（二）快通道综合征

1. 疾病概述

快通道综合征（fast channel syndrome due to gating abnormality）是由于AChR通道开闭异常所致，这是2000年由Engel A G发现的另一种先天性CMS，呈常染色体隐性遗传，临床表现与AChR亚单位隐性突变所致的AChR缺乏症相似。基因突变引起AChR的不同结构域和亚基的蛋白改变。目前在已报道的病例中，突变基因包括*CHRNA1*、*CHRND*和*CHRNE*，对应基因编码乙酰胆碱受体α、δ和ε亚基。

CHRNA1、*CHRND*和*CHRNE*基因结构见前述。该病是由一个等位基因的隐性快速通道突变伴有第二个等位基因的无表达或低表达突变引起的，少数情况是由两个等位基因的隐性快速通道突变引起的[8]。

与慢通道综合征相反，快通道综合征ε亚基电流异常快速衰减，通道开口异常短暂，电流和电压的幅度降低。不同的隐性快速通道突变具有不同的致病机制，发生在细胞外结构域的εP121L和εW55R降低了AChR与乙酰胆碱的亲和力；αV132L、αV188M和δL42P则干扰了AChR与激动剂的结合；在M3跨膜域中的αV285I降低了通道门控效率；位于胞质一侧的ε亚基长环中的N436del通过降低二配体受体的稳定性来缩短通道开口时间；ε亚基c.1254ins18和A411P导致通道门控动力学异常引起开口短暂的通道比例增加。此外，一些致病突变包含有以上多种机制。

该病通过胆碱酯酶抑制剂治疗，可明显改善肌无力的症状。

2. 临床特征

（1）快通道综合征在出生时即发病，表现为软婴儿，肌张力低、哭声小、喂养困难。婴儿早期即出现易疲劳现象，竖颈困难，四肢近端活动少。

（2）肌无力可累及面肌、延髓肌、颈部屈肌，躯干和四肢。当致病突变发生在激动剂结合位点附近、跨膜结构域中或者影响了激动剂结合与门控通道之间的偶联时，临床症状重；突变位于ε亚基的胞质长环上时，严重程度次之。

（3）肌肉病理表现为AChR在神经肌肉接头处的数量减少，一些终板区接头皱褶变稀疏、表浅。微小终板电流显示通道激活时间缩短。

3. 诊断

目前仅根据临床特征无法做出快速通道综合征的诊断，需结合基因检测结果分析。应检测到一个等位基因的隐性快速通道突变伴有第二个等位基因的无表达或低表达突变，或检测到两个等位基因的隐性快速通道突变。在报道的病例中，*CHRNA1*基因常见的隐性快速通道突变有V285I、V132L、αV188M等，*CHRND*基因常见的隐性快速通道突变有E59K、P250Q、L42P等，*CHRNE*基因常见的隐性快速通道突变有P121L、A411P、W55R等。

4. 治疗

快通道综合征的治疗与慢通道综合征相反。胆碱酯酶抑制剂和3，4-DAP治疗有一定效果，应避免使用奎宁、奎尼丁和氟西汀[4，1]。在一项12例快通道综合征患者的药物治疗研究中，吡啶斯的明治疗均有一定疗效，其中9名患者的疗效良好，面部、肢体无力均得到明显改善；有7名患者加用3，4-DAP治疗，4人疗效进一步明显提升，3人疗效提升不明显；1名患者尝试加用麻黄碱治疗无效[10]。

5. 预后

虽然快通道综合征的临床表现与AChR亚单位隐性突变所致的AChR缺乏症相似，但前者的临床症状更为严重，患者出生时即可出现延髓肌麻痹表现，且更容易在儿童期因为呼吸道感染等发生呼吸衰竭而死亡。在一项12例患者的治疗随访研究中，尽管应用吡啶斯的明治疗（部分加用3，4-DAP），仍有2名患者在儿童期因呼吸道感染引发呼吸衰竭死亡，三名成年患者中两人丧失行走能力[10]。

6. 预防

快通道综合征患儿症状较重，因此预防尤为重要。由于疾病呈常染色体隐性遗传，该病患儿的父母应首先进行突变位点的验证，以明确突变的来源。若致病的两个等位基因的突变分别来自父母，则患儿母亲再次怀孕后，在孕10～13周进行绒毛穿刺或孕16周后通过羊膜腔穿刺取得胎儿细胞检测，若检测到与先证者相同的两个等位基因突变时，则为患胎。在充分知情的情况下，由胎儿父母决定进一步的处理措施。

遗传咨询和产前诊断参照“*CHRNA1*基因突变”的处理方式。

7. 问题与展望

快通道综合征患者在儿童期易发生急性发作的严重呼吸道疾病，因此为患儿父母进行定期的患儿复苏、紧急使用无创通气培训有助于延长患儿寿命。目前尚不清楚患者容易发生急性发作的严重呼吸道疾病的原因，未来关于其机制的研究或能为其治疗带来新的靶点。

（三）新生儿家族性肌无力

1. 疾病概述

新生儿家族性肌无力（familial infantile myasthenia，FIM）也称为Ach再合成或包装障碍（defect in Ach resynthesis or packaging）或先天性重症肌无力伴有阵发性窒息（congenital MG with episodic apnea）。Mora和Engel AG（1987年）等以家族性婴儿肌无力报道了3例患者，并首先提出患者肌无力的原因是Ach合成和包装障碍。病变的部位在突触前，该病呈常染色体隐性遗传，仅占大约5%的CMS病例[1]。

该病致病基因为*CHAT*（胆碱-O-乙酰基转移酶，Choline-O-acetyltransferase）基因，定位于10q11.23，基因组全长约63kb，含有16个外显子和15个内含子，cDNA长约2 458bp，编码含有630个氨基酸组成69kD的ChAT蛋白。ChAT在神经元胞体内合成，随轴浆顺向运输到神经末梢，催化胆碱能神经元中乙酰辅酶A和胆碱合成ACh。

*CHAT*基因突变导致ChAT缺乏，继而ACh合成障碍，导致神经肌肉接头ACh释放减少，导致肌无力等一系列临床症状。

2. 临床特征

（1）本病的特征是出生时或婴幼儿早期发病，出现波动性的眼肌麻痹或睑下垂，婴儿早期表现喂养困难、活动后无力，可出现突然性窒息发作[11]，哭闹、呕吐或发热后加重。患者出现上睑下垂，肢体肌肉无力，易疲劳，并反复发作潜在致命性呼吸暂停，感染和应激可触发发作，少数在儿童期或成年初期才开始出现发作性呼吸暂停。每次发作后，都可以有部分或完全恢复；在两次发作之间，患者可以正常或表现为轻度肌无力。一般患者生存时间长，发作性呼吸暂停可随着年龄的增大而减轻。患者的腱反射正常。

（2）肌肉MRI检查一般无异常，神经肌肉接头和AChR未发现组织学和超微结构的异常。在活检肌肉中进行体外微电极研究可能提示适度的电量释放降低。

（3）电生理研究发现，该病的终板电位和微小终板电位在静息时正常，低频神经重复电刺激（2～3 Hz）正常，而持续5 min的高频（10 Hz）神经重复电刺激，可观察到持续递减反应。复合肌肉动作电位和终板电位振幅递减50%以上（正常递减<30%），并在至少5min后逐渐恢复。

（4）本病和重症肌无力的区别在于ACh合成和包装障碍时，神经肌肉接头的超微结构是正常的，AChR的分布正常，终板无免疫复合物沉积，每克肌肉组织含有的AChR的总数量正常。

3. 诊断

本病的诊断要点有：①符合常染色体隐性遗传。②出生时或婴幼儿早期发病，肌肉无力、易疲劳，肌张力低下。③发作性呼吸暂停，可由感染和应激触发。④低频神经重复电刺激正常，高频神经重复电刺激可观察到持续递减反应。⑤*CHAT*基因检测到致病性的纯合突变或复合杂合突变。

4. 治疗

本病用AChEI治疗有效，且AChEI能减少患者呼吸暂停发作的次数，免疫治疗无效。呼吸暂停发作时应予肌内注射新斯的明甲基硫酸盐治疗，AChEI即使在无症状患者中也应继续使用，但受影响严重的患者可能疗效欠佳。指导患者家属在家中使用便携式呼吸器、呼吸暂停监测器及肌内注射新斯的明甲基硫酸盐[12]。

5. 预后

患者可因呼吸暂停引发的继发性缺氧性脑损伤而遗留精神运动发育迟滞。少数患者由于顽固的呼吸暂停反复发作，需要持续的呼吸支持。尽管进行了规范的AchEI治疗，但患者近端肌肉无力仍逐渐发展，最终需要坐轮椅[13]。

6. 预防

新生儿家族性肌无力呈常染色体隐性遗传。患儿确诊本病后，患儿母亲再次怀孕前，患儿父母应首先进行患儿突变位点的验证，以明确突变的来源。若致病的两个等位基因的突变分别来自父母，则患儿母亲再次怀孕后，在孕10～13周进行绒毛穿刺或孕16周后通过羊膜腔穿刺取得胎儿细胞检测，若检测到与先证者相同的两个等位基因突变，则为患胎。在充分知情的情况下，由胎儿父母决定进一步的处理措施。

遗传咨询和产前诊断参照“*CHRNA1*基因突变”的处理方式。

7. 问题与展望

新生儿家族性肌无力是可治性的，早期治疗可减少呼吸暂停发作引起的继发性缺氧性脑损伤，可改善患者的临床预后，因此早期诊断极为关键。患儿呼吸暂停发作易被误认为抽搐发作，需引起注意。此外，ChAT在中枢神经系统中广泛表达，但在临床上无法确定患者大脑中的ChAT缺乏是否对脑功能有直接影响，以及AChEI治疗是否对患儿出现的精神运动发育迟滞有改善作用，未来这些研究将会为本病的治疗提供新的靶点和证据。

（四）先天性突触囊泡缺乏和量子释放减少

先天性突触囊泡缺乏和量子释放减少（congenital paucity of synaptic vesicles and reduced quantal release）是另一种突触前疾病，已报道病例极少。Engel AG等在1990年首次报道1例[14]。该患者是女性，自幼出现延髓肌和四肢肌无力，并易疲劳；病情一直稳定，无加重；眼外肌、延髓肌和四肢近端肌疲劳试验阳性。目前该病尚未发现有关的致病基因，致病机制不清，猜测的可能机制有：①脊髓前角细胞突触囊泡形成障碍。②突触囊泡的轴突运输受阻。③神经末梢突触囊泡再循环缺陷。

该病的临床特征是出生时起病，表现为延髓支配的肌肉或四肢肌的无力。有睑下垂和面肌无力，部分患者眼外肌的运动功能受累、易疲劳。用低频电刺激神经出现肌肉的运动电位减少。微电极研究发现微小终板电位正常。终板电位的量子含量明显减少。电镜超微结构发现突触囊泡减少，突触结构正常，AChR数量和形态正常。抗胆碱酯酶抑制剂。

（五）*RAPSN*基因突变所致CMS

1. 疾病概述

RAPSN（突触受体相关蛋白，receptor associated protein of the synapse）基因突变所致CMS，亦称CMS 11型，呈常染色体隐性遗传，占大约14%的CMS病例[1]。由*RAPSN*基因的纯合或复合杂合突变引起的，肌无力症状与重症肌无力相似。吡啶斯的明、3，4–DAP和沙丁胺醇疗效较好。

*RAPSN*基因定位于11p11.2，基因组全长约18kb，包含8个外显子和7个内含子，cDNA全长约1 622bp，编码412个氨基酸组成43kD的Rapsyn蛋白，该蛋白位于神经肌肉接头处突触后膜，对于AChR聚集和锚定在突触后膜中至关重要。

Rapsyn蛋白的卷曲螺旋结构域与AChR亚基的长胞质环结合，C末端结构域与细胞骨架蛋白β–dystroglycan结合，从而使Rapsyn–AChR复合物与细胞骨架结合。Rapsyn蛋白功能缺陷引起终板上继发性AChR的缺乏，导致神经肌肉接头信号传递障碍[15]。

2. 临床特征

（1）大多数患者在10岁前发病，大约1/3的患者在出生时出现关节软化或其他先天性畸形。间歇性感染或者发热可触发呼吸困难，导致缺氧性脑病。患者临床表现与重症肌无力相似，表现为波动性上睑下垂，伴有颈部和四肢近端肌无力，肌张力低下，可出现延髓麻痹。总体上，*RAPSN*基因突变所致CMS导致的继发性AChR缺乏比原发性AChR缺乏的症状轻。

（2）血清CK水平正常，AChR抗体阴性。运动和感觉神经传导正常，重复神经电刺激检查在低频（2～5Hz）条件下出现波幅递减。电生理研究表明，由于终板上AChR的缺乏，导致微型终板电位和电流的振幅较低。肌肉活检可见终板的AChR减少。

（3）基因检测可检测到*RAPSN*基因的致病性纯合或复合杂合突变，目前

*RAPSN*基因已报道有超过50种致病突变，其中最常见的突变是c.264C > A、p.Asn88Lys[16]。

3. 诊断

本病的诊断要点有：①符合常染色体隐性遗传。②通常10岁前发病，波动性上睑下垂，伴有颈部和四肢近端肌无力，肌张力低下，可出现延髓麻痹。③感染和应激触发病情间歇性恶化。④低频神经重复电刺激出现递减反应。⑤肌肉活检可见终板AChR减少。⑥*RAPSN*基因检测到致病性的纯合突变或复合杂合突变。

4. 治疗

胆碱酯酶抑制剂治疗效果良好，并可显著减少感染或者发热引发的间歇性病情恶化，加用3,4-DAP可进一步改善症状[17]。此外麻黄碱和沙丁胺醇治疗也有一定疗效[18]。应用氟西汀可加重病情[19]。

5. 预后

随着年龄的增长，患儿呼吸系统疾病的发生频率和严重程度往往会降低，6岁以后很少发生间歇性恶化。胆碱酯酶抑制剂治疗能明显改善症状，且能减少感染或者发热引发的间歇性病情恶化。患者除间歇性恶化外，病程稳定，大多数患者不会丧失行走能力[17]。

6. 预防

*RAPSN*基因突变所致CMS呈常染色体隐性遗传，患儿确诊本病后，患儿母亲再次怀孕前，患儿父母应首先进行患儿突变位点的验证，以明确突变的来源。若致病的两个等位基因的突变分别来自父母，则患儿母亲再次怀孕后，在孕10～13周进行绒毛穿刺或孕16周后通过羊膜腔穿刺取得胎儿细胞检测，若检测到与先证者相同的两个等位基因突变，则为患胎。在充分知情的情况下，由胎儿父母决定进一步的处理措施。

遗传咨询和产前诊断参照“*CHRNA1*基因突变”的处理方式。

7. 问题与展望

*RAPSN*基因突变所致CMS的临床表型具有较好的均质性，胆碱酯酶抑制剂治疗效果良好，病程相对良性，但需要重点关注疾病的间歇性恶化。本病发生间歇性恶化的频率和严重程度随着年龄增长降低，未来关于此现象的机制研究可能为早期治疗、改善临床结局带来新的靶点。

（六）*GFPT1*基因突变所致CMS

1. 疾病概述

*GFPT1*基因突变所致CMS，亦称CMS 12型，为常染色体隐性遗传疾病，大约仅占CMS病例的3%。临床表现为缓慢进展的近端肌肉无力。胆碱酯酶抑制剂有一定疗效。

GFPT1（谷氨酰胺-6-磷酸果糖转氨酶1，glutamine-fructose-6-phosphate transaminase 1）基因定位2p13.3，基因组全长约74kb，包含20个外显子和19个内含子，cDNA全长约8 665 bp，编码699个氨基酸组成的谷氨酰胺-6-磷酸果糖转氨酶1（GFPT1）。GFPT1位于细胞质中，是葡萄糖向己糖胺生物合成途径的关键酶，为蛋白质和脂质的糖基化提供基础。

糖基化可增加新生肽的溶解性、折叠性、稳定性，参与蛋白质组装和细胞内运输。O-糖基化在高尔基体中发生，在丝氨酸和苏氨酸的羟基上加糖残基；N-糖基化发生在内质网，通过一系列反应在天冬酰胺上加上由2个葡萄糖、9个甘露糖和2个N-乙酰葡糖胺组成的氨基聚糖。在糖基化缺陷所致的CMS中，肌纤维中管状聚集体是诊断依据之一，但并不存在于所有患者中。GFPT1控制葡萄糖进入己糖胺途径，最终生成糖基化的前体。GFPT1功能缺陷导致蛋白质糖基化障碍。GFPT1普遍存在于各器官组织，在神经肌肉接头，终板相关糖蛋白（例如MuSK、凝集素CAGRN和肌聚糖等）糖基化过低导致功能缺陷[4]。此外，乙酰胆碱受体亚基糖基化障碍，导致AChR不能有效地运输到细胞表面膜也是可能的致病机制[20]。

2. 临床特征

（1）通常在10岁前发病，亦有报道在青春期发病，表现为缓慢进展的四肢近端肌肉无力，部分患者累及中轴肌，运动后易疲劳，一般不累及延髓肌和眼肌，肌肉萎缩不明显。

（2）血清肌酸激酶正常或轻度升高，AChR抗体阴性。神经电生理检查：重复神经电刺激显示递减的复合运动动作电位（CMAP）反应；单纤维肌电图显示神经肌肉传输受损，抖动增加。肌肉活检可见终板褶皱减少，神经末端变小，肌纤维中可见管状聚集体，主要集中在2型肌纤维[21]。

（3）基因检测可检测到*GFPT1*基因的致病性纯合或复合杂合突变，目前*GFPT1*基因已报道有超过30种致病突变，常见的突变有c.332G＞A、c.1496T＞G等[22]。

3. 诊断

本病的诊断要点有：①符合常染色体隐性遗传。②通常10岁前发病，表现为缓慢进展的四肢近端肌肉无力，运动后易疲劳。③感染和应激触发病情间歇性恶化。④重复神经电刺激显示递减反应。⑤肌肉活检可见肌纤维中存在管状聚集体。⑥*GFPT1*基因检测到致病性的纯合突变或复合杂合突变。

4. 治疗

大多数患者应用胆碱酯酶抑制剂效果较好，可显著改善临床症状，提高患者运动耐受性。加用3，4-DAP治疗可能能进一步改善症状，应用麻黄碱可能会加重病情[7，23]。

5. 预后

早期诊断和及时使用胆碱酯酶抑制剂，可以显著改善临床症状，使患者运动耐受性更高。

6. 预防

*GFPT1*基因突变所致CMS呈常染色体隐性遗传，患儿确诊本病后，患儿母亲再次怀孕前，患儿父母应首先进行患儿突变位点的验证，以明确突变的来源。若致病的两个等位基因的突变分别来自父母，则患儿母亲应在孕10～13周进行绒毛穿刺或孕16周后羊膜腔穿刺取得胎儿细胞进行检测，若检测到与患儿相同的两个等位基因突变，则为患胎。在充分知情的情况下，由胎儿父母决定进一步的处理措施。

遗传咨询和产前诊断参照“*CHRNA1*基因突变”的处理方式。

7. 问题与展望

该病的主要问题是罕见，临床经验不足。但这是一个可治疗的疾病，因此，提高临床医生诊断水平，进行临床方面的培训，显得十分重要。

（七）*DPAGT1*基因突变所致CMS

1. 疾病概述

*DPAGT1*基因突变所致CMS，亦称CMS 13型，为常染色体隐性遗传疾病，占CMS病例不足1%[1]。临床主要表现为四肢近端肌无力，应用胆碱酯酶抑制剂治疗有效。

DPAGT1（多萜醇磷酸-N-乙酰氨基葡萄糖磷酸转移酶1，dolichyl-phosphate

N-acetylglucosaminephosphotransferase1）基因定位于11q23.3，基因组全长约13 kb，包含9个外显子和8个内含子，cDNA全长1 913bp，编码408个氨基酸组成的多萜醇磷酸-N-乙酰氨基葡萄糖磷酸转移酶1。DPAGT1是一种内质网驻留酶，参与催化蛋白质N-糖基化的第一步。

*DPAGT1*是AChR亚基N-糖基化和AChR有效输送到细胞表面所必需的。DPAGT1功能缺陷引起AChR装配、输送到细胞膜障碍，导致终板AChR数量减少，神经肌肉接头信号传递障碍。

在临床上，应用胆碱酯酶抑制剂治疗效果较好。

2. 临床特征

（1）通常在婴幼儿期或儿童期起病，主要累及肢体近端肌肉，患者行走困难、易跌倒，面部、眼部和延髓肌很少受累。年轻的患者可有竖颈困难，疾病晚期可出现脊柱侧弯[24]。一些患者表现出智力低下和自闭症特征[25]。

（2）电生理研究发现，在低频重复神经电刺激下波幅递减，单纤维肌电图表现为抖动和阻滞，提示神经肌肉接头功能障碍。肌肉活检可见肌纤维内管状聚集体，终板发育不良，纤维类型的比例失调和肌纤维细胞器的变性、自噬[25]。

（3）基因检测可检测到*DPAGT1*基因的致病性纯合或复合杂合突变，目前*DPAGT1*基因已报道有超过20种致病突变。常见的突变有c.85A＞T、c.358C＞A、c.791T＞G等。

3. 诊断

本病的诊断要点有：①符合常染色体隐性遗传。②通常在婴幼儿期或儿童期起病，主要累及四肢近端肌肉。③低频重复神经电刺激显示递减反应。④肌肉活检可见肌纤维中存在管状聚集体。⑤*DPAGT1*基因检测到致病性的纯合突变或复合杂合突变。

4. 治疗

胆碱酯酶抑制剂治疗效果较好。部分病例应用3，4-二氨基吡啶有一定效果，可能与其增加乙酰胆碱从神经末梢的释放有关[24，26]。

5. 预后

早期诊断和及时使用胆碱酯酶抑制剂，可以改善患儿的临床症状。

6. 预防

*DPAGT1*基因突变所致CMS呈常染色体隐性遗传，患儿确诊本病后，患儿父

母应首先进行患儿突变位点的验证，以明确突变的来源。若致病的两个等位基因的突变分别来自父母，则患儿母亲再次怀孕后，应在孕10～13周进行绒毛穿刺或孕16周后通过羊膜腔穿刺取得胎儿细胞进行检测，若检测到与患儿相同的两个等位基因突变，则为患胎。在充分知情的情况下，由胎儿父母决定进一步的处理措施。

遗传咨询和产前诊断参照“*CHRNA1*基因突变”的处理方式。

7. 问题与展望

该病的主要问题是罕见，只占CMS的1%，因此临床经验不足。但这是一个可治疗的疾病，因此，提高临床医生诊断水平，进行临床方面的培训，显得很有必要。

二 对麻黄素治疗反应良好的CMS

（一）先天性终板乙酰胆碱酯酶缺乏症

1. 疾病概述

先天性终板乙酰胆碱酯酶缺乏症（congenital end-plate AChE deficiency）是由*COLQ*基因突变所致的终板乙酰胆碱酯酶缺乏引起的一种疾病，呈常染色体隐性遗传，大约占CMS病例的13%[1]。Engel AG在1977年首先报道，作为一种新的肌无力综合征，伴有终板AChE缺乏、神经末梢减小及ACh释放减少[27]。

COLQ（不对称乙酰胆碱酯酶胶原样尾亚基，collagen like tail subunit of asymmetric acetylcholinesterase）基因定位于3p25.1，基因组全长约78kb，包含17个外显子和16个内含子，cDNA长约2 960bp，编码455个氨基酸组成的不对称乙酰胆碱酯酶胶原样尾亚基，三个*COLQ*亚基组装成三重螺旋结构，位于基底膜中。

终板的AChE以T催化亚基构成的大小相似的球状形式和以1～3个四聚体AChE大小不同的非对称形式存在，该四聚体连接到三链胶原尾上，将该酶锚定在突触基底膜中。*COLQ*的N末端富含脯氨酸的附着结构域（PRAD）与AChE T四聚体相链接，PRAD、中央结构域以及将*COLQ*链组装成三重螺旋结构所需的C端都属于*COLQ*保守结构域。*COLQ*通过与MuSK 17的胞外域结合而锚定在突触间隙中[28]。*COLQ*基因突变导致三链胶原尾形成障碍，终板乙酰胆碱酯酶缺乏，ACh在突触间隙中的半衰期延长，导致突触电流和电位延长。此外神经末梢异常缩小，限制了可释放的量子数量[4]。

本病应用麻黄素和沙丁胺醇治疗有一定疗效。

2. 临床特征

（1）绝大多数在新生儿期或婴儿期起病，发病年龄为0～2岁。临床症状较轻者则在童年期发病，后期渐渐丧失运动功能。临床表现是中度到重度的全身性肌无力，肌无力可逐渐加重，瞳孔对光反射迟钝。患儿出生后哭声低，吸吮无力并逐渐加重；可有新生儿呼吸窘迫；运动发育迟缓，可能到3～4岁才能走路；面肌、颈肌、四肢和躯干肌无力，极易疲劳，活动后肌无力加重；患儿短时间站立后多表现为弯腰曲背；随着年龄增大可形成脊柱侧弯[29]；可有眼外肌麻痹，腱反射正常或降低。

（2）重复神经电刺激检查呈递减反应，复合肌肉动作电位下降[30]。形态学变化为神经肌肉接头区域缩小，突触后皱褶变浅，AChR的数目减少，但这可能是继发于ACh活动延长造成。

（3）目前已报道20多种*COLQ*基因突变，包含错义突变、插入、缺失、剪切位点突变。根据突变在基因的位置，可导致阻断胶原尾肽链与AChE催化亚基结合、阻止胶原尾肽链聚集而无法组成三螺旋结或降低组装酶的表达。

3. 诊断

本病的诊断要点有：①符合常染色体隐性遗传。②婴幼儿或儿童期发病，肌无力累及面肌、颈肌、四肢和躯干肌。③重复神经电刺激显示递减反应，CMAP下降。④*COLQ*基因检测到致病性的纯合突变或复合杂合突变。

4. 治疗

本病应用麻黄素和沙丁胺醇治疗有一定疗效，起效较慢，需要持续数个月甚至更长的时间，其作用机制尚不清楚[31-32]。应用胆碱酯酶抑制剂治疗无效，甚至会加重病情[33]。

5. 预后

对麻黄素和沙丁胺醇治疗反应良好的患儿，预后良好。

6. 预防

*COLQ*基因突变所致CMS呈常染色体隐性遗传，患儿确诊本病后，患儿父母应首先进行患儿突变位点的验证，以明确突变的来源。若致病的两个等位基因的突变分别来自父母，则患儿母亲再次怀孕后，应在孕10～13周进行绒毛穿刺或孕

16周后通过羊膜腔穿刺取得胎儿细胞进行*COLQ*基因检测，若检测到患儿相同的两个等位基因突变，则为患胎。在充分知情的情况下，由胎儿父母决定进一步的处理措施。

遗传咨询和产前诊断参照“*CHRNA1*基因突变”的处理方式。

7. 问题与展望

该病的主要问题是罕见，但这是一个可治疗的疾病，因此，提高临床医生诊断水平，进行临床方面的培训，显得很有必要。

（二）层粘连蛋白β2缺乏症

LAMB2（层粘连蛋白β2，laminin subunit beta2）基因定位于3p21.31，基因组全长约19kb，包含32个外显子和31个内含子，cDNA长约5 692bp，编码1 798个氨基酸组成的层粘连蛋白β2。层粘连蛋白β2是一种细胞外基质糖蛋白，是基底膜的主要非胶原成分，在眼、肾和神经肌肉接头的基底层中高度表达，层粘连蛋白β2使神经末梢与突触后区域对齐，并调节其营养相互作用。

目前*LAMB2*基因突变所致CMS仅报道1例。患者是一名20岁女性，新生儿期起病，临床表现为呼吸窘迫发作，运动发育里程碑延迟，瞳孔持续狭窄和肾病综合征（皮尔森综合征），需要进行肾脏移植。在病程的后期，患者出现上睑下垂，眼轻瘫，12岁时因为脊柱侧弯接受了手术治疗并开始了白天间歇性和夜间通气支持。血清AChR抗体阴性，重复神经电刺激可见低频刺激波幅递减，在10Hz刺激下更加明显。微电极记录显示端板电位的定量含量显著降低。肌肉活检可见神经末梢较小，这说明定量释放减少。*LAMB2*基因可检测到两个等位基因的致病突变（c.1478delG和c.4804delCf）。AChEI导致病情恶化甚至需要通气支持；相反，麻黄素治疗反应良好[34]。

（三）*DOK7*基因突变所致CMS

1. 疾病概述

*DOK7*基因突变所致CMS，也被命名为CMS 10型，呈常染色体隐性遗传，占CMS病例的大约10%。表现为肢带肌无力，少数患者出现面部肌无力、眼睑下垂、颈部无力及延髓麻痹。用麻黄碱或沙丁胺醇治疗有一定疗效。

DOK7（对接蛋白7，docking protein7）基因位于4p16.3，基因组全长44 520 bp，

包含7个外显子和6个内含子，cDNA全长约2 566 bp，编码504个氨基酸组成的DOK7。DOK7是一种突触后细胞质蛋白，可结合并激活肌肉特异性酪氨酸激酶，进而促进与Rapsyn相关的终板AChR聚集并促使突触后膜正常折叠。

MuSK、神经凝集素、脂蛋白相关蛋白（LRP4）、Dok-7（DOK7）和Rapsyn对终板的发育和维持至关重要。通过神经末梢分泌到突触间隙中的Agrin与突触后膜中的LRP4结合。Agrin-LRP4复合物结合并激活MuSK，这增强了MuSK的磷酸化并导致LRP4和MuSK聚集。激活的MuSK与突触后DOK-7和其他突触后蛋白协同作用，在Rapsyn上使AChR集中在突触后膜中，增强突触后核的突触特异性基因表达，并促进突触后分化。簇状的LRP4促进了运动轴突的分化。Agrin-LRP4-MuSK-DOK-7信号系统对于维持成人神经肌肉接头的结构是必不可少的[35]。

DOK7蛋白功能缺陷影响神经肌肉接头突触后膜的折叠和终板的结构完整性，可能导致神经肌肉传递的安全性降低。当*DOK7*基因发生致病性突变时，会引起下游信号蛋白级联反应、MuSK及AChR活化增强障碍，使得突触后膜AChR聚集受阻，乙酰胆碱不能与足量的AChR结合，从而影响信号的正常传递，最终导致CMS发生。但是，临床严重程度与DOK7在终板的表达之间没有相关性。Selcen等[25]研究也发现患者的组织学和电生理学表现与疾病的严重程度无明显的相关性。电子显微镜可观察到终板的变化，包括连接折叠的退化，神经末梢的减少或突触下细胞器的退化，但是有些终板显示正常。乙酰胆碱受体在退化的连接褶皱区域减少，但AChR动力学是正常的。体外微电极研究表明，释放的量子数量减少，对乙酰胆碱的突触反应减少。

2. 临床特征

（1）患者通常在1～2岁开始出现行走困难、易跌倒、跑步困难。亦有报道*DOK7*基因突变所致CMS在30多岁才发病。早期症状包括上睑下垂、颈面部无力、延髓麻痹和肌张力低下。在CMS患儿中，仅在*DOK7*突变的CMS儿童中发现喘鸣、喘鸣与其他延髓症状有关，但最初可能没有其他肌肉无力，并且通常可以缓解。肌无力症状有明显的波动性。报道的病例中疾病的进展有所不同，可能随着时间的推移而改善、稳定或恶化。病情可能在青春期恶化，然后在发病后第二个10年或更晚的时间内好转或保持稳定，进展持续数年或更长时间。因此，疾病的进程可能与患者的年龄和病程有关。

（2）血清抗AChR抗体阴性。神经电生理检查可见MEPP波幅下降。重复神经电刺激可见低频刺激波幅递减，单纤维肌电图可见颤抖值增宽。肌肉活检可见Ⅰ型纤维优势，Ⅱ型纤维萎缩、坏死。

（3）基因检测可检测到*DOK7*基因的纯合或复合杂合突变。

3. 诊断

*DOK7*基因突变所致CMS临床表现多样，仅靠临床特征难以诊断，*DOK7*基因检测结果是重要的诊断依据。

4. 治疗

抗胆碱酯酶对治疗大多数病例无效，少部分短时间治疗有效后转为无效，有的甚至导致病情恶化，因此应避免使用[36]。麻黄素和沙丁胺醇有一定疗效，对恢复患者的日常生活能力有很大帮助。药物起效慢，但能改善症状长达数月[37-38]。

5. 预后

麻黄素和沙丁胺醇治疗对恢复患者的日常生活能力有很大帮助，预后良好。

6. 预防

*DOK7*基因突变所致CMS呈常染色体隐性遗传，患者确诊本病后，患者父母应首先进行突变位点的验证，以明确突变的来源。若两个等位基因的致病突变分别来自父母，则患者母亲再次怀孕后，应在孕10～13周进行绒毛穿刺或孕16周后通过羊膜腔穿刺取得胎儿细胞进行*DOK7*基因检测，若检测到患者相同的两个等位基因突变，则为患胎。在充分知情的情况下，由胎儿父母决定进一步的处理措施。

遗传咨询和产前诊断参照“*CHRNA1*基因突变”的处理方式。

7. 问题与展望

该病的主要问题是罕见，但这是一个可治疗的疾病，因此，提高临床医生诊断水平，进行临床方面的培训，显得很有必要。若进一步弄清麻黄素的作用机制，定会有更好的治疗办法。

（四）*AGRN*基因突变所致CMS

1. 疾病概述

*AGRN*基因突变所致CMS，亦称CMS 8型，呈常染色体隐性遗传，由*AGRN*基因突变引起的。*AGRN*基因突变所致CMS报道极少，仅占CMS的0.84%[1]。除了肌无力外，常伴有永久性远端肌肉萎缩无力。麻黄素治疗有一定疗效。

*AGRN*基因定位于1p36.33，基因组全长约43kb，包含36个外显子和35个内含子，cDNA全长约7 326bp，编码含有2 045个氨基酸的蛋白质，经过添加糖胺聚糖和二硫键修饰后生成硫酸软骨素蛋白聚糖凝集素。

Agrin由神经末梢分泌到突触间隙，与突触后膜中的脂蛋白相关蛋白LRP4结合。Agrin-LRP4复合物结合并激活MuSK，这增强了MuSK的磷酸化并导致LRP4和MuSK聚集。激活的MuSK与突触后Dok7和其他突触后蛋白协同作用在突触后膜上，凝集素与LRP4受体结合以磷酸化并激活MUSK，在神经肌肉接头（NMJ）的发育和维持中起着至关重要的作用。研究显示，*AGRN*基因突变降低了凝集素诱导的AChR簇集，神经末梢变小，神经肌肉接头处的细胞质呈现退行性变化[4]。

2. 临床特征

（1）*AGRN*基因突变所致CMS起病年龄较广，出生后到31岁均有报道。在表型上表现为早发型和晚发型，早发型通常于婴幼儿时期发病，表现为下肢无力和萎缩，心脏后壁心肌脂肪化；晚发型的特征是上睑下垂，眼睑轻瘫及轻度的面部和延髓肌无力。可伴有永久性远端肌肉无力和消瘦[39]。

（2）部分患者重复神经电刺激显示出递减反应。骨骼肌活检显示2型纤维萎缩和神经肌肉接头整体结构破坏。电子显微镜可见神经肌肉接头处的突触后膜变形，突触前轴突末端变小，包含细胞外基质或球状碎片的突触裂口变宽。

（3）基因检测可检测到*AGRN*基因致病性的纯合突变或复合杂合突变，目前报道的*AGRN*基因突变包括无义和错义突变。

3. 诊断

*AGRN*基因突变所致CMS临床表现异质性较大，辅助检查缺乏特异性表现，仅靠临床特征难以诊断，需结合*AGRN*基因检测结果。

4. 治疗

本病报道病例数极少，报道中吡啶斯的明和3, 4-DAP治疗无效，应用麻黄素有一定疗效[40-41]。

5. 预后

对麻黄素有反应的患儿，预后良好。

6. 预防

*AGRN*基因突变所致CMS呈常染色体隐性遗传，患者确诊本病后，患者父母应首先进行患者突变位点的验证。若两个等位基因的致病突变分别来自父母，则

患者母亲再次怀孕后，应在孕10～13周进行绒毛穿刺或孕16周后通过羊膜腔穿刺取得胎儿细胞进行*AGRN*基因检测，若检测到患者相同的两个等位基因突变，则为患胎。在充分知情的情况下，由胎儿父母决定进一步的处理措施。

遗传咨询和产前诊断参照"*CHRNA1*基因突变"的处理方式。

7. 问题与展望

本病极罕见，临床发病年龄跨度大。麻黄素治疗效果较好，故应提高人们对该病的认识，及早确诊，进行有针对性的治疗。同时，应加强对该病机制的研究。如此大范围的发病年年龄，也许有基因-表型的相互关系。

三 对离子通道药物治疗反应良好的CMS

主要为慢通道综合征。

1. 疾病概述

慢通道综合征（slow-channel syndrome，SCS），又称慢通道先天性肌无力综合征（slow-channel congenitial myasthenic syndrome，SCCMS），是一种AChR通道动力学异常的疾病，呈常染色体显性遗传，偶有散发病例。该病具有表达性可变、外显率高的特点。1982年Engel AG首次报道此病。SCCMS的基因突变可发生在构成AChR的各个亚单位的基因上。该病的致病突变均为常染色体显性遗传，在功能上造成AChR通道动力学异常。尽管SCCMS的致病突变可以发生在AChR的各个亚单位基因的不同位点上，但这些突变都改变了受体对递质结合特性和/或通道开关特性，最终导致终板电流时间延长。SCCMS的致病基因包括*CHRNA1*、*CHRNB1*、*CHRND*、*CHRNE*，基因结构及其编码的蛋白质见前述。大多数SCCMS的致病基因突变发生于AChR的跨膜区域，这些区域的突变导致：①AChR通道异常反复开放、关闭异常缓慢。②终板AChR的密度减少。③乙酰胆碱对AChR的亲和力增加。④终板AChR去极化能力降低。

结合突变基因的特征、膜片钳研究和成纤维细胞的研究，SCCMS可分为3种：①突变位于M2区域，排列在AChR通道孔的周围，主要表现为AChR通道的关闭延迟。②突变位于α亚单位且靠近AChR与ACh结合点，则AChR对ACh的亲和力增加，受体与AChR结合时间异常延长，导致AChR异常地反复开放。③兼具第①和第②类突变的特点，这类突变可发生在M1和M2区，AChR通道关闭异常缓慢。

SCCMS不同突变具有较为异质性，表现为：①SCCMS均导致双指数衰减终板电流和电位延长，其中M2区域的突变的MEPC衰减时间为40~50ms，而其他区域的突变的衰减时间只延长到17～26ms（正常范围2.8～3.6ms）。②M2区域的突变可导致AChR自发性开放，这可能加重突触后的离子超载，进一步加重对终板的损害。③突变的位点与临床表现轻重有关，M2区域的突变临床表现最重，M1区次之，细胞外区域的突变最轻。SCCMS是由于AChR通道异常持续性反复开放、关闭缓慢所致。

这些动力学异常造成：①终板改变：由于突触后发生钙离子超载，终板褶皱变性，AChR减少，突触间隙增宽；突触后区域的细胞器变性，细胞核发生凋亡改变，肌纤维变性。②终板去极化能力降低，损害了神经肌肉接头信号的传递[42]。部分患者对硫酸奎尼丁和氟西汀治疗有反应，则预后较好。

2. 临床特征

（1）SCCMS发病年龄范围广，从婴儿期至老年期均有报道，最常见的是婴儿期起病，疾病缓慢发展，但期间有可能出现突然加重。常见上肢伸肌、颈肌、肩部肌受累，其中上肢伸肌受累最为明显。常伴眼睑下垂，但少有眼外肌受累。同重症肌无力相似，患者存在肌肉易疲劳，劳累后肌无力加重，休息后可改善，但这种波动性不如重症肌无力明显。随着疾病进展，后期可出现受累肌肉的萎缩，引起肩部高低不平、脊柱侧弯等畸形。患者腱反射正常。

（2）血清CK正常或轻度升高，AChR抗体阴性。肌电图显示单个神经刺激可引发反复的复合动作电位，依酚氯铵可增强该反应；微小终板电流递减时间显著延长，但波幅正常，微小终板电流呈双指数递减。低频电刺激可检测到明显降低的复合性动作电位。肌肉活检发现突触间隙增宽；终板皱褶变性、减少；AChR密度降低，突触后膜内的细胞器发生变性，细胞核呈凋亡样改变，可出现局部肌纤维变性。

（3）*CHRNA1*、*CHRNB1*、*CHRND*或*CHRNE*基因可检测到致病性突变。

3. 诊断

SCCMS在临床上的诊断可根据以下特点：①选择性上肢伸肌严重肌无力。②单神经刺激可引发反复的复合动作电位，依酚氯铵可增强该反应。③微小终板电流呈双指数递减，且时间显著延长。④肌肉活检可发现终板病变。⑤呈常染色体显性遗传，*CHRNA1*、*CHRNB1*、*CHRND*或*CHRNE*基因存在致病性突变。

SCCMS需与重症肌无力、脊肌萎缩症、肢带型肌营养不良症相鉴别。

4. 治疗

胆碱酯酶抑制剂不仅对SCCMS没有治疗作用，而且会加重肌无力，因此应避免使用。硫酸奎尼丁是一种长效的通道阻滞剂，可改善病情，可缩短SCCMS过度开放通道的开放时间，甚至使开放时间正常化[43]。硫酸奎尼丁维持在0.7~2.5μg/mL的血药浓度时，可改善电生理检查的指标且缓解临床症状。奎尼丁长期治疗可改善该病引发的终板肌病，可能与离子超载的减轻有关[44]。在硫酸奎尼丁治疗期间应注意其副作用，比如过敏反应；奎尼丁血药浓度超过2.5μg/mL时可出现肌无力加重；若患者呼吸功能处于临界状态，应用硫酸奎尼丁可造成呼吸衰竭[45]。

此外，氟西汀（80～120mg/d）亦被报道可改善SCCMS的肌无力症状，但治疗中发现有命名性失语、自杀念头等明显的副作用，可能会限制其临床使用[46]。

5. 预后

对硫酸奎尼丁和氟西汀治疗有反应者，预后较好。

6. 预防

慢通道综合征呈常染色体显性遗传，患者确诊本病后，应明确突变基因及其突变位点。无论患者的致病突变是否来源于父母，患者母亲再次怀孕后都应在孕10～13周进行绒毛穿刺或孕16周后通过羊水穿刺获取胎儿细胞进行致病基因检测以判断是否存在与先证者相同的突变。因为先证者父母亲有生殖细胞嵌合体的可能。由于患者生育的后代有50%的可能继承患者的致病突变，因此应在孕10～13周进行绒毛穿刺或孕16周后通过羊水穿刺获取胎儿细胞进行致病基因的检测，若存在与患者相同的突变，则为患胎。在充分知情的情况下，由胎儿父母决定进一步的处理措施。

7. 问题与展望

本病罕见，临床发病年龄跨度大，故应提高人们对该病的认识，及早确诊，并进行有针对性的治疗。硫酸奎尼丁和氟西汀治疗效果较好。同时，应加强对该病机制的研究，为什么如此大范围的发病年龄，也许有基因-表型的相互关系。

四 对3，4-DAP治疗反应良好的CMS

主要为AChR亚单位隐性突变所致的AChR缺乏症和快通道综合征，见前述。

参考文献

[1] ENGEL A G. Congenital myasthenic syndromes in 2018[J]. Curr Neurol Neurosci Rep，2018，18（8）：46.

[2] 刘丽清，何宇坡. 1例*CHRB1*基因变异导致的先天性肌无力综合征伴喂养困难、反复呛奶[J]. 智慧健康，2019（21）：215.

[3] 苏净，李传芬，陶珍，等. *CHRNE*基因突变导致的先天性肌无力综合征的临床和电生理分析[J]. 中华神经科杂志，2014，47（12）：847-851.

[4] ENGEL A G，SHEN X M，SELCEN D，et al. Congenital myasthenic syndromes：pathogenesis，diagnosis，and treatment[J]. Lancet Neurology，2015，14（4）：420-434.

[5] CHAOUCH A，BEESON D，HANTAI D，et al. 186th ENMC international workshop：congenital myasthenic syndromes[J]. Neuromuscul Disord，2012，22（6）：566-576.

[6] SADEH M，SHEN X M，ENGEL A G. Beneficial effect of albuterol in congenital myasthenic syndrome with epsilon-subunit mutations[J]. Muscle & Nerve，2011，44（2）：289-291.

[7] DURMUS H，SHEN X M，SERDAROGLU-OFLAZER P，et al. Congenital myasthenic syndromes in Turkey：Clinical clues and prognosis with long term follow-up[J]. Neuromuscul Disord，2018，28（4）：315-322.

[8] ENGEL A G，OHNO K，SINE S M. Sleuthing molecular targets for neurological diseases at the neuromuscular junction[J]. Nature Reviews Neur Oscience，2003，4（5）：339-352.

[9] PALACE J，LASHLEY D，BAILEY S，et al. Clinical features in a series of fast channel congenital myasthenia syndrome[J]. Neuromuscul Disord，2012，22（2）：112-117.

[10] 刘志梅，方方，丁昌红，等. *CHAT*基因突变导致的先天性肌无力综合征伴发作性呼吸暂停二例[J]. 中华儿科杂志，2018，56（3）：216-220.

[11] BYRING R F，PIHKO H，TSUJINO A，et al. Congenital myasthenic syndrome associated with episodic apnea and sudden infant death[J].

Neuromuscul Disord，2002，12（6）：548–553.

[12] SCHARA U，CHRISTEN H J，DURMUS H，et al. Long–term follow–up in patients with congenital myasthenic syndrome due to CHAT mutations[J]. Eur J Paediatr Neurol，2010，14（4）：326–333.

[13] ENGEL A G，WALLS T J，NAGEL A，et al. Newly recognized congenital myasthenic syndromes：Ⅰ. Congenital paucity of synaptic vesicles and reduced quantal release. Ⅱ. High–conductance fast–channel syndrome. Ⅲ. Abnormal acetylcholine receptor（AChR）interaction with acetylcholine. IV. AChR deficiency and short channel–open time[J]. Progress in Brain Research，1990，84：125–137.

[14] RAMARAO M K，COHEN J B. Mechanism of nicotinic acetylcholine receptor cluster formation by rapsyn[J]. Proc Natl Acad Sci USA，1998，95（7）：4007–4012.

[15] MULLER J S，MILDNER G，MULLER–FELBER W，et al. Rapsyn N88K is a frequent cause of congenital myasthenic syndromes in European patients[J]. Neurology，2003，60（11）：1805–1810.

[16] NATERA–DE B D，BESTUE M，VILCHEZ J J，et al. Long–term follow–up in patients with congenital myasthenic syndrome due to RAPSN mutations[J]. Neuromuscul Disord，2016，26（2）：153–159.

[17] BANWELL B L，OHNO K，SIEB J P，et al. Novel truncating RAPSN mutations causing congenital myasthenic syndrome responsive to 3，4–diaminopyridine[J]. Neuromuscul Disord，2004，14（3）：202–207.

[18] VISSER A C，LAUGHLIN R S，LITCHY W J，et al. Rapsyn congenital myasthenic syndrome worsened by fluoxetine[J]. Muscle & Nerve，2017，55（1）：131–135.

[19] ZOLTOWSKA K，WEBSTER R，FINLAYSON S，et al. Mutations in GFPT1 that underlie limb–girdle congenital myasthenic syndrome result in reduced cell–surface expression of muscle AChR[J]. Human Molecular Genetics，2013，22（14）：2905–2913.

[20] 张巍，徐春晓，孟令超，等. 谷氨酰胺–果糖–6–磷酸转氨酶1相关性肢

带型先天性肌无力综合征二例临床分析[J]. 中华神经科杂志，2015，48（7）：580–584.

[21] BAUCHE S，VELLIEUX G，STERNBERG D，et al. Mutations in GFPT1–related congenital myasthenic syndromes are associated with synaptic morphological defects and underlie a tubular aggregate myopathy with synaptopathy[J]. Journal of Neurology，2017，264（8）：1791–1803.

[22] MATSUMOTO C，MORI–YOSHIMURA M，NOGUCHI S，et al. Phenotype of a limb–girdle congenital myasthenic syndrome patient carrying a GFPT1 mutation[J]. Brain Dev，2019，41（5）：470–473.

[23] FINLAYSON S，PALACE J，BELAYA K，et al. Clinical features of congenital myasthenic syndrome due to mutations in DPAGT1[J]. J Neurol Neurosurg Psychiatry，2013，84（10）：1119–1125.

[24] SELCEN D，SHEN X M，BRENGMAN J，et al. DPAGT1 myasthenia and myopathy：genetic，phenotypic，and expression studies[J]. Neurology，2014，82（20）：1822–1830.

[25] KLEIN A，ROBB S，RUSHING E，et al. Congenital myasthenic syndrome caused by mutations in DPAGT[J]. Neuromuscul Disord，2015，25（3）：253–256.

[26] ENGEL A G，LAMBERT E H，GOMEZ M R. A new myasthenic syndrome with end–plate acetylcholinesterase deficiency，small nerve terminals，and reduced acetylcholine release[J]. Annals Of Neurology，1977，1（4）：315–330.

[27] CARTAUD A，STROCHLIC L，GUERRA M，et al. MuSK is required for anchoring acetylcholinesterase at the neuromuscular junction[J]. Journal Of Cell Biology，2004，165（4）：505–515.

[28] 戴毅，丁青云，何腾龙，等. 终板胆碱酯酶缺失型先天性肌无力综合征一家系的临床、电生理、肌肉病理和基因研究[J]. 中华神经科杂志，2016，49（8）：604–609.

[29] 牛军伟，张羽彤，石强. 二例*COLQ*基因突变所致的先天性肌无力综合征临床分析[J]. 中华神经医学杂志，2019，18（7）：720–723.

[30] BESTUE-CARDIEL M, SAENZ D C A, CAPABLO-LIESA J L, et al. Congenital endplate acetylcholinesterase deficiency responsive to ephedrine[J]. Neurology, 2005, 65(1): 144-146.

[31] CHAN S H, WONG V C, ENGEL A G. Neuromuscular junction acetylcholinesterase deficiency responsive to albuterol[J]. Pediatric Neurology, 2012, 47(2): 137-140.

[32] EVANGELISTA T, HANNA M, LOCHMULLER H. Congenital myasthenic syndromes with predominant limb girdle weakness[J]. J Neuromuscul Dis, 2015, 2(Suppl2): 21-29.

[33] MASELLI R A, NG J J, ANDERSON J A, et al. Mutations in LAMB2 causing a severe form of synaptic congenital myasthenic syndrome[J]. Journal of Medical Genetics, 2009, 46(3): 203-208.

[34] BURDEN S J, YUMOTO N, ZHANG W. The role of MuSK in synapse formation and neuromuscular disease[J]. Cold Spring Harb Perspect Biol, 2013, 5(5): 9167.

[35] 段凤菊，周琼，白苗，等. 第470例肌无力—新斯的明试验阳性—*DOK7*基因突变[J]. 中华医学杂志，2019，99(27)：2148-2151.

[36] SCHARA U, BARISIC N, DESCHAUER M, et al. Ephedrine therapy in eight patients with congenital myasthenic syndrome due to DOK7 mutations[J]. Neuromuscul Disord, 2009, 19(12): 828-832.

[37] LORENZONI P J, SCOLA R H, KAY C S, et al. Salbutamol therapy in congenital myasthenic syndrome due to DOK7 mutation[J]. Journal of the Neurological Sciences, 2013, 331(1-2): 155-157.

[38] NICOLE S, CHAOUCH A, TORBERGSEN T, et al. Agrin mutations lead to a congenital myasthenic syndrome with distal muscle weakness and atrophy[J]. Brain, 2014, 137(Pt9): 2429-2443.

[39] SOUZA P V, BATISTELLA G N, LINO V C, et al. Clinical and genetic basis of congenital myasthenic syndromes[J]. Arq Neuropsiquiatr, 2016, 74(9): 750-760.

[40] GAN S, YANG H, XIAO T, et al. Agrn gene mutation leads to congenital

myasthenia syndromes: A pediatric case report and literature review[J]. Neuropediatrics, 2020, 51（01）: 76–78.

[41] 丰岩清，王莹. 慢通道综合征的研究进展[J]. 中国神经精神疾病杂志，2001（05）: 396–398.

[42] FUKUDOME T, OHNO K, BRENGMAN J M, et al. AChR channel blockade by quinidine sulfate reduces channel open duration in the slow–channel congenital myasthenic syndrome[J]. Ann N Y Acad Sci, 1998, 841: 199–202.

[43] HARPER C M, ENGEL A G. Quinidine sulfate therapy for the slow–channel congenital myasthenic syndrome[J]. Annals Of Neurology, 1998, 43（4）: 480–484.

[44] HARPER C M, ENGEL A G. Safety and efficacy of quinidine sulfate in slow–channel congenital myasthenic syndrome[J]. Ann N Y Acad Sci, 1998, 841: 203–206.

[45] CHAOUCH A, MULLER J S, GUERGUELTCHEVA V, et al. A retrospective clinical study of the treatment of slow–channel congenital myasthenic syndrome[J]. Journal of Neurology, 2012, 259（3）: 474–481.

（林金福，张成）

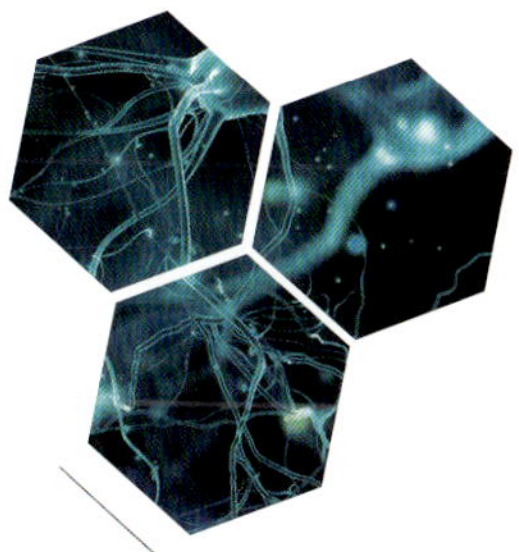

第二章 周围神经罕见病

第一节 脊髓性肌萎缩症

一 疾病概述

脊髓性肌萎缩症（spinal muscular atrophy，SMA）是一种常染色体隐性遗传性神经肌肉病，以脑干和脊髓运动神经元变性为特征，表现为进行性肌无力和肌萎缩，是临床最常见的婴幼儿致死性遗传性神经肌肉病。该病在欧美人群存活新生儿中的发病率约为1/10 000，携带者频率为1/40～1/50，位居2岁以下儿童致死性遗传病的首位。目前我国尚无发病率的确切数据，我国人群中的携带者频率约为1/42[1]。

该病系定位于染色体5q13.2的运动神经元存活1（survival motor neuron 1，*SMN1*）基因突变所致。*SMN1*基因长约20kb，包含8个外显子，编码含294个氨基酸的SMN蛋白[2-3]。该蛋白在所有体细胞的胞浆和细胞核内均有表达，尤其在脊髓前角运动神经元细胞中呈高表达。SMN蛋白减少特异性引起运动神经元退行性病变的原因尚不明确。在真核细胞中，前体mRNA的剪接由剪接体完成。富含尿嘧啶的小核RNA蛋白复合体（Uridine-rich small nuclear ribonucleoproteins，U snRNPs）是剪接体的关键组成成分，其可特异性识别前体mRNA的剪接位点。SMN蛋白与其余至少8种蛋白在U snRNPs的核心蛋白装配中发挥关键作用。*SMN1*基因突变导致患者的SMN蛋白水平下降，影响了U snRNP 核心蛋白的装配，最终致运动神经元的退行性变性。

*SMN1*基因表现为丧失功能（loss-of-function）变异，90%～95% SMA患者为*SMN1*基因纯合缺失变异，约5%的个体表现为复合杂合变异，即一个*SMN1*等位基因缺失，另一个等位基因发生致病性点变异，包括无义、移码、影响剪接、错义等变异形式[2，4-5]。同样位于5q13.2的*SMN2*基因是SMA表型的修饰基因。*SMN2*与*SMN1*高度同源，编码相同的SMN蛋白。位于第7外显子c.840的C＞T是两者在

编码序列唯一的差异碱基，它使80%～90%的*SMN2*基因转录产物跳跃了7号外显子，编码的截短SMN蛋白被机体快速降解。根据患者发病年龄和所能达到的最高运动发育里程碑，可将SMA表型分为SMA1～4型。*SMN2*拷贝数与SMA表型修饰呈现明显的负相关，患者携带的*SMN2*拷贝数越多则表型越轻。严重的Ⅰ型患儿通常携带1～2个*SMN2*拷贝数，Ⅱ型患儿携带以2～3个拷贝，Ⅲ型患儿的*SMN2*拷贝数多为3～4个拷贝。

针对发病机制，提高SMN蛋白表达水平是脊肌萎缩症最根本的治疗策略。目前治疗包括：①作用于*SMN2*基因转录剪接过程：通过反义寡核苷酸（ASO）或其他口服小分子药物调节*SMN2*基因转录和剪接过程，促进完整的全长SMN蛋白合成。②*SMN1*基因替代疗法：由腺相关病毒介导的*SMN1*基因替代疗法，以纠正*SMN1*基因缺陷。③其他治疗方法：包括营养管理、呼吸支持、康复与矫形、其他神经保护药物、靶点作用于肌肉的小分子药物等。在SMA疾病的早期，通过特异性的反义寡核苷酸治疗和综合治疗，可以提高患者的生活质量，延长患者的生命期限[6]。

二 临床特征

SMA主要临床表现为肌无力。肌无力表现为对称性、进行性加重，近端重于远端，下肢重于上肢。患者智力发育和感觉神经正常，腱反射减弱或消失。依据国际分型标准，按照发病年龄和获得的最大运动功能患者的临床表型分为四型[1, 5, 7]。

（一）SMA1型

也称为Werdnig-Hoffmann病，为严重型。1型患儿多在6个月前发病，举头困难，不能独坐。新生儿期或最初几个月，因延髓受累导致患儿吸吮和吞咽困难，患儿生长迟缓。四肢和躯干肌肉萎缩；肋间肌无力伴萎缩，导致腹式呼吸和“钟”形胸；患儿可见舌肌萎缩和肌束震颤；偶尔可见手指的姿势性震颤。SMA1型患儿常常由于肺部并发症死于呼吸衰竭。

（二）SMA2型

也称为Dubowitz病，即中间型。此型患儿在6～18个月发病，生长发育延缓，但能缓慢达到独坐的运动发育里程碑。最大运动功能是扶站，但不能自主站立；

大部分患者在青少年时期会丧失独坐的能力；部分患儿因延髓受累导致吞咽困难和体重不增，伸手或握持时出现手部细震颤。疾病后期出现骨骼问题，有脊柱后弯或侧弯（图2-1），关节挛缩。呼吸肌无力导致咳嗽和气管分泌物清除困难，部分患者因肺部并发症导致死亡。

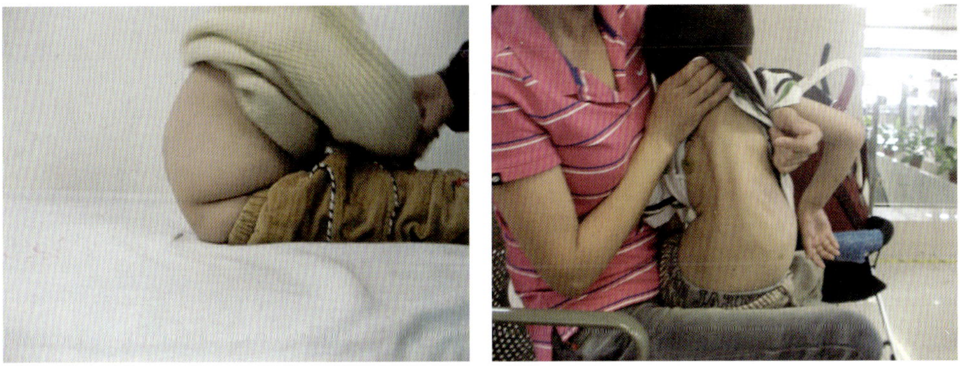

图2-1　SMA2型患儿仅能独坐或扶坐，四肢肌张力低，常合并脊柱后弯或侧弯

（三）SMA3型

也称为Kugelberg-Welander病或青少年SMA。此型患者在18个月之后发病，出现进行性四肢近端肌无力萎缩，能够独立行走，可能步态不稳，呈现“鸭”步，或经常跌倒，或在2～3岁时出现上下楼困难。大多数患儿随着时间的推移而丧失行走能力。可见脊柱侧弯，也可出现吞咽困难、咳嗽无力和夜间肺换气不足。大部分患者能达到自然寿命[8]。见图2-2。

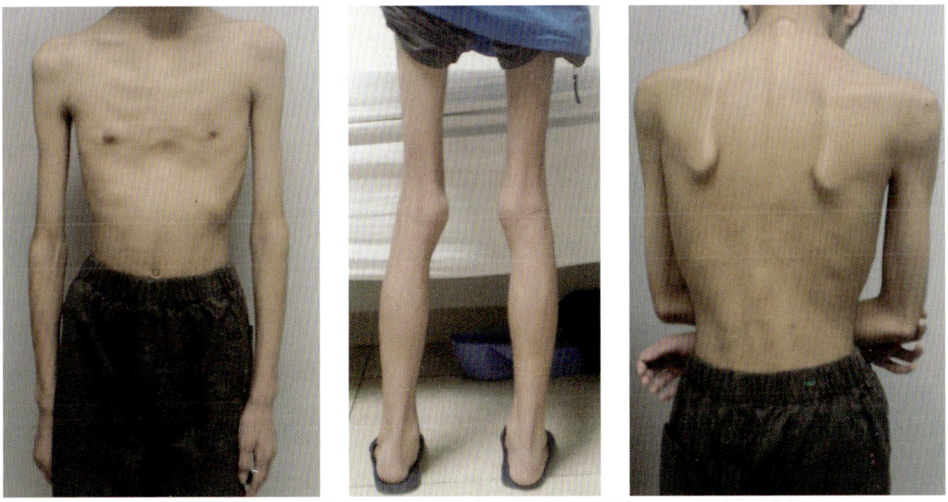

图2-2　SMA3型患者四肢近端及躯干肌肉萎缩，出现翼状肩胛

（四）SMA4型

为成年型，也是最轻型。20～30岁发病，行走基本正常，运动功能障碍较轻，无呼吸系统或胃肠道等问题。能达到自然寿命。

三 诊断

SMA的诊断主要依据临床表现、血生化、肌电图、肌活检及基因诊断，详细诊断流程见图2-3[1, 3]。

（1）临床表现：对称性躯干和四肢的肌无力、近端重于远端、下肢重于上肢。伴有舌颤、手震颤。

（2）血生化：血清肌酸激酶正常或轻微升高，升高范围通常小于正常值上限的5倍。

（3）肌电图：显示神经源性损害。

（4）肌活检：在SMA Ⅰ型患者显示肌纤维肥厚，SAM Ⅱ型和SMA Ⅲ型中均存在成群的肌纤维萎缩。

（5）基因检测*SMN1*基因纯合缺失或杂合缺失伴随致病性点变异（一个*SMN1*等位基因缺失，另一个*SMN1*等位基因存在致病性点变异）。

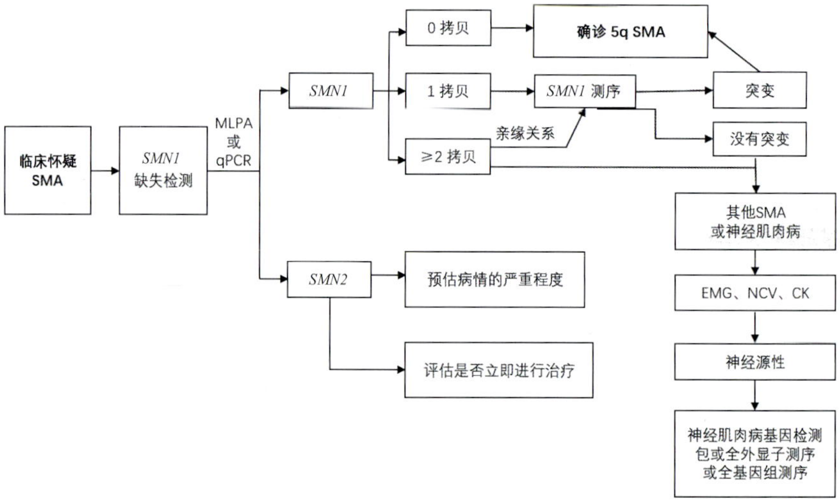

图2-3 SMA诊断流程

四 治疗

由于SMA涉及多系统损害和并发症，所以学科综合管理对SMA患者至关重要，包括特异性治疗、*SMN1*基因替代疗法、营养管理、呼吸支持、康复及矫形等。

（一）特异性治疗（病因治疗）

SMA病因治疗近年来进展很快。基于SMA遗传学基础，治疗的目标是增加具有完整功能的SMN 蛋白的含量。

1. 调节*SMN2*基因转录及剪接过程

反义寡核苷酸治疗：所有SMA患者至少有一个*SMN2*基因拷贝，利用特异的反义核苷酸可改变*SMN2*基因pre-mRNA的剪接，促进其翻译表达全长SMN蛋白，理论上适用于所有的SMA患者。

诺西那生（nusinersen，曾用名IONIS-SMNRX，商品名Spinraza）是首个经美国食品与药物管理局和欧洲药物管理局批准用于治疗脊肌萎缩症的反义寡核苷酸药物，并于 2019 年 2 月获得国家食品药品监督管理总局（CFDA）批准正式在国内上市。

诺西那生是一种经修饰的反义寡核苷酸，可特异性地识别*SMN2*基因内含子7 剪接沉默子 N1序列（ISS-N1），通过阻断负性调控位点通路以调节SMN2 pre-mRNA 转录本的剪接，达到增加*SMN2*基因外显子7的翻译剪接目的。在诺西那生Ⅲ期临床试验ENDEAR研究中（项目编号：NCT02193074），纳入了7个月龄或以下的SMA患儿，并以2：1的比例将他们随机分配至鞘内nusinersen治疗组或对照组（安慰剂组）。ENDEAR研究的最终分析显示，治疗组的73例婴儿中有37例HINE评分改善（51%），而对照组的37例婴儿均无改善（0%）。在治疗组中，婴儿达到的运动发育里程碑包括头部控制（22%）、翻身（10%）、独坐（8%）和站立（1%）。在对照组中，没有婴儿达到运动发育里程碑。治疗组婴儿死亡或接受永久性辅助通气的比例低于对照组（39% vs 68%，HR 0.53，95%CI 为0.32～0.89）[9]。基于ENDEAR研究中期分析的阳性结果，ENDEAR研究提前终止，并于2016年12月23日获美国FDA经快速通道批准上市。

此外，评估诺西那生用于已有症状患儿（30日龄至15岁）和症状发生前患儿（8～42日龄）的非对照开放性研究的数据也支持ENDEAR试验观察到的临床获益。

2019年10月10日，国内第一批患者接受了诺西那生的注射。目前诺西那生的推荐剂量为12mg（规格：12mg/5mL），治疗开始时予4次负荷剂量（12mg/次），分别于第1天、第14天、第28天及第60天鞘内注射，此后每4个月予一次维持剂量（12mg/次）。鞘内注射Nusinersen的最常见不良反应包括呼吸道感染和便秘，亦可并发血小板减少症、凝血异常，甚至导致肾毒性风险升高。因此，建议基线和每次给药前测定血小板计数、凝血酶原时间（PT）、活化部分凝血活酶时间（APTT）及随机测定尿蛋白定量等。

2. 其他口服小分子药物

经高通量筛查技术（high-throughput screen，HTS）筛选出的具有促进*SMN2*基因表达全长蛋白作用的一批候选小分子化合物，也成为目前研究的热点，因该类化合物可口服后通过血脑屏障，避免了反复腰椎穿刺鞘内注射。已有Branaplam（LMI070）、Risdiplam（RG7916）两种口服小分子药物进入早期临床试验阶段。

（二）*SMN1*基因替代疗法

基因替代疗法是通过病毒载体将外源性基因导入宿主体内，使外源性基因在宿主细胞内表达目的蛋白。腺相关病毒载体是一种小型的非致病性病毒，靶向运动神经元和星形胶质细胞，可以有效地转染中枢神经系统。其中AAV血清9型（scAAV9）可穿透血脑屏障，可通过外周或鞘内注射的方式导入宿主体内，且不整合至宿主基因组中。目前尚无腺相关病毒引起人类疾病的报道，故安全性较高。从理论上讲，scAAV9介导的*SMN1*基因替代疗法是治疗SMA最合理、最有效的方法之一，其优势在于仅通过一次静脉注射就有可能获得有意义的临床疗效。

Zolgensma（AVXS-101）为Avexis公司研发的scAAV9-SMN1，该药物已于2019年5月获美国FDA批准上市。Zolgensma的Ⅰ/Ⅱ期临床试验START研究（项目编号：NCT02122952）共招募了15名6个月龄以下SMA1型患儿，3名患儿分至低剂量组，接受6.7×10^{13}μg/kg的Zolgensma，12名患儿分至高剂量组，接受2.0×10^{14}μg/kg的Zolgensma，所有患者均为单次静脉给药[6, 10]。在研究截止时，所有患者均达到20个月龄以上，均不需要永久性机械通气。高剂量组的12例患者中，7例患者完全无须呼吸辅助，11名患者获得并保持了独立吞咽的能力，4名患者能够经口进食，11名患者能够独坐，9名患者能够翻身，2名患者可独立行走。在高剂量组治疗后1个月及3个月，CHOP-INTEND评分分别增加9.8分及15.4分。在研究截止时，11名患者得分达到并维持在40分以上，平均增加了24.6分。研究中有4名患者出现了血清转氨酶升高。该研究结束后，这15名患者被纳入一项长期随访研究（NCT03421977）以进一步研究该疗法对SMA1型患者的长期安全性和有效性。另外一项针对SMA2型患者的Ⅰ期临床试验STRONG研究（项目编号：NCT03381729）也正在进行中，结果尚未公布。

Zolgensma的Ⅲ期临床试验STR1VE研究（项目编号：NCT03306277）正在进行。初步结果显示，6名接受治疗的SMA1型婴儿，治疗1个月后CHOP-INTEND评分平均增加7.8分。治疗2个月后，其中3名患者的得分提高了17.3分。名为SPR1NT的Ⅲ期临床试验（项目编号：NCT03505099）目前正在招募尚无症状的SMA1型、SMA2型或SMA3型患者。另一个针对各型SMA患者（年龄6个月至18岁）的Ⅲ期临床试验REACH研究也于2019年开始进行招募。最终结果值得期待。

基于前期临床研究的阳性结果，Zolgensma获美国FDA经快速通道批准上市，目前Zolgensma仅批准用于治疗2岁以下脊髓性肌萎缩症患者。Zolgensma最常见的副作用是肝酶升高和呕吐，可能会发生急性严重肝损伤。有肝脏损害的患者可能面临着更高风险的严重肝损伤。在Zolgensma治疗前应评估患者的肝功能情况，并应在Zolgensma给药后监测患者肝功能至少3个月。

（三）营养管理

胃肠功能障碍、营养不良等问题普遍存在于SMA患儿，特别是SMA1型患儿。在营养/喂养评估基础上，建议采取积极的营养支持。明显的生长障碍可通过放置鼻胃管、胃造瘘等方法解决。胃食管反流可应用酸中和药物（碳酸镁或钙）和抑制排酸药物。

（四）呼吸支持

SMA1型和SMA2型患儿，表现出进行性的呼吸功能下降。呼吸功能下降会导致咳嗽能力受损伴下呼吸道分泌物清除不当，睡眠期间肺换气不足，以及复发性肺炎。呼吸衰竭通常是导致这类患者死亡的主要原因。患者确诊后应尽快进行呼吸系统评估，进行肺部长期管理，早期使用咳痰机和家用无创呼吸机等辅助设备，积极预防肺部感染的发生及改善潜在慢性缺氧状态，延缓SMA疾病进展。

（五）康复及矫形

SMA1型和SMA3型患者存在脊柱侧凸、关节挛缩等问题。进行性脊柱侧弯可损害肺功能，严重者甚至损害心脏输出量。可以手术治疗脊柱侧凸，但需考虑脊柱弯曲程度、肺功能和骨骼成熟度。SMA患者应定期评估肌肉和骨骼功能。鼓励适量运动和日常活动，包括在辅助设备或者矫形器的辅助下行走。加强护理有助于维持患儿的肌肉强度和减缓骨骼畸变的速度。

五 预后

根据自然病程，各型的预后不同。SMA1型患儿预后不良，生命期限通常≤2岁，少数患儿也有可能存活更长时间；SMA2型患儿70%可存活至25岁；SMA3型和SMA4型患者生命期限接近正常。在疾病早期经过特异性治疗和综合治疗，尤其是及时地预防呼吸道感染，可以在较大程度上改善各型患者的运动功能，提高患者的生活质量。

六 预防

SMA为常染色体隐性遗传。先证者经基因检测确诊后，家庭成员应在孕前进行遗传咨询和风险评估，风险亲属可进行携带者筛查，高危妊娠者可进行风险胎儿的产前诊断。

（一）遗传咨询

（1）先证者父母：大约98%的患儿父母为无症状的*SMN1*基因变异携带者。约2%的父母不是*SMN1*基因变异携带者（血液细胞），其受累患儿是新发变异所致。

（2）先证者同胞：先证者的每位同胞均有25%概率患病，50%概率为无症状的携带者，25%概率为正常个体。如果先证者父母一方具有［2+0］*SMN1*基因型，另一方存在*SMN1*基因外显子7杂合缺失或序列变异时，同胞的再发风险也为25%。约2%的先证者从携带者父母一方遗传了已知变异，另一个变异为先证者个体新发，理论上其同胞的再发风险低于常染色体隐性遗传方式。但由于*SMN1*变异未明确的父母一方可能存在*SMN1*变异的生殖细胞嵌合，因此，不能排除这些同胞仍具有SMA的患病风险。

（3）先证者子女：轻型SMA患者可能生育，其所有后代均为无症状的携带者。轻型SMA患者的伴侣应进行携带者检查。如果其伴侣显示至少存在2个*SMN1*基因拷贝，则其存在1/670概率成为携带者（正常人群存在2% *SMN1*基因的［2+0］基因型，同时也有很小风险存在*SMN1*基因点变异）。因此，这一对夫妇生育受累患儿的风险为1/1 340。

（二）产前诊断

产前诊断应由具备产前诊断资质的专业人员进行。

（三）诊断流程

在临床工作中，我们小组按照以下程序进行遗传咨询和产前诊断。

1. 遗传咨询

（1）确定咨询者家系中SMA的临床诊断，建立遗传咨询档案。确定临床诊断包括询问先证者运动发育史，检查四肢近端有无肌肉萎缩，进行四肢肌力检测，检查有无脊柱侧弯、血清肌酸激酶含量，并进行肌电图检测。

（2）绘制咨询者的家系图，是否符合常染色体隐性遗传，是否男女均发病。

（3）对符合临床诊断标准的先证者及其父母进行外周血DNA的*SMN1*基因和*SMN2*基因检测。

（4）家系中患者的分布往往是散发性的，通常看不到连续传递的现象。

（5）患者的双亲表型正常，但往往都是致病基因的携带者，其每一个子代有1/4的可能性为患儿，1/4的可能性为正常，1/2的可能性为表型正常的致病基因携带者。

（6）先证者的后代全部为致病基因的携带者，配偶为非近亲家属情况下，先证者生育患儿的风险与人群中该基因的基因频率有关。

（7）家族若近亲婚配，子女的发病率比非近亲婚配者高。

2. 产前诊断

（1）确认先证者的临床表型和*SMN1*基因致病性突变的位点。

（2）确认遗传方式为常染色体隐性遗传。

（3）在先证者母亲妊娠10～13周进行绒毛穿刺取样或孕16 周后通过羊膜腔穿刺抽取羊水进行胎儿细胞的*SMN1*基因检测，当确认胎儿携带有与先证者*SMN1*基因相同的纯合突变或复合杂合突变时，提示是患胎，在知情同意的情况下，由其父母决定采取治疗性流产或引产；若胎儿为*SMN1*基因杂合突变或没有突变，则为携带者或完全正常胎儿，不会发病，可继续妊娠，正常生产。

（4）该病为常染色体隐性遗传病，当先证者父母的*SMN1*基因致病性突变位点明确后，也可选择种植前诊断，避免患胎的治疗性流产。

对于产前基因诊断后出生的新生儿，应进行随访和记录。

七 问题与展望

本病我国患者多、分布广，且患者地域经济条件发展不平衡，故对本病的诊断、治疗、处理需要一个规范化意见，需要临床医生、实验室诊断和产前诊断相关人员多方协作。SMA作为最常见的神经肌肉遗传性疾病之一，基因治疗是最有希望改善其预后的疗法之一，但目前上市药物价格昂贵，使得目前特异性药物治疗获益人群受限。如何降低治疗成本，使每一个患者均能得到特异性治疗并能坚持长期的康复治疗等，是我们努力的方向。

八 典型病例

1. 病史

患者，男，1岁5个月，因“运动发育落后9月”来诊。患儿父母9个月前（患儿8月龄）发现患儿运动发育落后，会独坐，不会爬、翻身，双下肢活动少，生后无明显喂养困难，至外院就诊行肌电图检查提示神经源性损害、定期给予康复训练（游泳训练）后，患儿偶有蹬腿。现1岁5个月，仍不会站立行走，可独坐，会叫爸爸妈妈。患儿起病以来，无抽搐、晕厥，无智力发育障碍，无吸吮困难，无呼吸困难。胃纳、精神、睡眠可，大小便正常。患儿系G2P2，足月顺产，无窒息史，出生后无喂养困难。父母体健，非近亲婚配，有一个4岁哥哥，哥哥体健，否认家族中类似疾病史。

查体：体重10kg，运动发育落后，四肢无畸形，颅神经正常，双下肢肌张力减低，双上肢肌力4级，双下肢肌力3级。

运动功能评估：脊肌萎缩症 Hammersmith 功能运动量表（HFMS）评分 18分。

2. 实验室检查

生化检查：肌酸激酶 188.3IU/L，肌电图神经源性损害。

基因检测：*SMN1*基因7、8外显子纯合缺失，突变分别来源于父母。*SMN2*基因拷贝数 2。见图2-4。

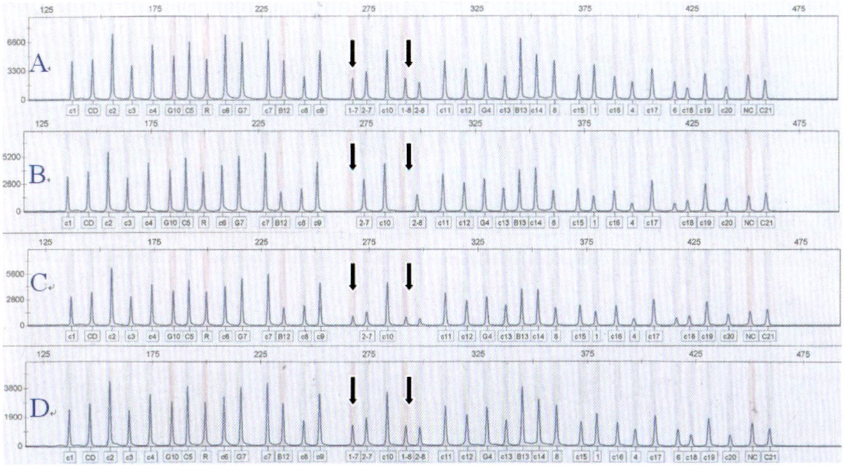

图2-4　*SMN1*基因MLPA图谱

A.正常对照。B.患儿，可见箭头所标处（外显子7和8）波谱消失。C.患儿母亲*SMN1*基因杂合缺失，可见箭头所标处波谱的幅度不足正常对照的一半。

3. 治疗及转归

患者确诊SMA2型后，予诺西那生钠注射液鞘内注射治疗，分别于第1天、第14天、第28天、第60天给予4次负荷治疗（每次5mg/12mL），同时继续予康复训练。患者运动功能评估，脊肌萎缩症 Hammersmith 功能运动量表（HFMS）评分由治疗前18分提高为22分。

参考文献

[1] 北京医学会罕见病分会，北京医学会医学遗传学分会，北京医学会神经病学分会神经肌肉病学组，等. 脊髓性肌萎缩症多学科管理专家共识[J]. 中华医学杂志，2019，99（19）：1460-1467.

[2] MERCURI E P，BERTINI E M，IANNACCONE S T P. Childhood spinal muscular atrophy：Controversies and challenges[J]. Lancet Neurology，2012，11（5）：443-452.

[3] LUNN M R，WANG C H. Spinal muscular atrophy[J]. Lancet，2008，371（9630）：2120-2133.

[4] 利婧，朱瑜龄，詹益鑫，等. 78例脊肌萎缩症患者*SMN1*基因突变分析[J]. 中华医学遗传学杂志，2017，34（5）：658-661.

[5] 宋昉. 近端脊髓性肌萎缩症的临床分型和基因诊断[J]. 实用儿科临床杂志，

2012，27（8）：559–561.

[6] 利婧，张成. 脊髓性肌萎缩症治疗临床研究进展[J]. 中国现代神经疾病杂志，2019，19（6）：385–392.

[7] 杨兰，宋昉. 脊髓性肌萎缩症的治疗研究进展[J]. 中华儿科杂志，2016，54（8）：634–637.

[8] 王艳云，冯善伟，操基清，等. 少年型脊肌萎缩症的基因型及临床特征分析[J]. 中华医学遗传学杂志，2012，29（2）：218–221.

[9] FINKEL R S，MERCURI E，DARRAS B T，et al. Nusinersen versus sham control in infantile–onset spinal muscular atrophy[J]. N Engl J Med，2017，377（18）：1723–1732.

[10] MENDELL J R，AL–ZAIDY S，SHELL R，et al. Single–dose gene–replacement therapy for spinal muscular atrophy[J]. N Engl J Med，2017，377（18）：1713–1722.

（利婧）

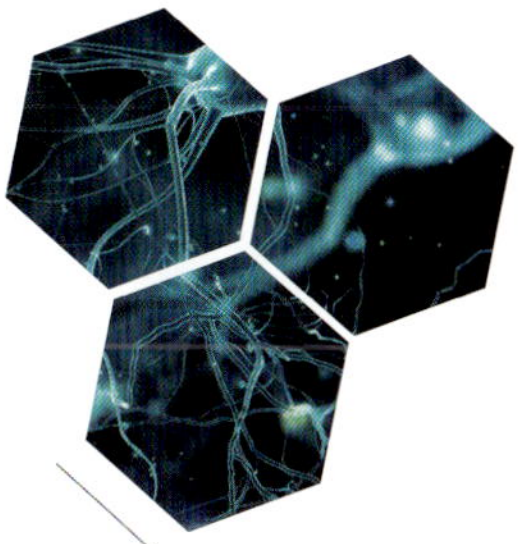

第二节　多灶性运动神经病

一　疾病概述

多灶性运动神经病（multifocal motor neuropathy，MMN），是一种自身免疫相关的多发单神经病变，1988年由 Pestronk 等首先命名。临床特征为隐袭起病，阶段性加重或逐渐进展的多灶性无力，早期上肢受累多见且症状明显，表现为不对称性肢体远端为主的无力、萎缩，无客观感觉障碍。目前国内外尚无准确发病率数据，部分研究报道发病率为0.7/100 000～3/100 000[1]。

该病确切发病机制尚不明确，可能与免疫机制导致周围神经朗飞结处神经兴奋传导受阻，而引起周围神经功能和结构异常有关。单唾液酸四己糖神经节苷脂（monosialotetrahex-osylganglioside，GM1）为神经髓鞘中糖脂的主要组成部分，GM1存在于周围神经髓鞘的朗飞结暴露区，在节间区被屏护，抗GM1抗体可特异性地与周围神经的GM1结合，导致朗飞结区的免疫球蛋白沉积，从而激发免疫反应引起神经脱鞘，同时抗GM1抗体也可结合在轴索表面，直接阻止髓鞘再生，导致运动神经出现传导阻滞（conduction block，CB）。CB的分子发生机制主要是免疫介导引起的钠离子通道的重构和轴突膜的损害[1]。

静脉注射免疫球蛋白（intravenous immunoglobulin，IVIG）可以有效改善临床症状，提高患者生活质量，延缓病情进展。对于IVIG疗效不佳的患者，可权衡临床利弊，考虑免疫抑制剂治疗。糖皮质激素治疗可能会加重病情，不推荐使用。

该病通常发展较慢，但随着病情的进展，最终可导致肌肉无力萎缩而致残。大多数患者经过IVIG治疗，可明显改善肌无力和肌萎缩，可正常工作。

二　临床特征[1-2]

（1）起病年龄：MMN可在任何年龄段发病。男女发病比例为2.7∶1，平均发病年龄为40岁。

（2）起病方式：隐袭起病，缓慢发展或阶段性进展，可有长时间的稳定期。

（3）多灶性单神经损害：主要临床表现为多灶性单神经病，一般上肢起病早且症状明显，早期多见单侧上肢单根或多根神经受累，临床表现为相应神经支配肌肉的无力和萎缩，远端重于近端，可伴有肌肉痉挛或束颤，但是手指屈肌可相对不受累。

（4）肌无力和肌萎缩分布：肌无力和肌萎缩呈不对称分布，同一肢体不同神经受累严重程度不同，或者双侧肢体神经受累程度不对称，或上下肢的神经受累严重程度不同，甚至同一神经支配区域的不同肌肉受累程度不同。随着病情逐渐进展，可见肌肉萎缩。病程较长的患者，可出现多肢体的多根神经受累，此时受累神经可呈现类似多发性周围神经病的分布，不对称分布的特点可不明显。

（5）痛性痉挛：约40%的患者可出现肌束震颤和痛性痉挛。在某些病例中可能因此发生局部肌肉肥大。

（6）诱因：寒冷可能加重疾病的临床症状。

（7）其他：患者可有轻微主观感觉异常，但无客观感觉受累的临床体征。部分病程后期的患者可以发生感觉神经的受累。脑神经通常不受累。在受累肢体，腱反射通常减弱但也可以正常，在肌无力不明显的肢体，腱反射可以正常甚至活跃。无上运动神经元受累的临床体征。

三 诊断

MMN的诊断主要依靠临床表现、血生化检查、脑脊液检查、肌电图检查、影像学检查等，尤其是肌电图检查对MMN诊断有重要意义。

《中国多灶性运动神经病诊治指南2019》的诊断标准[2]：①隐袭起病，缓慢或阶段性进展。②临床至少有2根神经所支配肌肉无力的表现，早期上肢受累多见，表现为不对称性肢体无力，随病情发展可出现肌肉萎缩，无客观的感觉异常体征。③运动神经传导测定，在非嵌压部位，至少2根神经或1根神经的2个节段出现运动神经部分传导阻滞，相应部位的感觉神经传导正常。④IVIG治疗有效，可支持诊断。

血生化检查和脑脊液检查：脑脊液常规检测显示白细胞正常，蛋白可有升高或正常，一般不超过1g/L。血和脑脊液抗GM1抗体IgM 阳性，可见于 30%~80%的患者。抗GM1抗体阴性并不能排除MMN。另外，抗GM1抗体也可见于其他免疫相关的周围神经病，如慢性炎性脱髓鞘性多神经病；偶见于运动神经元病等其他疾病[3]。抗GM1抗体滴度高的MMN患者对IVIG治疗反应较好[4]。

肌电图检查：对疑诊MMN的患者应常规进行运动神经传导测定。在非嵌压部位，检测到运动神经传导阻滞是诊断MMN的重要依据。对多根神经由远端至近端分段测定，有助于提高MMN诊断的敏感度。

运动神经传导测定可检测到运动神经的部分传导阻滞，受累多见于下肢。有关传导阻滞的诊断标准在不同的研究中差别较大，近端与远端比较复合运动动作电位波幅下降幅度为 20%～60%不等。临床多采用欧洲周围神经病学会推荐的传导阻滞电生理诊断标准[5]：①明确的运动传导阻滞：无论神经（正中神经、尺神经和腓神经）节段长度如何，近端与远端比较CMAP负相波波幅或面积下降≥50%。对具有运动传导阻滞的神经节段及其远端刺激时，CMAP负相波波幅必须大于正常下限的20%且负相波波幅大于1mV，且CMAP近端与远端比较负相波时限增宽≤30%。②可能的运动传导阻滞：在上肢常规神经节段测定时，近端与远端比较负相波波幅或面积下降≥30%，负相波时限增宽≤30%；或近端与远端比较负相波波幅或面积下降≥50%，负相波时限增宽＞30%。③ 有传导阻滞的上肢神经节段的感觉传导检查正常。传导阻滞的证据必须是在常见的嵌压或压迫综合征的部位以外发现。

当运动神经远端CMAP波幅与肌力不相称时，在排除中枢神经病变之后，应当注意检测是否有近端运动神经部分传导阻滞的存在；当常规节段检测未发现传导阻滞存在时，应注意神经丛受累或近端神经根病变的可能。F 波或经颅磁刺激测定可在一定程度上协助诊断。检测运动神经传导阻滞时，切记需首先排除神经变异，尤其当电生理结果和临床表现不平行时。

MMN神经受累为多灶性，为提高电生理诊断的敏感度，可以增加检测的神经数目，并且进行神经多个节段的检测，必要时可进行微移技术（inching technique）测定。MMN最常见的CB位于神经近端。三重刺激技术可以用于检测神经近端的传导阻滞，可能有利于MMN的早期诊断及鉴别诊断[6]。电生理检查对MMN临床严重程度和预后评估有一定意义。有研究显示，临床症状重、轴索损伤明显者，其治疗效果不明显，预后差[7]。

感觉神经传导测定：通常正常，包括跨运动神经传导阻滞部位的感觉传导也正常。

针极肌电图：可见异常自发电位，运动单位电位时限增宽，波幅增高，募集减少；可存在同一肢体不同神经支配肌肉针电极检测正常与异常并存现象。

影像学检查：①磁共振检查：30%～50%MMN患者臂丛或腰骶丛神经磁共振检查可发现增粗的神经，呈长T2信号或局限性增强，有助于发现更多的病灶。但当患者电生理检测已经达到诊断标准时，并不需要进行影像学检查来寻找更多的病变部位，磁共振所见的这种异常也并非MMN的特异性改变。②高频神经超声检查：可在臂丛、神经根、周围神经检测到局灶性神经增粗的异常表现，但这种异常并不一定完全对应临床症状或电生理的异常。由于技术条件限制，神经超声无法检测腰骶丛的病变。

MMN应注意与各种原因导致的多发单神经病进行鉴别，包括鉴别嵌压性周围神经病，结缔组织病相关多发单神经病，占位性病变如肿瘤、结节病所致周围神经病，Lewis-sumner 综合征，遗传压迫易患性周围神经病，这些疾病均有明显的诱因。还需要与运动神经元病早期相鉴别，主要表现为下运动神经元损害，运动神经元病病情进展快，会出现上运动神经元受损的表现。另外还需要与平山病、颈椎或腰椎神经根病等相鉴别，影像学检查可以提供鉴别诊断的依据。

四 治疗

IVIG是MMN的特异性治疗方案。患者一旦确诊，应尽早使用IVIG治疗；IVIG治疗效果不佳或不能应用者，可权衡利弊后个体化应用免疫抑制剂；不推荐应用糖皮质激素治疗。

（一）IVIG治疗

目前国际多项临床研究证实，IVIG 治疗可以改善患者肌肉无力，提高患者的生活质量，减少残疾，有可能延缓周围神经轴索变性的发生并促进神经再支配的发生[1, 8]。IVIG初始可给予0.4 g/（kg·d），共5天，观察患者肢体无力变化。部分患者使用后1周内即可出现无力的改善，但疗效维持时间通常仅1个月左右，少数患者可长达数月。在初次使用有效后，可以根据具体情况，个体化间断使用不同剂量的IVIG维持治疗[2]。随着时间的推移，IVIG的维持剂量需增加。

IVIG尽管已经被实有临床治疗效果，但应注意其仅能部分控制疾病的进展，减缓神经轴索的变性丢失。

（二）人血免疫球蛋白皮下注射剂型（subcutaneous immunoglobulin，SCIG）

该药已在国外投入使用，并证实和静脉使用疗效相似[9]。SCIG对比IVIG的潜在优势包括可以为患者带来便利，降低成本及减少总体不良反应的发生。SCIG还可以使血清中的IgG水平更稳定，预防非生理性血清中的高IgG水平可能引起的不良事件的发生，以及防止IVIG剂量终效应引起症状波动[1]。

（三）免疫抑制剂

免疫抑制剂治疗MMN的效果还需要进一步评估。对于 IVIG 效果不佳，或其他因素限制无法使用IVIG，无禁忌证且耐受的患者，可试用环磷酰胺。环磷酰胺2～3mg/（kg·d），在部分患者中可能有效，或可用于减少 IVIG 的用量[2]。但需密切注意患者的不良反应，权衡利弊。环磷酰胺具有潜在的显著不良影响，包括骨髓抑制、出血性膀胱炎、不孕症、恶性肿瘤和机会性感染等，反复长期的使用会增加其产生不良反应的风险。

（四）糖皮质激素

糖皮质激素治疗有可能加重病情，不建议常规使用。

（五）血浆置换

血浆置换对少数患者有效，但也有可能加重病情，不建议常规使用。

（六）其他药物

干扰素β-1α、硫唑嘌呤、环孢素、吗替麦考酚酯等药物治疗仅有小样本和个案报道，针对个别患者有效[10-12]。

五 预后

大部分MMN患者病情发展缓慢，通常10余年后仍能生活自理。但是，随着病情进展，患者通常会出现受累肢体无力萎缩导致的不同程度的残疾。如果及时使用IVIG治疗，绝大多数患者可明显提高生活质量，正常工作。

六 预防

MMN是可治疗的免疫介导的疾病。目前尚未完全清楚其致病机制，尚无明确预防手段。早期诊断、早期治疗对控制疾病发展和预后有重要意义。生活规律、避免受凉和感冒、不熬夜、不过度劳累，有一定的预防作用。

七 问题与展望

目前IVIG/SCIG仍然是唯一明确对治疗MMN有效的方法。但目前对治疗方案及什么时候开始使用，什么时候减药或停药等问题仍未明确。另外，目前仍没有公认的用于客观指导治疗方案调整的指标或量表。定期随访神经传导的检测和对周围神经功能的评估量表，如神经病变损害评分（NIS）等，可能可以指导治疗方案的制定和调整[13]。目前的治疗方案均无法逆转肌萎缩。IVIG治疗一方面相对昂贵，另一方面IVIG疗效不佳的患者目前没有较好的替代方案。研究人员仍应致力于探究更好的研究方案。

近年来一些单克隆抗体也被用于MMN研究。利妥昔单抗是一种通过靶向CD20耗竭B细胞的单克隆抗体。一些小样本研究指出，利妥昔单抗可改善患者肌肉无力，延长IVIG治疗的间隔期，但有的研究并未得到有效的治疗结果甚至相反的结果[14-15]。总的来说，利妥昔单抗在MMN的临床试验结果显示，其对MMN的疗效并不肯定。Eculizumab是一种靶向补体成分C5的人源化单克隆抗体，其作用是抑制补体激活的末端通路。补体激活可能参与MMN的发病机制，意味着抑制补体激活可能会有一定的治疗效果。一个纳入13名MMN患者的临床研究数据显示，Eculizumab可改善患者肌无力症状，并且神经传导阻滞得到轻度改善，但无法缩短IVIG的治疗间隔[16]。更多及观察时间更长的临床实验数据需要用于研究Eculizumab对MMN的治疗效果

八 典型病例

1. 病史

患者为30岁女性，主因“四肢乏力4个月”就诊于中山大学附属第一医院神

经科。4个月前患者无明显诱因出现四肢乏力，表现为梳头困难，持筷及系纽扣不灵活，上厕所下蹲起立及上楼梯困难，伴有双腿肌肉酸痛，症状缓慢加重。现在不能梳头，下蹲及上楼很费力，无发热、皮疹、酱油尿，无感觉麻木、感觉过敏、肌萎缩等异常。起病以来，二便可，食欲睡眠可。既往史及个人史无异常。无家族史。

体格检查：高级神经功能未见异常，颅神经检查未见异常，四肢近端肌肌力Ⅲ+级，双上肢远端肌力Ⅲ。双下肢远端肌力Ⅴ级。肌张力无异常。全身深浅感觉未见异常。四肢腱反射未能引出。共济运动完成可，无不自主运动。

2. 实验室检查

常规生化检查：血清肌酸激酶正常，血常规、凝血常规、尿常规、血生化无明显异常，女性肿瘤八项筛查无异常。

脑脊液常规及生化：无明显异常。

血清免疫分型检测：为阴性，血清免疫球蛋白电泳结果无异常。

心电图、胸部X线未见异常。

颅脑MRI：无异常。

神经电生理检查：①肢体周围神经呈较严重多发性周围神经病损表现，以传导功能受损为主。各神经：运动神经传导速度明显减慢（右侧正中神经24.9m/s，右侧尺神经24.8m/s，右侧胫神经25.5m/s，左侧胫神经28.5m/s，右侧腓总神经32.2m/s），近根段F波出现率严重降低，潜伏期限明显延长（右侧正中神经、尺神经、双侧胫神经F波消失），CMAP明显降低离散或大致正常；SCV轻度减慢（右侧正中神经39.2m/s，右侧尺神经37.2m/s，右侧腓浅神经46.6m/s，右侧腓肠神经40.8m/s，左侧腓肠神经40.0m/s），SNAP正常。所支配肌EMG呈轻度慢性神经源性病损表现。②双下肢感觉传导外周段功能正常，左右下肢的脊髓皮层中枢段传导正常低限。③棋盘格模式翻转VEP检查：左右眼视觉传导通路传导功能正常。

3. 治疗及转归

诊断为多灶性运动神经病，予静脉滴注丙种球蛋白治疗，0.4 g/（kg·d），连用5天；通塞脉片5片，每天3次；胞二磷胆碱 0.2g，每天3次；维生素B_1 20mg，每天3次。治疗7天后肌无力症状明显好转，可正常走路、上楼梯、梳头。随访一年，期间症状反复发作3次，予静脉滴注丙种球蛋白治疗后症状可明显好转，可以继续工作。

参考文献

[1] YEH W Z, DYCK P J, VAN DEN BERG L H, et al. Multifocal motor neuropathy: Controversies and priorities[J]. J Neurol Neurosurg Psychiatry, 2019, 1(2): 140-148.

[2] 中华医学会神经病学分会，中华医学会神经病学分会周围神经病协作组，中华医学会神经病学分会肌电图与临床神经电生理学组，等. 中国多灶性运动神经病诊治指南2019[J]. 中华神经科杂志，2019，52(11)：889-892.

[3] 漆学良，郝洪军，张巍，等. GM1-IgM抗体阳性慢性炎性脱髓鞘性多神经病临床、电生理与病理特点[J]. 中风与神经疾病杂志，2017，34(3)：213-216.

[4] 王锁彬，贾建平. 静脉滴注免疫球蛋白在神经系统疾病中的应用[J]. 北京医学，2006，28(10)：622-644.

[5] Joint Task Force of the EFNS and the PNS. European federation of neurological societies/peripheral nerve society guideline on management of multifocal motor neuropath: report of a joint task force of the european federation of neurological societies and the peripheral nerve society - first revision[J]. Journal of the Peripheral Nervous System, 2010, 15(4): 295-301.

[6] 徐迎胜，郑菊阳，张朔，等. 三重刺激技术在多灶性运动神经病诊断中的作用[J]. 中华医学杂志，2012，92(7)：456-459.

[7] 王红芬，杨飞，崔芳，等. 多灶性运动神经病的临床及电生理特点分析[J]. 中华内科杂志，2017，56(11)：842-845.

[8] KUWABARA S, MISAWA S, MORI M, et al. Intravenous immunoglobulin for maintenance treatment of multifocal motor neuropathy: a multi - center, open - label, 52 - week phase 3 trial[J]. J Peripher Nerv Syst, 2018, 23(2): 115-119.

[9] HARBO T, ANDERSEN H, HESS A, et al. Subcutaneous versus intravenous immunoglobulin in multifocal motor neuropathy: A randomized, single-blinded cross-over trial[J]. Eur J Neurol, 2009, 16: 631-638.

[10] UMAPATHI T, HUGHES RAC, NOBILE-ORAZIO E, et al.

Immunosuppressant and immunomodulatory treatments for multifocal motor neuropathy[J]. Cochrane Database Syst Rev，2015，3：3217.

[11] 郝嫣霞，陈海，笪宇威，等. 多灶性运动神经病临床特点分析[J]. 北京医学，2018，40（5）：410–412.

[12] 黄艳露，邱伟. 吗替麦考酚酯在神经系统免疫性疾病中的临床应用进展[J]. 新医学，2016，47（4）：210–212.

[13] DYCK P J，TAYLOR B V，DAVIES J L，et al. Office immunotherapy in chronic inflammatory demyelinating polyneuropathy and multifocal motor neuropathy[J]. Muscle Nerve，2015，52：488–497.

[14] GORSON K C，NATARAJAN N，ROPPER A H，et al. Rituximab treatment in patients with IVIg–dependent immune polyneuropathy：A prospective pilot trial[J]. Muscle Nerve，2007，35：66–69.

[15] CHAUDHRY V，CORNBLATH D R. An open–label trial of rituximab（Rituxan®）in multifocal motor neuropathy[J]. J Peripher Nerv Syst JPNS，2010，15：196–201.

[16] FITZPATRICK A M，MANN C A，BARRY S，et al. An open label clinical trial of complement inhibition in multifocal motor neuropathy[J]. J Peripher Nerv Syst JPNS，2011，16：84–91.

（李欢，张成）

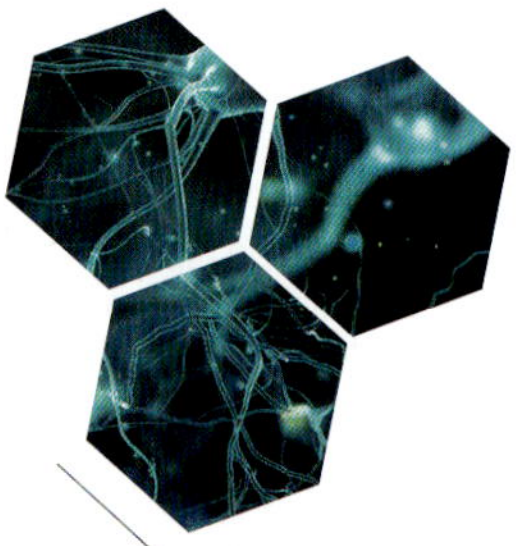

第三节 原发性红斑肢痛症

一 疾病概述

原发性红斑肢痛症（primary erythromelalgia或erythermalgia，PEM，OMIM# 133020）是一种常染色体显性遗传疾病，主要由电压门控钠离子通道α亚基9亚型（sodium voltage-gated channel alpha subunit 9，*SCN9A*）基因变异所致。患者多为青春期前发病，以不同程度的阵发性对称性肢端灼烧样疼痛和对温度敏感为主要特征，伴肢端皮肤发红，予患肢降温如浸冷水等可缓解症状，病症可持续终身。PEM在全球发病率约为1.1/1000 000[1]。

原发性肢痛症与*SCN9A*、电压门控钠离子通道α亚基10亚型（sodium voltage-gated channel alpha subunit 10，*SCN10A*）基因及电压门控钠离子通道α亚基11亚型（sodium voltage-gated channel alpha subunit 11，*SCN11A*）基因突变相关，上述基因分别编码电压门控钠离子通道NaV1.7、NaV1.8、NaV1.9，其中以*SCN9A*基因变异最为常见。*SCN9A*基因位于染色体2q24.3，基因组长约220kb，含有27个外显子，cDNA长约2 300bp，编码1977个氨基酸组成的分子量约260KD的电压门控钠离子通道蛋白NaV1.7。该蛋白分布在细胞膜上，生理作用为：通过调节电压依赖性钠离子通道的构象，从而调节可兴奋性细胞膜的通透性。

NaV1.7是一种对河豚毒素敏感的钠离子通道亚型，在疼痛机制中发挥作用，特别是在炎症性疼痛的发展中。可兴奋性细胞膜上的电压差改变导致钠选择通道构象打开或关闭，钠离子可根据其电化学梯度通过该通道。*SCN9A*基因发生错义突变会使NaV1.7构象改变，在活化和钝化的转化过程中可出现超极化，对小的亚门阈值的去极化的放大，导致外周感觉神经及交感神经过度兴奋。

目前PEM尚无关于特异性治疗的研究报道。明确诱因、避免暴露是重要的预防措施。临床治疗以镇痛为主，药物选择包括钠离子通道阻滞剂、非甾体抗炎药（nonsteroidal antiinflammatory drugs，NSAIDs）、非选择性单胺摄取抑制剂、血管扩张剂、抗抑郁药、抗惊厥药、抗组胺药及前列腺素等。手术或药物阻断治疗、物理疗法、中医治疗亦有一定效果。

二 临床特征

（1）起病年龄：原发性红斑肢痛症多于儿童期及青春期发病，男女比例为1：2.5。

（2）受累部位：PEM通常累及双侧肢端，主要为下肢受累，尤其以足趾、足底最为明显，约有1/3～1/4的患者存在上肢疼痛。也有关于其余部位受累的报道，如颈部、耳朵、脸颊、阴囊或外阴等。

（3）烧灼样疼痛：该病发作呈间歇性，发作期或从轻度烧灼感、痒感逐渐加重，或突然出现肢端严重灼烧样疼痛。

（4）发作时皮肤改变：疼痛发作时患处皮肤呈阵发性的、非化脓性的发红、肿胀，皮肤温度升高。

（5）昼夜节律：疼痛可持续数分钟至数天；呈昼夜节律性，夜间严重，患者入睡困难[2]。

（6）诱因：外界气温增高时则灼性疼痛加重，将患处浸入冷水或环境温度降低可在一定程度上缓解疼痛。偶见嗅觉敏感及低体温等症状。

（7）其他：部分患者在疼痛发作间期可存在雷诺现象。患处常破溃，长时间冷水浸泡可加重感染，引发溃疡、坏疽甚至截肢[3]。

三 诊断

红斑肢痛症的诊断基于其典型的临床特征：对称性肢端反复发红、烧灼痛和发热，通常位于足、踝、小腿等部位，与皮肤或周围神经的支配区域不一致。现在仍采用Thompson等[2]提出的临床诊断标准：①肢端烧灼样疼痛。②热环境加重，冷环境减轻。③受累部位红斑。④受累部位皮温升高。对于临床表现不典型者，可在仔细询问病史的基础上，把受累部位浸泡在热水中10～30min，如浸泡部位出现上述症状可考虑该病。原发性红斑肢痛症的诊断需排除继发因素，排除继发性病因后，家族史阳性的患者可以行基因检测。如无并发症，血细胞计数、凝血功能、ESR、自身抗体、血清免疫复合物等实验室检查通常正常[4]。

皮肤活检：由于特异性有限，皮肤活检不是一种常规的诊断方法，通常在严重的病例中进行。病变部位皮肤大体表现为非特异性的或继发性的皮肤改变（如霜冻或浸泡损伤）。皮肤活检的组织学改变包括血管周围淋巴细胞炎症、血管周围水肿（小动脉内皮细胞肿胀和核增大）和小动脉平滑肌增生[5]。然而，皮肤活检可能适用于排除其他疾病，特别是小纤维性多发性神经病。该病表现为表皮神经纤维密度降低，这在红斑肢痛症中并无发现[6]。

电生理检查（神经传导速度测量）：可以鉴别大纤维性多发性神经病。此外，小纤维性多发性神经病只能通过特殊的临床检查如发汗试验（sudomotor reflection test）或体温调节的汗水试验（thermoregulatory sweat test）等复杂的电生理测试，或标准化的皮肤组织学检查测定皮内每毫米小纤维的数量等检查鉴别[6]。

电压钳（Voltage-clamp）技术：可通过分析神经纤维动作电位进而辅助诊断，如Wu等[7]通过电压钳技术明确了1例中国患者因*SCN9A*基因第14号外显子c.2477T＞A（p.F826Y）突变影响了离子通道超极化和去极化过程从而发病。

基因检测：对于在儿童期、青春期出现症状，或者有家族史且无继发性红斑肢痛症诱因的患者，建议对*SCN9A*、*SCN10A*和*SCN11A*基因行基因检测。此外，根据遗传方式推测有患病风险的亲属也可行基因检测，尽早确诊，以避免暴露于危险因素，诱发疾病。目前*SCN9A*基因已报道有120余个突变位点[8]，推测*SCN9A*基因的L858、I84、N395位点可能为本病的突变热点[9]。

需要排除继发性红斑肢痛症：譬如疾病状态（骨髓增生异常、肿瘤、风湿性疾病）、药物（溴隐亭，钙通道阻滞剂如硝苯地平、非洛地平、尼卡地平和局部使用的异丙醇）、特殊物质（蘑菇/汞中毒）或痘病毒等所致的继发性红斑肢痛症[5]，见表2-1。

表 2-1 常见继发性红斑肢痛原因

疼痛原因	出现红斑的原因
大、小纤维性多发性神经病	缺血
神经根病	手足发绀
外周动脉病变	雷诺现象
血栓闭塞性脉管炎	蜂窝组织炎等皮肤感染
痛风	皮炎或湿疹
法布里病	血管扩张药物作用
梅毒	
恶性肿瘤	

鉴别诊断：应与雷诺综合征、血栓闭塞性脉管炎、法布里病等疾病鉴别（表2-1）。

四 治疗

（一）一般治疗[10]

急性期患者应禁食辛辣刺激性食品，禁饮酒，注意营养卫生，穿透气鞋子，多卧床休息，抬高患肢，避免持久站立，以利于肢端血液循环的恢复，同时应避免任何引起局部血管扩张的刺激。尽量减少冰水及冷水浸泡的时间和频率，以吹冷风代替，减少皮肤溃疡、感染、坏疽的可能性。

（二）药物治疗[11]

临床上治疗以镇痛为主，可运用药物镇痛治疗。药物包括钠离子通道阻滞剂、NSAIDs、非选择性单胺摄取抑制剂、三环类抗抑郁药、抗惊厥药、血管扩张剂、抗组胺药及前列腺素等。

1. 钠离子通道阻滞剂

PEM的发生与NaV1.9钠离子通道基因*SCN9A*的功能增强型突变相关。使用最多的是利多卡因和美西律，均为Ib类抗心律失常药，可特异性阻滞钠通道，干扰神经传导，被广泛用于神经源性疼痛的治疗。其阻断疼痛路径可为外周性、中枢性或混合性。静脉应用利多卡因治疗剂量为16.5μg/（kg·min）。口服美西律剂量最大可用至200mg，每天3次。美西律的治疗效果比较好，根据文献报道PEM患者在用药2周后症状逐渐减轻，持续用药2～6个月症状持续改善且无不良反应。沈小钰等[11]对一名10岁、体重20kg的患儿予美西律225mg/d治疗后1个月，其双下肢疼痛开始得到明显缓解。

2. NSAIDs

常用药物有阿司匹林及吲哚美辛。阿司匹林具有解热、镇痛、抗炎等作用，同时能阻滞血小板凝集和避免血小板栓塞小血管。早期研究提示阿司匹林能有效改善症状，但似乎对血小板增多及真性红细胞增多症的患者疗效明显。阿司匹林剂量为15 mg/（kg·d）。用药1周如无效，可考虑联合其他药物治疗。

3. 三环类抗抑郁药

如阿米替林属于非选择性单胺摄取抑制剂，主要阻断去甲肾上腺素和5-羟色胺（5-HT）神经递质的再摄取，同时具有抗胆碱作用。阿米替林的应用剂量为1 mg/d，其治疗PEM的具体作用机制不详，推测5-HT、组胺H1等递质可能参与PEM的发生。

4. 抗惊厥药

卡马西平及加巴喷丁等。卡马西平通过降低神经细胞膜对Na^+和Ca^{2+}的通透性，致使钠离子电压门控通道失活，交感神经节的敏感性降低。加巴喷丁可能与L-钙离子电压门控通道有关。两药联用效果优于单药应用。卡马西平剂量为300mg，每天2次；加巴喷丁剂量可用至每次300mg，每天5次。联合治疗1周内多可起效，效果可维1年以上，无明显不良反应发生。

5. 血管扩张剂

硝普钠可舒张血管平滑肌，降低外周血管阻力，对血管的扩张作用速效、短时。其治疗PEM的机制不详，可能与其镇痛作用有关。起始剂量0.5μg/（kg·min），最大剂量5μg/（kg·min）。药物不良反应包括低血压及酸中毒，长期应用需在监护下进行。

（三）物理疗法[12]

可用超声波、超短波、紫外线照射的方法进行治疗。作用机制：一是紫外线对患者皮肤有消炎消肿作用；二是会引起神经纤维可逆性的变性，刺激生物大分子物质合成与释放，从而调节自主神经系统。此类方法治疗的报道较少，华西医科大学附院神经疾病研究室李福芝等采用CO_2激光治疗2例红斑肢痛症患者，近期疗效明显。

（四）中医治疗[12]

中医认为，湿、热、瘀为本病基本病理因素，湿热内郁，气血凝滞为其主要病机。

1. 中医分型论治

祖国医学多将红斑肢痛症辨证分3型论治：即血热型、湿热型和瘀滞型。对血热型采用清热解毒、凉血化瘀药物治疗，如凉血四物汤加减；对湿热型采用清利湿热、化瘀通络药物治疗，如仙方活命饮、三妙丸合当归芍药散加减；对瘀滞型采用行气活血、化瘀通络药物治疗，如清解活血通络汤。

2. 中医分期施治

依据中医治疗疾病“急则治其标，缓则治其本”的原则，在急性期主要以祛邪为主，应用大量清热凉血宁络的中药治疗，集中药力，遏其病势，使邪去则正复；缓解期，由于病势已得到遏制，主要应用益气养阴清热的药物治疗，顾护正气，防止复发。

（五）手术或药物阻断治疗

包括星状神经节阻滞[13]、骶管注射[14]等。

五 预后

PEM严重影响患者的工作、生活。积极的综合治疗可缓解PEM患者的症状，提高其生活质量。例如，陈松林等[15]从修复周围神经损伤、改善循环出发，运用水溶性维生素注射液、参麦注射液、奥德金（新生牛血清去蛋白质提取物）综合治疗了7例PEM患者，所有患者症状缓解。然而，由于个体差异较大，部分PEM患者对钠通道阻滞剂仍然不耐受，并且其症状会随着时间的推移而发展。部分患者会出现自残行为或组织损伤，例如患肢的溃疡、坏死和坏疽。由于无法忍受的疼痛、继发性组织损伤或自残行为，患者的生活质量受到极大影响，并且残疾并不罕见[5]。

六 预防

由于目前暂无临床应用的特异性治疗，通过基因诊断，明确PEM家系致病突变，对高风险胎儿进行产前诊断或植入前遗传学诊断，是预防该病的有效手段。

（一）产前诊断

PEM是常染色体显性遗传病，患者下一代患病概率高。PEM患者与健康人结合，每次生育有1/2的概率为患儿。PEM患者若有家族史，父母一方患病，患者父母再生育，每个后代的患病概率为1/2，所以再次生育需对胎儿进行产前基因诊断；若PEM患者父母表型正常，第一胎患病，经家系调查又除外外显不全时，为散发病例，父母可以生育非PEM患儿。可对胎盘绒毛（孕10～13周）或羊水细胞（孕16～22周）进行疾病相关基因突变分析，到具有产前诊断资质的机构进行胎儿诊断及后续的遗传咨询。

（二）种植前诊断[16]

根据《胚胎植入前遗传学诊断/筛查技术专家共识》（2018版），家族中的致病基因突变诊断明确或致病基因连锁标记明确是行胚胎植入前遗传学诊断（preimplantation genetic diagnosis，PGD）的适应证。

（1）检测原则：PGD的胚胎基因检测应同时进行突变位点的直接分析和遗传多态位点连锁分析。用于连锁分析的遗传多态位点可以是短串联重复序列（short tandem repeat，STR）或者单核苷酸多态位点（single nucleotide polymorphism，SNP）。

（2）检测方法：①巢式PCR法：其中第一轮多重PCR应扩增多个目标位点（含突变位点以及连锁遗传的多态位点）。②全基因组扩增（whole genome amplification，WGA）：又可分为基于PCR原理和非基于PCR原理的扩增方法。WGA扩增的产物可采用多种方法进行突变位点及遗传连锁位点的鉴定，包括荧光PCR、Sanger测序、单核苷酸多态微阵列芯片（SNP array）、高通量测序（next generation sequencing，NGS）以及联合检测等。

（三）诊断流程

在临床上，可以采取以下步骤进行遗传咨询和产前诊断（以*SCN9A*基因突变为例）。

1. 遗传咨询

（1）确定咨询者家系中的临床诊断，建立遗传档案。确定临床诊断包括发作性对称性肢端反复发红、烧灼痛和发热，遇热和夜间灼痛加重；常染色体显性遗传家族史；基因检测确定患者有*SCN9A*基因突变。

（2）绘制咨询者的家系图，是否符合常染色体显性遗传规律，系谱中代代均有患者，男女不限。有些家系可能无阳性家族史，可能的原因有：先证者为继父母收养、先证者双亲早亡、未能及时诊断家族成员的PEM、先证者双亲发病延迟或外显不全、先证者自发新突变、父母为生殖细胞嵌合体。

（3）对先证者进行*SCN9A*基因检测，确定相应的基因致病性点突变。若考虑为父源性精子嵌合体，可对先证者父亲的精子进行二代测序，找到精子嵌合体的证据。

（4）若配偶未携带相同致病基因突变，则先证者生育的子代有一半的可能性为患者，一半的可能性为正常。若配偶携带相同致病基因突变，则先证者生育的子代有75%的可能性患病，25%的可能性正常。男女机会均等。

（5）若确认先证者父亲的精子为嵌合体，或怀疑先证者的母亲为生殖细胞嵌合体，可对胎儿进行产前诊断或种植前诊断。

2. 产前诊断

（1）确认先证者的临床表型和*SCN9A*基因的致病性突变位点。

（2）确认遗传方式是典型的常染色体显性遗传。

（3）在妊娠10～13周进行绒毛穿刺取样或孕16周后通过羊膜腔穿刺抽取羊水进行胎儿细胞的*SCN9A*基因检测，当确认胎儿带有与先证者相同的*SCN9A*基因突变，提示是患胎，应在知情的情况下，由其双亲决定采取进一步处理的措施。

（4）对于患者有典型的临床表型和明确的*SCN9A*基因致病性突变，即使其父母临床表型正常，患者母亲怀孕后，也应在妊娠10～13周进行绒毛穿刺或孕16周后进行羊水中胎儿细胞的*SCN9A*基因的检测，确认是否存在与先证者相同的突变，因其父母亲有生殖细胞嵌合体的可能。

（5）对确认的父源性生殖细胞嵌合体，也可选择进行种植前诊断，避免患胎的治疗性流产。

（6）对于产前基因诊断后出生的新生儿，应进行随访和记录。

七 问题与展望

PEM少见，目前未见PEM基因治疗方面的研究。临床试验期：尚无红斑肢痛症（包括原发性和继发性）基因治疗在clinicaltrials.gov注册。PEM是十分痛苦的遗传病，希望以后有更多的临床和实验研究，尤其是在基因治疗方面的进展。

参考文献

[1] REED K B, DAVIS M D. Incidence of erythromelalgia: A population-based study in Olmsted County, Minnesota[J]. J Eur Acad Dermatol Venereol, 2009, 23(1): 13-15.

[2] MANN N, KING T, MURPHY R. Review of primary and secondary erythromelalgia[J]. Clinical and Experimental Dermatology, 2018, 44(5): 477-482.

[3] 李磐磐，李军友，骆志成，等. 原发性红斑性肢痛病二例[J].实用皮肤病学杂志，2015(05): 380-381.

[4] ITO M. Behavioral therapy ceased cold water immersion dependence in a patient with familial erythromelalgia caused by SCN9A mutation[J]. JAAD Case Rep, 2019, 5(9): 806-808.

[5] TANG Z. Primary erythromelalgia: A review[J]. Orphanet Journal of Rare Diseases, 2015, 10(1): 215.

[6] KLEIN-WEIGEL P, VOLZ T S, RICHTER J G. Erythromelalgia[J]. Vasa, 2018, 47(2): 91-97.

[7] WU B. A novel SCN9A mutation (F826Y) in primary erythromelalgia alters the excitability of nav1.7[J]. Curr Mol Med, 2017, 17(6): 450-457.

[8] 李妍涵. 经基因分析确诊的儿童原发性红斑肢痛症一例报告[J]. 天津医药，2019，47(05): 529-532.

[9] 张黎黎. 原发性红斑肢痛症中*SCN9A*基因的突变热点[J]. 中国皮肤性病学杂志，2006(11): 649-651.

[10] HISAMA F M, DIB-HAJJ S D, WAXMAN S G. SCN9A[J]. Neuropathic Pain Syndromes, 1993, 8(10): 256-258.

[11] 沈小钰. 原发性红斑肢痛症1例报告并文献复习[J]. 临床儿科杂志，2012，30(10): 984-987.

[12] 庄丽华，胡家才，吴昊. 红斑肢痛症病因、病理机制及治疗的中西医研究进展[J]. 现代中西医结合杂志，2014，23(33): 3754-3757.

[13] 魏瑞峰，高丽. 星状神经节阻滞治疗原发性红斑性肢痛症一例[J]. 内蒙古医

科大学学报，2019，41（1）：293-294.

［14］王康，贾和平．骶管注射治疗红斑肢痛症1例报告[J]．中国疼痛医学杂志，2015，21（02）：156-158.

［15］陈松林．红斑性肢痛症7例临床治疗[J]．淮海医药，2014，32（05）：417-418.

［16］徐晨明．胚胎植入前遗传学诊断/筛查技术专家共识[J]．中国产前诊断杂志，2018，10（02）：57.

（廖子钰，张成）

第四节 甲基丙二酸尿症伴同型胱氨酸尿症

一 疾病概述

甲基丙二酸尿症是维生素B_{12}代谢障碍性疾病，可以根据维生素B_{12}在细胞内代谢障碍累及环节分型。其中甲基丙二酸尿症伴同型胱氨酸尿症C型（methylmalonic aciduria and homocystinuria type C，简称MMA cbl C型）是临床上最常见的维生素B_{12}代谢障碍性疾病，临床上主要表现为婴幼儿期起病的喂养困难、生长发育迟滞、肝肾功能障碍等，呈常染色体隐性遗传，发病率为 1/100 000 万~1/60 000万[1-2]。MMA cbl C型致病基因为 *MMACHC* 基因，定位于染色体1p34.1，基因组全长10 800bp，cDNA全长约1 518bp，含有5个外显子，其中外显子1～4为编码区，编码282个氨基酸残端蛋白即 cbl C 蛋白，该蛋白在催化维生素B_{12}向腺苷钴胺素（Adenosylcobalamin，AdoCbl）和甲钴胺（methylcobalamin，MeCbl）转化过程中发挥重要作用。

维生素B_{12}代谢障碍性疾病可以根据维生素B_{12}在细胞内代谢障碍累及环节分型（图2-5）[1, 3]。人体从食物中摄取的游离维生素B_{12}在体内与内因子结合形成稳定复合物，在回肠远端与肠黏膜细胞膜受体结合（维生素B_{12}转运蛋白复合体）而被吸收。维生素B_{12}进入细胞后自其转运蛋白复合体释放至细胞质内，在cbl C蛋白催化下形成 Co（Ⅱ）cbl蛋白（即带2价电子的氧化态cbl蛋白），一部分转运至线粒体内转化为腺苷钴胺素，参与线粒体内支链氨基酸和奇数链脂肪酸代谢，人体必需的支链氨基酸和奇数链脂肪酸在分解代谢过程中生成甲基丙二酸，在甲基丙二酰辅酶A变位酶（MUT）和AdoCbl共同催化下生成琥珀酰辅酶A，参与三羧酸循环，若MUT或AdoCbl代谢异常，可以导致甲基丙二酸、丙酸等中间代谢产物堆积，引起单纯型甲基丙二酸尿症，包括cbl A型、cbl B型和mut型

3种亚型；另一部分在细胞质内转化为甲钴胺，参与催化同型半胱氨酸转化为甲硫氨酸，若同时出现AdoCbl和MeCbl合成不足，可以影响同型半胱氨酸和甲基丙二酸的代谢，使甲基丙二酸和同型半胱氨酸蓄积，导致甲基丙二酸尿症伴同型胱氨酸尿症，包括cbl C型、cbl D型、cbl F型和cbl J型，尤以cbl C型常见[4-6]。

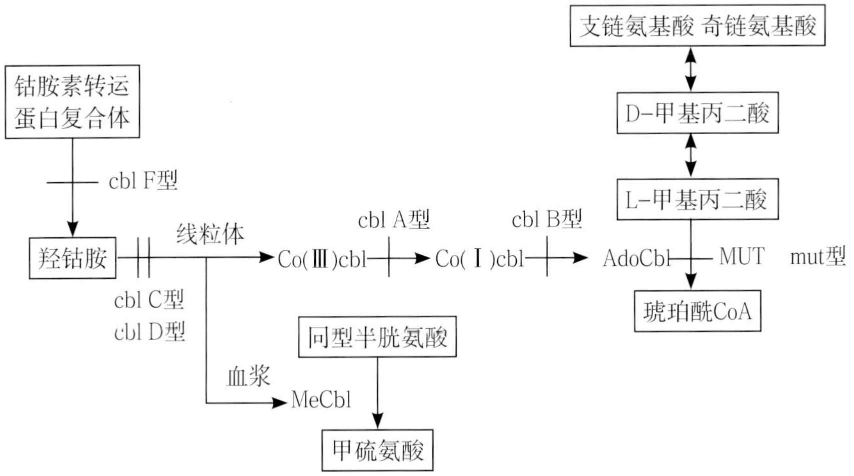

图2-5　维生素B_{12}在细胞内代谢障碍累及环节及甲基丙二酸尿症各亚型

cbl A型、cbl B型和mut型仅累及AdoCbl或MUT蛋白，引起单纯甲基丙二酸尿症；cbl C型、cbl D型和cbl F型导致AdoCbl和MeCbl蛋白合成障碍，引起甲基丙二酸尿症伴同型胱氨酸尿症。

早发型甲基丙二酸尿症治疗效果欠佳，病死率高。而晚发型甲基丙二酸尿症临床罕见，但属可治性遗传性疾病，对维生素B_{12}治疗反应良好，如果能够及时识别其不典型临床表现，通过特异性生物学指标和基因检测早期诊断、及时治疗，对患者预后意义重大。

二　临床特征

根据发病年龄，甲基丙二酸尿症伴同型胱氨酸尿症可以分为早发型（1岁内发病）和晚发型。

（1）早发型1岁内发病，表现为喂养困难、生长发育迟滞、癫痫发作、肌张力降低、酮症酸中毒等，除神经系统症状外，还有肝肾功能障碍表现等，若无早期干预，本病病死率较高[1-2]。

（2）晚发型患者少见，迄今文献报道仅约10%的患者为晚发型，其临床表现多样，1 岁至学龄期前发病的患儿以溶血性尿毒综合征（hemolytic uremic syndrome，HUS）和肺动脉高压为主要表现。

（3）青少年期或成年期发病的患者则以不典型神经精神症状为主要表现或仅表现为学习困难、情绪障碍等，还可合并共济失调、厌食、癫痫发作等[1, 3, 7, 8]。

由于甲基丙二酸尿症伴同型胱氨酸尿症临床表现多样，既往曾有文献总结了169例cbl C型患者的主要临床表现（表2-2）及不同年龄段可出现的临床表现（表2-3）[1]。

表 2-2 甲基丙二酸尿症伴同型胱氨酸尿临床症状体征

症状 / 体征	发生率	症状 / 体征	发生率
喂养障碍 / 体重不增		心肺疾病	
小于胎龄儿	+	心脏畸形	+
喂养困难	+++	心肌病	++
神经系统		间质性肺病	+
意识障碍	++	肺动脉高压	+
癫痫	+++	血管性疾病	
共济失调	+	卒中	（+）
运动障碍 / 肌张力异常	+++	静脉血栓 / 栓塞	+
周围神经病 / 脊髓亚急性变性	++	畸形	
脑积水	++	面部畸形	+
视力障碍（视网膜病变 / 视神经萎缩）	+++	骨骼畸形	（+）
发育障碍 / 认知障碍	+++	消化系统	
精神行为异常	++	唇炎 / 胃肠炎	+
小头畸形	++	肝脏脂肪变性	+
血液系统		皮肤	
巨幼细胞贫血	++	皮炎 / 皮疹 / 色素沉积	+
全血细胞减少	++	其他	
反复严重感染	(+)	胎儿水肿	+
泌尿系统		代谢性酸中毒 / 高血氨症	+
溶血性尿毒综合征	++	体温失衡 / 低体温	+
肾小球肾病	+		
肾小管间质性肾病	+		

注：++++ 非常常见（> 50% 病例），+++ 常见（25% ~ 50% 病例），++ 不常见（10% ~ 25% 病例），+ 偶见（< 10% 病例），(+) 单个病例报道。

表 2-3　不同年龄段甲基丙二酸尿症伴同型胱氨酸尿症可出现的临床表现

<table>
<tr><th>年龄段</th><th>临床表现</th></tr>
<tr><td rowspan="8">新生儿期（0~28 天）</td><td>脑病</td></tr>
<tr><td>嗜睡、呼吸暂停、进食困难、肌张力减退、癫痫</td></tr>
<tr><td>眼震</td></tr>
<tr><td>贫血 / 血小板减少或全血细胞减少 / 真红细胞增多症</td></tr>
<tr><td>溶血尿毒综合征</td></tr>
<tr><td>心肌病</td></tr>
<tr><td>脑积水</td></tr>
<tr><td>肺动脉高压</td></tr>
<tr><td rowspan="7">婴儿期（1~12 月）</td><td>生长衰竭 / 体重增加不良</td></tr>
<tr><td>急性进行性脑病 / 呼吸暂停</td></tr>
<tr><td>慢性脑病：
肌张力减退
发育障碍 / 发育迟滞
癫痫
复发急性行为改变 / 嗜睡</td></tr>
<tr><td>视觉不集中 / 眼震</td></tr>
<tr><td>贫血 / 血小板减少或全血细胞减少、红细胞增多症</td></tr>
<tr><td>溶血性尿毒症综合征</td></tr>
<tr><td>肺动脉高压</td></tr>
<tr><td rowspan="6">儿童期（1~12 岁）</td><td>慢性脑病：
肌张力减退 / 痉挛
发育迟缓或痴呆
发作神经精神障碍
人格改变间歇性急性行为改变
嗜睡</td></tr>
<tr><td>急性进行性脑病 / 呼吸暂停</td></tr>
<tr><td>亚急性脊髓病变：
感觉异常
二便失禁
共济失调 / 截瘫
进行性四肢无力（下肢重于上肢）</td></tr>
<tr><td>溶血性尿毒症综合征</td></tr>
<tr><td>血栓栓塞事件：
复发性静脉血栓形成
肺栓塞
脑栓塞</td></tr>
<tr><td>肺动脉高压</td></tr>
</table>

（续表）

年龄段	临床表现
青春期及成人（＞12岁）	慢性脑病： 发育迟缓或痴呆 神经精神障碍 人格改变 间歇性急性行为改变 / 嗜睡
	急性脑病
	亚急性脊髓病变： 感觉异常 二便失禁 共济失调 / 截瘫
	进行性四肢无力（下肢重于上肢）
	血栓栓塞事件： 复发性静脉血栓形成 肺栓塞 脑栓塞
	肺动脉高压

三 诊断

诊断依据患者的临床症状、生化、血氨基酸和酰基肉碱谱分析、基因检测[1-2]。

（1）典型的临床症状：早发型患者出现生长发育迟滞、肝肾功能障碍等，晚发型患者出现精神症状等。

（2）生化：尿液甲基丙二酸水平明显增高，尿或血同型半胱氨酸水平增高。可合并血氨增高。

（3）血氨基酸和酰基肉碱谱分析：甲硫氨酸增高，丙酰肉碱（propionyl Carnittine，C3）/乙酰肉碱（acetylcarnitine，C2）比值增高。

（4）基因检测：*MMACHC*基因纯合突变或复合杂合突变。

四 治疗与预后

（1）早发型患者由于发病速度快，症状表现不明显，病死率高，国外和国内部分地区已将甲基丙二酸尿症作为新生儿出生缺陷的常规筛查项目，无症状或症状轻微的患儿早期予维生素B_{12}治疗可预防疾病进展[2, 9]。

（2）多数晚发型患者对维生素B_{12}治疗敏感，建议确诊后早期肌肉注射或皮下注射维生素 B_{12}（1mg/d），同时予低蛋白饮食（每天蛋白质摄入量<0.80g/kg），

补充左旋肉碱［50 ～100mg/（kg·d）］，提高蛋氨酸水平、降低同型半胱氨酸和甲基丙二酸水平，改善临床症状[1，6-7]。

五 预防

由于早发型患者预后欠佳，对受累家系成员开展遗传咨询，对高风险胎儿进行产前诊断是发现患胎的有效手段。

（1）遗传咨询：确定咨询者家系中MMA cbl C型的临床诊断，建立遗传咨询档案。确定临床诊断包括询问先证者的生长发育史，是否有喂养困难、生长发育迟滞、肌张力低下、癫痫等神经系统症状。先证者尿液中甲基丙二酸水平明显增高，尿或血同型半胱氨酸水平增高。绘制咨询者的家系图，是否符合常染色体隐性遗传，是否男女均发病。对符合临床诊断标准的先证者及其父母进行外周血DNA的*MMACHC*基因检测。先证者为*MMACHC*基因的纯合或复合杂合致病性突变，有甲基丙二酸尿症伴同型半胱氨酸尿症的临床特征；父母为杂合子，无临床症状。家系中患者的分布往往是散发性的，通常看不到连续传递的现象。

（2）产前诊断：确认先证者的临床表型和*MMACHC*基因致病性突变的位点。确认遗传方式为常染色体隐性遗传。先证者母亲妊娠10～13周进行绒毛穿刺取样或孕16周后通过羊膜腔穿刺抽取羊水进行胎儿细胞的*MMACHC*基因检测，当确认胎儿携带有与先证者 *MMACHC*基因相同的纯合突变或复合杂合突变时，提示是患胎，在知情同意的情况下，由其父母决定采取治疗性流产或引产；若胎儿为*MMACHC*基因杂合突变或没有突变，则为携带者或完全正常胎儿，不会发病，先证者母亲可继续妊娠，正常生产。该病为常染色体隐性遗传病，当先证者父母的*MMACHC*基因致病性突变位点明确后，也可选择种植前诊断，避免患胎的治疗性流产。对于产前基因诊断后出生的新生儿，应进行随访和记录。

六 问题与展望

因早发型MMA cbl C型早期治疗效果较好，国外和国内部分地区已将MMA cbl C型作为新生儿出生缺陷的常规筛查项目。留取新生儿尿液检测甲基丙二酸水平、或检测尿中同型半胱氨酸水平，若明显升高，待*MMACHC*基因确诊后，应尽早开始治疗。维生素B_{12}的治疗是一种经济且疗效好的治疗方法，关键是要能够早期诊断，早期治疗[9]。由于此病罕见，但可治，故临床医生应熟悉该病的临床特征、确诊方法，一旦有患者来诊，就能很快确诊，及时治疗。

七 典型病例[3]

该典型病例为一家系，2代共4名成员（图2-6），汉族，其中2例符合常染色体隐性遗传特点。

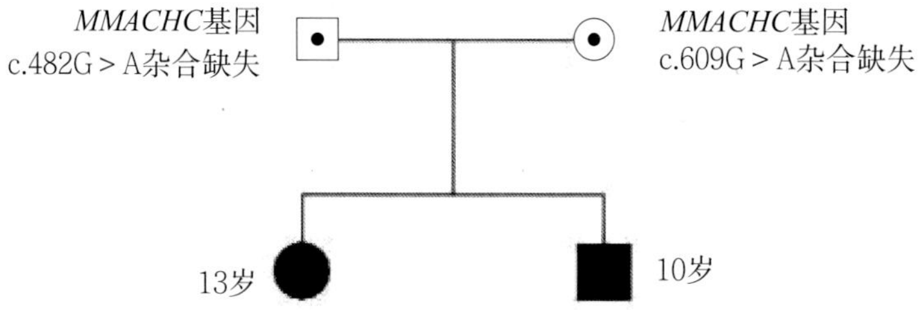

图2-6 甲基丙二酸尿症cbl C型家系图

2代4名成员中子代2例经基因检测证实为甲基丙二酸尿症cbl C型患者，初代为*MMACHC*基因携带者。

1. 先证者

女性，13岁，主因“性格改变1年、双下肢无力2个月”于2016年11月24日入院。患者1年前无明显诱因出现易激惹、易哭闹，学习成绩下降，未予重视；2个月前出现双下肢无力，勉强能够独立行走，上楼梯费力，无肢体麻木，双上肢未见异常；1个月余前出现幻觉，以幻视为主，逐渐进展至行走不能。入院前1个月曾于外院就诊，外院诊断为“可疑线粒体脑肌病或脑炎”，予静脉注射免疫球蛋白和甲泼尼龙等治疗（具体剂量不详），症状无明显好转，为求进一步诊断与治疗，遂至我院就诊。患儿足月顺产，单胎，生长发育和智力发育如同龄儿童；父母身体健康，非近亲婚配。

体格检查：身高和体重于同龄儿童正常范围；神经系统检查：高级智能和脑神经检查未见异常，双侧小腿肌萎缩，双下肢近端肌力3级、远端4级，肌张力降低，双上肢肌力5级，肌张力正常；双下肢痛触觉和关节位置觉减退，四肢腱反射未引出，双侧Barbinski征阳性，脑膜刺激征阴性。

实验室检查：血尿便常规、肝肾功能试验、血液化学、血氨、免疫学指标均于正常值范围，血清维生素B_{12}于正常值范围，血清同型半胱氨酸165.30μmol/L（5～20μmol/L）。血氨基酸和酰基肉碱谱分析发现甲硫氨酸7.80μmol/L

（8.50～50.00μmol/L），丙二酸 0.60μmol/L（0～0.30μmol/L），丙酰肉碱6.39 μmol/L（0.30～5.00μmol/L），丙酰肉碱/乙酰肉碱比值0.41（0.02～0.25）；尿液甲基丙二酸63.70μmol/L（0～4μmol/L）。

影像学检查：胸部X线未见明显异常。头部MRI显示轻度脑萎缩，尤以白质显著，双侧侧脑室旁长T1长T2信号，弥散加权序列显示颞顶叶放射冠低信号，表观扩散系数（ADC）增大（图2-7）。头颅磁共振波谱（MRS）显示，NAA峰、Cr峰、Cho峰遍减低（图2-8）。

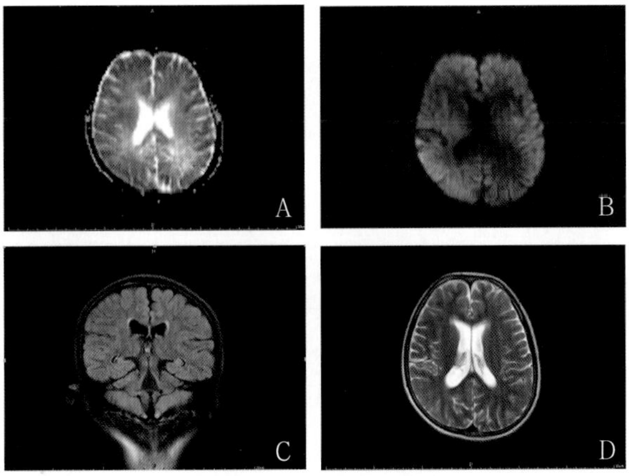

图2-7　头部MRI检查

A.横断面T2WI显示，轻度脑萎缩，尤以白质显著，双侧侧脑室轻度扩大。B.冠状位FLAIR成像显示，双侧侧脑室旁异常高信号。C.横断面DWI显示，双侧颞枕叶深部侧脑室旁异常低信号。D.横断面ADC图显示病变呈高信号。

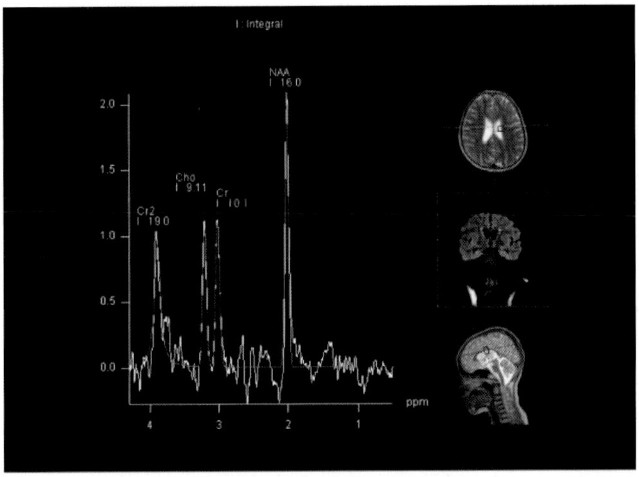

图 2-8　头部MRS检查

左侧侧脑室旁NAA峰、Cr峰、Cho峰和NAA/（Cho+Cr）比值降低，考虑白质髓鞘化不良，提示代谢性疾病。

电生理学检查：心电图未见明显异常。脑电图显示中度异常，以θ波为主要背景波。

2. 患儿

男性，10岁，为先证者之弟，于2016年12月6日至医院神经内科门诊就诊。患儿足月顺产，单胎，1岁6个月方会走路、开始说话，智力较同龄儿童差，目前读小学，学习成绩较差，易怒，未予重视。

体格检查：身高和体重如同龄儿童。神经系统检查：注意力和计算力较差，语言复述能力较差，脑神经检查未见明显异常；四肢肌力5级、肌张力正常，感觉系统检查未见异常，腱反射降低，病理征未引出，脑膜刺激征阴性。

实验室检查：血尿便常规、肝肾功能试验、血液化学均于正常值范围，血氨51μmol/L（10～47μmol/L），血清维生素B_{12}于正常值范围，血清同型半胱氨酸84.2μmol/L（5～20μmol/L）。血氨基酸和酰基肉碱谱分析发现先证者之弟丙酰肉碱 5.29μmol/L，丙酰肉碱/乙酰肉碱比值0.59，天冬氨酸62.60μmol/L（18～47μmol/L），精氨酸 95.50μmol/L（11～69μmol/L），丙氨酸576.70μmol/L（210～545μmol/L），谷氨酰胺702μmol/L（249～579μmol/L）。尿液甲基丙二酸75.0μmol/L（0～4μmol/L）。

3. 基因检测

先证者存在*MMACHC*基因复合杂合突变，包括错义突变c.482G＞A、p.R161Q，无义突变c.609G＞A、p.W203X，符合甲基丙二酸尿症 cbl C型的诊断。先证者之弟亦存在*MMACHC*基因复合杂合突变，包括错义突变c.482G＞A、p.R161Q，无义突变c.609G＞A、p.W203X（图2-9）。进一步对其父母行*MMACHC*基因检测，提示错义突变c.482G＞A遗传自其父、无义突变c.609G＞A遗传自其母。最终2例明确诊断为甲基丙二酸尿症cbl C型伴同型胱氨酸尿症。

4. 治疗及转归

先证者明确诊断后即予甲钴胺1mg/d肌肉注射，左卡尼汀2g/d静脉滴注，以及利培酮0.50g/次、每天2 次口服控制幻视，共住院13天，出院时幻视消失，双下肢肌力4级、肌张力降低，搀扶可行走。出院后予以甲钴胺1mg/次、每天3次和左卡尼汀1g/次、每天2次口服，并嘱低蛋白饮食。出院后3个月门诊随访，临床症状好转，双下肢肌力5-级，可独立行走，未再出现幻觉，复查血清氨基酸和酰基肉碱谱分析，丙酰肉碱降至正常值范围，C_3/C_2比值0.27。先证者之弟明确诊断后予甲钴胺1mg/次、每天3次和左卡尼汀1g/次、每天2次口服，嘱低蛋白饮食。3个月后门诊随访，语言复述能力较前好转。

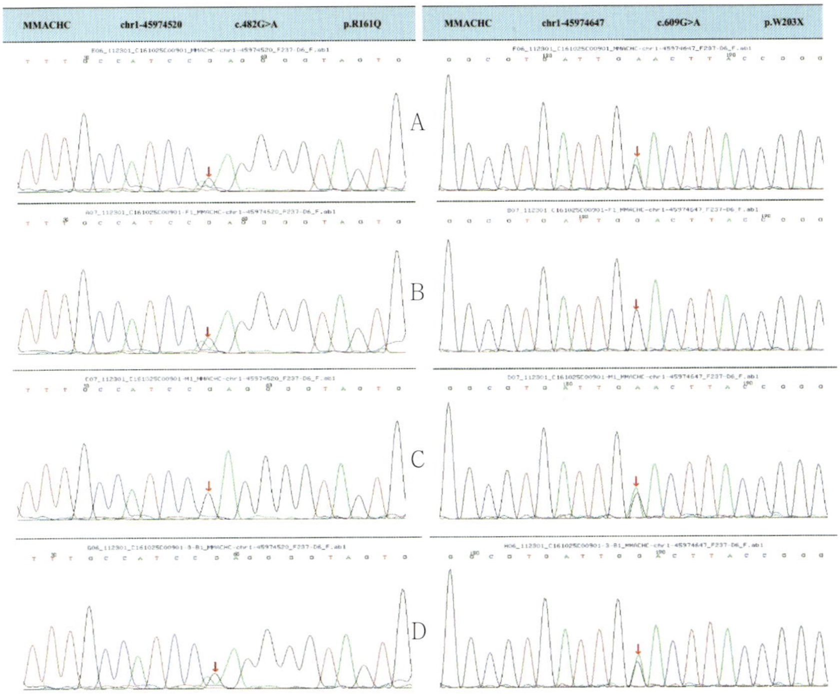

图2-9　*MMACHC*基因检测

A.先证者存在*MMACHC*基因复合杂合突变，包括错义突变c.482G＞A（p.Arg161Gln，箭头所示，左图）及无义突变c.609G＞A（p.Trp203X，箭头所示，右图）。B.先证者之弟存在*MMACHC*基因复合杂合突变，包括错义突变 c.482G＞A（p.Arg161Gln，箭头所示，左图）及无义突变c.609G＞A（p.Trp203X，箭头所示，右图）。C.先证者之父亲存在 *MMACHC* 基因错义突变c.482G＞A（p.Arg161Gln，箭头所示）。D.先证者之母存在 *MMACHC* 基因无义突变c.609G＞A（p. Trp203X，箭头所示）。

参考文献

［1］CARRILLO-CARRASCO N，CHANDLER R J，VENDITTI C P. Combined methylmalonic acidemia and homocystinuria，cblC type. Ⅰ. Clinical presentations，diagnosis and management[J]. J Inherit Metab Dis，2012，35（1）：91-102.

［2］CARRILLO-CARRASCO N，VENDITTI C P. Combined methylmalonic acidemia and homocystinuria，cblC type. Ⅱ. Complications，pathophysiology，and outcomes[J]. J Inherit Metab Dis，2012，35（1）：103-114.

[3] 利婧，孙毅明，欧俐羽，等.维生素B_{12}依赖型甲基丙二酸血症一家系临床表型和基因突变分析及疗效评价[J]. 中国现代神经疾病杂志，2017，17（07）：526-533.

[4] LERNER-ELLIS J P，ANASTASIO N，LIU J，et al. Spectrum of mutations in MMACHC，allelic expression，and evidence for genotype-phenotype correlations[J]. Hum Mutat，2009，30（7）：1072-1081.

[5] LERNER-ELLIS J P，TIRONE J C，PAWELEK P D，et al. Identification of the gene responsible for methylmalonic aciduria and homocystinuria，cblC type[J]. Nat Genet，2006，38（1）：93-100.

[6] HUEMER M，DIODATO D，SCHWAHN B，et al. Guidelines for diagnosis and management of the cobalamin-related remethylation disorders cblC，cblD，cblE，cblF，cblG，cblJ and MTHFR deficiency[J]. J Inherit Metab Dis，2017，40（1）：21-48.

[7] WANG C，LI D，CAI F，et al. Mutation spectrum of MMACHC in Chinese pediatric patients with cobalamin C disease：A case series and literature review[J]. Eur J Med Genet，2019，62（10）：103713.

[8] 雷如意，刘艳茹，籍炀飞，等. 晚发型甲基丙二酸尿症cblC型三例临床特点和基因分析[J]. 中华神经科杂志，2014，47：101-106.

[9] ZHOU X，CUI Y，HAN J. Methylmalonic acidemia：Current status and research priorities[J]. Intractable Rare Dis Res，2018，7（2）：73-78.

[10] MOREL C F，LERNER-ELLIS J P，ROSENBLATT D S. Combined methylmalonic aciduria and homocystinuria （cblC）：Phenotype-genotype correlations and ethnic-specific observations[J]. Mol Genet Metab，2006，88（4）：315-321.

（利婧）

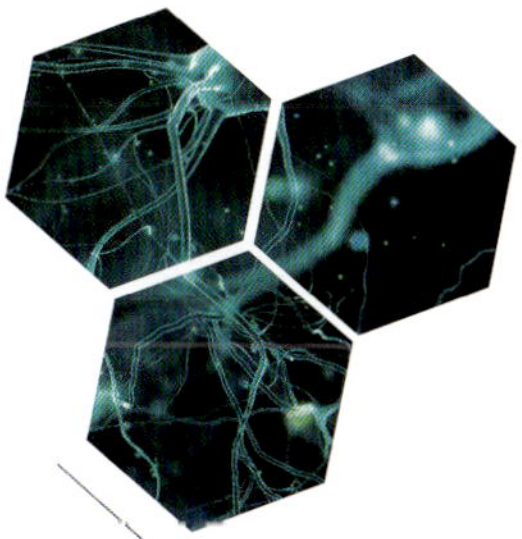

第五节　植烷酸贮积症

一　疾病概述

植烷酸贮积症（phytanic acid storage，OMIM# 266500），也称为Refsum病、遗传性共济失调性多发性神经炎病（heredopathia atactica polynuritiformis），是由于植烷酸-辅酶A-α-羟化酶（phytanoyl-CoA hydroxylase，*PHYH*，OMIM# 602026）基因或peroxin蛋白7（peroxin-7，*PEX7*，OMIM# 601757）基因突变引起过氧化酶体代谢障碍而导致体内植烷酸过度增多。该病呈常染色体隐性遗传，分为婴儿型和经典型。经典型主要临床表现为视网膜色素沉着、周围性神经病、小脑性共济失调。婴儿型植烷酸贮积症（OMIM# 266510）是由于*PEX1*（OMIM# 602136）、*PEX2*（OMIM# 170993）或*PEX26*（OMIM# 608666）基因突变引起。婴儿型病情进展迅速且较经典型病情严重，多在1～2岁死于心脏或肺部并发症。植烷酸贮积症的发病率为1/500 000～1/100 000。

经典型植烷酸贮积症的致病基因*PHYH*位于染色体10pter-11.2，该基因全长21kb，含 9个外显子，cDNA长约1 014bp，编码分子量为40kD的植烷酸-辅酶A-α-羟化酶（PHAX）。PHAX是一种过氧化物酶体酶，参与催化植烷酸α-氧化的第一步[1]。少数非PHAX基因缺陷的患者可能存在PEX7基因缺陷。PEX7位于6q23.3，全长102kb，含10个外显子，cDNA 4 378bp，编码PTS2 受体位于过氧化物酶体膜表面，通过与载PTS2 信号的过氧化物酶（如植烷酰CoA 羟化酶）结合，催化过氧化物酶膜蛋白的转运[2]。婴儿型致病基因*PEX1*位于7q21.2，该基因全长，cDNA 3 904bp，含24个外显子，编码分子量为147kD过氧化物酶体发生因子1，后者位于过氧化物酶体内，构成ATP酶复合体促进蛋白向过氧化物酶体内转运。

植烷酸是一种支链脂肪酸，在人类的典型饮食中广泛存在。正常代谢时植烷酸先活化为植烷酰辅酶A，然后经过氧化物酶体α-氧化成降植烷酸，再经多次

β氧化降解为中链脂肪酸最终进入线粒体代谢供能。*PHYH*基因错义突变或缺失突变可导致PAHX缺乏活性，患者无法进行α-氧化过程降解植烷酸，引起植烷酸在体积堆积；PTS2受体可与植烷酰CoA羟化酶结合，并将其转运至过氧化物酶体内降解植烷酸，*PEX7*基因突变导致PTS2受体结构改变，过氧化物酶膜蛋白转运受阻，从而影响植烷酸的降解。婴儿型Refsum患者*PEX1*突变导致ATP酶缺乏活性[3]。植烷酸贮积造成神经系统损伤的具体机制尚不明确，植烷酸短期内急性毒性作用可能是因为植烷酸进入线粒体内膜后可增加膜H^+的传导并扰乱蛋白质的偶联功能。另外，神经组织中大量贮积的植烷酸使线粒体ATP供应减少，及促进了通透性转换孔开放，可能是导致神经退行性变的主要原因[4]。

建立良好的饮食生活习惯、低植烷酸饮食，如避免摄入绿色蔬菜、牛肉、羊肉、含有丰富不饱和脂肪酸的鱼类（金枪鱼），血浆置换是植烷酸贮积症目前主要的治疗手段。严格控制植烷酸水平（每天摄入量10～20mg），可有效改善患者预后[5]。

二 临床特征

植烷酸贮积症的发病年龄各异，经典型患者多青春期发病，多以夜盲、步态不稳、嗅觉障碍为首发临床表现。婴儿型则多在1～6个月时发病，病情较重，进展迅速，多在1～2岁死于心、肺并发症。

经典型植烷酸贮积症常出现以下特征型临床表现[6-7]。

（1）眼部损害：可表现为夜盲、视网膜色素变性、视野缩小，随病情严重程度可进展为白内障甚至失明。

（2）多发性周围神经病：运动及感觉功能均受累，运动症状早期表现为肢体对称性肌无力，肌萎缩，偶有肌束颤动。感觉症状主要表现为浅感觉障碍，呈“手套-袜套”样表现，腱反射减弱或消失。部分患者可能出现自发性疼痛。累及听神经时可出现神经性耳聋，听力下降；累及嗅神经时可出现嗅觉丧失。

（3）小脑性共济失调：最初表现为步态不稳，呈“醉酒样步态”，逐渐出现意向性震颤、吟诗样语言等。

（4）皮损：受累患者也可能出现不同程度的皮损，即鱼鳞病。

（5）其他：还可累及心肌，出现心脏传导缺陷等。部分患者还可出现骨骼改变，骨骼改变，包括弓形足、锤状趾、脊柱侧凸等。

婴儿型植烷酸贮积症主要表现为重度发育迟缓，畸形特征包括鼻梁扁平、内眦赘皮、耳位低等。患病婴儿通常会出现肌张力过低、视神经和视神经盘异常、色素性视网膜炎和感觉神经性听力丧失。部分患儿表现为消化道症状，包括呕吐、腹泻及吸收不良等。大多数患儿具有肝大伴肝硬化。此病患儿的神经损害程度低于Zellweger谱系疾病和新生儿肾上腺脑白质营养不良症（NALD），大多数患儿保留行走能力，但存在共济失调[8]。

三 诊断

主要依靠临床表现、遗传方式、生化检查、神经活检、电生理检查及基因检测。

生化检查：患者外周血中植烷酸水平明显升高，通常大于200μmol/L，成纤维细胞中PAHX活性明显下降。脑脊液结果提示脑脊液蛋白浓度升高，但不伴细胞数增加。

神经活检：腓神经活检显微镜下可见神经纤维肥厚样改变，施旺细胞增生，呈洋葱头（onion bulb）样结构，神经细胞内可见类结晶包涵体（paracrystalline inclusions）[9]。

电生理检查：神经传导检查通常显示传导速度减慢。

基因检测：DNA测序可明确植烷酸贮积症致病基因的点突变和微小突变，是诊断最重要的依据。*PHYH*基因有29不同的突变，包括错义突变（61.3%，最常见的突变为c.85C＞T）、中间缺失（13.8%，最常见的突变为c.164delT）、插入及剪切位点突变（c.576_577insGCC、c.683_684insG）等，*PEX7*基因以错义突变为主，主要的突变形式包括c.40A＞C 2、c.120C＞G、c.345T＞G、c.189-10A＞G及c.12_18dupGTGCGGT。

诊断要点是：①约1/3病例发病年龄小于10岁，约半数在10～30岁发病。②逐渐起病，进展缓慢。③三大临床特征：夜盲及视网膜色素变性、多发性周围神经损害、小脑性共济失调。④常染色体隐性遗传。⑤测得血清中植烷酸含量增高可确诊，测定培养羊水细胞的植烷酸α-羟化酶活性降低有助于产前诊断。⑥*PHYH*基因、*PEX7*基因和*PEX1*、*PEX2*、*PEX26*基因的致病突变检测有助于本病的诊断。

植烷酸贮积症主要应与α-甲基酰基辅酶A 消旋酶（AMACR）缺乏症、腓骨肌萎缩及慢性炎性脱髓鞘性多发性神经根神经病（CIDP）相鉴别。AMACR缺乏症可通过血浆过氧化物酶代谢产物检测或基因检测明确诊断。腓骨肌萎缩症多不出现视网膜色素变性及血浆植烷酸水平正常，可有助于鉴别。CIDP的病程呈缓解复发且血浆植烷酸水平正常。

四 治疗

治疗目标是将植烷酸的饮食摄取量减少至低于10mg/d，并避免体重快速减轻或禁食等可刺激脂肪分解的情况。治疗方法如下。

（1）控制饮食：主要通过限制饮食以避免摄入含植烷酸的食物，摄取量控制在10～20mg/d，完全避免绿色植物，并减少食用动物脂肪组织、牛肉、羊肉、乳制品和不饱和脂肪酸的鱼类，如金枪鱼、鳕鱼和黑线鳕等，可食用家禽、猪肉、水果和其他蔬菜，注意保证碳水化合物的摄入。严格控制摄取含植烷酸的食物可显著改善周围神经病和共济失调情况[10]。

（2）血浆置换：主要用于治疗症状严重或迅速恶化的患者，可快速降低植烷酸浓度，有效地除去与脂蛋白有关的植烷酸，但无法有效清除脂肪和神经组织的植烷酸。血浆置换可有效延缓此病进程，但无法逆转神经损伤，且对视网膜色素变性、听力障碍或嗅觉丧失的治疗效果并不明显。

（3）对症治疗：听力丧失患者可植入人工耳蜗[11]，鱼鳞病患者可予皮肤软化剂。心脏病患者可予控制心律相关药物。

五 预后

植烷酸贮积症较为罕见，起病隐匿，早期症状难以发现，需及时诊断尽早治疗。严格控制血浆植烷酸水平可有效改善预后。确诊后及早进行血浆置换可明显改善患者的症状。

六 预防

植烷酸贮积症为常染色体隐性遗传病，目前尚无根治方法。首先应避免近亲结婚，若已出现先证者，应先确定先证者基因型，并验证其父母是否是致病基因携带者。若父母确实为携带者，先证者母亲怀孕后，应对胎儿进行产前诊断。若先证者为基因缺失或重复突变，则胎儿应针对同一缺失或重复片段进行基因扩增。根据扩增片段出现与否，即可判断该风险胎儿是否携带先证者所具有的基因突变。若先证者为基因微小突变，则针对突变位点的范围进行胎儿组织DNA Sanger测序，确定胎儿是否存在与先证者相同的突变，对具有相同突变基因的纯合子胎儿，应由其父母决定采取进一步的处理措施。

植入前诊断：即在胚胎着床前验证其遗传物质是否正常，从而判断是否可以移植该胚胎，是植烷酸贮积症家庭生育健康后代的一种选择。PGD是建立在体外受精与胚胎移植（in vitro fertilization and embryo transfer，IVF-ET）的基础上，活检1个6～8细胞阶段的细胞进行遗传学检测，移植不携带相关突变基因的胚胎。对于基因突变的植入前检测（PGT-M），为了避免等位基因脱扣（ADO）通常采用连锁分析的方法，构建单体型。

七　问题与展望

植烷酸贮积症是一种严重的常染色体隐性遗传性疾病，这种遗传性的过氧化物酶体疾病通常造成严重的神经系统损伤。

目前植烷酸贮积症的治疗主要分为饮食调节和血浆置换两个方面。降低患者血浆植烷酸水平，可有效减轻植烷酸对全身各器官的损害。目前避免摄入高植烷酸食物仍是植烷酸贮积症的首要治疗方式。随着植烷酸贮积症致病基因结构的明确，该病的治疗有望进入基因水平的阶段。目前我国在诊断本病方面存在的问题：尽管近年来我国在植烷酸贮积症的诊断、治疗、预防和科普等方面取得了较大进步，但仍存在一些不足。非专科医生对该病临床特征、诊断与鉴别诊断流程、遗传咨询方法不甚熟悉，易造成错诊、误诊。产前诊断对于疾病的早期预防具有重大意义，仍需继续加大力度开展。

参考文献

[1] JANSEN G A，OFMAN R，FERDINANDUSSE S，et al. Refsum disease is caused by mutations in the phytanoyl-CoA hydroxylase gene[J]. Nat Genet，1997，17（2）：190-193.

[2] VAN DEN BRINK D M，BRITES P，HAASJES J，et al. Identification of PEX7 as the second gene involved in Refsum disease[J]. American Journal Of Human Genetics，2003，72（2）：471-477.

[3] JANSEN G A，WATERHAM H R，WANDERS R J A. molecular basis of refsum disease：sequence variations in phytanoyl-CoA hydroxylase（PHYH）and the PTS2 receptor（PEX7）[J]. Human Mutation，2004，23（3）：209-218.

[4] 崔玉环，张朝东，魏玉磊. Refsum病研究进展[J]. 实用医学杂志，2006，26（1）：4-6.

[5] 田明婷，王拥军. 过氧化体病的饮食治疗[J]. 国际神经病学神经外科学杂志，1992（4）：215.

[6] TAYLOR R L，JANKELOWITZ S K，YOUNG A S，et al. Reversible vestibular neuropathy in adult Refsum disease[J]. Neurology，2018，90（19）：890-892.

[7] 赵典，唐伟，张军. Refsum病一例[J]. 中国神经免疫学和神经病学杂志，2017，24（04）：298-299.

[8] BADER P I，DOUGHERTY S，CANGANY N，et al. Infantile refsum disease in four Amish sibs[J]. 2010，90（2）：110-114.

[9] 肖岚，张梅花. 2例周围神经活检诊断Refsum病[J]. 湖南医科大学学报，2006（05）：465-466.

[10] HUNGERBÜHLER J P，MEIER C，ROUSSELLE L，et al. Refsum's disease：Management by diet and plasmapheresis[J]. European neurology，1985，24（3）：153-159.

[11] 宋鹏，龚树生. Refsum病的听觉损害部位[J]. 国际耳鼻咽喉头颈外科杂志，2006（6）：364-365.

（张赫娱，张成）

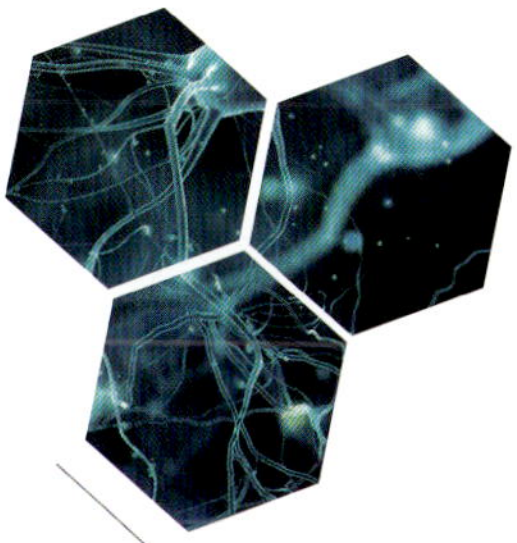

第六节　慢性炎性脱髓鞘性多发性神经根神经病

一　疾病概述

慢性炎性脱髓鞘性多发性神经根神经病（chronic inflammatory demyelinating polyradiculoneuropathy，CIDP）是一类由免疫介导的获得性运动感觉神经脱髓鞘性多神经病，累及神经根和周围神经，呈缓慢进展或缓解复发。CIDP发病率约在1/100 000~1/90 000万，见于各年龄段，好发于20~60岁，无性别倾向，男女发病比例相近。起病隐匿，症状进展常在8周（或2个月）以上。但仍有约18%的患者呈急性或亚急性起病，症状进展较快，在4~8周内即达高峰，且对激素治疗敏感，这部分患者目前仍倾向归类于CIDP，称作急性起病的CIDP（acute onset CIDP，A-CIDP）。

近年的研究发现，部分CIDP与郎飞结旁抗体-神经束蛋白155（neurofascin 155，NF155）抗体和接触蛋白1（contactin-1，CNTN1）抗体相关。NF155抗体相关的CIDP约占7%[1]，抗体以IgG4亚型为主。该型患者起病年龄早，平均27.8岁，男性居多，临床多表现为足下垂、步态异常，可有感觉性共济失调，肢体震颤较突出，部分患者可合并中枢和周围神经系统脱髓鞘病变（combined central and peripheral demyelination，CCPD）。脑脊液蛋白含量明显升高。电生理表现为神经根受累且脱髓鞘改变，其中感觉神经受累更重。影像学可见神经根增粗。由于抗体以IgG4亚型为主，较少与免疫球蛋白的Fc受体（Fc receptor，Fc-R）区域相结合，因而丙种球蛋白疗效差，血浆置换有效，激素部分有效。CNTN1抗体相关的CIDP[2]约占2.4%，抗体同样以IgG4亚型为主。患者发病年龄较晚，平均60岁（33~81岁），进展较快，多为男性，以运动系统受累为主，可伴有震颤，部分患者出现明显的感觉性共济失调，不伴有CCPD。电生理检查可见MCV减慢、F

波潜伏期延长及传导阻滞，早期即出现轴索损害。虽然目前已知的抗NF155和抗CNTN1 IgG4抗体在CIDP患者中检出率低，但其特征性的临床表现与CIDP经典型差异大，且与IVIG治疗抵抗相关。这些抗体的发现对CIDP治疗方法的选择具有指导意义，可避免IVIG抵抗的患者浪费治疗时间及经费。

CIDP的发病机制尚未明确，目前被普遍认同的可能机制是细胞和体液免疫共同参与介导的针对施万细胞或髓鞘的免疫损伤，从而引起周围神经脱髓鞘和轴索损害。经典型CIDP的病理表现包括有髓纤维节段性脱髓鞘、轴索变性、神经内膜水肿、脱髓鞘与髓鞘再生并存形成洋葱球样结构，伴炎细胞浸润等。而结旁区（NF155、CNTN1）抗体阳性的CIDP患者腓肠神经活体组织检查（简称活检）并无典型的炎性细胞浸润及洋葱球样表现，电镜下可见明显的结旁区结构破坏，并出现髓鞘和轴索分离现象。

特异性的治疗（糖皮质激素、静脉注射丙种球蛋白、血浆置换及免疫抑制治疗）和持续的常规治疗（神经营养、康复治疗等）可有效治疗患者，改善患者预后。

二 临床特征

CIDP可分为经典型和变异型，后者包括纯运动型（pure motor CIDP）、纯感觉型（pure sensory CIDP）、远端获得性脱髓鞘性对称性神经病（distal acquired demyelinating symmetric，DADS）、多灶性获得性脱髓鞘性感觉运动神经病（multifocal acquired demyelinating sensory and motor neuropathy，MADSAM或Lewis-Sumner综合征）、局灶型（focal CIDP）等[3]。

（一）经典型CIDP

约占50%以上，主要表现为：①对称的肢体无力，以四肢的近端为主，四肢反射减低或消失，其中踝反射消失最多见。②对称的肢体麻木，可有手套袜子样感觉减退，肢体的本体觉和振动觉减退，严重时出现感觉性共济失调、步态异常和Romberg征阳性。③偶可伴脑神经受累，表现为面瘫、眼肌麻痹等。④自主神经症状，表现为体位性低血压、大小便障碍和心律失常，CIDP中严重的自主神经症状比较罕见。⑤肢体震颤，主要表现为以双上肢远端为主的姿势性和动作性震颤。在NF155抗体和CNTN1抗体阳性的CIDP患者中均表现为特征性的致残性、高波幅、动作性震颤。

（二）变异型CIDP

（1）纯运动型：约小于10%，仅表现为肢体无力而无感觉症状。

（2）纯感觉型：占10%~30%，仅表现为感觉症状，如麻木、疼痛、感觉性共济失调等。

（3）DADS型：约占10%，肢体的无力和/或感觉障碍相对局限在肢体远端。NF155抗体阳性的CIDP患者临床以此型多见。

（4）MADSAM或Lewis-Sumner综合征：约占15%，男性患者居多，发病年龄为20～50岁，病程缓慢，多以单侧上肢隐匿起病，表现为非对称性多灶性运动感觉神经同时受累的多发单神经脱髓鞘病变。电生理检查可见多灶性运动和感觉神经传导阻滞。

（5）局灶型：约占2%，罕见，多累及单侧臂丛或其分支，如若疼痛起病，临床与臂丛神经炎很相似。

三 诊断

CIDP诊断主要依靠临床表现、电生理检查、脑脊液检查、血清抗体检测、磁共振神经成像（MRN）和腓肠神经活体组织检查。

（一）电生理检查

是评估CIDP的重要手段，主要是评估神经的功能状态。运动神经传导测定提示周围神经存在脱髓鞘性病变，即在非嵌压部位出现传导阻滞或异常波形离散。电生理诊断标准为[3-4]。

（1）运动神经传导。至少要有2根神经均存在下述参数中的至少1项异常。①远端潜伏期较正常值上限延长50%以上。②运动神经传导速度较正常值下限下降30%以上。③F波潜伏期较正常值上限延长20%以上（当远端复合肌肉动作电位负相波波幅较正常值下限下降20%以上时，则要求F波潜伏期延长50%以上）或无法引出F波。④运动神经部分传导阻滞：周围神经常规节段近端与远端比较，CMAP负相波波幅下降50%以上。⑤异常波形离散：周围神经常规节段近端与远端比较，CMAP负相波时限增宽30%以上。当CMAP负相波波幅不足正常值下限20%时，检测传导阻滞的可靠性下降。

（2）感觉神经传导。可有感觉神经传导速度减慢和（或）波幅下降。

（3）针电极肌电图。通常正常，继发轴索损害时可出现异常自发电位、运动单位电位时限增宽和波幅增高，以及运动单位丢失。

（二）脑脊液检查

80%~90%的患者存在脑脊液蛋白-细胞分离现象，蛋白质通常在0.75~2g/L，偶可高达2g/L以上。

（三）血清抗体检测

临床疑似结旁抗体相关CIDP，需要进行NF155、CNTN1等抗体检测。但需完善血尿免疫固定电泳和游离轻链检测，可以帮助鉴别M蛋白相关周围神经病。

（四）磁共振神经成像

MRN能清晰显示周围神经的形态和走行。CIDP患者表现神经根或臂丛、腰骶丛处弥漫性神经肿胀、信号异常或局灶性神经增粗等[5]。

（五）腓肠神经活检

临床怀疑CIDP但电生理检查结果表现为髓鞘伴轴索或轴索损害时，需要行神经活检。CIDP主要病理改变为髓神经纤维出现节段性脱髓鞘，轴索变性，施万细胞增生并形成洋葱球样结构，单核细胞浸润等。

四 治疗

CIDP治疗包括特异性的治疗（糖皮质激素、静脉注射丙种球蛋白、血浆置换、免疫抑制治疗）和常规治疗（神经营养，康复治疗等）[3, 6]。

（一）特异性的治疗

1. 糖皮质激素使用

对于症状较为严重的患者可选用激素短期冲击后改口服的方法，其他患者选择激素口服治疗。甲泼尼龙500~1 000mg/d静脉滴注，连续3~5天后改为泼尼松

1~1.5 mg/（kg·d）晨顿服。维持1~2个月后渐减，一般每2~4周减5~10mg/d，至20mg/d后每4~8周减5mg/d，或小剂量维持。一般激素疗程在1.5~2.0年。在使用激素过程中注意补钙、补钾和保护胃黏膜。3个月症状无改善可认为激素治疗无效。

2. 静脉注射丙种球蛋白（IVIG）

纯运动型CIDP首选IVIG，400mg/（kg·d）静脉滴注，连续5天，每月1次，一般需要连续治疗3个月，3个月后症状完全缓解或稳定时可停用，改善不充分或无法使病情稳定时可每月复治1次（剂量可减半）或使用小剂量激素维持。郎飞结旁抗体相关CIDP患者IVIG治疗反应差[7]。

3. 血浆置换

如糖皮质激素和丙种球蛋白两者均无效，可考虑血浆置换。郎飞结旁抗体相关CIDP患者首选血浆置换。一般一个疗程3~5次，其间间隔2~3天，每次交换量为30mL/kg，每个月进行1个疗程。需要注意的是，在应用IVIG后3周内，不要进行血浆置换治疗。

4. 免疫抑制治疗

出现一线治疗无效、激素依赖或激素无法耐受等情况，可选用免疫抑制治疗。硫唑嘌呤2~3mg/（kg·d），分2~3次口服。环磷酰胺，可团注，500~750mg/m^2静脉推注每个月1次，或200~400mg静脉推注每周2次，2~3g为1个疗程。总量可达20~30g。环孢素3~6 mg/（kg·d），分2~3次口服。吗替麦考酚酯2~3g/d，分2~3次口服。对于顽固病例，尚可考虑使用利妥昔单抗。治疗过程中需随访肝、肾功能及血常规等，并密切观察可能并发的感染。

（二）常规治疗

1. 神经营养

维生素B_1、维生素B_{12}（甲钴胺等）是较常应用的神经营养药物。针对极少伴神经痛的患者，可使用加巴喷丁、普瑞巴林、卡马西平、阿米替林等。

2. 康复治疗

功能训练、足部支具、健康积极的生活态度和生活方式等有益于CIDP患者功能的恢复。

五 预后

缓解复发型患者比慢性进展型患者预后好[6]。70%~90%的患者对免疫治疗反应良好，少部分治疗无反应，或短期有效后产生依赖。

六 问题与展望

CIDP是一类常见的、免疫介导的慢性感觉运动周围神经病。因缺乏特异性的检测手段，故CIDP在诊断和鉴别诊断方面存在一定困难。目前仍为排除性诊断。需排除常见的其他病因导致的慢性多发性周围神经病，包括代谢性、营养障碍性、药物性、中毒性、血管炎性周围神经病。亦要排除以脱髓鞘为病变的非CIDP类疾病，包括POEMS、MMN、MGUS伴周围神经病、恶性肿瘤伴发周围神经病和Refsum病[3]等。故血尿免疫固定电泳和游离轻链在CIDP中是必要的检测项目，可以帮助鉴别M蛋白相关周围神经病。

参考文献

[1] 孙翀，林洁，乔凯，等. 抗神经束蛋白155-IgG4抗体阳性的慢性炎性脱髓鞘性多发性神经根神经病临床特点分析[J]. 中国临床神经科学，2019，27（04）：411-418.

[2] MIURA Y，DEVAUX JJ，FUKAMI Y，et al. Contactin 1 IgG4 associates to chronic inflammatory demyelinating polyneuropathy with sensory ataxia[J]. Brain，2015，138（6）：1484-1491.

[3] 中华医学会神经病学分会，中华医学会神经病学分会周围神经病协作组，中华医学会神经病学分会肌电图与临床神经电生理学组，等. 中国慢性炎性脱髓鞘性多发性神经根神经病诊治指南2019[J]. 中华神经科杂志，2019，52（11）：883-888.

[4] Joint Task Force of the EFNS and the PNS. European Federation of Neurological Societies/Peripheral Nerve Society Guideline on management of chronic inflammatory demyelinating polyradiculoneuropathy：report of a joint task force of the European Federation of Neurological Societies and the Peripheral Nerve Society-first revision[J]. Journal of The Peripheral Nervous System，2010，15

（1）：1-9.
[5] 赵明秋，龚凌云，王毅. 慢性炎性脱髓鞘性多发性神经根神经病的发病机制、神经影像及治疗新进展[J]. 中华神经科杂志，2016，49（6）：489-492.
[6] LEHMANN HC，BURKE D，KUWABARA S. Chronic inflammatory demyelinating polyneuropathy：Update on diagnosis，immunopathogenesis and treatment[J]. J Neurol Neurosurg Psychiatry，2019，90（9）：981-987.
[7] 苏新玲，谭清澈，苏敏，等. 抗NF155 IgG4抗体阳性慢性炎性脱髓鞘性多发性神经根神经病一例[J]. 中国神经免疫学和神经病学杂志，2019，26（06）：462-464.

（张惠丽）

第七节　弥漫性体表血管角质瘤病

一　疾病概述

弥漫性体表血管角质瘤病又称为法布里病（fabry disease），是一种罕见的X连锁遗传性溶酶体贮积病（lysosomal storage diseases，LSD），因Xq22的α-半乳糖苷酶A（α-galactosidase A，α-Gal A）相关α-半乳糖苷酶基因（galactosidase alpha，GLA），基因变异导致代谢底物三己糖酰基鞘脂醇（globotriaosylceramide，Gb3）及相关的鞘糖脂在人体各器官贮积，诱发的一组临床综合征。1898年Fabry和William Anderson首次报道该病。Fabry病常见的临床表现有皮肤血管角质瘤、手心或脚心灼痛、少汗或无汗、眼底小血管迂曲、角膜涡状浑浊、心肌梗死或心肌病、肾功能障碍等。自出生开始Gb3等代谢产物即在各组织及器官沉积，多数患者在儿童至青少年时期出现临床症状，并随病程进展而逐渐加重，许多患者尤其是男性患者常在中青年死于严重的肾功能衰竭或心脑血管并发症，男性患者平均生存期较健康人群缩短20年，女性患者平均生存期则缩短约10年[1]。一般情况下男性患者比女性患者症状出现得更早、病情更严重，但并不是所有的患者或所有的症状都如此。本病男性活产儿的发病率约1/110 000～1/40 000。

既往认为Fabry病属于X连锁隐性遗传方式，但目前发现女性携带者也可出现严重程度不同的症状，这取决于其残留的α-Gal A活性程度，不属于严格意义上X连锁隐性遗传方式。女性纯和子罕见，但也有报道。Fabry病的致病基因为GLA，该基因定位于Xq22.1，其基因组长度10 123bp，含有7个外显子和6个内含子，cDNA全长1 214bp，编码了429个氨基酸的α-Gal A。该蛋白分布于细胞的溶酶体中，是一种溶酶体水解酶，通过催化作用去除多糖。糖脂和糖肽中的末端非还原性α-d-半乳糖残基起作用。现在已知有超过900个临床症状相关的基因变异，其中约60%为错义突变/无义突变。迟发型Fabry病中最常见的基因突变为c.644A＞G（p. N215S）和c.936+919G＞A（IVS4+919G＞A），这也是我国迟发型最常见的突变[2-3]。值得注意的是，近年来研究发现，一些与症状迟发、非典型症状、轻微症状相关的突变发生率有所增加。

α-Gal A可通过移除末端α-1，3-和α-1，4连接的半乳糖基残基水解各种糖复合物，其主要代谢产物为Gb3，次要的代谢底物包括去酰基化的Gb3（lysoGb3）、双半乳糖基神经酰胺、血B和P1组糖鞘脂。*GLA*基因突变导致α-Gal A的酶活性部分或全部缺失，造成其代谢底物Gb3及相关的鞘糖脂在人体各器官、组织大量贮积，最终引起一系列脏器病变。其中Gb3及其衍生物的沉积在内皮细胞、心肌细胞、周围神经及各种肾细胞中最明显。α-半乳糖苷酶代谢底物在细胞的沉积通过多种信号通路导致细胞功能障碍，进一步导致的纤维化、炎症反应、活性氧激活等下游效应可能参与疾病发病机制。

Fabry病的治疗包括疾病特异性治疗和非特异性治疗。理想的治疗方案是结合特异性和非特异性治疗，定期随访。特异性治疗包括酶替代疗法，补充体外合成的α-Gal A替代体内缺陷的酶，临床实践表明这可以减少患者细胞内酶代谢底物的沉积，改善患者症状及预后。非特异性治疗即针对各脏器的临床症状予相应治疗。一些新的治疗方法如酶增强治疗、底物降解治疗、蛋白稳定性调节治疗、基因治疗等正在研发中。Fabry病的预后与患者的心脏和肾脏损害程度有关，早期酶替代治疗，及时对症处理，可以显著改善症状，让患者接近正常寿命。

二 临床特征

Fabry病[1]属于溶酶体贮积病，常累及多个系统及器官，临床表现多样。即使在一家系中，患者临床表现也可以有不同的临床症状[4]，如出现皮肤、眼、耳、心脏、肾脏、神经系统及胃肠道等症状，男性患者临床表现多重于女性患者。根据临床表现，通常将Fabry病分为两型：①经典型：患者α-半乳糖苷酶活性明显下降甚至完全缺失，脑、肾脏、心脏、周围神经等多系统受累。②迟发型（可进一步分为“肾脏型”和“心脏型”）：患者酶活性部分下降，往往限于心脏或肾脏受累。绝大部分男性患者和极少部分女性患者为经典型，大部分女性患者为迟发型。

（1）皮肤：常见于经典型患者，最经典表现为皮肤血管角质瘤，是常见的早期表现，常分布于“坐浴区”（臀部、大腿内侧及会阴部），也可见于口周、脐周、背部，呈小而凸起的红色斑点。血管角质瘤的数量和分布范围可随着病程进展而增加。男性患者多在12～14岁出现特征性的面容，如额部隆起、眶上嵴外凸及嘴唇增厚。

（2）神经系统：①周围神经系统表现为小纤维性周围神经病的临床特点，主要表现为神经痛，以下肢远端为主的肢端疼痛，呈慢性或间断发作。疼痛发作常因天气变化、发热、精神紧张、体育锻炼等加剧。临床表现为足底和手掌难以忍受的烧灼感，并放射到四肢近端，偶尔至腹部。神经疼痛约出现在72%的患者，是儿童时期早期和较为常见的症状之一。多数患者青春期后疼痛程度可能会减轻，但疼痛的减轻或消失可能是感觉神经麻木和痛觉感减退的结果，而并非意味着神经的修复，同时有些患者的疼痛也有可能越来越严重。此外还有明显的自主神经功能症状，表现为少汗或无汗，是早期和较为常见的临床症状之一，严重者还可出现血压调节障碍诱发的晕厥，可伴有低热。发热也是常见的临床表现，容易被忽视与误诊。少数患者出现颅神经损害表现，如感音神经性耳聋等。②中枢神经系统表现为早发、复发性卒中，以短暂性脑缺血发作（TIA）或缺血性卒中常见。卒中是Fabry病患者残疾和死亡的主要原因之一，反复发作的卒中，可导致患者认知功能减退，甚至血管性痴呆[5]。依据受累部位不同，具有不同的临床表现，比如偏瘫、偏盲、偏身感觉障碍、共济失调和构音障碍等，以后循环受累多见。部分患者可以表现为非特异性症状，如头痛、头晕、认知功能障碍。另外抑郁、焦虑等神经精神症状在Fabry病患者中也常见，这类患者并无大脑结构的改变[6]。58%的Fabry病患者有头部磁共振成像异常，主要表现为脑白质损害，且这种损害在部分患者儿童期便已经出现，意味着这种损害可能是进展性，可能与无症状性卒中及认知障碍等症状发生有关[5]。

（3）眼部：多数患者可有眼部受累，眼部经典的表现有眼底小血管屈曲、角膜涡状浑浊（反折光十字征）、晶状体后囊混浊、视网膜血管迂曲，严重者可导致视力降低甚至丧失。

（4）心脏：多为疾病的晚期表现，常见肥厚型心肌病，尤其是左心室肥厚，以及心脏传导阻滞、快速性心律失常、心脏瓣膜病变、心肌梗死，严重者可出现心力衰竭。外周动脉受累可引起高血压。部分男性患者心脏受累可能是唯一症状。

（5）肾脏：尿浓缩功能障碍如夜尿增多、多尿、遗尿为其早期常见临床表现。随着病情进展可出现尿蛋白增多甚至达肾病综合征水平，后期出现肾功能受累的临床表现。患者一般在30岁左右出现终末期肾功能衰竭。除此以外，也可出现血尿、肾小管酸中毒等表现。

（6）其他系统症状：胃肠道受累为常见症状之一，可出现胃肠道蠕动功能障碍、腹泻、便秘、腹痛及消化功能障碍，往往在进食后发生；呼吸系统受累者可出现慢性阻塞性肺疾病（chronic obstructive pulmonary disease，COPD）相关症状，容易继发感染；青年及成人患者中骨质疏松较常见，多见于腰椎及股骨颈。骨骼肌受累比较少见，但也有报道，表现为肢体乏力，易疲劳，肌活检可见肌膜下、肌间质、肌间神经束内有酶底物沉积[7]。

三 诊断

Fabry病的诊断主要依靠临床表现、血及尿液生化检查、心脏检查、肌电图检查、影像学检查、受累组织病理学检查及基因检测。

（1）血及尿液生化检查：α-Gal A活性检测，可以通过检测外周血白细胞、血浆、血清及培养的成纤维细胞。通常男性患者该酶活性明显下降，可以通过酶学检测直接确诊，但由于女性携带者存在正常的X链，约30%女性患者的酶活性在正常范围[8]。

此外，还可以检测血、尿Gb3水平，较酶活性检测敏感性高。研究表明，血浆lysoGb3检测的敏感性较血、尿Gb3更高，尤其对于女性患者来说更加敏感。另外血浆lysoGb3的水平与疾病严重程度相关，在典型患者中其水平明显高于非典型患者。器官受累者血浆lysoGb3≥2.7ng/mL；无器官受累者血浆lysoGb3＜2.7ng/mL[9]。

（2）心脏检查[10]：心电图显示T段改变、T波倒置和心律失常等。超声心动图显示有酷似对称性肥厚型心肌病的表现，可见室间隔和左室后壁增厚。延迟增强心脏MRI常表现为左心室下后壁基底段延迟强化。

（3）肌电图检查：由于Fabry病以小纤维性周围神经损伤为主，初期肌电图改变多不特异或无异常，可以通过检测小纤维性周围神经损害的神经电生理检测手段提高检测敏感性。

（4）影像学检查：头颅MRI可见进行性的脑白质病变。这种病变位于室周、皮层下或深部白质，无特异性，男女间无差异，随着年龄的增长，病变更明显[5, 11]。另外，近1/3的患者出现丘脑枕部对称的短T1信号的改变，这种几乎只特异性出现在Fabry病患者中，对于诊断有重要意义[5, 12]。

（5）受累组织病理学检查：特征性病理改变是电镜下在受累组织细胞胞质中出现嗜锇“髓样小体”，光镜下也可以观察到受累组织内细胞空泡样变，但不具有特异性。

（6）基因检测：是诊断的金标准，尤其当病理检查没有特异性发现，或者患者拒绝进行病理学检查时。可抽血或做组织标本进行*GLA*基因检测。如能检出致病变异则可以诊断，但是由于很多患者存在新发变异，所以阴性结果不能排除Fabry病诊断。

Fabry病临床表现涉及多系统，根据不同系统临床表现需要与其他疾病鉴别诊断。周围神经痛需与生长痛、雷诺综合征、其他原因导致的周围神经病、红斑肢痛症等鉴别。皮肤血管角质瘤需与过敏性紫癜或其他皮疹进行鉴别。肾功能损害表现为主的患者要与原发性肾小球肾炎或其他继发性肾小球疾病进行鉴别。心脏受累的患者需与其他原因导致的肥厚型心肌病、心律失常、心功能不全进行鉴别。脑部受累者需要与其他因素导致的早发性脑卒中和白质脑病相鉴别。酶学检查和基因检查可明确鉴别诊断。

四 治疗

Fabry病的治疗包括特异性治疗和非特异性治疗，目前首选治疗方案是酶替代治疗，结合非特性治疗，多学科专业医师长期随诊监测。一些新的治疗方法如酶增强治疗、底物降解治疗、蛋白稳定性调节治疗、基因治疗等正在研发中。

（一）特异性治疗

（1）酶替代治疗：利用基因重组技术体外合成α-Gal A（recombinant alpha-galactosidase A，r-αGAL），用于纠正由于基因变异造成的α-Gal A的缺失，从而改善症状。目前有两种酶替代方案，一种是来自人纤维细胞的糖苷酶-alfa（Replagal，Takeda），用法是0.2mg/kg，每2周1次；另一种是产自中国仓鼠卵巢细胞的糖苷酶-beta（Fabrazyme，Sanofi Genzyme），用法是1.0mg/kg，每2周1次。多个随机对照及开放扩展临床试验结果均显示r-αGAL替代治疗Fabry病可减少患者多种组织细胞内Gb3的沉积，有效减轻患者的肢端疼痛、胃肠道症状，改善心肌肥厚，稳定肾功能等症状，从而改善患者的生活质量和预后[13]。25岁前开始酶替代治疗的患者，血浆lysoGb3比更大年纪开始治疗的患者水平要低[14]。

这些研究意味着，早期开始治疗，在器官出现明显损伤前开始治疗应该是合理的。但目前何时开始酶替代治疗为佳尚未明确。《中国法布里病诊治专家共识》[1]建议：①年龄大于16岁的成年男性确诊Fabry病即可开始酶替代治疗。②儿童及青少年男性患者出现明显临床症状时开始酶替代治疗，若无临床症状，10～13岁考虑开始酶替代治疗。③对于女性患者，随访监测，出现明显症状或器官损害进行性加重时考虑酶替代治疗。

酶替代治疗主要药物不良反应有输注反应（皮疹、头痛、腹痛、发热甚至休克等），但输注反应通过对症治疗一般能得到有效缓解。部分患者在治疗过程中出现抗α-Gal A的特异性IgG抗体。妊娠及哺乳期女性患者和合并严重并发症的患者不建议给予酶替代治疗。

（2）酶增强治疗：目前已经发现携带某些错义突变的患者体内突变α-半乳糖苷酶蛋白的催化活性正常，其总体酶活性降低的主要原因是蛋白错误折叠及随之的蛋白提前降解而致使突变蛋白的稳定性明显降低。酶增强治疗的机制则是通过分子伴侣促进蛋白的正确折叠而提高蛋白稳定性。第一个应用于Fabry病患者的分子伴侣是半乳糖，据报道一个携带p.G328R突变的男性患者每2天静脉注射一次 1g/kg半乳糖2年后，心肌内膜活检提示酶活性增强180%及肥厚心肌减小[14]。随后的酶增强治疗研究主要用一种半乳糖类似物1-Deoxygalactonoji-rimycin，也被称为Migalastat（amicus therapeutics，美国）。Migalastat是一种α-Gal A抑制剂，但是在低浓度时可增强某些*GLA*基因突变蛋白的酶活性。其作用机制被认为是该抑制剂与α-Gal A的催化结构域结合促进蛋白的正确折叠，在运输到溶酶体后，该抑制剂被α Gal A的天然底物竞争性替换。在多个临床试验中Migalastat的治疗证实可以增强酶活性，减少患者肾细胞中Gb3的沉积，改善胃肠道症状、减缓肾功能下降、改善肥厚性心肌症状[15]。Migalastat是目前美国FDA和欧洲EMA批准的用于治疗Fabry病的唯一口服药物。但该疗法仅适用于携带某些突变的患者，患者是否适用Migalastat治疗需要通过体外酶活性检测确定。在已进行的临床试验中，少部分患者在使用Migalastat代替酶替代疗法后，酶活性并没有增加而且血浆lysoGb3没有降低[15]。这些研究意味着需要仔细监测体内反应和出行详细的临床评估，选择最有可能从Migalastat治疗中受益的患者。

（二）非特异性治疗[1]

由于并不是从发病机制上予患者针对性治疗，针对患者受累脏器及功能障碍的程度，经验性选择可以改善相关症状的药物治疗，疗效有限。

神经系统相关症状：对于慢性周围神经痛，患者应避免过于劳累或暴露于危险因素中，按临床症状给予卡马西平、奥卡西平、加巴喷丁、托吡酯对症处理。非甾体抗炎药物因其止痛效果差及肾毒性应避免使用。对发生缺血性脑卒中或短暂性脑缺血发作患者，予中国卒中指南推荐的卒中二级预防药物。对于听力丧失患者，予听力辅助。对于抑郁焦虑患者，推荐心理治疗，必要时给予抗精神药物。

肾脏受累：按症状予对症处理。出现蛋白尿时，予血管紧张素转换酶抑制剂（ACEI）/血管紧张素受体阻断剂（ARB）治疗。肾脏损害严重时，应做肾透析，有条件者可做肾移植。2019年中山大学附属第一医院完成了一例亲属供体的肾移植治疗。术后肾功能恢复良好。

心脏受累：根据不同症状对症处理。心绞痛予β受体阻滞剂、钙通道阻滞剂和硝酸酯制剂治疗。心力衰竭用利尿剂、ACEI/ARB、地高辛、β受体阻滞剂。心律失常根据症状及严重程度使用抗心律失常药物、抗凝、安装永久起搏器等治疗。心脏明显损害影响心功能时，应出行心脏手术治疗。我们随访了一位48岁男性Fabry病患者伴有肥厚性梗阻型心肌病和瓣膜病，经心脏手术，心功能恢复良好，生活自理，可以上班工作。

皮肤血管角质瘤：一般不用特殊处理。若患者要求，可以用激光治疗。

消化道症状：少食多餐，可予甲氧氯普胺、H_2受体阻断剂、胃肠动力药物治疗。

五 预后

自然病程下，患者预期寿命依据基因变异情况有不同程度的缩短，纯合子患者预期寿命缩短20年，杂合子患者预期寿命缩短10～15年。预期寿命的缩短还与受累脏器及病变严重程度有关，肾脏受累、心脏受累、中枢神经系统受累的患者预期寿命缩短严重。酶替代治疗、分子伴侣治疗等的应用，结合多学科非特异性治疗，可改善患者临床症状，提高患者的生活质量。早期诊断、早期酶替代治疗及有针对性的非特异性治疗，可以明显延长患者的寿命，提高生活质量。

六 预防

由于目前尚无根治的方法，因此检出携带者，进行产前诊断、遗传咨询，终止遗传链就显得尤其重要。Fabry病是一种X伴性遗传性疾病，男性患者的女儿携带基因突变的概率为100%，而儿子得病的概率为零；女性携带者将基因突变传给儿子和女儿的风险均为50%，但患病的女儿为杂合子（具有1条异常的X染色体和1条正常的X染色体），临床表现相对较轻，而患病的儿子为半合子，多出现经典型临床表现。因此确诊Fabry病的患者需进行详细的家系调查，所有的患者均需给予相应的遗传咨询，对成年的高风险女性进行杂合子检测。对于需要生育的男性患者，建议生育儿子可避免突变基因的遗传，在孕3个月前进行性别鉴定即可，对于需要生育的女性患者，则需进行产前诊断。在妊娠 11周左右取胎儿绒毛或在妊娠18周左右取羊水进行羊水细胞*GLA*基因检测或α-Gal A酶活性检测。

在临床工作中，我们采用下述方法对明确的X-连锁隐性遗传的Fabry病家系进行遗传咨询和产前诊断。

1. 遗传咨询

（1）确定咨询者家系中Fabry病的临床诊断，建立遗传咨询档案。

（2）绘制咨询者的家系图，是否符合X-连锁隐性遗传。系谱中只有男性患者，则先证者的兄弟、舅父、姨表兄弟可能是患者。

（3）对先证者进行*GLA*基因检测，明确其致病性突变位点，并对其母亲进行验证是否存在相同的突变。

（4）若先证者母亲的*GLA*基因突变与先证者相同，说明其母亲为*GLA*基因致病性突变位点携带者。

（5）应对先证者家系中母系所有准备生育的女性（孕前）进行*GLA*基因检测，检出携带者。

（6）若确认该家系的女性为*GLA*基因突变的携带者，其所生的每一个男孩50%的可能为该病患儿，50%的可能为正常；所生的每一个女孩50%的可能为该病的携带者，50%的可能为正常。

（7）患者母亲的DNA中没有检测到与先证者相同的*GLA*基因的致病性突变，可能是患儿*GLA*基因新发突变，也可能是先证者母亲为生殖细胞嵌合型突变。

（8）对于已明确的Fabry先证者*GLA*基因的致病性突变，虽然其母亲没有相应的突变，但是如果再生育也须行产前诊断，因其有可能为生殖细胞嵌合体型突变。

（9）Fabry病男性患者可生育，其儿子均正常、而女儿均为携带者。

2. 产前诊断

（1）确认先证者的临床表型和*GLA*基因致病性突变的位点。

（2）确认患者的母亲是携带者，并携带有与患者相同的*GLA*基因突变。

（3）在携带者妊娠10～13周进行绒毛穿刺取样或孕16周以后通过羊膜腔穿刺抽取羊水进行胎儿细胞的*GLA*基因检测，当确认为携带有与先证者*GLA*基因相同突变的男胎时，提示是患胎，应在知情的情况下，由其父母决定是否采取终止妊娠措施；若为携带与先证者相同基因突变的女胎，由于女性杂合子是否发病或症状的严重性与偏斜的X染色体失活有关，目前尚无法预测携带特异突变的女性携带者是否发病。对于*GLA*基因携带者的女胎产前诊断目前尚存在争议[16]。

（4）对于患者有典型的临床表型和明确的*GLA*基因致病性突变，其母亲没有发现与患者相同的突变位点，也应在妊娠10～13周进行绒毛穿刺或孕16周以后进行羊水中胎儿细胞的*GLA*基因的检测，以确认是否存在与先证者相同的突变，因其母亲有生殖细胞嵌合体的可能。

（5）对确认的携带者，也可选择进行种植前诊断，避免患胎的治疗性流产。

（6）对于产前基因诊断后出生的新生儿，应进行随访和记录。

七 问题与展望

目前，酶替代治疗已经在多个临床试验中证明有效果，但其开始酶替代治疗的最佳时间尚未明确。除了性别、症状、治疗开始年龄影响酶替代治疗的疗效外，部分患者机体会产生抗α-Gal A的抗药物抗体（ADAs），ADAs可通过改变药物酶的分布、细胞的摄取、细胞定位或催化活性对治疗效果产生负面影响。抑制r-αGAL体外催化活性的ADAs（iADAs）在约50%接受治疗的经典型男性患者中产生，与血浆lysoGb3下降幅度降低有关，且可能加速肾功能的下降[17]。在已经产生iADAs的患者中，通过增加r-αGAL的剂量来中和机体内的ADAs并留下过量的酶来产生治疗作用，可能可以减轻这些抗体带来的负面影响[15]。更多的研究及临床试验需开展探究ADAs的作用机制和如何减轻其对酶替代治疗带来的负面影响。

另一个影响酶替代治疗效果的因素是药物的生物分布，大多数的药物滞留在肝脏，而疾病影响最严重的组织包括心肌细胞和肾脏细胞则只可吸收非常有限的药物酶，而且这些体外合成酶无法通过血脑屏障。r-α GAL在不同组织细胞的分布效率差异的机制目前尚未清楚，传统上认为甘露糖6-磷酸（M6P）介导的内吞作用是主要机制，但近年来研究表明可能存在其他机制。

针对第一代酶替代疗法存在的一些问题，第二代酶替代疗法已经被研发。目前，已经有两种新的体外合成酶被研究用于治疗Fabry病，包括Pegunigalsidase-alfa（PRX-102，Protalix Biotherapeutics，以色列）和moss-aGal（Greenovation biopharmaceuticals，德国）。这两种合成酶来源于植物，其表面不会携带MP6，可能改善第一代酶的低效的生物分布的问题。其中PRX-102进行了较多研究，前景比较乐观。PRX-102来源于烟草细胞，带有聚乙烯醇化学修饰，可以减少药物在体内的生物清除和增加酶的稳定性，并且已经在体外细胞实验和动物实验中得到证实。对比第一代合成酶，PRX-102在小鼠动物模型中的生物分布得到改善，心肌和肾脏的Gb3沉积程度减少[18]。其Ⅰ/Ⅱ期临床试验显示患者血浆中PRX-102的平均半衰期为80h，较第一代酶的1h半衰期大大延长，且肾活检中Gb3沉积物减少[19]。并且药物血浆半衰期的延长可能导致机体对酶的免疫耐受，在PRX-102的Ⅰ/Ⅱ期临床试验中，3名ADAs阳性的患者的数据表明ADAs对PRX-102的药动学和药效学的影响是短暂的[19]。更多的研究需用于证实PRX-102的疗效及其相对于第一代酶的优势。在目前PRX-102的三期临床试验正在进行中（NCT02795676、NCT03018730、NCT03180840）。

底物减少治疗（substrate reduction therapy，SRT）也是近年来在研究的新治疗方法之一。在残留酶活性的患者中，SRT可能足以将底物的产生降低到与剩余酶活性相容的水平。在酶活性很低乃至无残留的患者中，SRT不足以作为一种单一的治疗方法起作用，可以作为酶替代治疗的辅助疗法，而且SRT分子与合成酶不同，可通过血脑屏障。基于神经酰胺的Venglustat（Sanofi Genzyme，美国）和半乳糖衍生物Lucerastat（Idorsia Pharmaceuticals，瑞士）都具有抑制葡萄糖基神经酰胺合成酶的作用，被研发用于治疗Fabry病。Venglustat的初步临床数据显示该药物可逐渐缓慢地清除Fabry病患者表皮毛细血管内皮细胞内的Gb3及降低血浆中的lysoGb3水平。Lucerastat的一个为期12周的小型临床试验表明，联合使用Lucerastat和酶替代治疗的患者组的血清和尿液中的Gb3水平低于单纯使用酶替代治疗的患者组[20]。但这种SRT分子抑制葡萄糖基神经酰胺合成酶，除了Gb3外多种糖鞘脂类也被抑制合成，是否会出现其他副反应尚未清楚。

Fabry病的基因治疗研究也进行了多年，多种载体包括逆转录病毒、慢病毒、腺病毒、腺相关病毒和非病毒载体等都被研究过。基因治疗Fabry病的主要挑战是需要针对所有受影响的不同细胞和组织，而这比较难实现，所以这种方法的有效性将主要取决于被转染细胞释放α-Gal A酶进入循环，但通过表达*GLA*基因是否可以产生足够的酶和这些酶是否可以进入不同的组织细胞仍未清楚[15]。目前最有应用前景的基因治疗方法是以腺相关病毒为载体的过表达*GLA*基因。另外基因疗法面临的另一挑战是机体对AAV载体相关的外来蛋白及其转染细胞产生的酶可能产生免疫反应。

总的来说，目前Fabry病的治疗方法较多，且新方法的研究也在不断开展，具有美好的前景。但目前酶替代治疗和酶增强治疗等特异性治疗价格昂贵，很多患者难以负担，需引起社会各方面的关注。

参考文献

[1] 中国法布里病专家协作组.中国法布里病（Fabry病）诊治专家共识[J].中华医学杂志，2013，93（4）：243-247.

[2] 张昕彤，任卫东. Fabry心肌病的研究进展[J].临床心血管病杂志，2019，35（7）：586-589.

[3] HWU W L，CHIEN Y H，LEE N C. Newborn Screening for Fabry Disease in taiwan reveals a high incidence of the later-onset mutation c.936+919G＞A（IVS4+919G＞A）[J]. Hum Mutat，2009，30（10）：1397-1405.

[4] 陈欣，刘洋，廖洪涛，等. 基因型相同而表现型不同的Fabry病一家系报道[J].岭南心血管病杂志，2019，25（3）：290-293.

[5] 鲁明，樊东升.Fabry病与卒中[J].中国卒中杂志，2012，7（2）：115-119.

[6] 杨曦.中国Fabry病患者的临床特点及心肾损害的相关因素[D]. 北京：解放军总医院，2019.

[7] 赵玉英，梁宗莱，戴廷军，等.幼年起病伴骨骼肌损害的女性Fabry病病例及其家系分析[J]. 世界临床医物，2017，38（11）：765-771

[8] 李娟，张德莲，木拉力别克，等.不同性别Fabry患者的α-半乳糖苷酶A活性研究[J]. 检验医学与临床，2015，12（16）：2323-2327.

[9] 杨曦，米悦，谢院生.法布里病（Fabry病）的诊断与治疗[J].中西医结合肾病杂志，2019，20（4）：360−362.

[10] 赵世华，万俊义，陆敏杰，等. Fabry病累及心脏的临床和影像学特征[J].磁共振成像，2014，5（5）：348−351.

[11] REISIN R C，ROMERO C，MARCHESONI C，et al. Brain MRI fifindings in patients with Fabry disease[J]. Journal of the Neurological Sciences，2011，305：41−44.

[12] BURLINA A P，MANARA R，CAILLAUD C，et al. The pulvinar sign：Frequency and clinical correlations in Fabry disease[J]. J Neurol，2008，255：738−744.

[13] ARENDS M，WIJBURG F A，WANNER C，et al. Favourable effect of early versus late start of enzyme replacement therapy on plasma globotriaosylsphingosine levels in men with classical Fabry disease[J]. Mol Genet Metab，2017，121（2）：157−161.

[14] FRUSTACI A，CHIMENTI C，RICCI R，et al. Improvement in cardiac function in the cardiac variant of Fabry's disease with galactose-infusion therapy[J]. N Engl J Med，2001，1：25−32.

[15] VAN DER VEEN S J，HOLLAK C E M，A B P Van Kuilenburg，et al. Developments in the treatment of Fabry disease[J]. J Inherit Metab Dis，2020，5：360−363.

[16] DESNICK R J. Prenatal diagnosis of Fabry disease[J]. Prenat Diagn, 2007, 27: 693−694.

[17] ARENDS M，BIEGSTRAATEN M，WANNER M，et al. Agalsidase alfa versus agalsidase beta for the treatment of Fabry disease：An international cohort study[J]. J Med Genet，2018，5：351−358.

[18] KIZHNER T，AZULAY Y，HAINRICHSON M，et al. Characterization of a chemically modified plant cell culture expressed human alpha-Galactosidase-A enzyme for treatment of Fabry disease[J]. Mol Genet Metab，2015，2：259−267.

[19] SCHIFFMANN R，GOKER-ALPAN O，HOLIDA M，et al.Pegunigalsidase

alfa, a novel PEGylated enzyme replacement therapy for Fabry disease, provides sustained plasma concentrations and favorable pharmacodynamics: A 1-year Phase 1/2 clinical trial[J]. J Inherit Metab Dis, 2019, 3: 534−544.

[20] GUERARD N, MORAND O, DINGEMANSE J. Lucerastat, an iminosugar with potential as substrate reduction therapy for glycolipid storage disorders: safety, tolerability, and pharmacokinetics in healthy subjects[J]. Orphanet J Rare Dis, 2017, 1: 9.

（李欢，张成）

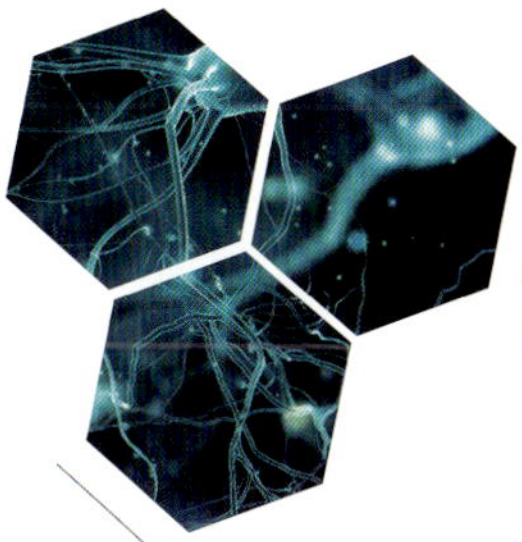

第八节　转甲状腺素蛋白淀粉样变性多发性神经病

一 疾病概述

转甲状腺素蛋白淀粉样变性多发性神经病（transthyretin amyloid polyneuropathies）是由于甲状腺素转运蛋白（transthyretin，*TTR*）基因突变引起异常的转甲状腺素蛋白淀粉样物质在组织中异常沉积的常染色体显性遗传病，临床上主要表现为周围神经和自主神经功能障碍，如四肢麻木、疼痛、乏力、皮肤干燥无汗和汗毛脱失、体位性低血压、胃肠功能异常（食后即吐、腹泻或便秘）。患者常有营养不良、体重明显下降、玻璃体混浊、甲状腺功能低下等症状。多数患者在成年起病，日本患病率在1/10 000，美国患病率小于1/10 000。[1]

*TTR*基因位于染色体18q12.1，基因组长度约7kb，含4个外显子，编码127个氨基酸，组成56kD四聚体β折叠蛋白。TTR蛋白主要在肝细胞中合成，然后以可溶性蛋白形式在血液和脑脊液中循环，其主要生理功能是结合和转运血浆中的甲状腺素T4和视黄醇[2]。

当*TTR*基因突变时，病理性的TTR蛋白的四聚体β折叠结构不稳定，并分解为单体，继而形成不可溶性纤维样淀粉样异常单体聚集物，通过血循环和脑脊液循环广泛沉积在各种组织和器官的细胞外间质，如周围神经内膜、支配神经的微血管壁、自主神经、甲状腺、眼、软脑膜、心脏、肾脏等。淀粉样物质可对受累组织产生直接压迫，引起相应组织和器官的病变而致病。随着纤维淀粉样物质的沉积增加，相应的症状越来越重。现已报告*TTR*基因有100多个突变，主要有无义突变和错义突变，导致相应的氨基酸突变，如V30M突变。我们最近有一个家系三代均为*TTR*基因外显子4的错义突变（c.349G＞T，p.A117S）。[3]

目前已经有多种特异性治疗方法，有良好的疗效，可以提高患者的生活质量。如肝移植治疗。口服氯苯唑酸（tafamidis）稳定突变型TTR的四聚体结构，可以抑制其解离为单体形成，从而减少淀粉样物质的形成等[4]。

二 临床特征

1. 发病年龄及分型分期

可以在20～70岁起病，多数为30多岁起病[5]。起病时间以50岁为界，50岁以前起病者为早发型，50岁以后起病者为晚发型[3]。早发型症状重，晚发型症状轻。

本病根据临床症状的轻重分为3期：0期无症状；1期无活动障碍，主要为双下肢轻度的感觉、运动和自主神经病；2期活动需要辅助，主要为累及双下肢、上肢和躯干的中度的感觉、运动和自主神经病；3期依靠轮椅或者卧床，有严重的四肢的感觉、运动和自主神经受累。

2. 遗传方式

常染色体显性遗传，但存在散发和外显不全的现象。

3. 多系统损害

淀粉样物质在全身多个器官沉积，患者可出现神经系统、心脏、眼、肾脏等多系统受累的临床表现[6]。

（1）周围神经损害：感觉神经损害比运动神经早。通常从四肢远端感觉减退、感觉异常或感觉过敏开始，下肢早于上肢，逐渐向近端发展。逐渐出现深感觉障碍，继续发展则出现以四肢远端为主的肌肉无力和萎缩，患者逐渐丧失行走能力。也可以早期出现局灶性损害，如双侧腕管综合征[7-8]。感觉和运动神经损害为长度依赖性，多数为对称性，少数为非对称性[3, 9-10]。

（2）自主神经损害：为特征性的早期表现，早发型患者更加突出。四肢自主神经损害出现皮肤干燥无汗和汗毛脱失。心血管系统出现体位性低血压，表现为直立不耐受及晕厥。胃肠道系统出现排便异常（腹泻、便秘或腹泻便秘交替）、胃轻瘫及进食后呕吐，导致脱水、营养不良、体重下降[11-13]。泌尿生殖系统出现尿潴留、性功能障碍。

（3）中枢神经损害：急性脑血管病如蛛网膜下腔出血、脑积水、痴呆、癫痫、共济失调。

（4）心脏损害：限制型心肌病，严重者可发展为心力衰竭和各种心律失常[14]。

（5）眼部损害：玻璃体混浊最常见，出现眼前团块状或片状漂浮物。也可出现视力下降、继发性青光眼、角膜病变、干眼、视神经病变和视网膜血管新生等[15]。

（6）肾脏损害：微量白蛋白尿、肾病综合征、肾脏功能衰竭[16]。

4. 常规辅助检查

神经电生理检查可见神经轴索损害，感觉神经动作电位波幅下降，运动神经传导异常，复合肌肉动作电位波幅下降[9, 17]。眼科检查可见眼压增高（继发性青光眼）、玻璃体混浊、视网膜异常新生血管[18-19]。头颅MRI检查可见脑积水、蛛网膜下腔出血、软脑膜强化[20]。

5. 病理检查

通过对身体不同部位的组织活检，以获得淀粉样物质沉积的直接证据，取材包括唾液腺、腹部皮下脂肪组织、胃肠道黏膜、皮肤、腓肠神经等，行刚果红染色及TTR的免疫荧光染色[21-27]。

6. *TTR*基因检测

这是确定诊断最重要的手段，现已发现超过130种*TTR*基因突变[28-30]。

三 诊断

根据成年期患者双下肢远端不明原因的自发性疼痛、感觉过敏或减退、乏力，感觉和运动神经损害为长度依赖性；自主神经功能障碍；玻璃体混浊、心脏损害、肾脏损害、多系统损害的症状逐渐加重；常染色体显性遗传；病理检查组织内发现淀粉样物质沉积，应高度怀疑本病[1, 30]。基因检查发现*TTR*基因致病突变，可以确诊。

四 治疗

（一）常规治疗

患者因有营养不良需进行营养支持，多进食高蛋白和高磷脂的饮食。避免脱水、电解质紊乱，控制心衰。严重的周围神经损害患者，穿软底鞋防止足部溃疡。泡脚时要防止水温过高导致烫伤。注重微循环改善，可使用通塞脉片、血府逐瘀汤等。

（二）特异性治疗

1. 药物治疗

（1）氯苯唑酸（tafamidis）：可以稳定突变型TTR蛋白的四聚体结构，抑制其解离为单体，从而减少淀粉样物质的形成。该药可以延缓Val30Met突变患者周围神经病的恶化，稳定非Val30Met突变患者的生活质量及营养状况，减轻心肌病变[4]。主要用于周围神经病早期阶段（1期）患者，延缓周围神经功能损害。每天口服1次，每次20mg。较严重的肝功能损害患者慎用。

（2）伊诺特森（inotersen）：一种反义寡核苷酸，通过与肝细胞TTR mRNA结合而抑制TTR的生成。可以延缓神经功能障碍的恶化。每周1次，每次300mg皮下注射。

（3）帕西兰（patisiran）：一种小分子干扰RNA。通过与肝细胞TTR mRNA结合而抑制TTR的生成。该药可以延缓神经功能障碍。每3周1次，每次0.3 mg/kg静脉滴注，体重≥100kg患者的剂量为30 mg，每次静脉滴注时间大于80min。

（4）二氟尼柳（diflunisal）：一种非甾体抗炎药，为TTR蛋白四聚体稳定剂，可以在一定程度上延缓神经功能障碍。用于1期和2期患者，每天2次，每次250mg口服。

2. 肝移植治疗

肝移植可以去除突变型TTR蛋白的主要来源，从而有效抑制淀粉样物质的形成[1, 4]。若患者有严重感觉运动神经病、严重自主神经功能异常、严重营养不良或严重心脏病变，肝移植手术无益。由于新的治疗药物问世，肝移植的应用较以往减少。

3. 对症治疗

营养支持有益于营养不良的纠正。神经病理性痛患者可服用加巴喷丁、普瑞巴林、三环类抗抑郁药、度洛西汀等[2]。自主神经病变导致的体位性低血压，可使用盐酸米多君或者屈昔多巴改善症状[2]。心衰者首选袢利尿剂，慎用传统治疗心衰的药物如洋地黄、β受体阻滞剂和血管紧张素转换酶抑制剂/血管紧张素受体拮抗剂。青光眼患者可行玻璃体切除或小梁切除术。

五 预后

早期治疗，如在1期的患者经过氯苯唑酸口服治疗，有较好的疗效。可以减轻足底烧灼样痛和自发性疼痛。

六 预防

本病为常染色体显性遗传，若父母一方患病，则后代患病的概率达到50%。虽然可以用在1期使用氯苯唑酸进行特异性治疗，但需要长期或者终生用药，所以最好的治疗就是预防。明确家系中的*TTR*基因突变类型，终止遗传链传递。包括遗传咨询、产前诊断和种植前诊断。

在临床工作中，可以按照下列程序进行遗传咨询和产前诊断。

1. 遗传咨询

（1）确定咨询者家系中转甲状腺素蛋白淀粉样变性多发性神经病患者的临床诊断，建立遗传档案。确定临床诊断包括典型的感觉和运动神经损害为长度依赖性和自主神经功能障碍明确，常染色体显性遗传家族史，基因检测确定患者有*TTR*基因突变类型。

（2）绘制咨询者的家系图，是否符合常染色体显性遗传规律，系谱中代代均有患者，男女不限。有些家系可能无阳性家族史，可能的原因有：先证者为继父母收养、先证者双亲早亡、先证者双亲发病延迟或外显不全、先证者自发新突变、父母为生殖细胞嵌合体。

（3）对先证者进行*TTR*基因检测，确定相应的基因致病性点突变。若考虑为父源性精子嵌合体，可对先证者父亲的精子进行二代测序，找到精子嵌合体的证据。

（4）若配偶未携带相同致病基因突变，则先证者生育的子代一半为患者，一半为正常。若配偶携带相同致病基因突变，则先证者生育的子代75%患病，25%正常。男女机会均等。

（5）若确认先证者父亲的精子为嵌合体，或怀疑先证者的母亲为生殖细胞嵌合体，可对胎儿进行产前诊断，或种植前诊断。

2. 产前诊断

（1）确认先证者的临床表型和*TTR*基因的致病性突变位点。

（2）确认遗传方式是典型的常染色体显性遗传。

（3）在妊娠10～13周进行绒毛穿刺取样或孕16周以后通过羊膜腔穿刺抽取羊水进行胎儿细胞的*TTR*基因检测，当确认胎儿带有与先证者的*TTR*基因相同的突变时，提示是患胎，应在知情的情况下，由其双亲决定采取进一步的措施。

（4）对于患者有典型的临床表型和明确的*TTR*基因致病性突变，即使其父母临床表型正常，也应在妊娠10～13周进行绒毛穿刺或孕16周以后进行羊水中胎儿细胞的*TTR*基因的检测，确认胎儿是否存在与先证者相同的突变，因其父母亲有生殖细胞嵌合体的可能。

（5）对确认的父源性生殖细胞嵌合体，也可选择进行种植前诊断，避免患胎的治疗性流产。

七 问题与展望

转甲状腺素蛋白淀粉样变性多发性神经病非常罕见，临床表现多样，多系统损害，有时症状外显不全，故诊断比较困难。在治疗上，早期治疗很重要，因为当患者出现明显的肌无力和肌萎缩、显著的体位性低血压、心衰时，则治疗效果差。目前我国已经上市特异性口服药氯苯唑酸，故对国内患者进行早期诊断、早期治疗更为必要。因此，应多渠道介绍转甲状腺素蛋白淀粉样变性多发性神经病的临床特征和诊断方法，缩短确诊的时间，及时进行治疗。另一方面，由于氯苯唑酸干扰突变型转甲状腺素蛋白的形成，需要长期服药，故应积极开展转甲状腺素蛋白淀粉样变性多发性神经病的基因治疗的研究，从根本上解决该病的治疗。

参考文献

[1] GERTZ M A，BENSON M D，DYCK P J，et al. Diagnosis，prognosis，and therapy of transthyretin amyloidosis[J]. J Am Coll Cardiol，2015，66（21）：2451-2466.

[2] PLANTÉ-BORDENEUVE V，SAID G. Familial amyloid polyneuropathy[J]. Lancet Neurol，2011，10（12）：1086-1097.

[3] SEKIJIMA Y. Transthyretin（ATTR）amyloidosis：Clinical spectrum，molecular pathogenesis and disease-modifying treatments[J]. J Neurol Neurosurg Psychiatry，2015，86（9）：1036-1043.

[4] LIU JY，JIANG XM，ZHANG M，et al. Analysis of mitochondrial haplogroups associated with TTR Val30Ala familial amyloidotic polyneuropathy in Chinese patients[J]. Int J Neurosci，2012，122（12）：716-718.

[5] 徐敏，贾建平，李存江，等. 甲状腺运载蛋白Val30A1a突变致家族性淀粉样多神经病一家系的临床、病理和分子遗传学研究[J]. 中华神经科杂志，2007，40（3）：173-176.

[6] YUAN Z，GUO L，LIU X，et al. Familial amyloid polyneuropathy with chronic paroxysmal dry cough in Mainland China：A Chinese family with a proven heterozygous missense mutation c.349G>T in the transthyretin gene[J]. J Clin Neurosci，2019，60：164-166.

[7] LIU G，NI W，WANG H，et al. Clinical features of familial amyloid polyneuropathy carrying transthyretin mutations in four Chinese kindreds[J]. J Peripher Nerv Syst，2017，22（1）：19-26.

[8] 关鸿志，柳青，陈琳，等. 转甲蛋白相关家族性淀粉样周围神经病的临床、病理与遗传学研究[J]. 中华神经科杂志，2015，48（1）：7-12.

[9] CHEN Q，YUAN L，DENG X，et al. Missense variant p.Ala117Ser in the transthyretin gene of a Han Chinese family with familial amyloid polyneuropathy[J]. Mol Neurobiol，2018，55（6）：4911-4917.

[10] 杨硕，陈娜，潘华，等. TTR Val50Leu突变导致家族性淀粉样多发性神经病的临床和电生理研究[J]. 中国神经免疫学和神经病学杂志，2017，24（6）：395-400.

[11] 李延峰，郭玉璞，池田修一，等. 家族性淀粉样多发性神经病一家系病理及基因点突变[J]. 中华神经科杂志，2001，34（1）：19-22.

[12] 王朝霞，张英，张巍，等. 家族性淀粉样变性多神经病：附一家系临床、病理和分子遗传学研究[J]. 北京大学学报（医学版），2003，35（4）：408-411.

[13] HU D，LIU L，YUAN S G，et al. Familial amyloid cardiomyopathy masquerading as chronic Guillain-Barre syndrome：Things are not always what they seem[J]. Front Med，2017，11（2）：293-296

[14] LIU T，ZHANG B，JIN X，et al. Ophthalmic manifestations in a Chinese family with familial amyloid polyneuropathy due to a TTR Gly83Arg mutation[J]. Eye（Lond），2014，28（1）：26-33.

[15] XU J，YANG M，PAN X，et al. Transthyretin-related hereditary amyloidosis

with recurrent vomiting and renal insufficiency as the initial presentation[J]. Medicine（Baltimore），2017，96（10）：e5737.

[16] 奚剑英，卢家红，罗苏珊，等. 转甲蛋白Glu54Lys突变所致家族性淀粉样多发性神经病1例[J]. 中国临床神经科学，2010，18（4）：401-406.

[17] LV W，CHEN J，CHEN W，et al. Multimodal retinal imaging in a Chinese kindred with familial amyloid polyneuropathy secondary to transthyretin Ile107Met mutation[J]. Eye（Lond），2014，28（4）：452-458.

[18] ZOU X，DONG F，ZHANG S，et al. Transthyretin Ala36Pro mutation in a Chinese pedigree of familial transthyretin amyloidosis with elevated vitreous and serum vascular endothelial growth factor[J]. Exp Eye Res，2013，110：44-49.

[19] FAN K，ZHU H，XU H，et al.The identification of a transthyretin variant p.D38G in a Chinese family with early-onset leptomeningeal amyloidosis[J]. J Neurol，2019，266（1）：232-241.

[20] MENG LC，LYU H，ZHANG W，et al. Hereditary transthyretin amyloidosis in eight chinese families[J]. Chin Med J（Engl），2015，128（21）：2902-2905.

[21] LIU J P，WANG Q Y，ZHENG F，et al. Effect of MPO/H2O2/NO-system on nitric oxide-mediated modifcation of TTR amyloid and serum TTR in FAP ATTR Val30Met patients[J]. Genet Mol Res，2014，13（2）：2368-2376.

[22] LIU J，LAN J，ZHAO P，et al. Evidence of the presence of amyloid substance in the blood of familial amyloidotic polyneuropathy patients with ATTR Val30Met mutation[J]. Int J Clin Exp Pathol，2014，7（11）：7795-7800.

[23] ZHANG A M，WANG H，SUN P，et al. Mutation p.G83R in the transthyretin gene is associated with hereditary vitreous amyloidosis in Han Chinese families[J]. Mol Vis，2013，19：1631-1638.

[24] LONG D，ZENG J，WU L Q，et al. Vitreous amyloidosis in two large mainland Chinese kindreds resulting from transthyretin variant Lys35Thr and Leu55Arg[J]. Ophthalmic Genet，2012，33（1）：28-33.

[25] LIU J Y，GUO Y J，ZHOU C K，et al. Clinical and histopathological features of familial amyloidotic polyneuropathy with transthyretin Val30Ala in a Chinese

family[J]. J Neurol Sci，2011，304（1–2）：83–86.

[26] ZHANG Y，DENG Y L，MA J F，et al. Transthyretin–related hereditary amyloidosis in a Chinese family with TTR Y114C mutation[J]. Neurodegener Dis，2011，8（4）：187–93.

[27] CHEN H，ZHOU X，WANG J，et al. Exome sequencing and gene prioritization correct misdiagnosis in a Chinese kindred with familial amyloid polyneuropathy[J]. Sci Rep，2016，23（6）：26362.

[28] LI H，ZHANG Y，CAO L，et al. Curcumin could reduce the monomer of TTR with Tyr114Cys mutation via autophagy in cell model of familial amyloid polyneuropathy[J]. Drug Des Devel Ther，2014，31（8）：2121–2128.

[29] ADAMS D，ANDO Y，BEIRÃO J M，et al. Expert consensus recommendations to improve diagnosis of ATTR amyloidosis with polyneuropathy[J]. J Neurol，2020，06.［2021–06–13］. doi：10.1007/s00415–019–09688–0. Online ahead of print.

[30] 杨紫晗，李小波，袁毅，等. 转甲状腺素蛋白相关家族性淀粉样多发性神经病的治疗进展[J]. 中华神经科杂志，2018，51（3）：227–232.

（李欢，张成）

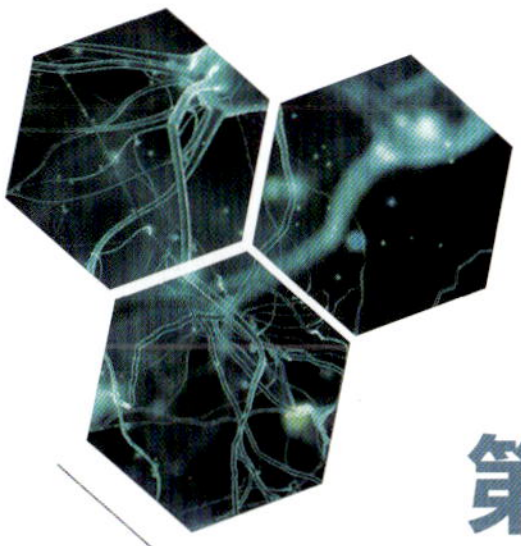

第三章　基底节罕见病

第一节　多巴反应性肌张力障碍

一　疾病概述

多巴反应性肌张力障碍（dopa-responsive dystonia，DRD）是一种少见的遗传性运动障碍疾病。该病有两种遗传方式，可表现为常染色体显性遗传或常染色体隐性遗传，以前者多见。典型的临床表现为儿童期起病的单侧下肢肌张力障碍，部分患者逐渐发展为全身性肌张力障碍，症状呈昼夜波动。左旋多巴治疗有显著而持久的效果。DRD患病率约为1/2 000 000[1]。

大部分DRD患者的致病基因为定位于染色体14q13的*GCH1*基因，呈常染色体显性遗传，少数呈常染色体隐性遗传。*GCH1*基因含6个外显子，cDNA含2 923个bp，编码250个氨基酸的三磷酸鸟苷（GTP）环化水解酶Ⅰ（GTP cyrclohydrolase Ⅰ），该蛋白是三磷酸鸟苷酸合成DH NTP（dihydroneopterin triphosphate）的催化剂。小部分DRD由编码酪氨酸羟化酶（tyrosine hydroxylase，TH）的*TH*基因或编码墨蝶呤还原酶（sepiapterin reductase）的*SPR*基因变异所致，呈常染色体显性遗传或常染色体隐性遗传。*TH*基因定位于染色体11p15.5，含14个外显子，cDNA包含1 910个bp，编码含528个氨基酸的酪氨酸羟化酶，酪氨酸羟化酶是酪氨酸合成左旋多巴（L-DOPA）的催化剂。*TH*基因变异多为纯合错义变异。*SPR*基因定位于染色体2p13.2，含3个外显子，cDNA包含1 432个bp，编码261个氨基酸的墨蝶呤还原酶，该酶是丙酮酰-四氢生物蝶呤（pyruvoyl-tetrahydropterin，PTP）及墨蝶呤（sepiapterin）合成四氢生物蝶呤（tetrahydrobiopterin，BH4）的催化剂[2]。

GTP环化水解酶Ⅰ和墨蝶呤还原酶的缺乏导致BH4合成减少，而BH4是参与合成多巴胺的重要辅助因子。酪氨酸羟化酶缺陷也会导致DRD，因为该酶是催化合成多巴胺的限速步骤。

*GCH1*基因、*SPR*基因的编码蛋白均参与了BH4的合成（图3-1）。GTP环化水解酶Ⅰ和墨蝶呤还原酶的缺乏导致BH4合成的减少，而BH4是参与合成多巴胺的重要辅助因子，酪氨酸羟化酶是催化合成多巴胺的限速步骤，该酶的缺乏也会导致多巴胺合成减少。DRD的发病机制即为*GCH1*基因、*TH*基因或*SPR*基因突变所致中枢神经系统多巴胺合成减少而致病。

DRD为神经系统遗传性疾病，口服小剂量的左旋多巴制剂有显著、持久的疗效，属于可治性遗传病范畴，故及早诊断并及早治疗，对DRD预后至关重要。

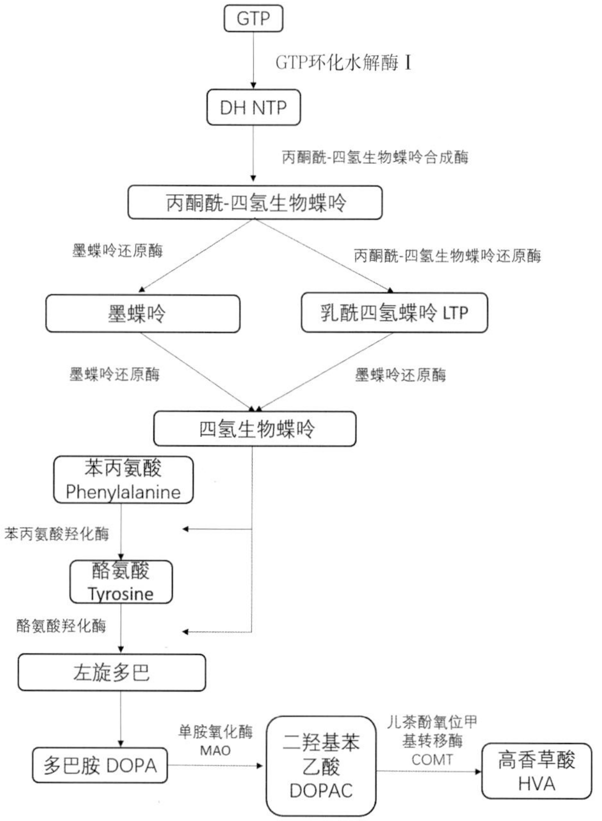

图3-1　四氢生物蝶呤（BH4）和单胺类神经递质的生物合成

二　临床特征

*GCH1*基因变异所致的DRD临床上相对常见，约占DRD患者的80%~90%，大部分呈常染色体显性遗传，少数呈常染色体隐性遗传。典型的临床表现为儿童期或青少年期起病，女性多见，男女比为1：（2~4），以单侧下肢肌张力障碍起病，足尖走路（tiptoe），逐渐缓慢累及四肢，症状呈昼夜波动，晨轻暮重。

不典型患者可晚至成年期起病，仅表现为痉挛性斜颈、书写痉挛等。常染色体显性遗传的DRD存在外显不全的现象，部分个体无临床症状。不同个体表现差异很大，同一家系中也可出现不同的临床表现。*GCH1*基因变异所致DRD患者症状进展缓慢，对小剂量多巴胺治疗长期有效且无运动并发症。

*TH*基因变异所致DRD呈常染色体隐性遗传，是DRD疾病谱中最严重的表型，其主要表现为婴幼儿期的帕金森综合征、痉挛性截瘫等[3]。

大部分*SPR*基因变异所致DRD呈常染色体隐性遗传，少部分为常染色体显性遗传，婴儿期和幼儿期起病，以全身性肌张力障碍及帕金森样症状为主要表现，症状有昼夜波动。

各基因型DRD患者临床特点总结如表3-1[2]。

表 3-1　不同基因型的 DRD 患者的临床特点

基因型	遗传方式	起病年龄	起病部位	受累部位	昼夜波动	左旋多巴反应	其他临床表现
GCH1 基因	AD外显不全	平均8.5岁(0.2~48岁)	下肢	全身受累	有	显著而持久；极少出现运动并发症(异动症)	运动发育正常，帕金森样症状，下肢反射活跃，脊柱侧弯，焦虑，抑郁，强迫症和睡眠障碍
GCH1 基因	AR	可6月龄前起病	小腿	全身受累	有，但部分患儿不明显	显著而持久	截瘫，动眼危象，睡眠欠佳，新生儿高苯丙氨酸血症
TH 基因	AR	出生后几天至5岁左右	下肢或躯干	局灶或全身受累	有	疗效显著，但反应稍延迟，易出现异动症	进行性低运动－僵硬综合征伴肌，张力障碍(A型、B型)，复杂脑病，震颤，上睑下垂，自主神经紊乱、痉挛、张力减退，运动发育迟缓，智力障碍
SPR 基因	AR	6岁之前	下肢及躯干	全身受累	有	显著而持久；可能出现异动症	自主神经功能异常症状(如过度兴奋)，发育迟缓，小头畸形或生长迟缓，低张力，智力障碍，睡眠障碍，帕金森样症状，反射亢进

注：AD为常染色体显性遗传；AR为常染色体隐性遗传。

三 诊断

患者诊断主要依据典型的临床表现及基因检测，同时可予行诊断性治疗，诊断流程详见图3-2。该病需与早发型帕金森病、遗传性痉挛性截瘫、其他张力障碍等疾病相鉴别。

（1）临床表现：儿童期或青少年期起病，单侧下肢肌张力障碍起病，症状呈昼夜波动，晨轻暮重。少数患者表现为帕金森样症状。

（2）患者血、尿、便常规，肝肾功能及头颅影像等检查通常正常。部分患者脑脊液中高香草酸及生物蝶呤含量可降低。

（3）诊断性治疗：在获取基因检测结果前即可予以下诊断性实验，如有显著持久的疗效，可支持DRD的诊断。

①口服多巴制剂诊断治疗：如治疗有显著持久疗效，可支持DRD的诊断。②苯丙氨酸负荷试验：如果患者口服左旋多巴反应欠佳，则下一个诊断步骤应是苯丙氨酸负荷试验。在该试验中，患者需喝下苯丙氨酸溶液，然后采集其基线和指定时间间隔时的血液样本，以进行血浆氨基酸、苯丙氨酸和酪氨酸水平的测定。由于存在BH4缺陷，DRD综合征患者会表现为酪氨酸-苯丙氨酸转换障碍。成人方案：在试验前约2h，患者可进食低蛋白（谷类）早餐。患者首先应提供一份基线血液样本，以检测其血浆苯丙氨酸和酪氨酸浓度。然后，取L-苯丙氨酸100mg/kg，稀释于100mL的水或柠檬水中让患者喝下；并分别于用药1h、2h和4h后采集其血液样本进行血浆氨基酸分析。成年患者在用药4h后的血浆苯丙氨酸与酪氨酸比值＞7.5，强烈提示为DRD。

（4）基因检测：多数患者为*GCH*1基因点变异或大片段的缺失/重复。5%～10%的患者为*TH*基因纯合变异或复合杂合变异，3%的患者为*SPR*基因纯合变异或复合杂合变异[4-6]。

DRD诊断流程见图3-2[7]。

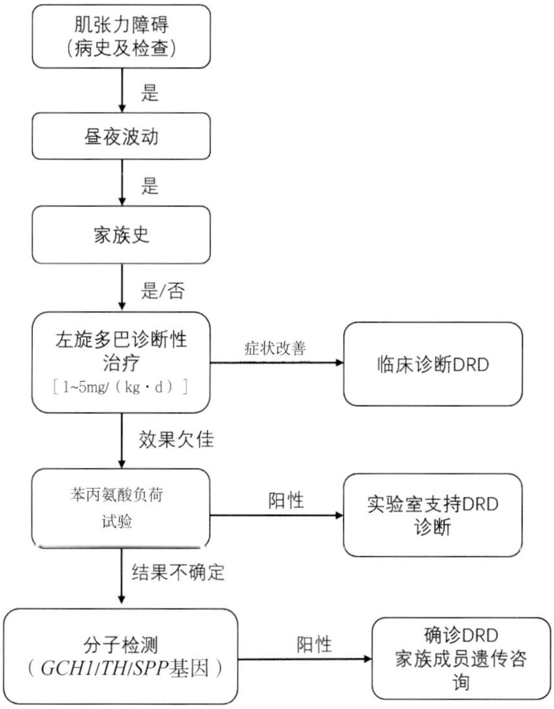

图3-2　DRD诊断流程

四　治疗与预后

虽然DRD为神经系统遗传性疾病，但由于口服小剂量的多巴制剂有显著、持久的疗效，故属于可治性遗传病范畴。临床上患者出现典型表现时，不必等待基因检测结果，即可给予小剂量的左旋多巴治疗。在儿童患者中，左旋多巴制剂的起始剂量应为1mg/（kg·d），分次给予；并根据患者的耐受性和反应，逐渐增加剂量。大多数患儿的剂量都需要增至4～5mg/（kg·d）。成人患者的左旋多巴制剂的起始剂量应为每天100mg，分次给予；并可逐渐增加剂量。大多数患者会对每天300～400mg的日剂量产生应答反应。如剂量增至左旋多巴100mg，每天3次仍无效，可排除DRD诊断。

DRD患者长期应用小剂量多巴胺有效，病情进展很慢，预后良好，大多数患者的生命期限接近正常。

五　预防

DRD为遗传性疾病，可通过产前诊断阻断遗传链，确认先证者的临床表型和相关基因致病性变异的位点。先证者母亲怀孕后，需在妊娠10～13周进行绒毛穿刺取样或孕16～22周以后通过羊膜腔穿刺抽取羊水进行胎儿细胞的致病基因检测，当确认胎儿带有与先证者相同的基因变异时，提示是患胎，应在知情的情况下，由其父母决定是否继续妊娠。若患者有典型的临床表型和明确的*GCH1*基因致病性变异，其父母即使临床表型正常，也应在妊娠10～13周进行绒毛穿刺或孕16～22周以后进行羊水中胎儿细胞的*GCH1*基因的检测，确定是否存在与先证者相同的变异。因为先证者的父母有生殖细胞嵌合体的可能或由于外显不全而无症状。

六 问题与展望

作为一种较少见的遗传性运动障碍疾病，小剂量左旋多巴即能明显缓解患者症状，但在缺乏警惕的情况下，尤其临床表现不典型时，其很有可能被漏诊或误诊。在既往文献报道中，一项包括576例DRD病例的回顾性分析显示，从首次发病到确诊所需的时间平均为13.5年；国内另一项关于16例DRD患者的研究显示，患者就诊时病程长达27.3年[8]，反映了国内外医生对DRD认识的不足。临床上需提高对该病的认识，相关的生化和基因测试已普及，或能提高其诊断的准确性并提示患者的预后。

七 典型病例[9]

（一）病例1

1. 病史

患者女性，14岁，以“左下肢僵硬5年，双手抖动2年余”入院。患者5年前出现行走时左下肢僵硬，跑步较同龄人缓慢。2年前渐出现双手抖动，持筷不灵活导致不能夹菜、写字。双手抖动在紧张时加重，睡眠时消失；症状上午较轻，下午及晚上加重，伴颈部僵硬感，紧张时头部向右侧歪斜。无饮水呛咳、吞咽困难等。精神、食欲、睡眠可，二便正常。否认阳性家族史。

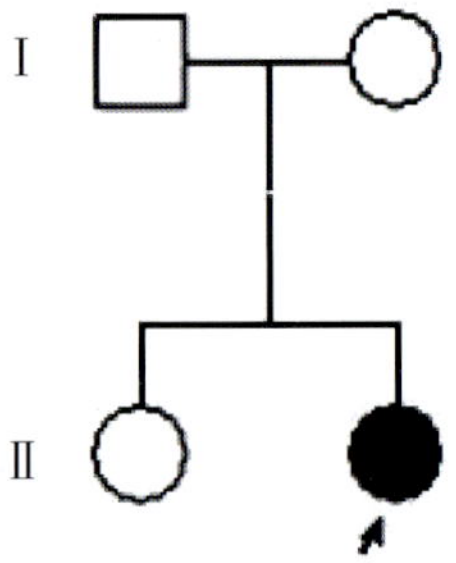

图3-3 患者家系图

体格检查：高级神经活动及颅神经查体无异常，头部向右侧歪斜，双手急速细震颤。角膜未见K-F环，肌力Ⅴ级，四肢肌张力高，双手轮替运动不协调，腱反射正常，病理征阴性。

2. 实验室检查

血、尿、便常规及生化等无异常。甲状腺功能及铜蓝蛋白检测正常。

基因检测：*GCH*1基因全长外显子的突变检测显示（图3-4）；患者*GCH1*基因杂合突变为c.607G＞A（P.Gly203Arg），突变来源于患者母亲（其母亲无症状），患者父亲*GCH1*基因正常。

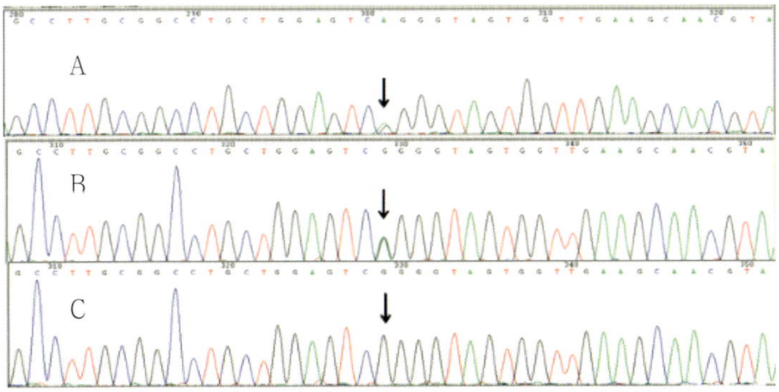

图3-4　病例1患者及其父母*GCH1*基因测序图

A.先证者，*GCH1*基因为的杂合点突变：c.607G＞A（p.Gly203Arg）。B.先证者母亲，*GCH1*基因杂合点突变：c.607G＞A（p.Gly203Arg）。C.先证者父亲，*GCII1*基因正常。

3. 治疗与转归

患者未获得基因检测结果时，即予左旋多巴诊断性治疗，予多巴丝肼62.5mg，每天1次，治疗2天后，患者双手抖动症状明显好转，可持筷夹菜、写字，行走较前平稳。随访1年，患者仍服用多巴丝肼62.5mg，每天1次，双手抖动症状缓解，可正常行走，无其他不适症状，无异动症等长期服用多巴胺的不良反应。

（二）病例2

1. 病史

患者，女性，19岁，以“双手不自主抖动7 年，全身扭转4年”于2001年8月首次就诊。患者7年前出现双手抖动，影响日常持物，精细动作不能完成，不能写

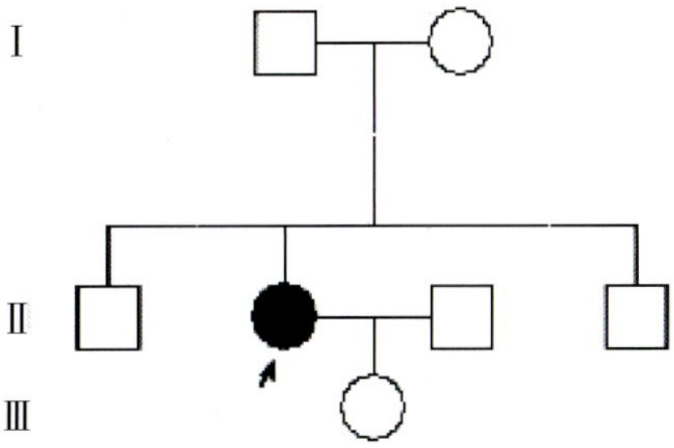

图3-5　患者家系图

字，症状晨轻暮重，紧张时加重，休息时减轻，睡眠时消失。4年前渐出现全身扭转，双下肢抖动，步态不稳。无家族史。

体格检查：高级神经活动正常，角膜未见K-F环，四肢肌力Ⅴ级，肢体及躯干肌张力增高，四肢震颤明显，腱反射正常，病理征未引出。

2. 实验室检查

血、尿、便常规及生化等无异常。甲状腺功能及铜蓝蛋白检测正常。

基因检测：*TH*基因全长外显子突变检测发现14号外显子存在复合杂合点突变（图3-6）：Y447Ter（无义突变）和V468M（错义突变）。*GCH1*基因及*SPR*基因未检测到致病突变。

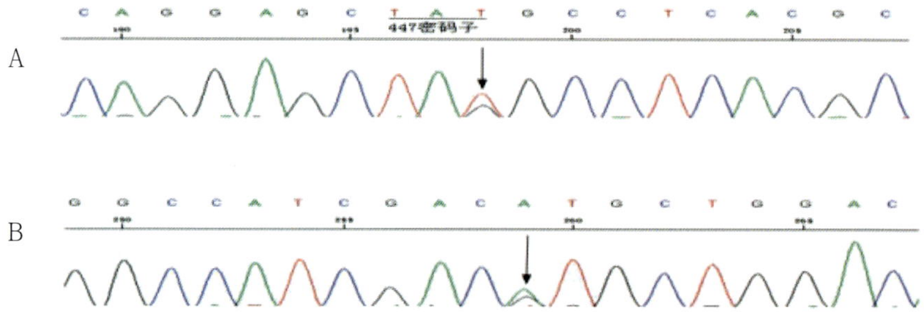

图3-6 病例2酪氨酸羟化酶（*TH*）基因测序图

A.示*TH*基因14号外显子存在杂合点突变（箭头示T—G改变，Y447Ter），此突变为无义突变；B.示*TH*基因14号外显子存在另一杂合点突变（箭头示G-A改变，V468M），此突变为错义突变。

3. 治疗与转归

给予多巴丝肼62.5mg，每天3次，治疗3天，患者四肢抖动症状明显好转，可完成扣衣扣、写字动作，临床确诊为DRD。长期随访10年，患者以初始剂量服用多巴丝肼62.5mg，每天3次，2周后，逐渐减量为多巴丝肼62.5mg，每天2次，四肢抖动、全身扭转症状控制良好。2005年患者于当地一手提袋制作工厂工作，主要从事手提袋小花饰粘贴，能良好胜任工作；2007年患者因怀孕，停用多巴丝肼，怀孕期间再次出现四肢抖动症状，但较初始治疗前症状轻，可行走、写字，不影响日常生活，暂停手工工厂工作；2008年初足月顺产一健康女婴，患者哺乳期后恢复用药，多巴丝肼剂量减为62.5mg，每天1次，症状缓解，至当地另一手提袋制作工厂工作。2011年起患者多巴丝肼剂量减为62.5mg，隔天1次，并根据自身工作状态调整药量，多巴丝肼剂量减为62.5mg，每3天1次，症状仍能很好控制，并能良好胜任工作。随访患者女儿健康，生长发育正常，体检正常。

参考文献

[1] MALEK N，FLETCHER N，NEWMAN E. Diagnosing dopamine-responsive dystonias[J]. Practical Neurology，2015，15（5）：340-345.

[2] WIJEMANNE S，JANKOVIC J. Dopa-responsive dystonia—clinical and genetic heterogeneity[J]. Nature Reviews Neurology，2015，11（7）：414-424.

[3] KIM R，JEON B，LEE W. A systematic review of treatment outcome in patients with dopa-responsive dystonia（DRD）and DRD-plus[J]. Movement Disorders Clinical Practice，2016，3（5）：435-442.

[4] 利婧，胡朝晖，喻长顺，等. 多巴反应性肌张力障碍长期随访四例[J]. 中华神经科杂志，2013，46（3）：153-158.

[5] SEGAWA M. Hereditary progressive dystonia with marked diurnal fluctuation[J]. Brain Dev，2011，33（3）：195-201.

[6] 陈蕾，张本恕，孙峰. 多巴反应性肌张力障碍的临床特点和基因诊断[J]. 中华神经科杂志，2008（11）：756-759.

[7] 谢卉，吴志英，王柠，等. 多巴反应性肌张力障碍临床分析及*GCH1*基因突变的研究[J]. 中华儿科杂志，2006（7）：492-495.

[8] 周海燕，张本恕. 多巴反应性肌张力障碍三磷酸鸟苷环化水解酶Ⅰ基因突变检测[J]. 中华神经科杂志，2005（1）：45-48.

[9] 刘威，唐北沙，曹贵方，等. 中国人常染色体隐性遗传性多巴反应性肌张力障碍*TH*基因突变分析[J]. 中华医学遗传学杂志，2004（5）：36-38.

（利婧）

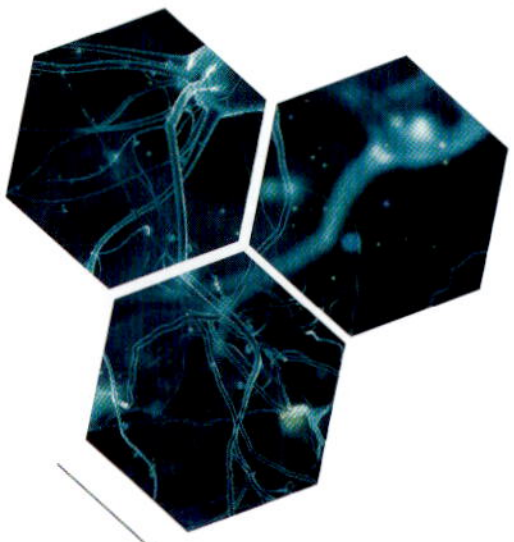

第二节　原发性震颤

一　疾病概述

原发性震颤（essential tremor，ET），是一个主要由多巴胺受体D3（dopamine receptor D3，*DRD3*）基因突变所致的常染色体显性遗传病，主要临床表现为手和前臂的动作性或姿势性震颤。ET的患病率随着年龄而升高，据估计其群体患病率为0.3%～1.7%，但65岁以上的老年人患病率可能高达8%～13%。尚未发现ET存在性别和种族差异[1]。

ETM1与*DRD3*基因相关，该基因定位于3q13.3，全长77 698bp，主要转录本（NM_000796.6）含有7个外显子，mRNA长度为2 770bp，对应编码产物为400个氨基酸残基的*DRD3*，主要分布在边缘系统和纹状体。*DRD3*与多巴胺结合抑制大脑神经冲动的传递，调节精神情绪和肢体运动。ETM2与HS1结合蛋白3（hematopoietic-specific protein 1 binding protein 3 gene，*HS1-BP3*）基因相关，该基因定位于2p24.1，全长98 728 bp，转录本（NM_022460.4）包含7个外显子，mRNA长度2 383bp，对应编码产物为HS1-BP3，包含392个氨基酸残基。HS1-BP3在运动神经元和浦肯野细胞中高度表达，并调节酪氨酸和色氨酸羟化酶的钙离子/钙调蛋白依赖性蛋白激酶的激活[2]。ETM3被定位于染色体6p23的位点，但有些连锁分析研究未发现其相关性。ETM4与肉瘤融合（fused in sarcoma，*FUS*）基因相关，该基因位于16p11.2，基因组长度为21 740 bp，转录本（NM_004960.4）包含15外显子，mRNA长度为1 824bp，对应编码产物为FUS蛋白，包含526个氨基酸残基。该蛋白属于RNA结合蛋白的FET家族，参与细胞内基因表达的调节、加工和剪接等过程。*FUS*基因突变在ET中极少见或具有家族特异性，且功能研究较少，因此该蛋白与ET的关系仍有待进一步探索[3]。ETM5与固生跨膜蛋白4（teneurin transmembrane protein 4，*TENM4*）基因相关。该基因位于11q14.1，基因组全长794 369bp，转录本（NM_001098816.3）包含34个外显子，mRNA长度为14 381bp，编码产物为*TENM4*，包含2 769个氨基酸残基。*TENM4*在机体发育过程中参与建立神经元之间的连接，如中枢神经系统的髓鞘形成和轴索导向。此外，在散发性ET病例中还发现了另外两个候选基因*SCL1A2*和*LINGO1*。*SCL1A2*通过去除突触上的神经递质谷氨酸盐在突触的正确激活中起作用，*LINGO1*在少突胶质细胞的分化和髓鞘形成中影响突触的正确激活。

尚不清楚这些基因变异引起ET的确切机制。目前研究较多的是*DRD3*基因，在美国和法国人群中发现Ser9Gly DRD3多态性（Ser9Gly）与ET发作的风险和年龄有关，DRD3 Gly9纯合子发病更早，症状更重[4]。进一步的功能研究发现，在HEK-293转染细胞中，功能性Gly9变异可提高多巴胺亲和力4～5 倍，且使得多巴胺介导的cAMP反应和有丝分裂原相关蛋白激酶（mitogen-associated protein kinase，MAPK）信号延长，提示 ET患病可能是一个获得性功能增强的结果[3, 5]。

尽管研究表明ET可能是神经退行性疾病，但尚未完全了解ET的确切病因。研究者在ET患者中发现浦肯野细胞磷酸化，脑干内路易体和小脑退行性变。此外还观察到患者的血清胱氨酸含量增高，提示ET患者可能有多巴胺能与去甲肾上腺素能神经递质的功能紊乱。提示其发病机制与抑制性神经递质 γ-氨基丁酸（GABA）的减少有关。有资料提示ET的发病机制还与GABA受体水平减少、离子通道，以及N-甲基-D-天冬氨酸（NMDA）水平异常引起的谷氨酸浓度增加有关，各种原因导致小脑齿状核GABA 受体水平下降或者由于小脑齿状核退行性改变使小脑的起搏输出活动去抑制，小脑深部神经核团过度活动，最终影响小脑-脑干-丘脑-皮质环路导致震颤的发生。也有观点认为ET可能是由多种遗传因素和环境危险因素共同作用所致而非单基因疾病。ET患者血液中的铅浓度及哈尔碱（一种在动物模型中可引发震颤的神经毒素）浓度均高于对照组。哈尔碱多存在于人的饮食（如肉类）中，这为ET与环境之间具有相关性提供了佐证。同时流行病学调查结果发现，ET的患病率存在地区差异，所以人们怀疑环境中可能还存在一些有毒物质会损伤大脑神经元。

轻度ET患者无须治疗，如果患者有特殊需要（如工作、社交）可以选择间断性服药。对于影响日常生活和工作的中、重度震颤患者需坚持药物治疗。对于药物效果欠佳的重症患者或伴有严重运动功能障碍的患者可以考虑手术治疗。

二 | 临床特征

（一）临床表现

（1）发病高峰：ET可见于任何年龄，但有两个发病高峰，青春期和老年期（>65岁）。如果患者有家族遗传史，则常见青年期起病。ET的典型表现为震颤。

（2）震颤部位：往往从手部开始，以后逐渐发展至前臂及上臂，通常双侧上肢均受累但优势半球支配的上肢可能发病更早更严重。手或手臂的震颤可以是孤立症状，也可以伴有其他部位的震颤，如颈部、下颌、舌头、喉部（影响声音）甚至下肢等（但下肢震颤较少）。在许多情况下，手或手臂的震颤会缓慢发展，进而影响其他部位（最常见的是头部），手臂震颤严重程度的平均进展速度约为每年1.5%~5%。

（3）震颤类型：多种类型。从激活（activation）因素来看，绝大部分的ET属于动作性震颤（action- tremor），即保持姿势或随意运动时出现的震颤；疾病晚期也可出现静止性震颤（Rest tremor），即放松及消除重力影响下出现的震颤[6]。动作性震颤又分为三大类：运动性震颤（kinetic tremor）、姿势性震颤（postural tremor）和等张性震颤（isometric tremor）。在大多数情况下，ET的震颤多为运动性震颤和姿势性震颤。当患者尝试进行自发运动时，如倒饮料、从杯子喝水、使用工具、系鞋带、绘图或写字会发生震颤（运动性震颤）。运动性震颤可能在未完全放松的情况下溢出到肢体或身体其他部位，从而出现静止性震颤，如开车时上肢用力抓紧方向盘而出现足震颤。姿势性震颤是指尝试保持固定位置抵抗重力时发生的震颤，例如端坐看报纸时。头部姿势性震颤可有垂直（点头）和水平（摇头）方向，通常与手或语音震颤有关。一些下肢震颤的患者因无法协调腿部肌肉的随意运动而表现为共济失调、行走不协调或笨拙（步态异常）。

（4）震颤频率和振幅：频率通常是4~16Hz，振幅为小到中等，振幅常随患者年龄增加而增大。重症可有写字及讲话困难。震颤的程度分级采用0~3级。0级，无震颤；1级，可见间断的低幅震颤，波幅<1cm；2级，可见明显波动的中幅震颤，波幅1~2cm；3级，大幅、有力的震颤，波幅>2cm，患者完成操作困难。

（5）“软”体征（soft signs）：体征轻微以致不足以诊断为其他相关综

合征或无明确意义的神经系统体征。在某些情况下，ET可能会出现串联步态受损（impaired tandem gait），可疑肌张力障碍性姿势（questionable dystonic posturial），轻度认知障碍及其他轻微神经系统体征。

（6）加剧和缓解因素：患者焦虑、兴奋、或其他肾上腺素刺激可加重震颤。少量酒精可缓解ET。

（7）非运动症状：轻微的认知功能障碍，尤以执行功能、注意力及记忆受损最为明显。超过半数患者有抑郁。此外还可能有人格改变，嗅觉与听力障碍。

（二）辅助检查

（1）实验室检查：行常规实验室检查排查可治性生理性震颤增强的因素，包括电解质（特别是血清钙）和甲状腺功能检查。对于40岁以下无法解释的震颤，可行肝豆状核变性有关检查，如血清铜、尿铜、铜蓝蛋白。

（2）影像学检查：典型ET一般无须行结构性神经影像学检查。但急性起病或存在局灶性神经系统阳性体征时应行结构性神经影像检查，即头颅MRI或CT，以排除颅内结构性损害（如中风、脱髓鞘疾病或占位病变）。

（3）功能代谢显像：碘氟潘（I123，商品名DaTscan）单光子发射计算机断层成像术（single-photon emission computed tomography，SPECT）简称DaTscan-SPECT，2-氟-2-脱氧-D-葡萄糖正电子发射断层成像术（positron emission tomography，PET）简称18F-FDG PET/CT，是两个常用的代谢性功能成像技术。ET患者DaTscan-SPECT多巴胺转运体成像一般正常，18F-FDG PET/CT脑葡萄糖代谢成像显示部分患者皮质和小脑区域中存在功能异常。大多数患者无须行DaTscan-SPECT和18F-FDG PET/CT，但以下情况下可考虑行上述检查：经过系列临床评估后尚不能排除帕金森病（parkinson disease，PD）；病程长且出现可疑PD症状，对左旋多巴无反应；考虑行深部脑刺激（deep brain stimulation，DBS）治疗，但出现PD迹象。

（4）电生理检查：表面肌电图联合加速器的震颤分析可以记录震颤的频率、波幅、肌肉收缩模式以及负重前后震颤性质变化。检查时分别记录患者静息、固定姿势、负重500g和1 000g时的震颤频率和肌肉收缩模式。ET多以姿势性震颤为主，其静止性震颤频率一般会较姿势性震颤频率减少1.5~2Hz。ET的静止性震颤与姿势性震颤之间没有延迟。ET负重后出现周围波，一半左右的患者有谐波现象。ET的肌肉收缩模式为同步收缩为主，罕见交替收缩。震颤分析有助鉴别ET与PD，PD的姿势性震颤有明显的延迟，肌肉收缩模式以交替收缩为主，同步收缩少见[7]，PD没有负重后周围波，谐波现象的发生率则高达95.9%[8]。常规肌电图检查有助于了解外周神经传导速度，鉴别神经源性或肌源性损害情况。

（5）怀疑家族性ET者可行ET相关基因检测。如全外显子测序，了解*DRD3*、*HS1-BP3*、*FUS*、*TENM4*基因是否存在已知的相关突变。

三 诊断

目前ET缺乏血清学、影像学和病理学上的特异性诊断指标，故ET的诊断主要基于其临床特点。通过患者的发病年龄、震颤的性质及部位、进展速度、家族史、伴随症状和用药反应等综合信息做出诊断与鉴别诊断。我国ET的诊断标准主要参照2017年国际帕金森和运动障碍学会（Movement Disorder Society，MDS）制定的《国际帕金森和运动障碍学会震颤工作组共识声明：震颤的分类》[9]和2009年中华医学会神经病学分会帕金森病及运动障碍学组发表的《原发性震颤的诊断和治疗指南》[10]。MDS共识将ET诊断分为ET和ET叠加（essential tremor plus，ETP）。

（一）2017年《国际帕金森和运动障碍学会震颤工作组共识声明：震颤的分类》

（1）ET需具有以下特征：①双上肢孤立震颤综合征，是一种动作性震颤；②至少3年病程；③伴或不伴其他部位的震颤（头部、声音、下肢）；④无神经系统其他部位的体征（例如肌张力障碍、共济失调、帕金森综合征）。

有条件可进行电生理分析中枢神经源性震颤成分；排除以下情况：孤立的声音或头部震颤，频率＞12Hz的直立性震颤，任务性或位置特异性震颤，病情突然开始或逐步恶化。

（2）ETP指：①具有特发性震颤的特征，同时伴有无明确意义的神经系统体征，如串联步态损害、记忆力损害、可疑的肌张力不全姿势；② 或伴有其他轻微神经系统症状（不足诊断为其他相关综合征）；③静止性震颤，ET可伴有家族史，少量饮酒可缓解症状，但这些临床特点并不是ET诊断的必要条件。

ETP不包含肌张力障碍性震颤、任务特异性震颤等具有明确其他综合征相关震颤。

（二）2009年中华医学会神经病学分会帕金森病及运动障碍学组的《原发性震颤的诊断和治疗指南》

（1）核心诊断标准：①双手及前臂明显且持续的姿势性和/或动作性震颤。②不伴有其他神经系统体征（齿轮现象和Froment征除外）。③可仅有头部震颤，但不伴有肌张力障碍。

（2）支持诊断标准：①病程超过3年。②有阳性家族史。③饮酒后震颤减轻。

（3）排除标准：①存在引起生理亢进性震颤的因素。②正在或近期使用过致震颤药物或于撤药期。③起病前3个月内有神经系统外伤史。④有精神性（心理性）震颤的病史或临床证据；突然起病或病情呈阶梯式进展恶化。

（三）鉴别诊断

ET主要与以下疾病鉴别。

（1）帕金森病、帕金森综合征、肝豆状核变性。

（2）肌张力障碍。

（3）生理性震颤增强：①甲状腺功能亢进。②服用药物，如某些抗抑郁药、平喘药。③毒物所致，包括铅和汞。

（4）其他动作性震颤，包括特定任务的震颤（例如原发性写作震颤）等。

四 治疗

ET的治疗分为药物治疗和手术治疗。其治疗原则为：①轻度震颤的患者无须治疗。②轻到中度患者由于工作或社交需要，可选择事前半小时服药以间歇性减轻症状。③影响日常生活和工作的中到重度震颤的患者，需要药物治疗。④药物难治性重症患者可考虑手术治疗。⑤头部或声音震颤患者可选择A型肉毒毒素注射治疗。

（一）药物治疗

1. MDS推荐建议

对本病治疗使用的药物颇多，2019年MDS对ET每种疗法的证据给予了对应的推荐建议[11]。

（1）有效。

普萘洛尔（propranolol）、托吡酯（topiramate）和扑米酮（primidone）三个药物用于治疗ET有效，安全等级建议均为风险可接受。普萘洛尔属β_1、β_2受体阻滞剂，扑米酮和托吡酯属于抗惊厥药。一般认为，它们对于震颤缓解的程度超过50%。普萘洛尔和托吡酯不需专门监测，但扑米酮因其副作用及潜在的高停药率而需要专门监测。

1）普萘洛尔：普萘洛尔能有效减小肢体震颤幅度，但对轴性震颤（如头部、言语等）的效果并不理想。国外推荐从10～60mg/d开始，逐渐加量（20mg/次）至240～360mg/d，最佳有效用量为160～320mg/d。国内剂量较国外小，起始量为10mg/次，每天3次，根据患者的耐受性和个体情况进行加量（10mg/次），治疗剂量一般为60～90mg/d；其有效率约为50%～70%。使用药物时应该注意相关的副作用，对于严重心功能不全、严重支气管哮喘、高度房室传导阻滞剂、胰岛素依赖性糖尿病的患者视为相对禁忌；应告之患者在服药期间，最好每天自测脉搏，如低于55次/min，应减量并密切观察，必要时暂停服用。

2）托吡酯：托吡酯作用机制复杂，可能通过作用于电压门控钠通道、GABA受体和AMPA／红藻酸谷氨酸受体发挥其作用。建议患者一天2次或睡前服用，以减少其副作用。起始治疗为25mg/d，根据疗效及患者反应逐渐加量，每周增加25～50mg，有效量治疗需＞200mg/d，国内认为常规治疗剂量为100～400mg/d。托吡酯最常见的不良反应是食欲减退、体重减轻、认知障碍和感觉异常。

3）扑米酮：扑米酮在体内主要代谢产物为苯巴比妥和苯乙基二酰基胺（PEMA）。其前体药物和代谢药物均有改善症状的作用，因此扑米酮对震颤的改善优于单独的苯巴比妥和PEMA。扑米酮对手部震颤疗效显著，可减小50%的震颤幅度。有研究认为扑米酮对于上肢以外震颤的效果优于普萘洛尔。用法为从小剂量（12.5mg/d）开始，每周增加12.5mg，直至50mg/d，可防止急性药物反应。其治疗剂量一般可达50～250mg/d。睡前服药，可减少白天嗜睡。急性不良反应有眩晕、恶心、姿势不稳、嗜睡、急性毒性反应等。使用扑米酮需监测急性不良反应及时调整用量，但一般长期耐受性良好。

上述药物如单药治疗无效，可考虑联合用药，即扑米酮+普萘洛尔/长效普萘洛尔控释片。扑米酮12.5～25mg/d，视情况增加至125～250mg/d，晚间服用，合用普萘洛尔可从10～60mg/d开始，分次服用，最多可加量至320mg/d；亦可加用长效普萘洛尔控释片160～320mg/d，早晨服用。

国外推荐方案：①扑米酮50mg/d，视情况剂量增至125～250mg/d，晚间服用。②可换用或合用长效普萘洛尔80mg/d，早晨服用。长效普萘洛尔剂量视病情可增至160～320mg/d。

（2）可能有效。

阿普唑仑（alprazolam）、A型肉毒杆菌毒素（botulinum toxin type A）用于治疗ET可能有效（疗效建议），且具有可接受的风险，需专门监测（安全建议）。

1）阿普唑仑：为短效的苯二氮卓类制剂，可减少25%～34%的震颤幅度。但该类药物的有效治疗剂量往往会导致过度镇静、疲劳、反应迟钝等不良反应，而长期使用可出现药物依赖性，突然停药可能出现戒断症状。国外两个研究[12]初始剂量分别为0.125mg/d或0.75mg/d，平均有效剂量分别为0.75mg/d或1.5 mg/d。可用阿普唑仑（0.125～5mg/d）缓解焦虑、压力等情况下加重的震颤。国内用法为起始剂量为0.6mg/d，多数每天3次给药，有效治疗剂量为0.6～2.4 mg/d。

2）A型肉毒杆菌毒素：肌内注射治疗其作用机制可能是在周围神经末梢阻断神经递质乙酰胆碱的释放，起到麻痹肌肉的作用。注射肉毒素能够改善位置性震颤，对运动性震颤无效，故主要用于手部、头部、声音的局部震颤。为取得满意疗效，注射剂量和部位必须个体化，注射者的经验在很大程度上决定了治疗效果。国外报道前臂或颈部肌肉注射剂量范围为 50～100IU，平均治疗时间为12周，疗效维持16周。最常见的副作用是剂量依赖性肌无力。国内用法为单剂量40～400IU可改善头部震颤；选择尺、桡侧腕伸屈肌多点注射 50～100IU可减少上肢震颤幅度，6IU的软腭注射可治疗声音震颤，但可能出现声音嘶哑和吞咽困难等副作用。A型肉毒杆菌毒素治疗难治性震颤属对症治疗措施，通常1次注射疗效持续3～6个月，需重复注射以维持疗效。

（3）可能无效。

卤加比（progabide）、曲唑酮（trazodone）用于治疗ET可能无效（疗效建议），治疗风险可接受，无须专门监测（安全建议）。卤加比为抗惊厥药物。曲唑酮是四环类非典型抗抑郁药。国内较少使用这两种药物治疗ET。

（4）无效。

左乙拉西坦（levetiracetam）、普瑞巴林（pregabalin）用于治疗ET被认为无效（疗效建议），风险可接受，无须专门监测（安全建议）。左乙拉西坦为抗惊厥药物，国外用于治疗ET的剂量为1 000mg/d。普瑞巴林常用于缓解神经痛，国外治疗ET用量为200mg/d。

（5）证据不足。

抗惊厥药物如卡立氨酯（carisbamate）、加巴喷丁（gabapentin）、唑尼沙胺（zonisamide），β受体阻滞剂如长效普萘洛尔（propranolol long-acting）、纳多洛尔（nadolol）、美托洛尔（metoprolol）、阿替洛尔（atenolol）、索他洛尔（sotalol），巴比妥酸盐类如苯巴比妥（phenobarbital）、1，3-二甲氧基甲基-5，5-脱苯基-巴比妥酸（T2000，1，3-dimethoxymethyl-5，5-dephenyl-barbituric acid），钙离子拮抗剂如氟桂利嗪（flunarizine）、尼莫地平（nimodipine），碳酸酐酶抑制剂如醋甲唑胺（methazolamide），其他如乙酰唑胺（acetazolamide）、金刚烷胺（amantadine）、异烟肼（isoniazid）、米氮平（mirtazapine）、奥氮平（olanzapine）、茶碱（theophylline）疗效证据不足。

总的来说，MDS的临床实践推荐普萘洛尔、扑米酮、托吡酯作为临床有效的干预手段。阿普唑仑、A型肉毒毒素注射被认为临床可能有用。卤加比、乙酰唑胺、异烟肼、曲唑酮可能无用。左乙拉西坦和普瑞巴林被认为临床无用。其他药物尚在研究中。

2. 我国用药指南

结合我国的实际情况，2009年中华医学会神经病学分会帕金森病及运动障碍学组制定的《原发性震颤的诊断和治疗指南》将治疗ET的药物分为一线、二线和三线用药。普萘洛尔、阿罗洛尔和扑米酮是治疗ET的首选初始用药，当单药治疗无效时可联合应用；A型肉毒杆菌毒素多点肌肉注射可能对头部或声音震颤患者有效。

（1）一线药物有普萘洛尔、阿罗洛尔（10mg，每天1次，可加至每天2次，最高剂量不超过30 mg/d）、扑米酮（＞200 mg/d）。

（2）二线药物有加巴喷丁（300mg/d，有效剂量为1 200～3 600mg/d，分3次服用）、托吡酯、阿普唑仑、阿替洛尔（50～100mg/d）、索他洛尔（80～240mg/d）、氯硝西泮（0.5mg/d起逐渐加量，有效治疗剂量为1～6mg/d）。

（3）三线用药有氯氮平（25～75mg/d）、纳多洛尔（120～240mg/d）、尼莫地平（120mg/d）、A型肉毒杆菌毒素。

（二）手术治疗

ET的手术治疗主要包括立体定向丘脑切开术和深部丘脑刺激术（DBS）。通过作用于最佳靶点——丘脑腹中间核（ventralis intermedius nucleus，VIM）或腹外侧核而控制震颤。单侧丘脑切开术可缓解90%以上患者的对侧震颤。对于药物治疗无效、严重的偏侧震颤患者可考虑丘脑切开术。DBS通过在VIM埋植微型脉冲发生器，干扰和阻断神经元电生理活动而控制震颤，无须毁损正常丘脑核团。高频刺激对静止性和姿态性震颤的疗效优于对动作性震颤，通常患者耐受良好。DBS的优势是低创伤性、可逆性、可调控性，是药物难治性重症ET患者的首选。MDS的疗效评价认为单侧Vim-DBS、射频丘脑切开术（unilateral radiofrequency thalamotomy）、单侧MRI引导聚焦超声丘脑切开术（unilateral MRI-focused ultrasound thalamotomy）可能有效，临床实践中可能是有用的干预手段，风险可接受且需要专门监测。双侧Vim-DBS（bilateral Vim-DBS）和双侧伽玛刀丘脑切开术（unilateral gamma-knife thalamotomy）目前证据不足，尚在研究中。

（三）中医治疗

特发性震颤的基本病机为“肝风”，由虚风内动、阴虚阳亢、痰瘀阻络3个证型的证素组成，针对不同证型辨证论治[13-14]。

（四）其他

有资料提到酒精对中枢性震颤有改善作用，机制可能与其作用于脑组织中GABA受体相关。但ET血液酒精浓度和震颤的改善没有明显的相关性，饮酒的类别和量也无统一标准。饮酒主要能改善患者震颤的幅度，对震颤频率无明显影响。震颤一般在饮酒后10min左右缓解，69～90min后作用减弱，3h左右效果消失。目前MDS和国内指南均没有在ET治疗中推荐使用酒精。

五　预后

本病呈慢性过程，可持续数十年。轻者基本不影响工作与生活，重者可致残，严重影响患者的进食及日常工作。大多数患者病情缓慢进展，少数患者病情稳定不进展。对不进展者需排除其他原因如生理性震颤增强或药物性震颤方可诊断。ET对需要手指精细工作的患者有较大妨碍，也可由于震颤导致患者的心理障碍而影响其社交活动。少量研究显示ET可能会增加患者患帕金森病的风险[15]。ET的存活率与普通人群没有差异。

六 预防

本病暂无有效预防措施，但可通过健康教育和患者组织来减轻患者精神负担。*DRD3*基因阳性者有常染色体显性遗传的特点，后代当中男女均可患病，患病率50%，如患者有生育要求可进行遗传咨询，可考虑行产前基因诊断和种植前诊断。

七 问题与展望

对药物反应不佳的重症ET患者可以应用DBS 治疗。有研究认为刺激丘脑底后核对缓解震颤有更好的疗效，但仍缺乏DBS 治疗的各神经核团的对照实验研究，也不知道是否还存在其他更有效的药物。这些问题需要进行更大规模的实验，和更长时间的随访观察来探讨。

八 典型病例

1. 病史

患者，男性，54岁，右利手。因“进行性右上肢抖动30年加重并左上肢抖动2年”入院。患者于30余年前无明显诱因出现右手不自主抖动，多于握笔、持筷、持杯等握持动作时出现，静止时症状不明显，饮酒无明显影响，无运动迟缓或肌肉强直，亦无肢体舞蹈样动作或痉挛扭转。2年前逐渐出现头部及左手不自主抖动，情绪激动或精神专注时明显。现患者自觉双上肢抖动幅度增大，影响写字和进食。遂收入院进一步诊治。

父亲30岁左右出现双手抖动，持筷子或进行手工精细动作时出现但对日常生活没有影响。

一般检查：体温，37.0℃；脉搏，70次/min；呼吸，19次/min；血压，102/65mmHg。甲状腺无肿大。心肺听诊未见异常。腹部触诊未见异常。

神经科查体：神清，记忆力、定向力、理解力、计算力正常，无失语，构音清。脑神经检查未见异常，姿势步态无异常，四肢肌张力正常，肌力5级，可见双手姿势性及动作性震颤，手平举、写字、持物时明显，右手较左手震颤幅度大。可见头部水平震颤，震颤幅度减小，精神高度集中时出现。双侧深浅感觉对称存在，腱反射对称，病理反射未引出，脑膜刺激征（–）。

2. 辅助检查

（1）实验室检查：血脂组合，低密度胆固醇 4.22mmol/L（↑），高密度胆固醇 1.01mmol/L，甘油三酯 1.37mmol/L，总胆固醇 5.9mmol/L（↑）。急诊心酶组合，肌酸激酶266U/L，血常规、生化、肝功、甲功、糖化血红蛋白未见异常。

（2）影像学检查：脑MRI+ MRA未见异常。颈椎MRI显示颈3～7椎体骨质增生，颈3/4～6/7椎间盘变性，颈3/4～6/7椎间盘膨出并轻度后突出。

3. 治疗和转归

入院后予阿罗洛尔10mg、每天2次，用药2天后出现头晕、头重脚轻感，测卧立位血压及心率未见异常。阿罗洛尔予减量至10mg、每天1次，联用氯硝西泮0.5mg、每天2次，头晕消失，头部震颤幅度有所减小，双手震颤幅度大致如前。2天后阿罗洛尔加量至15mg、每天1次，患者可耐受，头手震颤幅度进一步减小，基本可持筷子进食，但写字仍未能达到平时状态。予阿罗洛尔15mg、每天1次；氯硝西泮0.5mg、每天2次带药出院，随访1个月，患者进食顺利，写字能力进一步好转。

参考文献

[1] DENG H，LE W，JANKOVIC J. Genetics of essential tremor[J]. Brain，2007，130（6）：1456–1464.

[2] DENG，H，LE W D，GUO Y，et al. Extended study of A265G variant of HS1BP3 in essential tremor and Parkinson disease[J]. Neurology，2005，65：651–652.

[3] 王玲，彭蓉.特发性震颤的遗传学研究进展[J]. 华西医学，2017，32（5）：1–6.

[4] JEANNETEAU F，FUNALOT B，JANKOVIC J，et al. A functional variant of the dopamine D3 receptor is associated with risk and age–at–onset of essential tremor[J]. Pnas，2006，103（28）：10753–10758.

[5] 梁卉，虢毅，邓昊.原发性震颤的遗传学进展[J]. 生物化学与生物物理进

展，2011，38（1）：5-10.

[6] THENGANATT MA，LOUIS ED. Distinguishing essential tremor from Parkinson's disease：bedside tests and laboratory evaluations[J]. Expert Rev Neurother，2012，12（6）：687-696.

[7] 张洁，邢岩，马秀丽.肌电图震颤分析对震颤的鉴别诊断价值[J].神经损伤与功能重建，2016，11（03）：225-226+253.

[8] 张乐，屈秋民，曹红梅.震颤分析对于特发性震颤与帕金森病的鉴别诊断价值[J].西安交通大学学报（医学版），2019，40（04）：624-628.

[9] BHATIA KP，BAIN P，BAJAJ N，et al. Consensus Statement on the classification of tremors，from the task force on tremor of the International Parkinson and Movement Disorder Society[J]. Mov Disord，2018，33（1）：75-87.

[10] 中华医学会神经病学学会帕金森病及运动障碍学组. 原发性震颤的诊断和治疗指南[J].中华神经科杂志，2009，42（8）：571-572.

[11] FERREIRA J J，MESTRE T A，LYONS K E，et al. MDS evidence-based review of treatments for essential tremor[J]. Movement Disorders，2019，34（7）：950-958.

[12] GUNAL DI，AFSAR N，BEKIROGLU N，et al. New alternative agents in essential tremor therapy：double-blind placebo-controlled study of alprazolam and acetazolamide[J]. Neurol Sci，2000，21（5）：315-317.

[13] 赵文博，卜献春.特发性震颤的中医证素及其组化规律研究[J].湖南中医杂志，2020，36（01）：1-3+15.

[14] 薛香菊.中医辨证治疗原发性震颤[J].中医研究，2016，29（08）：56-58.

[15] BENITO-LEÓN J，Louis ED，Bermejo-Pareja F.Risk of incident Parkinson's disease and parkinsonism in essential tremor：a population based study[J]. Neurol Neurosurg Psychiatry，2009，80（4）：423.

（梁颖茵）

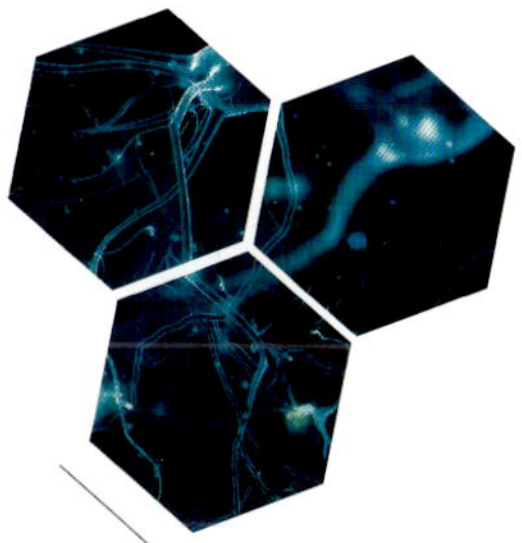

第三节　Tourette综合征

一　疾病概述

Tourette综合征（tourette syndrome，TS）是一组由遗传缺陷和不良环境因素导致的儿童期以运动抽动和发声抽动为主要表现的神经精神疾病。法国医生Georges Gilles de la Tourette于1885年对一组抽动障碍疾病进行了详细描述，将其分为3个亚型：①短暂性抽动障碍。②慢性抽动运动或发声抽动障碍。③图雷特综合征又称抽动秽语综合征（目前多主张弃用此名）。TS临床表现多样，以面部、四肢、躯干肌肉不自主抽动并发声抽动为主要特征，可伴多种共患病。男性较女性多见。TS的遗传方式尚无统一意见。既往倾向认为TS为常染色体显性遗传伴不完全外显，近年来倾向认为是多基因病或存在表观遗传学效应，即环境因素影响基因表达。多数患儿预后良好，随着年龄增长而减轻，约1/3患儿症状波动持续至成年，严重者表现为难治性。人群患病率是0.1%～1%。某些研究认为超过1%，故有学者认为TS是常见的儿童疾病之一。智力和寿命一般不受影响。

目前已经确定了几个基因座作为候选易感区域，如染色体13q31.1上的*SLITRK1*基因和染色体15q21 q22上的*HDC*基因[1]。*SLITRK1*基因在TS相关的脑区域（皮层、海马、丘脑、丘脑下和苍白球、纹状体、小脑等）表达并在轴突生长连接中发挥作用。*HDC*基因编码L-组氨酸脱羧酶。该酶是限速酶，影响从组氨酸转化为组胺的生物合成。组胺能神经元位于下丘脑后部，与其他大脑区域有广泛的轴突连接。目前尚不清楚基因产物的改变如何导致TS的症状，有研究提出染色体11q23与TS的连锁（OMIN# 137580）。

本病的确切病理生理机制目前仍不清楚。5-HT能神经递质和多巴胺能神经递质在该病发病机制中起着一定作用。绝大多数研究认为TS为一种遗传性的突触性神经传递的发育障碍。也有假说认为TS是感染后自身免疫应答异常，即前驱感染（如链球菌感染）产生自身抗体，引起中枢神经系统相关结构的改变或功能障碍。另外性别（男性）、孕母先兆流产及产伤、偏食、嗜好游戏及电视、管教严厉、厌食为TS 的相关危险因素[2]。

TS的治疗主要有心理行为治疗、药物治疗和手术治疗。有些患儿与多动、冲动、强迫观念等共患病时，需在精神科医师等多学科指导下制订治疗方案。大部分患儿经过药物治疗能控制或病情。

二 临床特征

起病年龄2～21岁，5～10岁最多见，10～12岁最严重。男性多见，其患病率为女性的3～5倍。

（一）临床表现

1. 前驱症状[3]

80%的患者有前驱症状，是TS的特征症状之一。前驱症状表现为：①眨眼前的眼部烧灼感。②需伸展颈部或点头才能缓解的颈部肌肉紧张或痛性痉挛。③肢体紧缩感，伸展手臂或腿才能缓解。④喷鼻前的鼻阻塞感，清嗓音或发出呼噜声前的干燥感和咽喉痛。⑤扭动肩膀前的瘙痒感。⑥少见的是患者对他人或他物的异常感觉，需通过触摸或袭击别人而得到缓解。上述的前驱症状一般通过抽动获得缓解。

2. 抽动

抽动是一种不自主的突发、快速、重复、刻板、无目的的单一或多部位肌肉抽动。TS主要表现为多部位、多种形式的抽动。

（1）抽动分类：分为运动抽动和发声抽动。其中运动抽动是指头面部、颈、肩、躯干及四肢肌肉不自主、突发、快速的收缩运动；发声抽动是口鼻、咽喉及呼吸肌群的收缩，通过鼻、口腔和咽喉的气流而发声。运动抽动或发声抽动可再细分为简单性和复杂性两类，有时二者不易区分。

单纯性运动抽动：①阵挛性，眨眼、点头、耸肩；②张力障碍性，眼睑痉挛、夜磨牙、眼球转动、肩膀旋转、持续下颌张开、斜颈；③强直性，腹部挛缩、肢体伸展/弯曲。

复杂性运动抽动：吸气、猥亵行为、模仿动作、摇头、袭击、乱踢、干呕、投掷、触摸、弯腰、呕吐。

单纯性发生抽动：吹风声、咳嗽声、呼噜声、呃逆、大笑、吸鼻声、吸吮声、清嗓声。

复杂性发声抽动：猥亵言语、模仿言语、言语重复。

（2）抽动特点：①抽动通常从面部开始，逐渐发展到头、颈、肩部肌肉，而后波及躯干及上下肢。②可以从一种形式转变为另一种形式，或者出现新的抽动形式。③症状时好时坏，可暂时或长期自然缓解，也可因某些诱因而加重或减轻。④与其他运动障碍不同，抽动是在运动功能正常的情况下发生，非持久性存在，且症状可短暂自我控制。⑤加重因素包括紧张、焦虑、生气、惊吓、兴奋、疲劳、感染、被人提醒等。⑥减轻因素包括注意力集中、放松、情绪稳定等。30%～40%的患者抽动时见暴发性异常喉音，或刻板发出咒骂和淫秽词句，并有强迫性意向。

3. 共患病

约半数患儿共患一种或多种行为障碍，被称为共患病，包括注意缺陷多动（attention-deficit hyperactivity disorder，ADHD）、学习困难（learning difficulties，LD）、强迫障碍（obsessive-compulsive disorder，OCD）、睡眠障碍（sleep disorder，SD）、情绪障碍（emotional disorder，ED）、自伤行为（self-injurious behavior，SIB）、品行障碍（conduct disorder，CD）、暴怒发作等。其中共患ADHD最常见，其次是OCD。ADHD常早期出现，发生率40%～70%，患者容易被无关事情干扰，难以长时间集中注意力在相关事情上，常造成学习困难。ADHD除注意缺陷外，还有多动冲动症状。OCD发生率为20%～60%，表现为反复出现不切实际的想法、冲动或重复行为，如不停洗手、计数、默诵，脑海中反复出现某一观念或概念，患者能意识到这一想法是不必要的，但无法摆脱。TS共患病越多，病情越严重，直接影响患儿学习、社会适应能力、个性及心理品质的健康发展。

（二）辅助检查

TS缺乏特异性生物学标记。可选择的辅助检查包括脑电图、神经影像、心理量表及常规实验室检查，目的在于评估共患病及排除其他疾病。脑电图检查可发现少数TS患儿有非特性异常；部分患儿头颅MRI发现双侧尾状核、豆状核平均体积缩小，且双侧基底核不对称。心理量表测试有助于发现共患病。评估抽动严重程度可采用耶鲁综合抽动严重程度量表（YGTSS）进行量化评定，YGTSS总分＜25、25～50、＞50分别属轻、中、重度。

三 诊断

（一）诊断

诊断需综合发病年龄，特征性临床症状，一般无其他神经系统阳性体征，辅助检查需排除脑部其他器质性疾病等要点。如伴随上述共患病则有利于TS的诊断。发声抽动是诊断TS的必备条件，但秽语不是必须（只有不到1/3的病例有秽语）。一般而言，患者具有2个或以上运动抽动，加上1个或以上发声抽动，病程超过1年者基本可诊断为TS。

我国《儿童抽动障碍诊断与治疗专家共识（2017实用版）》的TS诊断标准如下[4]：

（1）具有多种运动抽动及一种或多种发声抽动，但二者不一定同时出现。

（2）首发抽动后，抽动的频率可以增多或减少，病程在1年以上。

（3）18岁以前起病。

（4）排除某些药物或内科疾病所致。

（二）鉴别诊断

（1）与抽动障碍的其他亚型鉴别。

（2）与其他疾病鉴别，如Huntington 病、Wilson病、小舞蹈症、棘红细胞增多症、药物性抽动、红斑狼疮、结节性硬化、肌张力障碍、癔症等。

四 治疗

（一）治疗原则

1. 综合治疗

2019年美国神经病学会（American Academy of Neurology，AAN）的《实践

指南建议：抽动-秽语综合征和慢性抽动障碍抽动的治疗》[5]将病情观察、健康教育、对教师和同伴的心理教育、评估共患病、行为治疗（cognitive-behavior therapy，CBT）提升至更重要的地位。药物治疗仍然为主要的治疗手段。其他治疗包括手术治疗。

2. 明确治疗目标

应确定靶症状（target symptoms），即对患儿日常生活、学习或社交活动影响最大的症状。抽动通常是治疗的靶症状，当有些患儿的靶症状是ADHD、OCT时需在精神科、康复科等多学科指导下制订治疗方案。

3. 选择用药时机

（1）轻症患者不用药只需心理治疗，告知家长不要过分注意患儿的抽动症状，不必要求患儿的抽动短期内完全消失。适当减轻患儿的学习压力，与老师和同学取得沟通。家庭问题如父母不和、单亲家庭、家庭教育不善等均可影响患儿的心理和情绪而加重病情，家长应积极解决。

（2）重症患者（影响日常生活、学习或社交活动，心理治疗效果不佳；或耶鲁综合抽动严重程度量表＞50分）需加用药物治疗。

4. 根据靶症状选择治疗药物

（1）抽动：典型抗精神病药（多巴胺D_2受体拮抗剂）、非典型抗精神病药（多巴胺D_2受体和5-HT2受体双重抑制剂）、中枢性α2肾上腺素能受体激动剂。

（2）ADHD：α2肾上腺素能受体激动剂、中枢兴奋剂（有加重抽动的风险）、选择性去甲肾上腺素再摄取抑制剂。抽动合并ADHD时首选α2肾上腺素能受体激动剂。

（3）OCD：5-羟色胺再摄取抑制剂（SSRI）。

药物治疗应有一定的疗程、适宜的剂量，不宜过早换药或停药。难治性TS的治疗先排除诊断错误、选药不当、剂量不足、不良反应耐受差、用药依从性差等。

（二）药物治疗

1. 抽动症状的控制

（1）典型抗精神病药：主要是多巴胺D_2受体拮抗剂，如氟哌啶醇（haloperidol）、匹莫齐特（pimozide），这两个药是美国FDA至今唯一批准用于治疗抽动症的药物，也是最有效的（A类证据），两者疗效相当，但不良反应较多，不推荐作为首选。氟奋乃静也有较好疗效（B类证据），不良反应较氟哌啶醇轻。①氟哌啶醇：起始剂量为0.25～0.5mg/d，渐加至1～4mg/d，分1～2次服用。儿童0.25mg/d起，渐加至0.5～2.0mg/d，分1～2次服用，加服等量苯海索；不良反应较多（镇静、锥体外系反应等）。②匹莫齐特：起始剂量为0.5～1.0mg，每天1次，渐加至2～8mg，每天1次；不良反应为可引起心电图改变尤其是Q-T间期延长，使用前后查心电图，锥体外系反应较强。③氟奋乃静：起始剂量为0.5～1.0mg/d，渐加至1.5～10.0mg/d，分3～4次服用；不良反应（锥体外系反应、白细胞减少）较多也较轻。

（2）非典型抗精神病药即多巴胺D_2受体和5-HT2受体双重抑制剂：包括利培酮（risperidone）、奥氮平（olanzapine）、齐拉西酮（ziprasidone）、喹硫平、氯氮平等。①利培酮：疗效与匹莫齐特、可乐定效果相当（A类证据），剂量为0.25～0.50mg，每天1次，渐加至1.0～3.0 mg/d（儿童0.5～2.0mg/d），分1～2次服用；不良反应包括嗜睡、激动、焦虑、失眠、头痛等，大剂量常出现锥体外系反应。②齐拉西酮：有较好的效果（B类证据），剂量为10～20mg，每天2次，渐加至20～80mg，每天2次。目前尚缺乏儿童用量的资料；不良反应为主要引起Q-T间期延长，禁用于Q-T间期延长的患者，禁与其他延长Q-T间期的药物合用。③奥氮平：推荐用于抽动症的二线治疗（C类证据），起始剂量2.5～5.0mg/d，1周后增至5mg，每天2次，目前尚缺乏儿童用量的资料；不良反应为嗜睡、体重增加。④氯氮平：基本无效。

（3）中枢性α2肾上腺素能受体激动剂：是治疗轻至中度抽动的一线用药，推荐首选。主要药物是可乐定（clonidine）、可乐定透皮贴剂、胍法辛（guanfacine）等。①可乐定：疗效好，推荐首选（B类证据）；开始剂量为0.025～0.05mg睡前服，每天1次，每3天增加0.05mg至每天0.2～0.3mg，分2～3次服用；不良反应为镇静、口干、头痛、失眠，有降压作用并可引起心律失常，用药时需监测血压及心电图。②可乐定透皮贴剂、可乐定控释贴：疗效约为口服可乐定的70%，口服制剂耐受差者可用（B类证据）。剂量为可乐定透皮贴剂每片含可乐定2mg，隔6天换1次，可乐定控释贴每片含可乐定 2.5mg（小于6岁贴片量减半），隔7天换1次；一般贴在两侧耳后；不良反应与可乐定相同，较轻。

③胍法辛：作用与可乐定相似，轻至中度抽动的一线用药，半衰期较长（B类证据）；剂量为0.5～1.0mg口服，每天1次，可加至0.5~1.0mg，每天3次；不良反应与可乐定相似，较轻。

（4）选择性多巴胺D_2受体拮抗剂：主要药物有硫必利（也称泰必利）和舒必利，两者疗效较好（B类证据）。①硫必利起始量50mg，每天2次或每天3次口服，治疗量150～500mg/d，分2或3次服用，不良反应是轻度头晕、嗜睡、胃肠道不适，症状等均较轻。②舒必利起始剂量50～100 mg/d，治疗剂量200～400mg/d。常见不良反应为镇静、嗜睡、体质量增加、轻度锥体外系反应。舒必利为超标签用药，即超病种或超年龄适应证范围用药，用药前应与患儿家长进行有效沟通，并注意监测药物不良反应。

（5）中枢性囊泡单胺转运蛋白2（vesicular monoamine transporter 2，VMAT2）抑制剂：主要药物为丁苯那嗪，通过抑制VMAT2耗竭突触前多巴胺的储存。美国FDA批准其作为TS治疗的首选药物。疗效与氟哌啶醇相当，但不引起迟发性运动障碍（C类证据）。用量及用法为25mg，每天1次，可加至37.5～150mg/d，分2～3次口服。主要不良反应是昏睡、锥体外系反应、抑郁、自杀观念及自伤行为等。

（6）多巴胺D_2受体部分激动剂：主要药物为阿立哌唑（aripiprazole）。《欧洲Tourette综合征和其他抽动障碍临床指南》[6]（2011）指出阿立哌唑在多个难治性TS的治疗研究中效果满意，副作用少，并推荐使用。起始剂量为1.25～2.50mg/d，渐加量至2.5~15.0mg/d，主要不良反应为头痛、失眠、易激惹、焦虑、嗜睡、胃肠道反应。阿立哌唑在我国属于标签外用药。

（7）作用于氨酪酸系统的药物：氯硝西泮（clonazepam）、巴氯芬（baclofen）、托吡酯（topiramate）和左乙拉西坦（levetiracetam）等。

（8）尼古丁贴片（nicotine patch）治疗：目前由于只有数量较少的开放性研究，其有效性尚不能确定。

（9）肉毒毒素（botulinum toxin）：注射后通过与突触前膜表面受体结合，抑制乙酰胆碱释放，可迅速缓解或消除注射部位的肌肉收缩。推荐用于局灶性运动抽动（频繁挤眼、耸肩、颈部扭转及肢体抽动等）或发声抽动（B类证据），特别是对口服药物不适合或无效者有一定帮助。采用1个或多个部位肌内注射，剂量可以比照相同部位的肌张力障碍的治疗，一般为25～300U。经注射后可以有效地减少抽动的频率、强度和持续时间，对于前驱的感觉症状也有改善。主要不良反应是注射部位酸痛、无力、失声等。

2. ADHD的药物治疗

（1）中枢兴奋剂：哌甲酯（methylphenidate）和苯丙胺（dextroamphetamine）为一线用药，但可引起或恶化抽动症状，不推荐单独使用。

（2）可乐定和胍法辛疗效较好，不良反应少，单独用药时首选（B类证据）。联合应用哌甲酯和可乐定比单独使用效果更好（B类证据）。

（3）非中枢兴奋药：托莫西汀（atomoxetine）也称择思达（strattera），是选择性去甲肾上腺素再摄取抑制剂，获美国FDA批准治疗ADHD的非中枢兴奋药，该药不增加纹状体部位的多巴胺水平，不诱发抽动（A类证据）。用量为每天0.5～1.5mg/kg，早上顿服，或将总量分为早晚各1次服用。本药较安全，常见不良反应是食欲减退、嗜睡、疲乏。

3. OCD的药物治疗

（1）SSRI抗抑郁药：氟西汀、氟伏沙明、舍曲林等对成人及儿童强迫症状均有效。这些药物疗效相当（A类证据）。应从小剂量起，缓慢加量。不良反应包括头痛、镇静、失眠、行为激越、静坐不能、恶心、呕吐、腹泻、厌食、性功能障碍。儿童易出现行为激越、自杀观念及自杀行为。①氟西汀剂量：5～20mg，每天1次开始，渐加至10～60mg（儿童 10～40mg），每天1次。②舍曲林剂量：23～30mg，每天1次开始，渐加至50～250mg，每天2次。③氟伏沙明：25～50mg，每天1次开始，渐加至50～350mg，每天2次。

（2）三环类抗抑郁药：氯米帕明最有效（A类证据），25～50mg，每天1次开始，渐加至100～250mg，分2次服用。不良反应为Q-T间期延长、室性心动过速、头昏、出汗、震颤、便秘、尿潴留等。因其不良反应较多，不推荐首选，当两种SSRI类药物无效时，可考虑使用本药。

4. 疗程及方案

参考我国《儿童抽动障碍诊断与治疗专家共识（2017实用版）》建议。

（1）一线药物：可选用硫必利、舒必利、阿立哌唑、可乐定。从最低起始剂量开始，缓慢（1～2周增加1次剂量）加至治疗剂量。

（2）强化治疗：病情基本控制后，需继续治疗剂量至少1～3个月，称为强化治疗。

（3）维持治疗：强化治疗阶段后病情控制良好，仍需维持治疗6～12个月，维持剂量一般为治疗剂量的1/2～2/3。强化治疗和维持治疗的目的在于巩固疗效和减少复发。

（4）停药：经过维持治疗阶段后，若病情完全控制，可考虑逐渐减停药物，减量期至少1～3个月。用药总疗程为1～2年。若症状再发或加重，则应恢复用药或加大剂量。

（5）联合用药：当使用单一药物仅能使部分抽动症状改善，难治性抽动障碍亦需要联合用药。

（6）如共患ADHD、OCD或其他行为障碍时，可转诊至儿童精神／心理科进行综合治疗。

（三）非药物治疗

1. 心理行为治疗

心理行为治疗是改善抽动症状、干预共病和改善社会功能的重要手段。轻症患儿多数采用单纯心理行为治疗即可奏效。通过对患儿和家长的心理咨询，调适其心理状态，消除病耻感，采用健康教育指导患儿、家长、老师正确认识本病，淡化患儿的抽动症状。同时可给予行为治疗，包括习惯逆转训练（habit-reversal training，HRT）、效应预防暴露、放松训练、阳性强化、自我监察（self-monitoring）、消退练习（negative practice）、认知行为治疗（cognitive-behavioral therapy，CBT）等。其中HRT和效应预防暴露是一线行为治疗。HRT有抽动意识训练和竞争反应训练两个主要组件：抽动意识训练是教会患儿识别抽动发作之前的前驱症状，竞争反应训练教会患儿进行与特定抽动类型不兼容的自主运动。行为治疗的成功关键取决于父母和治疗师的积极参与，他们双方都必须熟练掌握各种HRT和综合行为干预技术。对患儿、治疗师和父母时间和精力要求较高。

2. 教育干预

在对TS进行积极药物治疗的同时，需对患儿的学习问题、社会适应能力和自尊心等方面予以教育干预。策略涉及家庭、学校和社会。鼓励患儿多参加文体活动等放松训练，避免接触不良刺激，如玩电子游戏、看惊险恐怖片、吃辛辣食物等。家长可以将患儿的发作表现摄录下来，就诊时给医师观看，以便于病情的判别。家长应与学校老师多沟通交流，并通过老师引导同学不要嘲笑或歧视患儿。

鼓励患儿大胆与同学及周围人交往，增进社会适应能力。

（四）其他疗法

近年，国外也有新药临床试验报道或药物上市，如2019年8月Emalex 公司治疗TS的多巴胺D1受体拮抗剂ecopipam被美国FDA授予快速通道资格（Fast Track designation，FTD）。神经调控疗法，如重复经颅磁刺激（repetitive transcranial magnetic stimulation，rTMS）、经颅微电流刺激（cranial electrotherapy stimulation，CES）、脑电生物反馈（electroencephalogram biofeedback）等可应用于一些药物难治性TS患儿。手术治疗，如深部脑刺激（deep brain stimulation，DBS）主要适用于年长儿（12岁以上）或成人难治性TD。

（五）中医治疗

肝风内动是TS主要病机，可采用脏腑辨证、针灸、推拿、整脊等中医综合治疗[7]。

（六）遗传咨询

TS病因有遗传成分的证据，但具体遗传方式和风险较难估计。在大多数研究中，患儿兄弟姐妹患TS的风险约为8%，后代TS的经验风险约为15%[1]。

五 预后

TS症状可随年龄增长和脑部发育逐渐完善而减轻或缓解，故需在18岁青春期过后才可评估其预后。TS总体预后相对良好，到成年期约1/3患儿抽动完全消失，1/3抽动减少，1/3慢性迁延。预后与合并共患病、是否有精神或神经疾病家族史及抽动严重程度等因素有关。

六 预防

本病尚无有效预防方法。TS患者生育后代可进行遗传咨询，评估生育风险。

七 问题与展望

TS被认为是遗传相关的疾病，但遗传方式和责任基因的研究仍有待突破。环境因素被认为与遗传因素共同作用，但主流的治疗方法当中没有针对环境因素的治疗，如饮食、营养和代谢状况、过敏原、毒素等。针对TS环境因素的研究，如触发因素、免疫应答、感染、肠脑轴研究等取得进一步突破后将为TS带来更全面的治疗。

参考文献

[1] JANKOVIC J，KURLAN R. Tourette syndrome: evolving concepts [J]. Mov Disord. 2011，26（6）：1149–1156. doi:10.1002/mds. 23618. Epub 2011 Apr 11. PMID：21484868.

[2] 李井，李宜瑞，何玲云. 儿童抽动秽语综合征相关危险因素分析[J]. 广东医学，2010，31（20）：2698–2699.

[3] 刘焯霖，梁秀龄，张成. 神经遗传病学[M]. 3版. 北京：人民卫生出版社，2011.

[4] 中华医学会儿科学分会神经学组. 儿童抽动障碍诊断与治疗专家共识（2017实用版）[J]. 中华实用儿科临床杂志，2017，32（15）：1137–1140.

[5] PRINGSHEIM T，OKUN MS，MÜLLER–VAHL K，et al. Practice guideline recommendations summary：Treatment of tics in people with Tourette syndrome and chronic tic disorders[J]. Neurology，2019，92（19）：896 - 906.

[6] ROESSNER V，PLESSEN KJ，ROTHENBERGER A，et al. European clinical guidelines for Tourette syndrome and other tic disorders. Part Ⅱ：Pharmacological treatment [J]. Eur Child Adolesc Psychiatry，2011，20（4）：173 - 196.

[7] 张永明，龚树辉.中医药治疗儿童抽动障碍的研究进展[J]. 陕西中医药大学学报，2019，42（4）：133–137.

（梁颖茵）

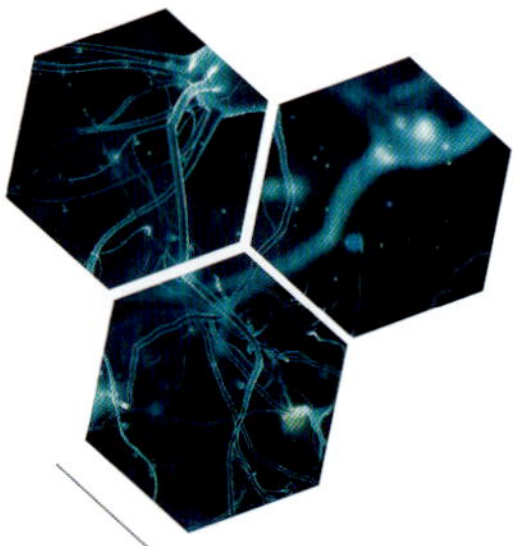

第四节 肝豆状核变性

一 疾病概述

肝豆状核变性[1-3]（hepatolenticular degeneration，HLD），又称为Wilson病（WD），是一种常染色体隐性遗传的铜代谢缺陷疾病。儿童患者多以肝脏受累为首发表现，青少年及成人患者以神经系统受累为首发症状的较多。如果不治疗，疾病发展可严重致残甚至致命。WD的世界范围患病率为1/100 000～1/3 000，致病基因携带者约为1/90。汉族人群的实际患病率可能更高（安徽地区4.63/100 000～6.21/100 000）[4]。

WD致病基因*ATP7B*定位于13q14.3，基因组长80kb，含21个外显子及20个内含子，cDNA长7.5kb，编码一种由1 465个氨基酸组成的铜转运蛋白P型ATP酶，主要分布在肝和脑组织，负责将伴侣蛋白结合形式的铜由胞质内转运到细胞外。已报道的*ATP7B*突变超过800种，不同人种的热点突变有所差异，汉族人群最常见突变是 c.2333G＞T，p.R778L 和 c.2975C＞T，p.P992L[5-7]。*ATP7B*基因突变导致ATP酶功能异常，使铜蓝蛋白合成减少以及胆道排铜障碍，铜离子在肝、脑、肾、角膜等组织沉积（图3-7），引致进行性加重的肝硬化、锥体外系症状、精神症状、肾损害及角膜色素环（kayser-fleischer ring，K-F环）（图3-8）等临床表现。

本病属少数可治性的神经遗传病之一，患者经过早期（尤其是症状前）诊断和及时、规范的终身治疗可获得与健康人一样的生活和寿命。然而，部分脑型WD无法彻底缓解症状，甚至可能出现驱铜治疗后加重，需要谨慎监测药物副作用。

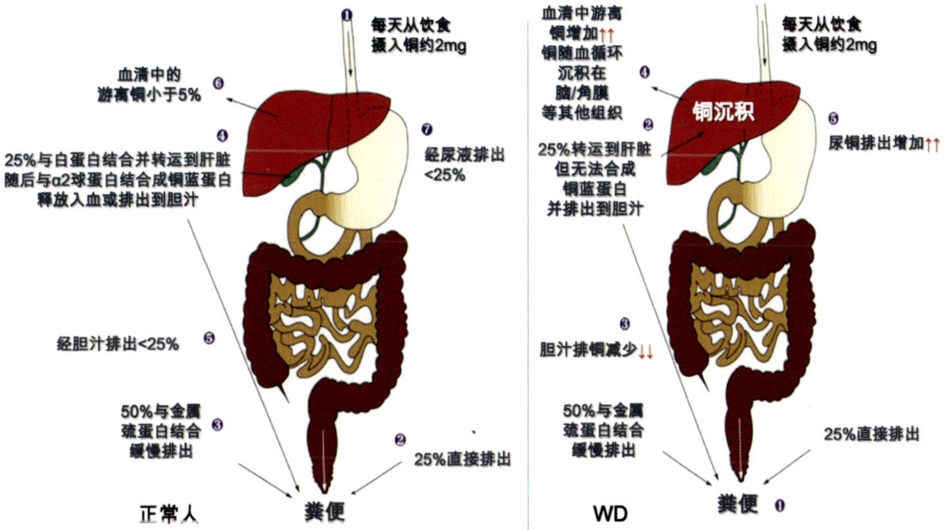

图3-7　正常人与肝豆状核变性患者铜代谢通路示意图

二 临床特征

（1）起病年龄：多为5~35岁，也有8个月及80多岁发病的患者的报道。儿童及少年期常以不明原因的肝炎和肝病起病；锥体外系症状和精神症状的首发年龄稍晚。[2-3，8-11]

（2）病情进展：缓慢发展，可阶段性缓解或加重，亦可进展迅速。WD临床异质性较大，同一家族，同一突变基因，患者的发病年龄、病情轻重和预后均可不同。

（3）肝脏损害：无症状的转氨酶持续升高、慢性肝炎、肝硬化和急性肝功能衰竭。

（4）神经精神症状：可能是唯一的WD临床表现，常晚于肝脏症状，可表现为运动功能障碍、震颤、共济失调、舞蹈症、肌张力障碍、扭转痉挛（图3-9），一些患者表现为面具脸、四肢僵硬、构音障碍、吞咽困难、流涎等。如病变累及皮层，可出现认知功能受损、癫痫，部分患者合并精神行为异常，如淡漠、攻击行为、性格改变等。

（5）其他系统：WD是一个多系统受累的疾病，铜沉积在眼部可出现K-F环（肉眼或裂隙灯检查）。肾脏受累可表现为血尿、蛋白尿、微量蛋白尿等。血液系统受累可表现为溶血性贫血（急性肝衰竭常伴发）、肝硬化、脾功能亢进致血液三系下降、凝血功能异常等。相对少见的受累系统还包括骨关节、心脏、内分泌和生殖系统等。

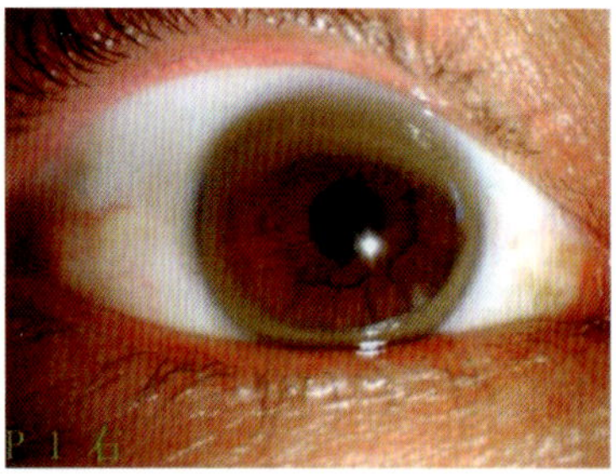

图3-8 角膜K-F环

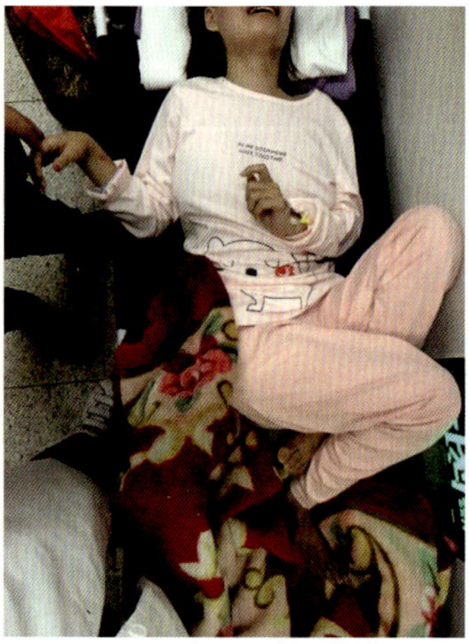

图3-9 肌张力增高和扭转痉挛

（6）头颅MRI：约85%脑型患者头颅核磁显示异常，主要累及基底节，也可出现中脑和脑桥、丘脑、小脑及额叶皮质等部位的异常信号，还可有不同程度的脑沟增宽、脑室扩大等脑萎缩表现。在神经系统症状出现之前，部分患者也可出现头颅核磁的异常改变。

三 诊断

肝豆状核变性的诊断主要依靠临床表现、辅助检查及基因分析。所有出现不明原因的肝功能异常、神经系统运动障碍或精神症状的患者均应考虑Wilson病的可能。

根据《肝豆状核变性的诊断与治疗指南》（2008），患者具有锥体外系症状或肝病表现、角膜K-F环阳性，血清铜蓝蛋白低于0.2g/L（典型患者通常为0.03g/L左右），尿铜＞100μg/24h（儿童尿铜＞40μg/24h），可临床诊断为肝豆状核变性。对不符合以上诊断指标的患者，应进一步做*ATP7B*基因突变检测，发现2个等位基因致病突变具有确诊价值。

对于肝脏受累为主的患者，应与慢性病毒性感染、自身免疫性肝炎、非酒精性肝硬化、药物性肝损、原发性硬化性胆管炎和酒精性肝病等鉴别。对于神经系统受累为主的患者，应与帕金森病、肌张力障碍、亨廷顿病、原发性震颤、神经退行性病变、中枢神经系统肿瘤及其他遗传代谢病鉴别。需要注意，部分运动障碍疾病以及WD单一杂合子均可出现铜蓝蛋白偏低的情况，24h尿铜增高和*ATP7B*基因检出2个等位基因致病突变有利于和其他疾病鉴别（图3-10）[1]。

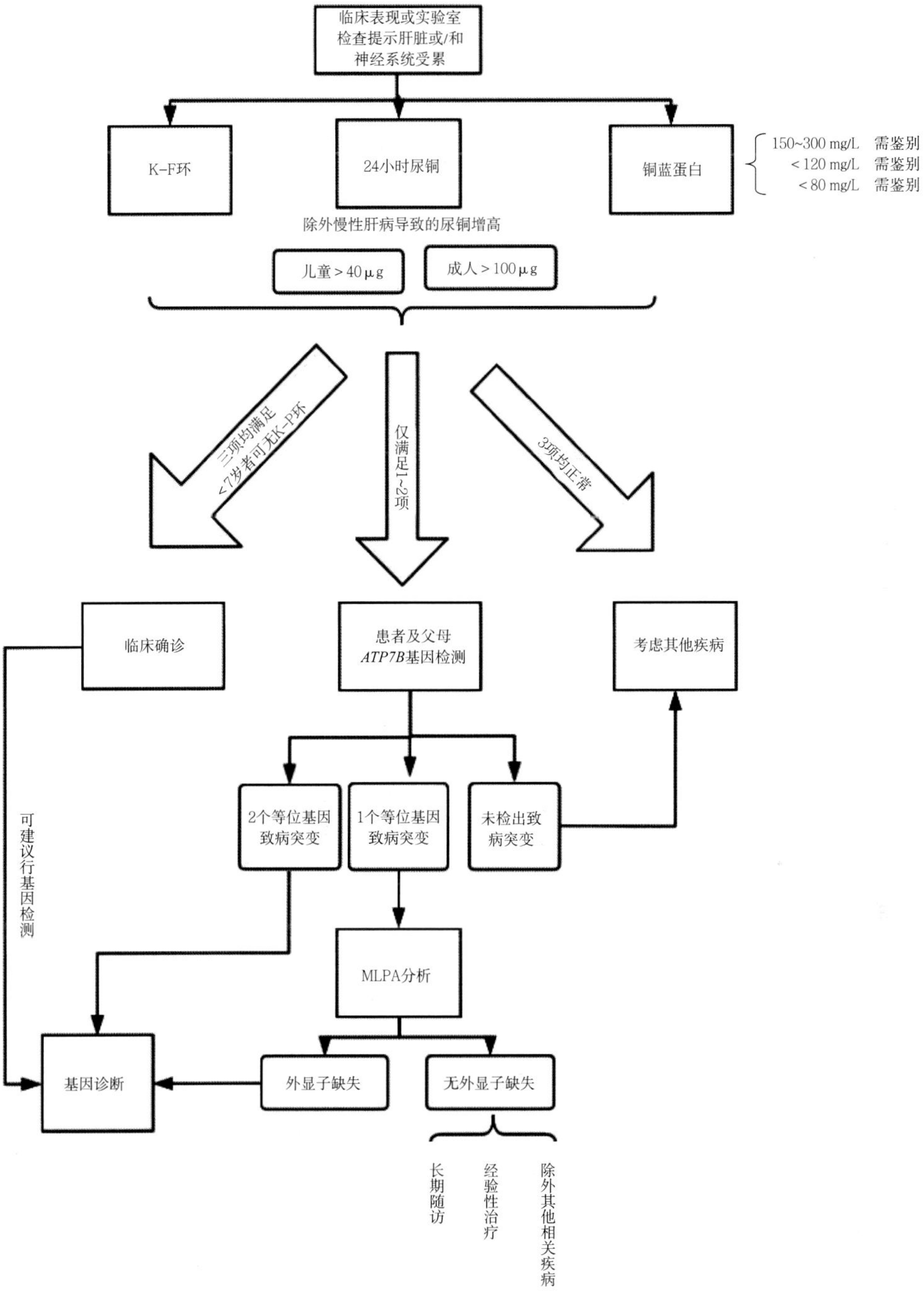

图3-10　肝豆状核变性诊断流程

四 治疗

（一）治疗策略[1-3, 12]

早期治疗，终身治疗，根据临床分型选择适当治疗方案（图3-11）；监测药物疗效。

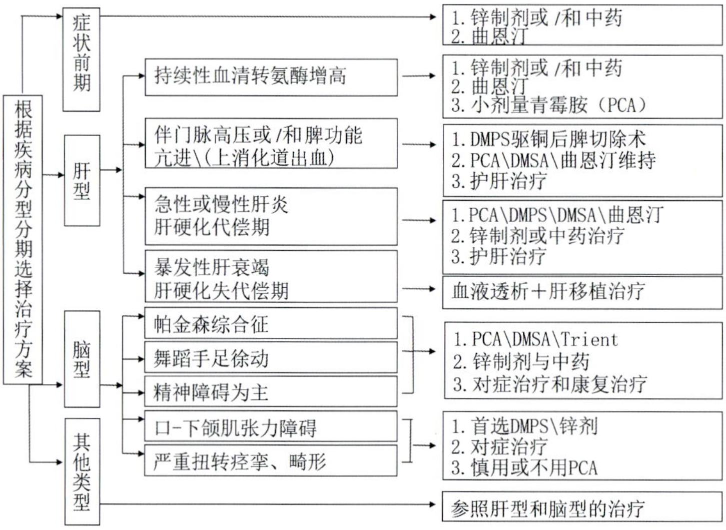

图3-11 肝豆状核变性治疗策略图

（二）特异性治疗

主要是针对发病机制的治疗，目的是减少铜摄入，阻止铜吸收，排出体内多余的铜，维持体内铜代谢平衡。

1. 铜螯合剂

可使血液和组织中过量游离铜从尿液中排出。

（1）青霉胺（penicillamine，PCA）：为首选一线治疗药物，可用于所有临床类型的WD患者，成人剂量为 750~1 000mg/d，最大剂量为2 000mg/d，儿童剂量为15~30mg/（kg·d），分2~3次服用，应从小剂量开始，每3~4天递增。两餐之间服药，勿与锌剂或其他药物混服。

副作用：早期可出现过敏反应、血白细胞或血小板降低。10%～15%的神经型患者有可能出现神经系统症状加重。对于构音障碍、吞咽困难及肌张力评分较高者，不建议使用青霉胺。罕见的远期副作用包括维生素B_6缺乏（可额外补充）、骨髓抑制、肾损害、皮肤损害、药物性狼疮等。

肝型患者多在用药2~6个月后肝功能改善明显。维持治疗1年以上，病情趋于稳定，24h尿铜维持在200~500μg者，可考虑减量或间歇用药（服两周，停两周）[13]。

（2）曲恩汀：常作为青霉胺不耐受的二线用药。国内尚无此药，国外推荐剂量为 900~2 700mg/d，分3次服用，维持量为900~1 500mg/d。儿童剂量为20mg/（kg·d），分2次或3次，饭前1h或饭后3h服用。

副作用：相对青霉胺较少，在早期也可以使神经系统症状加重。曲恩汀同时也是铁螯合剂，故切忌与铁剂联合给药，在应用过程中可出现可逆性缺铁性贫血。

（3）二巯丁二酸胶囊（DMSA）：在国内常作为青霉胺不耐受的二线口服药，用法为成人0.5g，每天3次；儿童每次10mg/kg，每天3次。

副作用：常见恶心、呕吐、腹泻、食欲丧失、稀便等胃肠道反应；偶见皮疹，血清氨基转移酶一过性升高；偶见中性粒细胞减少。

（4）二巯丙磺钠注射液（DMPS）：推荐用于青霉胺不耐受的脑型WD患者。用法为2.5~5mg/kg溶于20mL生理盐水中缓慢静脉推注，每天3次，5天为1个疗程，每个疗程之间休息2天，连续注射6~10个疗程。

副作用：食欲减退、轻度恶心、呕吐，肝酶升高，凝血功能异常，因此不适用于肝型WD。约10%的脑型患者于治疗早期发生短暂脑症状加重（特别是精神症状）。但国内有研究提示，相比于青霉胺，对于神经型患者使用DMPS静脉排铜序贯DMSA口服治疗能够更快地促进脑组织沉积的铜排出，从而缓解神经症状。对于使用青霉胺后加重的神经型WD患者，DMPS联合锌剂比单锌治疗更加有效[12, 14-16]。

2. 金属硫蛋白诱导剂

主要为锌剂。金属硫蛋白在小肠黏膜细胞中和铜结合，从而阻止铜离子进入血液循环，使铜通过粪便排出。推荐用于有症状的肝豆状核变性患者的维持期治疗，同时也可作为症状前儿童患者、妊娠患者的一线用药。锌剂的缺点是起效慢（4~6个月），严重病例不宜单独使用。目前常用的锌制剂包括硫酸锌、葡萄糖酸锌、醋酸锌等。根据年龄和体重服用不同的剂量（元素锌）。成人剂量为150mg/d，分3次口服；<5 岁，50mg/d，分2次服用；5~15 岁，75mg/d，分3次

服用。有部分学者认为的剂量可以更大。应在餐前半小时服用，不与螯合剂同服。维持治疗时期尿铜＜100μg/24h。

副作用：可有胃肠道刺激症状，无症状血清脂肪酶和/或淀粉酶升高，缺铁性贫血。

3. 低铜饮食

患者应避免从食物或水中摄取大量铜，尤其是在治疗的第一年。

限制富含铜饮食：①避免进食含铜量高的食物，如豆类、坚果类、薯类、玉米、茄子、南瓜、蕈类、菌藻类、干菜类、干果类、软体动物、贝类、螺类、虾蟹类、动物的肝或血、巧克力、可可。②某些中药（龙骨、牡蛎、蜈蚣、全蝎）等。③尽量少食含铜较高的食物，如小米、荞麦面、糙米。④勿用铜制的食具及用具。

适宜的低铜食物：精白米、精面、新鲜青菜、苹果、桃子、梨、鱼类、猪牛肉、禽类、牛奶等。

多高氨基酸、高蛋白饮食可促进尿铜排泄。

（三）对症治疗

对于出现了神经、血液等系统症状的患者，可分别予对症治疗。震颤，肌强直：苯海索、金刚烷胺、重者美多巴。肌张力障碍：可选用安定类药、巴氯芬、乙哌立松等肌松药。药物治疗无效的局灶性扭转挛缩可试用注射A型肉毒毒素[17]。舞蹈手足徐动症：可选用苯二氮卓类药物；也可用小量氟哌啶醇，逐渐增量，合用苯海索。精神症状[18]：抗精神病药、抗抑郁药、抗躁狂药。智力减退：神经保护剂、神经修复剂、抗氧化剂，如维生素E。护肝治疗：葡醛内酯、肌苷、维生素C等。分子吸附再循环系统和血浆置换可用于治疗急性肝衰竭，尤其是存在肝性脑病的患者。

由于患者年轻，病程较长，且常合并伴随情绪障碍，故推荐药物、心理、康复等多方面综合治疗和管理。

（四）手术治疗

脾切除术：适用于严重脾功能亢进导致白细胞或血小板显著下降者。对全身情况差、不能耐受手术的患者，可先行脾动脉栓塞，再行脾切除。术后绝大多数患者的白细胞和血小板可迅速回升到正常[19]。

肝移植[20-21]：当患者出现暴发性肝衰竭、失代偿性肝硬化、肝性脑病，且常规治疗无效时，可考虑肝移植。移植后中位生存时间为2.5年。肝移植并不适于孤立的脑型患者，且严重的神经系统症状是预后不良的预测指标。肝移植术后患者仍应坚持低铜饮食，并定期监测铜代谢指标。

（五）治疗监测

密切的临床监测对评估药物疗效和发现不良反应具有较大意义。治疗的初始阶段应更频繁监测全血细胞计数、尿液分析、肝功能、腹部彩超、给药期间及停药后2天的24h尿铜和尿蛋白及血清游离铜。病情稳定后可每隔3～6个月监测一次。可使用临床评分量表（改良Young量表[22]）评估脑型WD患者，及时发现驱铜治疗后神经症状的加重情况。通常需数年的驱铜治疗才能达到K-F环消失。单锌治疗患儿如肝功能进行性升高，则要考虑加用其他螯合剂。若WD患者随意终止治疗，容易爆发急性肝衰竭和不可逆的神经功能损害。因此，对患者进行疾病知识的教育以提高用药依从性十分重要。除此之外，过度驱铜可能导致铜缺乏性周围神经病[23]。

（六）孕产妇和妊娠结局

WD患者在计划怀孕前需要完成足量疗程的驱铜治疗。未经治疗的WD患者建议避孕。经治疗后，WD患者妊娠是安全的，大多数可成功妊娠。锌剂在妊娠期使用安全有效，螯合剂在妊娠期使用时需适当减量或停药。WD患者后代先天缺陷的风险通常较低，包括接受螯合剂治疗的孕产妇。不推荐服用青霉胺的产妇母乳喂养新生儿。

五 预后

本病属少数可治性的神经遗传病之一，一经诊断，应立刻在医生指导下终身低铜饮食和药物治疗（接受肝移植治疗者用药量可减少）。早期诊断和及时的治疗可让患者获得与健康人一样的生活和寿命。重症肝型WD的预后差，死亡率高。脑型患者的致残率高，部分神经症状不可逆。病程越长，治疗效果越差。

六 预防

WD为常染色体隐性遗传病，患者父母（杂合子）再次生育的孩子再发风险为25%，患者与杂合子婚配后所生孩子的患病风险为50%。应对患者及其所有家庭成员进行WD筛查（肝酶学、铜蓝蛋白、24h尿铜等，必要时行基因筛查）以早期发现症状前患者，并提供必要的遗传咨询和婚育指导。由于WD基因突变繁多，且疾病可治，产前诊断存在一定的技术和伦理挑战，遗传咨询是很重要的，综合分析是否需要做产前诊断。

在临床工作中，我们小组按下列程序进行遗传咨询和产前诊断。

1. 遗传咨询

（1）确定咨询者家系中WD的临床诊断，建立遗传咨询档案。确认先证者是否有肝功能异常、锥体外系症状或精神症状，是否存在肉眼或裂隙灯下见角膜K-F环，检测血清铜蓝蛋白是否显著降低，24h尿铜升高，血清铜减少。

（2）绘制咨询者的家系图，是否符合常染色体隐性遗传，是否男女均发病。

（3）对符合临床诊断标准的先证者及其父母进行外周血 DNA 的*ATP7B*基因检测。先证者为WD基因的纯合或复合杂合致病性突变，有WD的临床特征；父母为杂合子。

（4）应对患者及其所有家庭成员进行WD筛查以早期发现症状前患者。WD家系中患者的分布常常是散发或多名同胞同时发病，较少见到连续传递的现象。

（5）WD患者的双亲一般表型正常，但往往都是致病基因的携带者，其所生育的每一个后代有 1/4 的可能性为患儿，1/4 的可能性为正常，1/2 的可能性为表型正常的致病基因携带者。但有少数患者父母也可能是患者。

（6）先证者的后代全部携带至少一个WD致病基因突变，如果刚好配偶是正常携带者，其后代有1/2 的可能性为WD患者，1/2 的可能性为致病基因携带者。先证者生育患儿的风险与人群中该基因的基因频率有关。

（7）WD家族若近亲婚配，子女的发病率比非近亲婚配者高。

2. 产前诊断

针对遗传咨询后需要做产前诊断者。

（1）确认先证者的临床表型和*ATP7B*基因致病性突变的位点。

（2）确认先证者父母是*ATP7B*基因致病突变位点携带者，分别携带与先证者相同的致病突变位点。

（3）在先证者母亲妊娠10～13周进行绒毛穿刺取样或孕16周后通过羊膜腔穿刺抽取羊水进行胎儿细胞的*ATP7B*基因检测，当确认胎儿携带有与先证者*ATP7B*基因相同的纯合突变或复合杂合突变时，提示是患胎，在知情同意的情况下，由其父母决定采取进一步的措施；若胎儿为*ATP7B*基因杂合突变或没有突变，则为携带者或完全正常胎儿，不会发病。先证者母亲可继续妊娠，正常生产。由于WD为可治疗性疾病，患者经早期诊断、早期治疗后完全可正常生活，因此一般不应建议流产或引产。

（4）WD是常染色体隐性遗传病，当先证者的父母的*ATP7B*基因致病性突变位点明确后，也可选择植入前诊断，避免患胎的治疗性流产或生出患儿。

（5）对于父母是WD携带者并经产前诊断出生的新生儿，应进行随访。

七 问题与展望

在我国老一辈神经遗传学专家们的引领下，我国肝豆状核变性在诊断、治疗、预防和管理等方面取得了显著成果，但各地区发展很不平衡。由于WD的发病年龄跨度大，表型复杂，部分神经科医师对该病临床特征、诊断与鉴别诊断流程、遗传咨询方法不甚熟悉，同时，WD在儿童期可先出现肝功能异常而首诊于儿科，亦可因精神症状或其他系统的症状首发而就诊于精神科、骨科、肾科等非神经专科，导致WD的误诊、误治率较高。因此，急需提高相关科室医生对此类可治性的遗传病的识别能力，实现早诊断、早治疗[24-25]。

我国人口众多，目前WD准确的患病率、发病率和人群的突变基因携带率，仍需要流行病学研究进一步明确。虽然已有越来越多的患者在儿童期就得到了及时的诊断和治疗，但是仍有不少患者错过了最佳的治疗时期，遗留神经系统症状。因此我们建议可对学龄前儿童进行铜蓝蛋白筛查，以早期发现患者并实施干预，从而减少脑型WD的发生。然而，基于人群的WD筛查必然会发现大量表型正常的杂合子，如何将其与铜蓝蛋白轻度降低的症状前患者鉴别是一大难点[26-27]，不断提高的基因检测水平将有望解决这一难题。

WD新型治疗方法包括肝细胞移植、干细胞移植和基因治疗（肝脏定向腺相关病毒）。这些疗法可能恢复肝胆排泄铜的能力，但仍处于实验阶段。

八 典型病例

1. 病史

患者，男，18岁，主因“双上肢震颤3年，肢体扭曲1个月”入院。患者3年前无明显诱因开始出现双上肢震颤，多在紧张及活动时出现，曾诊断为“特发性震颤”，未进一步治疗。后逐渐出现言语不清，肢体动作减少，行动迟缓，流涎，1个月前开始出现肢体不自主扭动，言语含糊不清，偶尔出现情绪激动，夜间难以入睡。为求诊治入院治疗。

既往史及家族史：既往5岁曾患急性乙型肝炎，父母非近亲结婚，独子，近亲中无类似症状的患者。

体格检查：慢性病容，营养欠佳，全身皮肤黝黑，浅表淋巴结未触及肿大，肝肋下未触及。神志清楚，可见角膜K-F环，构音不清，四肢肌力5级，肌张力增高，四肢扭曲变形，双上肢意向性震颤，指鼻试验不准，跟-膝-胫试验不稳，昂伯征阳性，腱反射活跃，双巴氏征阴性。

2. 实验室检查

血常规，血小板计数124×10^9/L；肝功能，谷草转氨酶60.7U/L，总胆红素19.2μmol/L，直接胆红素7.1μmol/L；凝血功能、血沉、肝炎全套、免疫全套等正常；血清铜蓝蛋白 0.07g/L；尿铜206μg/24h；肝胰脾肾B超显示轻度脂肪肝，胰脾肾未见明显异常。腰穿检查、脑脊液常规、生化未见异常。头颅MRI显示双侧基底节及脑干MRI对称性长T1长T2异常信号。

3. 治疗及转归

患者确诊为肝豆状核变性，予以青霉胺治疗，从125mg，每天1次开始，逐渐缓慢加量。半个月后，患者肌张力增高加重，左侧肢体扭转痉挛，完全不能言语。考虑为青霉胺导致的神经症状加重，遂停用青霉胺，转入神经内科。入科时查体：神清，不能言语，张口、伸舌困难，有呛咳，四肢肌张力高，左侧肢体扭转痉挛，四肢腱反射（3+），双下肢 Babinski征（+）。予以小剂量二巯基丙磺钠（DMPS）静脉排铜，结合大剂量锌剂治疗。持续治疗8个月后，患者可说简短完整句子，仍有构音不清，可在搀扶下行走，左侧手脚遗留部分关节挛缩。

出院后继续口服二巯丁二酸胶囊（DMSA）和锌剂驱铜治疗，低铜饮食，定期复查血常规、肝功能、24h尿铜，门诊随访。

参考文献

[1] 中华人民共和国国家卫生健康委员会. 罕见病诊疗指南（2019年版）[R/OL].（2019-02-28）[2019-02-28].http://www.gov.cn/fuwu/2019-02/28/content_5369203.htm.

[2] 中华医学会神经病学分会帕金森病及运动障碍学组. 肝豆状核变性的诊断与治疗指南[J]. 中华神经科杂志，2008，41（8）：566-569.

[3] 梁秀龄，李洵桦. 肝豆状核变性[M]. 北京：人民卫生出版社，2012.

[4] 胡文彬. 安徽省含山县肝豆状核变性的流行病学研究[J]. 中华医学志，2011（13）：894-897.

[5] DONG Y，NI W，CHEN WJ，et al. Spectrum and classification of ATP7B variants in a large cohort of chinese patients with Wilson's disease guides genetic diagnosis[J]. Theranostics，2016，6（5）：638-649.

[6] 王柠，吴志英，慕容慎行，等.经DNA测序证实的肝豆状核变性基因突变热区的研究[J].中华神经科杂志，1998（01）：20-23.

[7] 吴志英，王柠，慕容慎行，等.肝豆状核变性基因第3～20号外显子突变及多态的DNA测序研究[J].中华神经科杂志，1998（06）：21，33.

[8] BANDMANN O，WEISS KH，KALER SG. Wilson's disease and other neurological copper disorders[J]. The Lancet Neurology，2015，14（1）：103-113.

[9] NAGRAL A，SARMA MS，MATTHAI J，et al，Wilson's disease：Clinical practice guidelines of the indian national association for study of the liver，the Indian society of pediatric gastroenterology，hepatology and nutrition，and the movement disorders society of india[J]. Journal of Clinical And Experimental Hepatology，2019，9（1）：74-98.

[10] EASL Clinical Practice Guidelines. Wilson's disease[J]. Journal of Hepatology，2012，56（3）：671-685.

[11] 刁胜朋，黄叶青，危智盛，等.迟发型肝豆状核变性12例的临床分析及疗效观察[J].世界临床医学，2015，（10）：284-284，286.

[12] CHEN D，ZHOU X，HOU H，et al. Clinical efficacy of combined sodium

dimercaptopropanesulfonate and zinc treatment in neurological Wilson's disease with D-penicillamine treatment failure[J]. Therapeutic Advances in Neurological Disorders，2016，9（4）：310-316.

[13] 张永红，杨旭，唐晓鹏，等. 迟发型肝豆状核变性的临床特点和治疗转归[J].中南大学学报（医学版），2009，34（01）：40-44.

[14] ZHOU X，XIAO X，LI XH，et al. A study of susceptibility-weighted imaging in patients with Wilson disease during the treatment of metal chelator[J]. Journal of Neurology，2020.

[15] 周香雪，李洵桦，黄海威，等. 二巯基丙磺钠结合锌剂治疗肝豆状核变性方法及疗效研究[J].实用医学杂志，2010，26（23）：4393-4396.

[16] Xu SQ，Li XF，Zhu HY，et al. Clinical efficacy and safety of chelation treatment with typical penicillamine in cross combination with DMPS repeatedly for Wilson's disease[J]. Journal of Huazhong University of Science and Technology Medical sciences，2013，33（5）：743-747.

[17] 胡纪源，王训，李凯，等. A型肉毒毒素治疗肝豆状核变性所致严重扭转痉挛的近期疗效观察[J].安徽医学，2010，31（05）：464-465.

[18] 周香雪，黄海威，李洵桦，等. 肝豆状核变性精神症状特点、影响因素及排铜治疗的临床研究[J].精神医学杂志，2013，26（06）：421-425.

[19] 幸伟芳，周志华，黄叶青，等.部分脾动脉栓塞术与脾切除术治疗肝豆状核变性合并脾亢的疗效比较[J].实用医学杂志，2019，35（21）：3333-3337，3342.

[20] 许亚运，杨任民，方明娟，等. 肝豆状核变性肝硬化失代偿期患者预后及影响因素分析[J].浙江医学，2019，41（08）：785-788.

[21] 田沂，龚国忠，杨旭.暴发型肝豆状核变性的治疗及预后分析[J].中南大学学报（医学版），2011，36（11）：1111-1114.

[22] 周香雪，李洵桦，黄海威，等. 肝豆状核变性神经症状评价量表——改良Young量表[J].中国神经精神疾病杂志，2011，37（03）：171-175.

[23] 张杰，喻绪恩，艾文龙，等.Wilson病过度驱铜致铜缺乏周围神经病一例并文献复习[J].中华神经科杂志，2019，52（11）：919-924.

[24] Xie JJ，Wu ZY. Wilson's Disease in China[J]. Neuroscience Bulletin，2017，

33（3）：323–330.

［25］章悦，吴志英.肝豆状核变性诊治过程中的挑战和应对[J].中国现代神经疾病杂志，2012，12（03）：233–237.

［26］方明娟，杨任民，王翼洁，等.血清铜生化、肝功能检测对肝豆状核变性及携带者的诊断意义[J].中华临床医师杂志，2015，9（12）：2310–2313.

［27］周香雪，李洵桦，黄海威，等.血清铜蓝蛋白检测在肝豆状核变性及其携带者中的临床意义[J].医学研究生学报，2012，25（04）：371–374.

（吴超）

第五节　发作性运动诱发性运动障碍

一　疾病概述

发作性运动诱发性运动障碍（paroxysmal kinesigenic dyskinesia，PKD）是一种以反复发作、运动诱发的短暂运动障碍为特点的神经系统疾病，是发作性运动障碍中最常见类型，主要表现为突然运动状态改变诱发的舞蹈样动作、手足徐动、投掷样动作、肌张力障碍等。该病可分为原发性和继发性两类，继发性PKD可继发于多种神经系统疾病，如多发性硬化、颅脑外伤、丘脑梗死、甲状腺功能亢进等。而原发性PKD又可分为家族性和散发性，家族性PKD呈常染色体显性遗传。原发性PKD常于儿童期或青春期早期起病，发作频率不定，每天数次至数十次，多者一百多次。症状随年龄增大而逐渐减轻，30岁后症状多自发缓解或完全消失。该病较为罕见，患病率估计为1/150 000，男女比例约为3～4：1。

原发性PKD已知的致病基因是位于16号染色体p11.2的*PRRT2*基因[1-3]。该基因长度为3 728bp，拥有3个不同长度的转录剪接体，其中主要的1号转录剪接体cDNA序列长度为2 462bp，含有4个外显子，编码340个氨基酸的富含脯氨酸的跨膜蛋白2。该蛋白为膜蛋白，主要表达在脑与脊髓，参与化学性突触神经递质的释放过程。此外，目前仍有部分原发性PKD患者基因检测后未发现*PRRT2*基因的突变，提示该病存在遗传异质性。还有其他致病基因有待发现。

该病目前发病机制尚未完全清楚，有不同的假说：因该病具有突然发作性和抗癫痫药物治疗有效的特点，推测可能与癫痫具有相似的发病机理；由于该病主要症状为锥体外系症状，故认为病变可能在基底节，不过现有的影像学技术未能发现明确的致病病灶；也有学者认为PKD更趋向于离子通道异常引发的疾病，因为PKD与其他中枢神经系统离子通道障碍引起的发作性疾病，如发作性共济失调，有许多共同的特征，且对钠离子通道阻滞剂如卡马西平有效。随着致病基因

*PRRT2*的发现，对该基因的最新研究认为*PRRT2*基因突变的致病病灶在小脑[4]：正常情况下，位于小脑皮质的浦肯野细胞通过抑制小脑核的神经元，从而激活丘脑及与之联系的大脑皮质、基底节的神经网络，完成对运动行为的调节。而小脑核的神经元又发出轴突支配小脑内的颗粒细胞，颗粒细胞通过发出的平行纤维与浦肯野细胞联络，这一回路对浦肯野细胞起到调控作用。富含脯氨酸的跨膜蛋白2主要存在于平行纤维的神经末梢内，其缺陷将增加SNARE蛋白复合体的数量，异常地促进平行纤维和浦肯野细胞间突触的神经传导。这种异常变化可能引起浦肯野细胞和小脑核神经元的异常冲动发放，从而导致运动行为调节的异常，最终表现为患者的运动障碍。非*PPRT2*基因突变引起的PKD是否也是同样机制，有待进一步的研究。

该病的治疗目前主要为抗癫痫药物的应用，大部分患者对抗癫痫药物如卡马西平、拉莫三嗪、苯妥英钠、加巴喷丁等有良好的反应，症状能得到有效控制。

二 临床特征

（1）发病年龄：原发性PKD患者多在儿童期或青春期早期发病。该病随年龄增大有自发缓解的趋势，大部分患者在30岁后症状自发缓解或完全消失。

（2）发作诱因：运动状态改变是PKD发作的最常见诱因，如突然动作、运动速度幅度的改变等。患者在情绪紧张时发作频率会显著增加，但情绪紧张不是诱发因素。

（3）先兆：部分患者在发作前会有发作预兆，表现为在受累部位的无力感、肌肉紧张感、麻刺感和其他感觉异常。

（4）发作形式：患者发作多表现为锥体外系运动增多的症状，如舞蹈样动作、手足徐动、投掷样动作等不自主运动，也可表现为姿势性肌张力障碍，主要累及肢体，多为单侧、偏身发作，也可表现为双侧交替或同时发作，部分患者出现一侧上肢或对侧下肢交叉性发作。少数患者发作时还可出现面部鬼脸、眼皮跳动、构音障碍等。发作时患者意识清楚，对发作有自知性，能回忆发作时的表现。

（5）持续时间及发作频率：每次发作持续数秒至数十秒，一般不超过1min。发作频率多为每天数次至数十次，多者一百多次。

（6）发作间期：患者发作间期完全正常，没有任何症状体征。

（7）合并症：部分患者可合并癫痫、偏头痛、良性家族性婴儿惊厥等疾病。

（8）辅助检查：原发性PKD患者常规的辅助检查均无异常，包括血尿常规和血生化等化验检查、肌电图、脑电图、诱发电位、颅脑CT、颅脑MRI等检查。极少数患者并发癫痫时可出现脑电图异常。

（9）对原发性PKD患者做*PRRT2*基因检测，部分患者可发现基因突变。其中，最常见的突变是位于2号外显子的c.649dupC，频率可高达80%[5-6]。由于大部分突变（95%）均位于2号外显子，因此可优先检测该外显子，若阴性再对其他3个外显子进行检测。

（10）继发性PKD：继发性PKD患者除有PKD相关表现外，还具有原发病的症状、体征及辅助检查异常。例如继发于甲状腺功能亢进的患者可有体重下降、情绪激动、双手震颤的表现，甲状腺功能检查也可发现激素水平的异常[7]。而继发于多发性硬化的患者可通过MRI检查发现原发病灶。

三 诊断

因为PKD患者在发作间期完全正常，因此该病的问诊对于疾病诊断尤为重要，尤其需要仔细询问诱发因素和发病过程，有时需要观看发作时的录像。对于该病的诊断，最常用的是2004年Bruno等制定的诊断标准[8]，包括如下6点：

（1）具有明确的引起发作的运动诱因。

（2）发作持续时间短，不超过1min。

（3）发作时意识清楚，无疼痛。

（4）排除其他器质性疾病，神经系统检查正常。

（5）抗癫痫药物治疗有效。

（6）无家族史者，发病年龄为1～20岁，若有家族史，发病年龄范围可放宽。

患者如果发作时表现为典型的锥体外系运动增多或姿势性肌张力障碍症状，且符合上述6点标准，则可临床诊断该病。有家族史的患者应注意该病虽然呈常染色体显性遗传，但存在外显不全的情况。此外，该病绝大多数辅助检查均阴性，但基因检测可在半数以上患者中发现*PRRT2*基因突变，在分子诊断层面确诊该病。

PKD需与癫痫、发作性非运动诱发性运动障碍、发作性持续运动诱发性运动障碍、发作性共济失调、癔症、舞蹈症、手足徐动症以及各种原因导致的肌张力障碍相鉴别。

四 治疗

对PKD的治疗以控制发作为主，抗癫痫药物对控制该病的发作具有良好的作用[9-15]。最常用的抗癫痫药物为卡马西平，小剂量（50～100mg/d）就能良好地控制发作，为治疗该病的首选[16]。此外，卡马西平的有效用量与是否携带*PRRT2*基因突变具有相关性。携带*PRRT2*基因突变的患者仅需50mg/d就能良好控制发作，而未携带*PRRT2*基因突变的患者，则需增加卡马西平的用量才能有效控制发作[17]。

对卡马西平过敏者，可换服拉莫三嗪，推荐剂量为100～200mg/d。此外，奥卡西平疗效也与卡马西平相近，推荐剂量为150～300mg/d。苯妥英钠有一定效果，但效果较卡马西平差，并不能完全控制发作，推荐剂量为100～400mg/d。其他药物如加巴喷丁、乙琥胺等，在少数患者中可能有效。

另外，良好的心态、注意保暖、减缓起始动作，可减少或减轻发作。

五 预后

该病为良性疾病，预后良好，发作随年龄增长有自发缓解趋势，大部分患者在30～40岁症状基本消失。

六 预防

原发性PKD为常染色体显性遗传病，患者有50%的概率遗传给子代。由于本病为良性疾病，不会致死致残，用简单而便宜的药物便可以控制症状，且该病有自发缓解趋势及外显不全现象。因此，我们认为不应做该病的产前基因诊断。当基因诊断明确的先证者有生育需求时，应对其进行遗传咨询，告知相关的遗传信息和遗传规律。

七 问题与展望

对于该病的诊断，存在的主要问题是许多临床医师对该病不了解。而该病具有短暂发作性、症状的刻板性及抗癫痫药物有效的特点，因此，在对该病的诊疗过程中容易将此病误诊为癫痫[18]。但脑电图无法检测到相应的异常放电现象，这些都会导致医师对该病的诊断产生困难。随着广大医师对包括PKD在内的罕见病的了解加深，误诊将能被有效避免。

此外，虽然*PRRT2*基因被确定为PKD的致病基因，但其并非该病的唯一致病基因，部分原发性PKD患者的分子诊断仍不能明确。而*PRRT2*基因携带与卡马西平用量的关系提示分子诊断能对临床用药起到指导作用，因此，对未知致病基因的探寻也是亟须解决的问题。目前对未知的致病基因已有大致的染色体定位，如16q13-q22.1[19]，在测序技术突飞猛进的今天，其他致病基因很可能很快就能被发现。

在治疗方面，虽然大部分患者对抗癫痫药物有良好的反应，但抗癫痫药物仍存在一些不良反应，且对该病的药理作用尚不完全清楚。因此，对疾病发病机制的探究也十分重要，明确的发病机制将帮助新治疗靶点的确定，从而开发出更好的治疗药物。而对发病机制的探索有两个十分有前景的方向，一是*PRRT2*基因功能的突破性进展将能带动PKD发病机制的研究；另一方面，虽然患者病灶尚不明确，无法取材研究，但可以通过获得患者多能诱导干细胞（iPSC），进行多种细胞类型的分化，从而明确发病细胞类型及机制。

目前该病尚未有应用基因治疗的相关研究，因该病预后良好，其应用的价值还有待探讨。

八 典型病例

1. 病史

患者，男，11岁。因“发作性运动诱发的肢体僵硬伴扭转1年余”来就诊。患者1年余前开始每于运动启动时或上课被提问突然站立时出现肢体僵硬伴扭转，发作时神志清楚，无倒地，发作持续20～30秒，每天均有发作。患者紧张时发作次数较多。发作间期则完全正常。无肌痛、肌强直等。精神、食欲、睡眠、二便可。

患者系G1P1，足月顺产，发育正常。图3-12为患者家系图。

父母健康状况良好，非近亲结婚。

体格检查：内科查体无异常，神经科专科查体无异常。

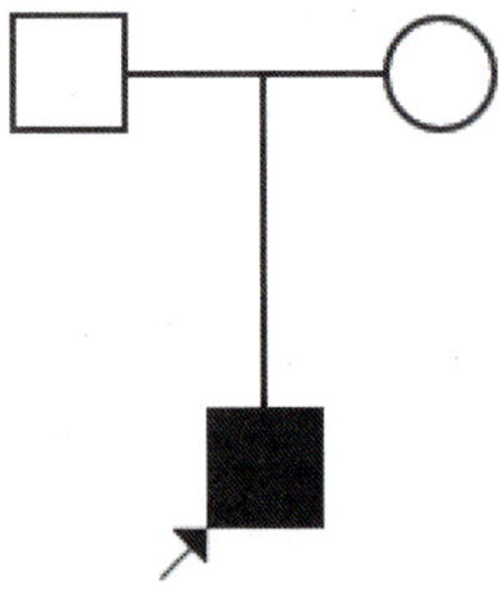

图3-12 患者家系图

2. 实验室检查

血常规、血生化、免疫指标、酶学检查未见异常。

头颅MRI、脑电图未见异常。

*PRRT2*基因检查：未发现基因突变。

3. 治疗及转归

治疗：卡马西平 100mg，每天2次；辅酶Q10 10mg，每天3次。

用药后发作被明显控制，预后良好。

参考文献

[1] WANG JL，CAO L，LI XH，et al. Identification of PRRT2 as the causative gene of paroxysmal kinesigenic dyskinesias[J]. Brain，2011，134（12）：3493-3501.

[2] CHEN WJ，LIN Y，XIONG ZQ，et al. Exome sequencing identifies truncating mutations in PRRT2 that cause paroxysmal kinesigenic dyskinesia[J]. Nat Genet，2011，43（12）：1252-1255.

[3] LI J，ZHU X，WANG X，et al. Targeted genomic sequencing identifies PRRT2 mutations as a cause of paroxysmal kinesigenic choreoathetosis[J]. J Med Genet，2012，49（2）：76-78.

[4] TAN GH，LIU YY，WANG L，et al. PRRT2 deficiency induces paroxysmal kinesigenic dyskinesia by regulating synaptic transmission in cerebellum[J]. Cell Res，2018，8（1）：90-110.

[5] 刘功逯，吴志英.发作性运动诱发性运动障碍研究热点及面临的挑战[J].中华神经科杂志，2015，48（1）：3-6.

[6] 栗艳芳，陈国洪，杨志晓. 发作性运动诱发性运动障碍研究进展[J]. 中华实用儿科临床杂志，2013，28（18）：1427-1429.

[7] 刘晓黎，黄啸君，王田，等. 继发于甲状腺功能亢进的发作性运动诱发性运动障碍一例[J].中华神经科杂志，2015，48（7）：602-603.

[8] BRUNO MK，HALLETT M，GWINN-HARDY K，et al. Clinical evaluation of idiopathic paroxysmal kinesigenic dyskinesia：New diagnostic criteria[J]. Neurology，2004，63（12）：2280-2287.

[9] KIM SY, LEE JS, KIM WJ, et al. Paroxysmal dyskinesia in children: From genes to the clinic[J]. J Clin Neurol, 2018, 14(4): 492–497.

[10] 孙威，王维治，闫晓波. 发作性运动诱发性运动障碍临床分析[J]. 中华神经医学杂志，2007，6（8）：836–838.

[11] 乐鑫，何学莲，胡家胜，等. 阵发性运动诱发性运动障碍1例报告[J].临床儿科杂志，2016，34（5）：354–356.

[12] 郑乃智，王敏，宋旭霞，等. 拉莫三嗪治疗发作性运动诱发性运动障碍14例临床疗效观察[J]. 临床神经电生理学杂志，2009，18（2）：84–86.

[13] 李洵桦，陈素琴，田伟，等. 发作性运动诱发性运动障碍八个家系临床特点分析[J].中华神经科杂志，2006，39（11）：730–733.

[14] 丁静，逄锦晶，李银柱，等. 发作性运动诱发性运动障碍九例临床特点分析[J]. 中华医学杂志，2013，93（37）：3000–3001.

[15] 孙桂莲，孙雪，王莹. 儿童阵发性运动诱发性运动障碍3例报告[J]. 中国实用儿科杂志，2012，27（11）：876–878.

[16] HUANG XJ, WANG T, WANG JL, et al. Paroxysmal kinesigenic dyskinesia: Clinical and genetic analyses of 110 patients[J]. Neurology, 2015, 85(18): 1546–1553.

[17] LI HF, CHEN WJ, NI W, et al. PRRT2 mutation correlated with phenotype of paroxysmal kinesigenic dyskinesia and drug response[J]. Neurology, 2013, 80(16): 1534–1535.

[18] 薛战尤，董荣臻，张文，等. 发作性运动诱发性运动障碍误诊分析[J]. 临床误诊误治，2018，31（10）：59–61.

[19] 李谨，毛脩，王俊岭，等. *PPRT2*基因相关发作性疾病[J]. 中华医学遗传学杂志，2014，31（5）：595–599.

（王倞）

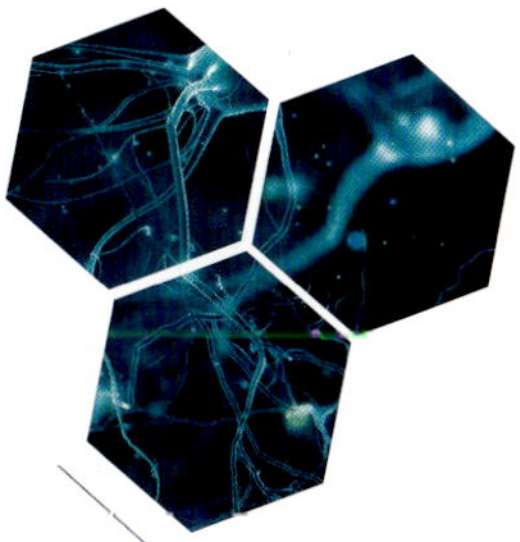

第六节　发作性非运动诱发性运动障碍

一　疾病概述

发作性非运动诱发性运动障碍（paroxysmal nonkinesigenic dyskinesia，PNKD）是一种以反复发作、非运动因素诱发的运动障碍为特点的神经系统疾病，主要由饮酒、咖啡因摄入（如咖啡或茶）、疲劳等因素诱发，表现与PKD类似，多为舞蹈样动作、手足徐动、投掷样动作、肌张力障碍等。该病可分为原发性和继发性两类，继发性PNKD可继发于多发性硬化、甲状旁腺功能减退、淋巴瘤、围产期缺氧等疾病。而原发性PNKD可分为家族性和散发性，家族性PNKD呈常染色体显性遗传。原发性PNKD可在婴儿期、儿童期或青春期早期起病，发作次数多为每月数次到每天数次、数十次不等。症状随年龄增长有逐渐缓解的趋势。该病较为罕见，患病率估计为1/1 000 000，男女比例为1～2：1。

家族性PNKD具有遗传异质性，有多个致病基因。最常见的致病基因为*PNKD*基因，其位于2号染色体q35，全长76 309bp，共有12个外显子。*PNKD*基因拥有3个不同的转录剪接体，根据长度依次分为L、M和S，其中L转录剪接体特异表达在中枢神经系统，而M和S转录剪接体则广泛表达在其他组织中。L转录剪接体cDNA长度为2 987bp，含有10个外显子，蛋白产物含385个氨基酸，主要分布在细胞膜和线粒体上，可能参与催化甲基乙二醛向D-乳酸的水解反应；M转录剪接体cDNA为3 002bp，含有9个外显子，蛋白产物含361个氨基酸，主要分布在细胞核周、高尔基体、内质网和细胞膜上，生理功能尚不清楚，可能与L功能相近；S转录剪接体cDNA长度为631bp，含有3个外显子，蛋白产物含142个氨基酸，主要分布在细胞质、线粒体和细胞核内。虽然S转录剪接体广泛分布在不同组织部位，但其在骨骼肌中相对高表达，可能参与调节肌原纤维的功能。这三个转录剪接体翻译的蛋白统称为probable hydrolase PNKD蛋白（又称为肌原纤维生成调节因子-1，MR-1），在保持神经兴奋性和肌原纤维调节中发挥重要作用。此外，在OMIM数据库有记录的致病基因还有*PNKD2*基因和*KCNMA1*基因，前者根据连锁分析定位在2号染色体q31上，目前尚不清楚该基因的具体信息。后者位于10号染色体q22.3，全长768 369bp，拥有17个不同的转录剪接体。其中，主要的3号转录剪接体cDNA长度为6 261bp，含有28个外显子，编码含有1 236个氨基酸的钙激活性钾通道亚基α-1，蛋白主要分布在细胞膜上，参与细胞膜电位的调节。另外，还有文献报道PNKD也与*PRRT2*、*SLC2A1*基因的突变有关[1-3]。部分患者基因检测阴性，提示该病还存在其他致病基因有待发现。

PNKD不同致病基因突变导致疾病发生的机制有所不同。*PNKD*基因突变的致病机制尚不完全明确，可能与在脑内特异性表达的同型异构体L相关。同型异构体L与羟基谷胱甘肽水解酶高度同源，可能具有相似功能，即参与催化甲基乙二醛的水解反应。正常情况下，细胞内产生的甲基乙二醛能够被有效清除。突变后的 *PNKD*基因所编码的probable hydrolase PNKD蛋白有缺陷，无法有效清除这些有毒产物，而甲基乙二醇对神经元具有毒性，这可能导致该病的发生。此外，酒精、咖啡因等会促进中枢神经系统产生甲基乙二醛等氧化应激毒产物，这也可解释饮酒和咖啡因摄入是该病的诱发因素。而*KCNMA1*基因编码的钙激活性钾通道亚基α-1是大电导钙激活钾通道的组成部分，大电导钙激活钾通道广泛分布在全身各个组织细胞内，但在脑和肌肉中表达水平最高，对神经兴奋性和肌肉收缩的调节起到重要作用。细胞动作电位发生时，在感知钙离子内流后，大电导钙激活钾通道的激活会导致细胞内钾离子外流使胞膜超极化，从而使兴奋性下降。因此，在神经元中，该通道的激活会抑制神经元的放电。而在*KCNMA1*基因突变后，会使该通道对钙离子的敏感性增加，引起离子流异常增加，神经元放电异常，这是本病发生的可能机制。

该病的治疗主要为避免发作诱因及包括氯硝西泮在内的苯二氮卓类药物的使用，大部分患者对抗癫痫药物反应不佳，但对难治性患者也可尝试抗癫痫药物及其他治疗方法，例如深部脑刺激（deep brain stimulation，DBS）。

二 临床特征

（1）发病年龄：原发性PNKD患者多在婴儿期、儿童期或青春期早期发病，平均发病年龄12岁。随年龄增长症状有逐渐缓解的趋势，发作多于青春期达到高峰，20岁后发作频率有所减少。

（2）发作诱因：与发作性运动诱发性运动障碍不同的是，PNKD为非运动因素诱发，如饮酒、摄入咖啡因、情绪应激、疲劳、月经期等，部分患者可于安静状态自发。

（3）先兆：部分患者发作前可有发作部位的肌肉紧张、感觉异常等预兆。

（4）发作形式：发作形式上则与PKD相似，患者通常会有不自主运动，如舞蹈动作、手足徐动、投掷样动作等，也可表现为姿势性肌张力障碍，主要影响肢体，可单侧或双侧发病，部分患者可伴有构音障碍。发作时患者意识清楚。

（5）持续时间及发作频率：每次发作通常持续数分钟到数小时，睡眠有助于停止发作。发作频率多由数月1次到一天1～20次不等，也有报道有一日发作100～120次的病例[4]。

（6）发作间期：患者发作间期正常，无神经系统症状、体征。

（7）合并症：部分患者可合并偏头痛和痉挛性截瘫[5]。

（8）辅助检查：原发性PNKD目前除基因检测外，未有辅助检查异常的报道，包括颅脑CT、颅脑MRI和脑电图均为正常。基因检测可以在部分患者中发现在*PNKD*、*KCNMA1*等致病基因的突变。其中，*PNKD*基因常见的突变为c.20C＞T（p.Ala7Val）、c.26C＞T（p.Ala9Val）和c.97G＞C（p.Ala33Pro）[1]。而*KCNMA1*基因常见突变为c.3158A＞G（p.Asn1053Ser）、c.1301A＞G（p.Asp434Gly）和c.2650G＞A（p.Glu884Lys）[6]。

（9）继发性PNKD：继发性PNKD患者除有PNKD相关表现外，还具有原发病的症状、体征及辅助检查异常。例如继发于多发性硬化的患者可有肢体乏力表现，脑MRI可发现原发脱髓鞘病灶。而继发于甲状旁腺功能减退症的患者可发现血甲状旁腺激素和维生素D水平下降，头颅CT可见脑内钙化灶。

三 诊断

从临床特征中可以发现，PNKD与PKD有诸多相似之处，症状学上最大的区别在于诱因与发作持续时间的不同，因此，在问诊过程中需仔细询问病史和发病过程，有时需要观看发作时的录像。

（一）携带*PNKD*基因突变患者诊断标准

Bruno等在2007年提出了携带*PNKD*基因突变引发的PNKD的诊断标准[7]，有以下5点。

（1）以非随意运动发作为特点，表现为肌张力障碍、舞蹈样动作或混合性发作。通常发作持续10min至1h，不超过 4h。

（2）发作间期神经系统检查阴性，且排除其他继发性原因。

（3）婴儿期或儿童早期首次发作。

（4）咖啡因摄入或饮酒为发作诱因。

（5）运动障碍的家族史需满足以上4条标准。

大部分患者均为*PNKD*基因突变，诊断可参照上述标准。

（二）未携带*PNKD*基因突变患者诊断标准

对于未携带*PNKD*基因突变的PNKD患者的诊断，可部分参考以上标准，但患者的发作形式、持续时间、首次发作年龄及诱因更为多样：①未携带*PNKD*基因突变的患者发作形式更为多样，且持续时间可超过4h。②未携带*PNKD*基因突变的患者起病年龄的范围可放宽。③对于携带*PNKD*基因突变的患者的发作几乎都可以被咖啡因和酒精摄入所诱发，但未携带*PNKD*基因突变的患者的发作则不一定会被这两个因素诱发，多为其他因素诱发。

若患者符合以上诊断标准，可临床诊断PNKD。此外，还可进行基因检测。基因检测阳性患者可在分子诊断层面确诊该病。PNKD的诊断需要与癫痫、PKD、发作性持续运动诱发性运动障碍、发作性共济失调、癔症、舞蹈症、手足徐动症，以及各种原因导致的肌张力障碍相鉴别。

四 治疗

PNKD的治疗重在控制发作的程度及频率。首先，临床医师应帮助患者对诱发因素进行仔细的甄别。对明确的诱发因素，应调节日常生活以避免这些诱发事件的发生，这对控制轻中度发作有一定效果。

药物治疗方面，与PKD相比，大部分PNKD患者对抗癫痫药物没有明显反应，而对苯二氮卓类药物有较好反应。苯二氮䓬类药物对*PNKD*基因突变引起的发作尤为有效[4]。苯二氮䓬类药物首选氯硝西泮，推荐剂量为2～4mg/d，可有效减少发作频率和发作的严重程度。

部分患者对氯硝西泮效果不好，或效果随用药时间的延长而降低，此时可试用其他药物，如氟哌啶醇、左乙拉西坦、加巴喷丁、奥卡西平、丙戊酸、乙酰唑胺等药物，有文献报道它们在个别患者中有效[7-9]。此外，有文献报道DBS对难治性PNKD有治疗效果[10]，但目前尚没有被大规模研究证实。

五 预后

该病总体预后较好，随年龄增长发作有逐渐缓解的趋势。

六 预防

原发性PNKD与PKD一样，均为常染色体显性遗传病，患者有50%的概率遗传给子代，也一样有外显不全的情况。因此，本病的预防策略与PKD相同，请参见PKD的预防部分。

七 问题与展望

许多临床医师对本病不熟悉，这是导致诊断困难的最大原因。PNKD与PKD一样容易被误诊为癫痫。但抗癫痫药物对该病效果不好，因此，PNKD的误诊会直接导致治疗方向的错误。该问题的解决较为容易，在临床医师熟悉此类发作性运动障碍疾病后，对PNKD的诊断将不会出现类似问题。

该病存在多个致病基因，通过二代测序能同时对多个基因进行突变的检测，但目前对基因型表型关系的研究还不够深入，不同基因突变引起的表型差异还不够明晰，而明确的基因型表型关系能让临床医师诊断该病有更大的把握。

在治疗方面，虽然该病对苯二氮卓类药物反应较好，但仍有部分患者，尤其是未携带*PNKD*基因突变的患者反应一般。对于这部分患者，目前有很多研究报道了不同的药物，但临床医师在选择这些药物时，因为药物较多，会出现较难进行选择的情况。因此，对于苯二氮卓类药物反应较差的患者，应对不同药物的治疗反应进行研究，归纳总结药物选择的策略，为临床医师的用药提供支持。此外，有研究报道了深部脑刺激治疗有效的个案，这对于药物无反应的难治性PNKD患者是一种全新的选择，在未来还需进行更大规模的临床试验以明确疗效和风险。随着技术的进步，基因治疗逐渐成熟，其对该病的应用价值也值得进一步探讨。

参考文献

[1] 田沃土，刘晓黎，曹立. 发作性非运动诱发性运动障碍临床特点及遗传学研究进展[J]. 上海交通大学学报（医学版），2016，36（7）：1075-1078.

[2] 李谨，毛俻，王俊岭，等. *PPRT2*基因相关发作性疾病[J]. 中华医学遗传学杂志，2014，31（5）：595-599.

[3] LIU Q，QI Z，WAN XH，et al. Mutations in PRRT2 result in paroxysmal dyskinesias with marked variability in clinical expression[J]. J Med Genet，2012，49（2）：79-82.

[4] ALEMDAR M，ISERI P，Selekler M，et al. Levetiracetam-responding paroxysmal nonkinesigenic dyskinesia[J]. Clin Neuropharmacol，2007，30（4）：241-244.

[5] WALN O，JANKOVIC J. Paroxysmal movement disorders[J]. Neurol Clin，2015，33（1）：137-152.

[6] WANG J，YU S，ZHANG Q，et al. KCNMA1 mutation in children with paroxysmal dyskinesia and epilepsy：Case report and literature review[J]. Translational Science of Rare Diseases，2017，2（2017）：165-173.

[7] BRUNO MK，LEE HY，AUBURGER GW，et al. Genotype-phenotype correlation of paroxysmal nonkinesigenic dyskinesia[J]. Neurology，2007，68（21）：1782-1789.

[8] KUMAR A，SZEKELY A，JABBARI B. Effective treatment of paroxysmal nonkinesigenic[J]. Dyskinesia With Oxcarbazepine，2016，39（4）：201-205.

[9] 李国良，张进. 非运动诱发性运动障碍并夜间发作性运动障碍一例[J].中华内科杂志，2004，43（8）：607.

[10] LOHER TJ，KRAUSS JK，BURGUNDER JM，et al. Chronic thalamic stimulation for treatment of dystonic paroxysmal nonkinesigenic dyskinesia[J]. Neurology，2001，56（2）：268-270.

（王倞）

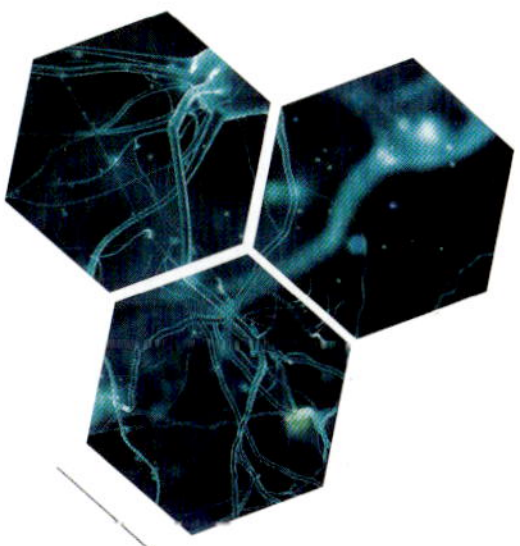

第七节　帕金森病（青年型、早发型）

一　疾病概述

发病年龄小于50岁的帕金森病被称为早发型帕金森病（early-onset parkinson's disease，EOPD）[1-5]。发病年龄在21～50岁为青年型帕金森病（young-onset parkinson's disease，YOPD），21岁以前发病的被称为少年型帕金森病（juvenile parkinsonism，JP）。我国大约有260万帕金森病患者，65岁以上人群总体患病率为1 700 /100 000。但EOPD少见，发病率占帕金森病人数的5%～10%。发病率随着年龄的增加而增加，具有明确的遗传易感性和家族聚集性，多数具有阳性家族史。

目前已有20多个基因明确定位[6-7]，包括常染色体显性和隐性遗传两种主要遗传方式。其中，常染色体显性遗传基因常见的如*SNCA*、*LRRK2*、*UCH-L1*、*VPS35*等。常染色体隐性遗传基因常见的如*Parkin*、*PINK1*、*DJ-1*、*ATP13A2*、*PLA2G6*等。然而，仅有20% ～30% 散发的EOPD患者能检测到明确的致病基因。从流行病学角度看，不同基因突变频率不尽相同，国外以*Parkin*、*LRRK2*、*GBA*为主，*PINK1*及*SNCA*不常见。国内以*Parkin*最为常见，约为12.8%[8-10]。*Parkin*基因又称*PARK2*，定位于6q25.2-27，基因组全长大于500kb，含14个外显子，cDNA长2 960bp，编码一种由465个氨基酸组成的功能未完全明确的蛋白质。*Parkin*基因致帕金森病的可能机制包括：①*Parkin*基因突变会导致其作为泛素连接酶活性的降低甚至丧失，从而影响某些特定底物的降解，阻碍递质释放和运输的同时产生细胞毒性，导致多巴胺能神经元死亡。②破坏线粒体自噬。③线粒体功能障碍、激活氧化应激从而影响多巴胺能神经元的功能和活性[11]。

除此之外，EOPD还存在数十个易感基因，既不直接致病，在正常人群中也可检出，但是其存在会增加PD的发生风险，例如*GBA*、*MAPT*、*SNCA*等。多个易感基因携带者发生PD的风险显著增高，提示多个微效基因的叠加效应。家中有一个患PD的一级家庭成员，其他人患PD的风险会增加3%。此外，易感基因之间还存在交互作用。环境因素与EOPD的关系尚有争议，有些研究发现EOPD患者相较于晚发型患者，既往脑外伤史的比例更高，有运动习惯的患者比例更低。

持续的多巴替代常规治疗（左旋多巴、多巴胺受体激动剂、单胺氧化酶抑制剂等）可明显提高患者的生活质量，患者可以正常学习和工作。在未来，针对致病突变及其病理生理机制进行特异性的治疗将有望进一步延缓疾病进展。

二 临床特征

（1）EOPD患者一般为偏侧隐匿起病，缓慢进展，临床表现主要包括运动症状和非运动症状[12-13]。

（2）运动症状：与晚发型帕金森病基本相似，包括运动迟缓、震颤、肌强直三联征，常不对称起病。但EOPD患者的首发症状常以强直、运动迟缓多见，震颤多以姿势性震颤为主，而标志性的静止性震颤少见。部分少年型帕金森病的发病形式较为特殊，可以肌张力障碍形式发病，特别是足部肌张力障碍。EOPD患者治疗后更容易出现左旋多巴诱导的运动并发症。

（3）非运动症状：EOPD患者的认知保留相对完好，认知下降出现时间较晚，但情绪及行为障碍表现较为明显。情绪障碍主要表现为抑郁、焦虑、易激怒等[14]，对患者工作、婚姻、人际交往、经济的影响较大。行为障碍主要有强迫性增加药物剂量，不仅仅限于抗帕金森药物，撤药作用明显；贪吃、赌博、强迫性购物、性欲亢进等冲动控制障碍表现。同时会刻板动作等。在睡眠方面，有研究发现EOPD患者的睡眠较少受到影响，包括多梦及白天嗜睡均比晚发型帕金森病患者少见。自主神经功能方面，结论仍有争议，有研究认为EOPD患者流涎、便秘等较常见，而有些则认为自主神经受累较轻。

（4）特定基因相关的临床表现：除了帕金森病的上述基本特征之外，EOPD患者常具有一些与特定基因相关的特征，例如，*Parkin*基因突变者疾病进展缓慢，常见肌张力障碍和对称性症状，可出现症状波动，白天症状较重，晚上症状较轻，睡眠获益明显[15]；*PINK1*基因突变者常以肌张力障碍为首发症状；*ATP13A2*基因突变者容易伴发痉挛、核上性凝视麻痹、痴呆、面-咽喉-手指震颤、视幻觉和眼肌阵挛；*PLA2G6*基因突变者常以非运动症状或认知功能减退为首发症状，逐渐出现帕金森综合征表现，可伴有肌张力障碍、共济失调、构音障碍及锥体束征，进展快，容易出现运动并发症。

三 诊断

（1）诊断[16]主要依靠详尽的病史和完整的神经系统体格检查。对于临床符合《中国帕金森病诊断标准（2016版）》的具有帕金森病特征的年轻（50岁以前）发病患者，可以初步诊断为早发型帕金森病。通过影像（包括头MRI、突触前多巴胺能成像DAT-PET[17]）、血液生化检查（包括铜蓝蛋白、铁蛋白、血常规和涂片等）等排除下述需要鉴别的疾病，最后配合基因诊断技术（多重连接探针扩增技术和全外显子测序技术）明确基因突变类型。

（2）鉴别诊断：EOPD表型多样性强，因此鉴别诊断也很复杂。临床特征、遗传方式和辅助检查均可提供鉴别诊断的线索。常见的鉴别诊断疾病举例如下：①肝豆状核变性有肝功能异常、眼角膜K-F环，血清铜蓝蛋白明显降低。②脊髓小脑性共济失调包括多种类型，突出表现为小脑性共济失调，影像上可见明显的小脑萎缩、脊髓变细等。通常具有阳性家族史。③继发于药物或感染的帕金森综合征通常发病前有相关药物暴露史或中枢神经系统感染史。④肌张力障碍表现明显的患者需要注意鉴别多巴反应性肌张力障碍、PARK9、PARK14、PARK15、铁沉积性疾病如泛酸激酶相关性神经变性病（PKAN）、神经铁蛋白病（NFT）等。

（3）临床医生应该意识到帕金森病早期临床诊断特异性较低，应给予患者长期、定期随访，回顾多巴胺替代疗法的持续获益，以重新审视EOPD的诊断。

四 治疗

（一）常规治疗[18-19]

1. 药物治疗

治疗原则以有效改善症状、提高患者工作能力和生命质量为目标。提倡早期诊断、早期治疗。应坚持“剂量滴定”以避免产生药物的急性不良反应，力求实现“尽可能以小剂量达到满意临床效果”的用药原则，避免或降低运动并发症尤其是异动症的发生率。治疗应强调个体化特点。

药物治疗包括疾病修饰治疗药物和症状性治疗药物。疾病修饰治疗药物除了可能的疾病修饰作用外，也具有改善症状的作用；症状性治疗药物除了能够明显改善疾病症状外，部分也兼有一定的疾病修饰作用。疾病修饰治疗的目的是延缓疾病的进展。目前，临床上可能有疾病修饰作用的药物主要为MAO-B（单胺氧化酶B型）抑制剂。以下是常用药物及注意事项。

（1）抗胆碱能药：目前国内主要应用苯海索，药理作用为选择性阻断纹状体的胆碱能神经通路，剂量为1~2mg/次、每天3次。主要适用于伴有震颤的患者。要告知EOPD患者长期应用本类药物可能会导致其认知功能下降，所以要定期复查认知功能；对≥60岁或伴有认知功能下降的患者应慎用抗胆碱能药。闭角型青光眼及前列腺肥大患者禁用。

（2）金刚烷胺：本药物能够促进纹状体多巴胺的合成和释放，减少神经细胞对多巴胺再摄取，剂量为50~100mg/次。每天2~3次，末次应在下午4：00前服用。对少动、强直、震颤均有改善作用，并且对改善异动症有帮助。肾功能不全、癫痫、严重胃溃疡、肝病患者慎用，哺乳期妇女禁用。

（3）复方左旋多巴（多巴丝肼、卡左双多巴缓释片）：左旋多巴可以脱羧生成多巴胺，初始用量为62.5~125mg/次、每天2~3次，根据病情而逐渐增加剂量至疗效满意且不出现不良反应时维持，餐前1 h或餐后1.5 h服药。活动性消化道溃疡者慎用，闭角型青光眼、精神病患者禁用。运动并发症是帕金森病中晚期常见的症状，包括症状波动和异动症，多由长期及高剂量左旋多巴诱发，因此建议复方左旋多巴单药治疗时剂量不超过400mg/d（以左旋多巴含量计）。

（4）多巴胺受体（dopamine receptor，DR）激动剂：药理作用为与DR结合，兴奋DR。目前大多推崇非麦角类DR激动剂为首选药物。激动剂均应从小剂量开始，逐渐增加剂量至获得满意疗效而不出现不良反应为止。DR激动剂的不良反应与复方左旋多巴相似，它的症状波动和异动症发生率低，而体位性低血压、脚踝水肿和精神异常（幻觉、食欲亢进、性欲亢进等）的发生率较高。

目前国内上市多年的非麦角类DR激动剂有：①吡贝地尔缓释剂，初始剂量为50mg/次、每天1次（易产生不良反应患者可改为25mg/次、每天2次），第2周增至50mg/次、每天2次；有效剂量为150mg/d，分3次口服，最大剂量不超过250mg/d。②普拉克索，有常释剂和缓释剂2种剂型。常释剂的用法为初始剂量0.125mg/次、每天3次（个别易产生不良反应患者则为每天1~2次），每周增加0.125mg，一般有效剂量为0.500~0.750mg/次、每天1次，最大剂量不超过4.5mg/d。缓释剂的用法每天的剂量与常释剂相同，但为每天1次服用。③罗匹尼罗，包括常释片和缓释片。初始剂量为0.25mg/次、每天3次，每服用1周后每天增加0.75~3mg/d，一般有效剂量为3.00~9.00mg/d，分3次口服，最大剂量为24mg/d。④罗替高汀贴片为经皮肤吸收的DR激动剂。初始剂量2mg，贴于皮肤之上，每天1次，每使用1周后每天增加2mg。一般早期患者有效剂量为4~8mg/d，中晚期患者为8~16mg/d。

（5）单胺氧化酶B型抑制剂：抑制多巴胺的重摄取及突触前受体。主要有司来吉兰和雷沙吉兰。司来吉兰的用法为2.5~5.0mg/次、每天1~2次，在早晨、中午服用，勿在傍晚或晚上应用，以免引起失眠。雷沙吉兰的用量为1mg/次、每天1次，早晨服用，胃溃疡者慎用。MAO-B抑制剂与5-羟色胺再摄取抑制剂（SSRIs）、5-羟色胺和去甲肾上腺素再摄取抑制剂（SNRIs）、三环类和四环类抗抑郁药物联合使用时，有发生严重不良反应的报道，因此与抗抑郁药物联合应用时应谨慎或避免联用。

（6）儿茶酚-O-甲基转移酶（COMT）抑制剂：在疾病早期选用COMT抑制剂恩他卡朋与复方左旋多巴合用，可以增强复方左旋多巴疗效但可能增加异动症发生的风险；在疾病中晚期，当复方左旋多巴疗效减退时，添加恩他卡朋可达到进一步改善症状的作用。恩他卡朋用量为每次100~200mg，服用次数与复方左旋多巴相同，若每天服用复方左旋多巴次数较多，恩他卡朋的服用次数也可少于复方左旋多巴次数。需与复方左旋多巴同服，单用无效。其药物不良反应有腹泻、头痛、多汗、口干、转氨酶升高、腹痛、尿色变黄等。

（7）用药原则。

早期帕金森病症状性药物治疗首选药物应遵循以下原则。在不伴有认知功能减退的情况下，可有如下选择：非麦角类DR激动剂、MAO-B抑制剂、金刚烷胺、复方左旋多巴、复方左旋多巴+COMT抑制剂。由于EOPD患者对左旋多巴类药物疗效较好，但易出现运动并发症，故应先使用非左旋多巴类药物进行治疗，以预防运动并发症。但首选药物并非按照以上顺序，需根据不同患者的具体情况而选择不同方案。若遵照美国、欧洲的治疗指南，首选方案为非麦角类DR激动剂、MAO-B抑制剂或复方左旋多巴+COMT抑制剂；若患者由于经济原因不能承受高价格的药物，则首选方案为金刚烷胺；若因特殊工作之需，力求显著改善运动症状，或出现认知功能减退，则首选方案为复方左旋多巴或复方左旋多巴

+COMT抑制剂；也可在小剂量应用方案非麦角类DR激动剂、MAO-B抑制剂或金刚烷胺时，同时小剂量联合应用复方左旋多巴。对于震颤明显而其他抗帕金森病药物疗效欠佳的情况下，可选用抗胆碱能药，如苯海索。

对于进展到病程中晚期的EOPD患者，一方面要继续力求改善患者的运动症状；另一方面要妥善处理一些运动并发症。运动并发症（症状波动和异动症）是PD中晚期常见的症状，调整药物种类、剂量及服药次数可以改善症状[20]，手术治疗如脑深部电刺激术亦有疗效（deep brain stimulation，DBS，详见特异性治疗部分）。

进行抗帕金森病药物治疗时，特别是使用复方左旋多巴制剂及多巴胺受体激动剂时不能突然停药，以免发生撤药恶性综合征，即突然停用抗帕金森病药物，可引起肌强直、高热、肌酶增高、意识障碍伴自主神经功能障碍等临床症状。

2. 针对非运动症状的对症治疗

由于EOPD患者年轻，病程较长且进展缓慢，容易伴随多种非运动症状，如情绪障碍、自主神经功能障碍、睡眠障碍等。EOPD非运动症状的管理要点如下。①白天睡眠过多：减少白天每顿服用的抗帕金森病药量，或换用控释剂型；改善认知。②快速眼动期睡眠行为障碍：服用氯硝西泮或褪黑素。③白天过度嗜睡：睡前服用多巴胺受体激动剂或复方左旋多巴。④直立性低血压：选用米多君或屈昔多巴，无禁忌可使用氟氢可的松。⑤幻觉和妄想：喹硫平、氯氮平可用于无认知受损患者。良性幻觉可不干预。⑥痴呆：选用胆碱酯酶剂抑制剂，若有禁忌可使用美金刚。⑦抑郁或焦虑：选用SSRI，也可应用DR激动剂，如普拉克索。并辅以有效的心理疏导。

3. 中医疗法、康复运动疗法与科学护理

中医或针灸等作为辅助手段对改善患者的运动及非运动症状也可起到一定的作用。康复与运动疗法对帕金森病症状的改善乃至对延缓病程的进展可能都有一定的帮助。帕金森病患者多存在步态障碍、姿势平衡障碍、语言和/或吞咽障碍等，可以根据不同的行动障碍进行相应的康复或运动训练。如健身操、太极拳、慢跑等运动，进行语言障碍训练、步态训练、姿势平衡训练等。特别是姿势平衡训练，可让患者主动调整身体重心，踏步走、大步走、听口令、听音乐或拍拍子行走或跨越物体（真实的或假想的）等可能有益。必要时使用助行器甚至轮椅，做好防护。若能每天坚持，则有助于提高患者的生活自理能力，改善运动功能，并能延长药物的有效期[21-22]。此外，科学的护理对于有效控制病情、改善症状起到一定辅助作用，同时也能够有效地防止误吸或跌倒等可能意外事件的发生。

总之，对EOPD患者的管理需要因人而异，没有任何一种治疗方法是普遍适用的。若患者症状稳定，无须定期调药。只有结合药物、心理、康复等多方面综合治疗，才能形成EOPD连续而全面的管理模式，从而显著提高患者的生活质量，延长其生存时间。

（二）特异性治疗

1. 脑深部电刺激术[23-28]

DBS疗法已经成为治疗中晚期帕金森病的有效方法，可明显地改善PD患者的运动症状，提高其生活质量。其适应证包括：①原发性PD。②服用复方左旋多巴曾经有良好疗效。③疗效已明显下降或出现严重的运动波动或异动症，影响生活质量。④除外痴呆和严重的精神疾病。

术前需进行系列评估以选择合适的患者：遗传性PD或各种基因型PD，只要对复方左旋多巴反应良好，均可手术。病程常规要求5 年以上，但若症状以震颤为主，经规范药物治疗后震颤改善不理想，且震颤严重影响患者的生活质量，如患者强烈要求尽早手术以改善症状，经过评估后可放宽至病程已满 3 年以上。要求患者已经进行了最佳药物治疗（足剂量，至少使用了复方左旋多巴和多巴胺受体激动剂）；目前不能满意控制症状，疗效明显下降或出现了棘手的运动波动或异动症，影响生活质量或为药物难治性震颤，或对药物不能耐受；或者特殊职业者如钢琴家等。

患者合理的术后预期：医生在手术前，应就手术预期与患者及其家属充分沟通，建议包括以下内容。①手术不能解决所有的症状，部分症状不能通过手术缓解。②手术能缓解的症状是引起患者功能障碍的主要原因。③不能根治 PD，疾病会进展。④不是所有患者手术后都能够减药或停药。⑤患者需要知晓手术的益处和风险。

通常术前3天停用多巴胺受体激动剂，术前12h停用左旋多巴类药物，以使患者术中处于相对“关”期状态。进行立体定向手术，术中完成靶点定位、电极植入和电生理测试、确认电极植入点、刺激器植入等工作。患者术后清醒并可自己摄食时即可开始使用抗PD药。方案初始同术前，根据患者的反应调整用药，以最小有效剂量控制患者的运动症状。术后可能由于微毁损等效应出现症状改善。术后1个月内即可减少服药的数量及种类，大多数患者在术后 3 个月至半年开始进行药物调整，LED 减少30%～70%。术后 2～4 周脑水肿消退后即进行第 1 次程控开机，术后患者需常规在PD程控门诊随访。在程控中，医生可以进行调整的参数包括触点、电压、脉宽、频率等指标。PD患者开机后3～6个月可能需要数次程控以优化刺激参数并进行药物的调整，以缓解症状和防止不良反应，以期以最小的刺激强度和最少的药物剂量获得临床症状最大限度的改善。

2. 针对EOPD的特异性治疗

临床上暂时没有针对EOPD的特异性治疗。近年来，已有多项临床研究尝试通过立体定位手术形式导入靶基因，从保护多巴胺能神经元、提高多巴胺递质水平、拮抗抑制性神经递质等不同角度进行治疗。另外，α-突触核蛋白靶向疗法、溶酶体途径、GBA激活剂、LRRK2抑制剂、针对PARK2的FAF1抑制剂等新疗法，均展现了潜在的运用前景（详见问题与展望部分）[29]。

五 预后

PD是一种缓慢进展的神经退行性疾病，疾病一旦发生将随着时间的推移而渐进性加重。时至今日，PD仍然为一种不可治愈的疾病，但药物可以显著改善帕金森症状，让患者可以正常学习和工作。EOPD虽然发病年龄较小，但与晚发型PD相比总体而言病程更长，进展较慢，对药物反应较好，但用药早期可发生运动并发症，如异动症、“开关”现象等[30]。但汉族人群是否有类似特点，仍存在一定争议。

六 预防

主要根据具体的致病基因遗传方式对所有家系成员进行遗传咨询和婚育指导。下面以*Parkin*基因突变引起的少年型帕金森病为例，介绍我们小组对其进行的遗传咨询和产前诊断程序。

*Parkin*基因突变所致的少年型帕金森病为常染色体隐性遗传病，患者父母（杂合子）再次生育再发风险为25%，患者与杂合子婚配后所生孩子的患病风险为50%。应对患者及其所有家庭成员进行神经系统查体，观察有无运动迟缓、震颤、肌强直三联征，必要时基因筛查以早期发现症状前患者，并提供必要的遗传

咨询和婚育指导。由于少年型帕金森病用多巴胺替代治疗有良好的疗效，产前诊断存在一定的技术和伦理挑战。遗传咨询是很重要的，医师要综合分析患者病情确定是否需要做产前诊断。

七 问题与展望[29，31-33]

基因（包括致病基因和易感基因）、环境、衰老等因素相互作用共同参与了EOPD的发病过程[4，34-35]。旨在延缓病情进展的疾病修饰治疗仍是当前帕金森病治疗尚未满足的重要需求之一。对于疾病发病机制的深入研究，将有助于寻找预防和治疗EOPD的新靶点，并借此开发出新的在研疗法，主要包括：

（1）基因疗法：通过立体定位手术形式导入由各种病毒载体携带的编码多巴胺代谢过程中关键性蛋白的靶基因，从保护多巴胺能神经元、提高多巴胺递质转化水平、改善内源性多巴胺的产生、拮抗抑制性神经递质等不同角度进行治疗。

（2）α-突触核蛋白靶向疗法：通过免疫疗法阻断α-突触核蛋白的扩散；抑制α-突触核蛋白的聚集；促进α-突触核蛋白的清除，以及使用基因沉默（siRNA）的方法来降低α-突触核蛋白水平。

（3）溶酶体途径和GBA激活剂。

（4）LRRK2及FAF1抑制剂等。

八 典型病例

1. 病史

男性，42岁。主诉：右侧肢体运动不灵活4年余。

患者4年前无明显诱因出现右下肢行走缓慢，拖曳，奔跑时姿势笨拙，自觉右侧肢体僵硬。随后出现右上肢摆臂减少，洗脸、系纽扣、穿衣服、书写等精细活动变慢，右下肢偶有抖动，抬起维持姿势时明显。伴睡眠中出现不自觉肢体舞动，轻度记忆力下降。否认症状日间波动，否认肢体无力、感觉异常、构音障碍、饮水呛咳等不适，生活尚能自理。发病后曾在外院检查诊断为“帕金森综合征”，口服美多巴125mg，每天3次，后运动迟缓改善明显。但随后2年时间内，美多巴药效维持时间由6h逐渐减少为1h，2年前开始在美多巴失效时全身运动明显迟缓，出现冻结步态，而在服用美多巴1h后则出现右侧肢体不自主活动。

既往史无特殊，否认除草剂、杀虫剂接触史；否认有遗传病家族史。

查体：卧立位血压正常，眼动充分，未见K-F 环。面部表情减少，右侧肢体肌张力轻度齿轮样增高，右侧对指动作幅度减弱，左侧肢体肌张力正常。四肢未见静止性震颤，右下肢可见姿势性震颤，双侧指鼻、跟-膝-胫试验稳准。行走时右上肢连带动作减少，右下肢行走拖曳，姿势前倾，后拉试验阳性。四肢腱反射活跃。双侧巴氏征阴性。

2. 实验室检查

MMSE：29分，MoCA：26分，肛门括约肌肌电图正常。头颅MRI未见异常。

DAT-PET示：双侧壳核多巴胺转运蛋白分布减少，以左侧为著。

基因检测提示存在联合突变：*CHCHD2*基因c.434G＞A，有文献报道在帕金森病患者中检测到该变异，且功能学显示该变异会导致多巴胺神经元变性，减少寿命，损伤线粒体，氧化应激和损伤突触传递等。综合考虑，认为该变异为致病性变异。*GBA*基因c.1342G＞C，有文献报道在帕金森病患者中检测到该变异，被认为是PD易感基因之一。

3. 治疗及转归

患者在疾病发病之初对美多巴显效，但启动药物治疗2年内很快出现剂末现象（冻结步态）和剂峰异动症，符合*CHCHD2*基因突变的临床特点，同时合并*GBA*基因突变，表现出典型的冻结步态。

药物选择尚需遵循个体化治疗：停用美多巴，改卡左双多巴0.125g、每天3次（餐前1h），森福罗小剂量逐渐加量至 0.5g、每天2次（餐后），金刚烷胺0.1g、每天2 次（早午饭后）。患者剂末现象明显好转，药效维持3~4h，剂峰异动较前减少，生活部分能自理。

EOPD患者服用大剂量多巴胺受体激动剂可能会增加冲动行为控制障碍的风险，因此有必要在随访过程中密切检测药物副作用。此外，患者尚年轻，如仍有明显的运动并发症，药效不佳，有强烈的治疗意愿，可及时启动DBS评估流程，术后程控需采用对异动控制效果好的参数。

参考文献

[1] NIEMANN N，JANKOVIC J. Juvenile parkinsonism：Differential diagnosis，genetics，and treatment[J]. Parkinsonism Relat Disord，2019，67：74-89.

[2] 我国首部罕见病诊疗指南发布[J].内科，2019，14（01）：3.

[3] CALNE SM，KUMAR A. Young onset Parkinson's disease. Practical management of medical issues[J]. Parkinsonism Relat Disord，2008，14（2）：133-142.

[4] 张成. 帕金森病研究进展[M]//姚志彬，陈以慈. 脑研究前沿. 广州：广东科技出版社，1995：395-409.

[5] 洪桢，陈生弟.从文献分析看我国帕金森病及运动障碍性疾病研究进程[J].中国现代神经疾病杂志，2009，9（03）：209-211.

[6] DOMINGO A，KLEIN C. Genetics of Parkinson disease[J]. Handb Clin Neurol，2018，147：211-227.

[7] 陈彪，刘焯霖，王枫.中国帕金森病遗传研究进展[J].中华神经科杂志，2005（03）：160-164.

[8] 杨宇宏，袁宝玉，张志珺.青年型帕金森病1例报告并文献复习[J].中国神经精神疾病杂志，2017，43（07）：439-441.

[9] 聂利珞. 中国汉族散发早发性帕金森综合征的parkin基因突变分析[C]// 中华医学会医学遗传学分会、中国遗传学会人类和医学遗传学委员会.第八次全国医学遗传学学术会议（中华医学会2009年医学遗传学年会）论文摘要汇编. 2009：29.

[10] 陈思，王牧川，任楠楠，等.*Parkin*基因多态性与山东省汉族帕金森病发病风险的关系[J].山东大学学报（医学版），2015，53（04）：71-74.

[11] 宁玉萍，刘焯霖，李宝琴，等.*Parkin*基因多态性与散发性帕金森病关系的研究[J].临床神经病学杂志，2003（03）：129-130.

[12] 严新翔，张玉虎，唐北沙，等.早发性帕金森病患者的临床特征[J].中国临床康复，2004（13）：2432-2434.

[13] 毛薇，许二赫，张慧，等.早发帕金森病临床特征、多巴转运体PET显像及基因突变分析[J].中国神经免疫学和神经病学杂志，2017，24（01）：2-6.

[14] 牟英峰，唐北沙，严新翔，等.早发性帕金森综合征患者抑郁情绪状况研究[J].医学临床研究，2008（04）：584-585，589.

[15] 柳四新，郭纪锋，唐北沙，等.常染色体隐性遗传早发性帕金森病1个家系临床特征及parkin基因突变分析[J].卒中与神经疾病，2008（01）：15-17，20.

[16] 陈永平，商慧芳.2016中国帕金森病诊断标准解读[J].中国实用内科杂志，2017，37（02）：124-126.

[17] 崔海伦，张一帆，管晓军，等.帕金森病及相关运动障碍的神经影像学诊断专家共识[J].内科理论与实践，2018，13（05）：320-324.

[18] 中国帕金森病治疗指南（第三版）[J].药学与临床研究，2014，22（04）：290.

[19] 帕金森病基层诊疗指南[J].中华全科医师杂志2020，19（1）：5-17.

[20] 熊念，孙圣刚.帕金森病运动并发症发生机制的研究进展[J].中国现代神经疾病杂志，2013，13（08）：656-662.

[21] 邵明.帕金森病的康复锻炼[J].中国实用内科杂志，2019，39（09）：758-761.

[22] 刘锦仪，陈伟，吴志刚，等.低负荷运动训练对帕金森病患者步态及平衡功能的效果[J].中国康复理论与实践，2016，22（01）：19-22.

[23] 中国帕金森病脑深部电刺激疗法专家组.中国帕金森病脑深部电刺激疗法专家共识[J].中华神经科杂志，2012，45（7）：541-543.

[24] 中华医学会神经外科分会功能神经科学组. 帕金森病脑深部电刺激疗法术后程控中国专家共识[J].中华神经外科杂志，2016，32（12）：1192-1198.

[25] PAL GD，HALL D，OUYANG B，et al. Genetic and clinical predictors of deep brain stimulation in young-onset Parkinson's disease[J]. Mov Disord Clin Pract，2016，3（5）：465-471.

[26] 冼文彪，陈玲.帕金森病脑深部电刺激治疗[J].中国实用内科杂志，2019，39（09）：778-782.

[27] 叶静，江璐璐，刘金龙，等.丘脑底核脑深部电刺激治疗原发性帕金森病的不良事件[J].中国神经精神疾病杂志，2016，42（12）：715-719.

[28] 陈玲.帕金森病DBS治疗后的药物管理[J].重庆医科大学学报，2017，42

（06）：655–658.

[29] CHARVIN D，MEDORI R，HAUSER RA，et al. Therapeutic strategies for Parkinson disease：Beyond dopaminergic drugs[J]. Nat Rev Drug Discov，2018，17（11）：804–822.

[30] 马敬红，邹海强，胡国华，等.起病年龄对帕金森病运动并发症的影响[J].中华神经科杂志，2009，42（1）：50–52.

[31] LANG AE，ESPAY AJ. Disease modification in Parkinson's disease：Current approaches，challenges，and future considerations[J]. Mov Disord，2018，33（5）：660–677.

[32] 蔡琼，靳令经.帕金森病基因治疗研究进展[J].中国神经精神疾病杂志，2015，（11）：701–705.

[33] Laperle AH，Sances S，Yucer N，et al，iPSC modeling of young-onset Parkinson's disease reveals a molecular signature of disease and novel therapeutic candidates[J]. Nat Med，2020，26（2）：289–299.

[34] 王刚，崔海伦，刘军，等.帕金森病发病机制及诊断与治疗转化研究进展[J].中国现代神经疾病杂志，2018，18（01）：19–24.

[35] 谭磊琦，徐启如，唐贤文，等.帕金森病基因动物模型的研究进展[J].齐齐哈尔医学院学报，2016，37（19）：2447–2450.

（吴超）

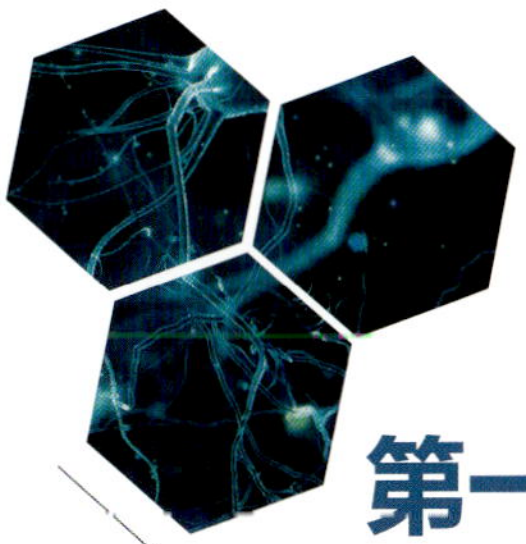

第四章　中枢神经罕见病

第一节　肾上腺脑白质营养不良症

一 疾病概述

肾上腺脑白质营养不良症（adrenoleukodystrophy，ALD）是一种最常见的过氧化物酶体病，以进行性脑白质脱髓鞘和肾上腺皮质功能低下为主要的临床特点，由编码ALD蛋白（adrenomyeloneuropathy protein，ALDP）的*ABCD1*（ATP binding cassette subfamily D member 1）基因突变所导致，多呈X连锁隐性遗传。最早的ALD病例由Haberfeld和Spieler在1910年报道，在1970年由Michael Blaw正式命名为ALD。ALD在男性中多见，发病率约为1/14 700，但女性携带者也可出现症状。大多数男性患者在30岁左右发病，而女性携带者更多见于在绝经后出现症状[1]。

*ABCD1*基因位于Xq28，长度为19 900bp，cDNA长度为3 669bp，包含10个外显子，其编码的ALDP是一种745个氨基酸的过氧化物酶体跨膜蛋白，属于ATP结合跨膜转运蛋白（ATP-binding cassette transporter，ABC）家族的成员之一，负责将饱和极长链脂肪酸（very long chain fatty acids，VLCFAs）或VLCFA β 转运至细胞质溶酶体内进行β氧化降解[1-2]。

目前认为，*ABCD1*基因突变导致过氧化物酶功能缺陷时可导致VLCFAs不能被转运至细胞质溶酶体内氧化降解，过量的VLCFAs在患者肾上腺皮质、脑白质和脊髓等部位的细胞内异常蓄积，影响细胞膜的结构稳定性和功能，引起神经细胞氧化磷酸化信号通路下调，氧化应激反应和蛋白质的氧化损伤，导致星形胶质细胞和少突胶质细胞死亡，出现渐进性的脑白质炎性脱髓鞘病变；同时，细胞和血浆中过量的VLCFAs使肾上腺皮质细胞内促肾上腺皮质激素（adrenocorticotropic hormone，ACTH）刺激皮质醇的释放能力下降，导致细胞内皮质醇合成不全从而出现肾上腺皮质功能不全或发育不良等表现。还有研究表明，神经炎症反应在脑型ALD的发病中起重要的作用。长链脂肪酸的异常沉积可通过内质网应激导致细胞内炎症、凋亡通路的激活及线粒体功能障碍。*ABCD1*基因缺陷还可能导致胆固醇的代谢和转运异常，参与ALD的病理生理过程[1]。

目前ALD特异性的治疗包括肾上腺皮质激素替代治疗、异基因造血干细胞移植（allogeneic hematopoietic stemcell transplantcion，allogeneic HSCT）治疗，以及特异性的基因治疗和骨髓移植治疗症康复治疗等。肾上腺皮质激素替代治疗能在一定程度上改善内分泌功能，但无法阻止神经系统病变等恶化[2]。异基因造血干细胞移植是目前ALD患者最为有效的治疗方法，可减缓疾病的进展，但其疗效和安全性仍需长期的观察研究。而特异性的基因治疗和骨髓移植治疗仍在探索之中[3]。

二 临床特征

对于早期发病的患者，神经系统症状通常在3～10岁开始出现，患儿可出现注意力缺陷、发育迟缓、痉挛性瘫痪、皮质盲和智能障碍等表现，进展较快。对于晚发病的成人患者，临床可表现为不同于儿童期起病的典型症状，多数可出现痴呆和行为异常等。目前尚未发现基因型与临床表型之间明显的相关性。根据发病年龄和受累部位不同等特点可将ALD分为以下几种临床分型[2，4-5]：

（1）儿童脑型（childhood cerebral ALD，CCALD）：占31%～35%，通常3～11岁发病，发病初期患儿表现为情绪不稳、易激惹、记忆及学习能力下降、视力及听力异常等，出现进行性发展的行为、认知功能和神经运动功能缺损的表现。本型预后最差，大部分患儿病情进展迅速，通常在4 年内发展至完全瘫痪甚至死亡[6]。

（2）青少年脑型（adolescent cerebral ALD，ACALD）：占4%～7%，发病年龄较晚，多为11～21 岁。临床表现与儿童脑型相似，但病情进展较儿童脑型的患者相对缓慢。

（3）肾上腺脊髓神经病型（adrenomyeloneuropathy，AMN）：本型最为常见，占40%～46%，多于30岁左右发病，疾病早期可表现为非炎症性脊髓轴索神经病，累及胸段和腰骶段的锥体束及颈段的后柱。临床上主要表现为缓慢进行性发展的双下肢痉挛性瘫痪、步态障碍、共济失调，患者还可出现性功能障碍、感觉减退，括约肌功能受累，可导致尿潴留或尿失禁。周围神经轴索损害可见于大多数患者。根据是否同时合并脑白质改变可分为单纯肾上腺脊髓神经病型（Pure AMN）

和脑型肾上腺脊髓神经病型（AMN-Brain/cerebral phenotype）。前者不伴有脑实质功能损害且进展较为缓慢，病程往往超过10年。后者可在发病早期出现认知功能减退、人格改变等脑白质受累症状，病情进展较为迅速[7]。我国学者Jie Li等人报道了6例AMN的患者，发病年龄从21岁到39岁不等，患者的脊髓MRI提示脊髓萎缩。典型的头颅MRI表现为双侧大脑半球广泛对称性的白质损害[8]。

（4）成人脑型（Adult cerebral ALD，AALD）：约占ALD的20%，通常21岁后发病，临床表现为认知障碍和行为异常，伴有局灶性神经系统功能缺损的体征，不同患者的疾病进展速度异质性较大。

（5）橄榄-脑桥-小脑型（Olivo-ponto-cerebellar）：较少见，占1%～2%，见于青少年或成人，主要为小脑、脑干受累，易被误诊为脊髓小脑共济失调或橄榄脑桥小脑变性等疾病，需注意鉴别[9]。

（6）单纯Addison 病（Addison-only）：多见于儿童期的患者，主要表现为肾上腺皮质功能不全的症状，包括皮肤及黏膜色素沉着、全身疲乏、脱发、食欲减退、呕吐及非特异性肠道症状等，无明显神经系统病变，但大多数患者最终发展为AMN。

（7）无症状型（Asymptomatic）：儿童期患者多见，仅有基因异常及生化改变，无神经系统和肾上腺功能不全表现。约50%的无症状型患者可在10年内发展为AMN。

和其他大多数X连锁遗传性疾病不同，女性携带者在60岁之后通常也会出现症状，最常见的表现AMN的症状，如括约肌功能障碍而出现尿便失禁，且随年龄的增加出现症状的概率也相应增加。女性携带者也可表现为无症状型或脑型的临床症状，但单纯Addison 病极为罕见[4]。

三 诊断

ALD的诊断主要根据典型的临床表现如神经系统症状、肾上腺皮质功能不全症状、血浆VLCFAs定量检测、肾上腺皮质功能检测、影像学检查及基因检测等[1]。

（1）血浆VLCFAs定量检测：是本病最为特异的实验室诊断指标。VLCFAs水平在患儿出生时即增高，未经治疗的患者的VLCFAs终生都会保持在大致相同水平。通常检测二十六烷酸（C26：0）和二十四烷酸（C24：0）水平，以及这两种脂肪酸与二十二烷酸（C22：0）的比值，正常情况下C24：0/C22：0<1.0，

C26：0/C22：0<0.02。C26：0持续增高对诊断本病最有价值。我国学者蔡燕娜等的研究表明血浆VLCFAs的水平与*ABCD1*基因突变类型有一定的相关性，*ABCD1*基因插入/缺失突变患者血浆中C26：0水平高于*ABCD1*基因碱基替换突变的患者，提示ALD患者血浆中C26：0的水平可能可用于基因突变型的预测[11]。

（2）肾上腺皮质功能检测：肾上腺萎缩导致皮质类固醇排出减少，血清皮质醇水平下降，使用ACTH刺激17-羟酮皮质类固醇不增高，24h尿中17-羟酮皮质类固醇排出减少。

（3）影像学检查：头部CT显示脑室周围白质对称性低密度区，顶、枕区显著。颅脑磁共振成像检查可发现双侧顶枕区白质内对称分布的长T1、长T2 异常信号，为具有特征性的影像学改变[10]。对已经出现ALD临床症状的患者，颅脑MRI能够提供更多的临床诊断依据，另外也可实现动态化监测患者脑白质病变进展情况。其中，弥散张量成像（DTI）能够直接显示出该疾病患者纤维束受累情况[12]。颅脑MRI检查还可用于评估尚未出现临床症状的患者脑白质脱髓鞘情况。应定期做MRI检查动态观察患者脑白质损害的改变。

（4）基因检测：临床上高度怀疑ALD的患者做基因测序发现*ABCD1*基因突变可明确诊断。根据ALD数据库的收录情况（http：//www.x-ald.nl/），目前已有2875个*ABCD1*基因的突变位点报道，最常见的突变类型是错义突变（约占62%），其次是框移突变（约占16%）和无义突变（约占10%），氨基酸插入或缺失突变占4%，剪接位点突变占4%，还有关于少数一个或多个外显子缺失、大片段缺失突变的报道。最常见的突变位点是p.Gln472Argfs*83，其他位点如p.Arg660Trp、p.Arg554His、p.Arg518Gln等也较为常见。在所有*ABCD1*基因突变中，绝大部分突变位于外显子exon1。目前我国报道的*ABCD1*基因突变的病例多为错义突变[10]。

ALD主要与其他类型的脑白质营养不良（如异染性脑白质营养不良、Krabbe病等）、多发性硬化、遗传性痉挛性截瘫、原发性侧索硬化、脊髓病变等进行鉴别[4]。临床上主要鉴别要点是：是否存在肾上腺皮质功能不全的表现。

四 治疗

（一）肾上腺激素替代治疗

首先需评估ALD患儿是否有肾上腺皮质功能不全，已有肾上腺功能不全的ALD 患者应进一步评估是否需行皮质激素替代治疗及开始替代治疗的时机[13]。对于实验室检查明确诊断的肾上腺皮质功能不全（血清ACTH＞300 pg/mL并且血清皮质醇峰浓度＜18μg/dL）的ALD 患者需进行激素替代治疗[13]。通常情况下可先使用糖皮质激素替代治疗，首选氢化可的松口服治疗，推荐剂量为20～25mg/d，分三次口服，其中总量的1/2或2/3应在早晨服用。治疗过程中应严密监测糖皮质激素不足（如体重减轻、全身乏力、恶心、肌痛等）或糖皮质激素过量（如体重增加、向心性肥胖、骨质疏松、糖耐量异常等）的表现。在口服氢化可的松每天50mg剂量的情况下通常不需要盐皮质激素治疗。如果在适量糖皮质激素替代的前提下仍存在高钾低钠、体位性低血压，则需用盐皮质激素替代治疗。推荐氟氢可的松的剂量从100μg开始，通常50～250μg/d，每天晨起顿服，可与氢化可的松同时服用[14]。发病早期肾上腺功能正常的患者，应每年监测肾上腺功能。肾上腺激素替代治疗可改善内分泌系统的症状，但对于神经系统损害的症状无改善效果且无法控制疾病的进展[2]。

（二）饮食治疗

由于VLCFAs 异常蓄积是ALD发病的关键因素，低脂饮食可降低脂肪尤其是 VLCFAs和饱和脂肪的摄入以减少VLCFAs在组织器官内蓄积。罗伦佐油（lorenzo's oil，LO），即三油酸甘油酯和二芥酸甘油酯的混合物，可在短期内显著降低血浆中VLCFAs的水平。罗伦佐油的剂量通常为2～3 mL/（kg·d），一般情况下耐受性良好。其最严重的副反应是血小板和淋巴细胞减少，一般停药后可恢复正常。罗伦佐油治疗无固定疗程，建议连续用药直至疾病进展或发生严重的不良反应。然而，低脂饮食和罗伦佐油的治疗无法改善神经系统损害以及肾上腺功能不全的症状，亦无法延缓疾病的进展[2, 15]。

（三）异基因造血干细胞移植治疗

目前认为HSCT是治疗病程早期儿童脑型的ALD患者的最有效的方法之一。一般情况下，对于尚未出现神经功能受累症状，ALD的颅脑MRI严重程度 Loes 评分 < 9 分且智商（IQ）> 80的患儿，HSCT可能具有较好的疗效，可减缓疾病的发展速度。一旦患者的神经系统症状出现加重，HSCT将无法阻止ALD脑型患者的病情进展[4]。而且，HSCT无法减轻VLCFAs在脑组织内的聚积。用于移植的干细胞可从HLA免疫相容的捐赠者或者患者兄弟姐妹的外周血、骨髓和脐带血中获得。研究表明，将异基因造血干细胞移植到尚无明显神经系统损害症状且颅脑MRI检查提示脑白质病变较局限的ALD患者体内，在移植后的12个月和18个月时仍观察到患者脑白质病变较前进展，然而在移植18个月之后患者颅脑MRI的表现提示脑白质病变未再出现进展，提示HSCT可减轻脑白质炎性脱髓鞘的反应，而这种疗效可能与移植的造血干细胞通过血脑屏障逐步取代血管周围异常的小胶质细胞有关[3]。异基因HSCT也在移植成人脑型ALD的尝试中取得了成功。我国最近的一项研究中，陈瑶等利用父亲来源的单倍体异基因造血干细胞移植治疗 8名CCALD的患儿，其中7 例患儿无严重相关移植合并症发生且均生存，1例患儿移植125天后出现死亡。他们的研究结果提示采用单倍体异基因干细胞移植能基本实现与ALD患者的完全供体嵌合[16]。我国学者辛颖在述评中提出，目前推荐对无症状患者每 6~12个月进行头部MRI 检查，如果病变有进展，且临床上出现轻微的神经功能障碍，则需考虑行HSCT。对于已有明显脑部受累的患者（如IQ < 80 或Loes评分 ≥ 10 分），则不推荐行HSCT，因为该方法不能逆转严重的病变，在某些情况下还有可能加速疾病的进展[2]。然而，异基因HSCT仍有较多的局限性，如许多ALD患者难以获得免疫配型相容的造血干细胞，接受HSCT治疗的患者因免疫排斥需长期使用免疫抑制剂，以对抗移植物抗宿主反应。

（四）自体造血干细胞基因治疗（hematopoietic stem cell gene therapy）

对于难以获得HLA配型成功的造血干细胞的ALD患者，结合慢病毒载体技术的自体造血干细胞基因治疗为此部分ALD患者的治疗带来了新的希望，且能避免HSCT产生的免疫排斥反应。将患者自身的CD34+细胞离体，在体外利用编码正常*ABCD1*基因的慢病毒载体进行基因修复使细胞重新表达正常功能的ALD蛋白，再回输到患者的体内，可获得与异基因HSCT相近的治疗效果。新英格兰杂志在2017年报道了一项针对儿童脑型ALD患者的造血干细胞基因治疗的疗效和安全性的开放标签2～3期临床研究，称为STARBEAM研究。该研究纳入的17名患儿均处于疾病早期，且均接受自体CD34+细胞经Lenti-D慢病毒载体修复突变的*ABCD1*基因回输体内的治疗。在接受移植后平均随访29.4个月后，其中15名患儿仍存活且未出现严重的功能缺损，1名患儿神经损害症状进展迅速出现死亡，另1名患儿仅出现影像学上的进展。该研究提示自体造血干细胞的基因治疗具有较好的疗效和安全性，可作为除HSCT之外疾病早期CCALD患者的另一治疗选择[13]。

五 预后

ALD患者的预后与其临床分型密切相关。儿童脑型的ALD患者进展较快，通常在4年内发展至完全瘫痪甚至死亡，异基因HSCT或自体造血干细胞基因治疗可能可以延缓该型患者的病情进展。单纯肾上腺脊髓神经病型的ALD患者进展较慢，病程通常可超过10年。

六 预防

（1）产前诊断：携带有与较重临床表型的先证者相同的*ABCD1*基因突变类型的女性杂合子，应做遗传咨询及产前诊断。女性携带者怀孕后应确定男胎还是女胎，对男性胎儿可进行*ABCD1*基因检测，若基因检测确定为患病胎儿，由其父母决定下一步的处理。可在妊娠7周时采母亲外周血用 PCR方法测定Y染色体。妊娠11~13周时，可取新鲜绒毛标本测定性别和进行*ABCD1*基因的突变分析。妊娠15~18周时，可进行羊膜穿刺取羊膜细胞进行*ABCD1*基因检测。如果没有检测出*ABCD1*基因突变，但母亲的表现型高度怀疑，可以通过测定男性胎儿培养的绒毛细胞或羊膜细胞中的VLCFAs水平进行产前诊断[2]。对于产前基因诊断后出生的新生儿，应进行血清肾上腺皮质功能检测并进行随访和记录。

（2）出生后干预：对于携带*ABCD1*基因突变的新生儿男婴或女婴应进行定期随访。ALD的男婴应在出生后的几个月由专业的儿科内分泌医生进行密切随访，出现肾上腺功能不全的表现时应考虑接受激素替代治疗。此外，ALD患儿在1～2岁左右应考虑接受常规的颅脑MRI检查，之后在3岁到12岁之间应每年接受一次颅脑MRI检查便于早期发现脑白质脱髓鞘的改变。MRI提示出现早期儿童脑型表现的患儿有条件者可行HSCT治疗或在没有合适供体的情况下行基因修复自体造血干细胞移植治疗[4]。

七 问题与展望

目前较多的治疗手段，如异基因HSCT及自体造血干细胞基因修复治疗，均针对儿童脑型的ALD患者，对于ALD的其他临床分型尤其是较常见的AMN型患者尚无较为有效的治疗方法。今后ALD治疗的临床研究应考虑纳入AMN型的患者。对于使用慢病毒载体修复患者自体造血干细胞重新移植回体内的治疗，其长期治疗的有效性和安全性还需要更多的临床研究及长期的随访观察。在家庭中筛查携带*ABCD1*基因突变的新生儿有着极为重要的意义。由于患儿从出生到开始出现临床表型有一段较长的时期，在此期间对ALD患儿进行定期随访观察有助于早期发现临床前的表现从而采取相应的治疗手段，有助于防止ALD患儿进一步进展为严重的瘫痪及死亡。

参考文献

[1] TURK B R，THEDA C，FATEMI A，et al. X-linked adrenoleukodystrophy：Pathology，pathophysiology，diagnostic testing，newborn screening and therapies[J]. Int J Dev Neurosci，2020，80（1）：52-72.

[2] 辛颖. X-连锁肾上腺脑白质营养不良诊治[J]. 中国实用儿科杂志，2016，31（6）：429-433.

[3] CARTIER N，AUBOURG P. Hematopoietic stem cell transplantation and hematopoietic stem cell gene therapy in X-linked adrenoleukodystrophy[J]. Brain Pathol，2010，20（4）：857-862.

[4] PALÁU-HERNÁNDEZ S，RODRIGUEZ-LEYVA I，Shiguetomi-Medina J M. Late onset adrenoleukodystrophy：A review related clinical case report[J]. eNeurologicalSci，2019，14：62-67.

[5] 王天红，张艳利，谷有全，等. 五例X-连锁肾上腺脑白质营养不良的临床分析[J]. 中国神经免疫学和神经病学杂志，2019，26（02）：110-115.

[6] 张继要，和宁辛，罗强. 儿童脑型X连锁肾上腺脑白质营养不良二例[J]. 郑

州大学学报（医学版），2018，53（01）：129-131.

[7] 康健捷，彭凯润，刘雁，等. 肾上腺脑白质营养不良两种表型的临床及影像学分析[J]. 神经损伤与功能重建，2020，15（01）：1-5.

[8] LI J，WANG H，HEET Z，et al. Clinical，neuroimaging，biochemical，and genetic features in six Chinese patients with Adrenomyeloneuropathy[J]. BMC Neurol，2019，19（1）：227.

[9] 梁凯，梁建华，马红玲. 以小脑脑干为突出表现的成人型X-连锁肾上腺脑白质营养不良症例[J]. 中华神经科杂志，2008，51（9）：738-742.

[10] JIA M R，WU W Z，LI C M，et al. Clinical characteristics and phenotype distribution in 10 Chinese patients with X-linked adrenoleukodystrophy[J]. Exp Ther Med，2019，18（3）：1945-1952.

[11] 蔡燕娜，江敏妍，彭敏芝，等. X-连锁肾上腺脑白质营养不良患者极长链脂肪酸水平及*ABCD1*基因突变相关性分析[J]. 国际遗传学杂志，2018，41（2）：102-107.

[12] 李秀梅. 磁共振成像在肾上腺脑白质营养不良诊断中的应用研究[J]. 中国医药指南，2020，18（01）：118-119.

[13] REGELMANN M O，KAMBOJ M K，MILLER B S，et al. Adrenoleukodystrophy：Guidance for adrenal surveillance in males identified by newborn screen[J]. J Clin Endocrinol Metab，2018，103（11）：4324-4331.

[14] CHARMANDARI E，NICOLAIDES N C，CHROUSOS G P. Adrenal insufficiency[J]. Lancet，2014，383（9935）：2152-2167.

[15] 黄玉柱，陈红，杨惠泉. 肾上腺脑白质营养不良的诊治进展[J]. 医学综述，2015，21（09）：1647-1649.

[16] 陈瑶，张晓辉，许兰平，等. 单倍体相合异基因造血干细胞移植治疗肾上腺脑白质营养不良[J]. 北京大学学报（医学版），2019，51（03）：409-413.

（何若洁，张成）

第二节 结节性硬化症

一 疾病概述

结节性硬化症（tuberous sclerosis complex，TSC）是由于肿瘤抑制基因 *TSC1*/*TSC2* 基因突变引起的一种以多器官出现错构瘤为特征的神经皮肤遗传病，为常染色体显性遗传性疾病（图4–1）。新生儿发病率约1/10 000~1/6 000，男女之比约2：1。临床三联征为智力低下、癫痫和皮肤纤维血管瘤。

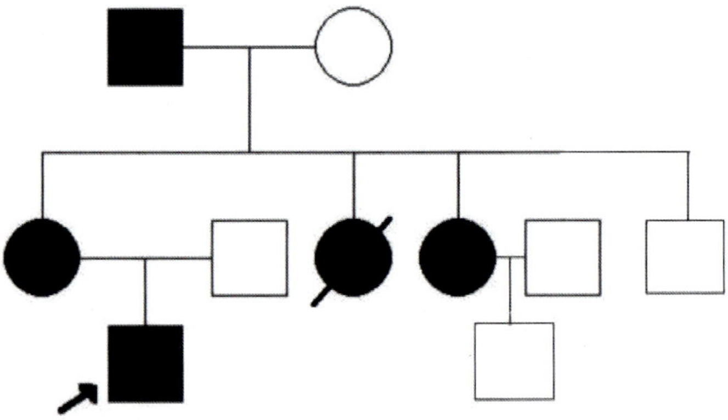

图4–1 结节性硬化症家系图

TSC1 基因位于常染色体 9q34，基因组跨度 55kb，包含 23 个外显子，mRNA长度为8.6kb，编码1 164个氨基酸，组成分子量为130kDa的错构瘤蛋白（hamartin）。*TSC2*基因位于常染色体 16p13.3，基因组跨度40kb，包含41个外显子，mRNA长度为5.5kb，编码1 807个氨基酸，组成分子量为180kD的马铃薯球蛋白（tuberin）。错构瘤蛋白和马铃薯球蛋白在多个器官中表达，包括肾、脑、肺及胰腺。马铃薯球蛋白主要定位在中心体，而错构瘤蛋白在高尔基体及细胞核中。

马铃薯球蛋白和错构瘤蛋白形成蛋白二聚体，通过GTP酶激活蛋白区域能水解 GTP 为 GDP，使 Rheb（ras homologue enriched in brain，Ras家族蛋白）从有活性的 GTP 连接状态转变为无活性的 GDP 连接状态，抑制哺乳动物雷帕霉素靶蛋白（mammalian target of rapamcin，mTOR）通路活性。mTOR通路的过度活跃导致细胞的生长和增殖失控，从而引起肿瘤。在生理状态下，mTOR通路促进细胞生长、增殖和分化，并整合细胞的营养信号，研究发现结节性硬化症患者肿瘤组织中mTOR通路过度活跃，引起细胞过度增殖。结节性硬化症的发生机理是由于*TSC1*基因或*TSC2*基因突变，其基因产物马铃薯球蛋白和错构瘤蛋白形成蛋白二聚体的功能障碍，不能抑制mTOR通路活性，mTOR通路过度活跃导致体内多种细胞的过度生长和增殖[1]。

结节性硬化症的特异性治疗是口服mTOR 通路抑制剂（依维莫司、西罗莫司），可以明显改善患者的神经症状和非神经症状。除特异性治疗外，非特异性的对症治疗，如抗癫痫治疗、心理治疗、语言辅导及手术治疗仍应该得到重视，不可仅仅是依赖mTOR抑制剂。

二 | 临床特征

结节性硬化症典型临床表现为面部皮肤纤维血管瘤、癫痫发作和智能减退。本病具有临床异质性，相同基因突变可表现为轻重不等的临床表现。

（一）神经系统症状

神经系统症状最为常见的，也是该病致死性和难治性的原因。主要包括癫痫、脑皮质下结节等错构瘤形成，以及认知障碍、自闭症等神经发育障碍[2]。

（1）癫痫：约90%的结节性硬化症患者会出现癫痫，其中70%的癫痫在1岁前出现。早期出现的癫痫通常是局部发作或婴儿痉挛。婴儿痉挛是严重的癫痫类型，常随后出现其他癫痫发作类型如强直、阵挛或强直阵挛发作，75%的患者最后发展成难治性癫痫[3-4]（图4-2）。

（2）错构瘤：颅内异常包括皮质下结节、室管膜下结节（subependymal nodules，SENs）及室管膜下巨细胞星形细胞瘤（subependymal giant cell astrocytoma，SEGAs）（图4-3）。80%～90%患者出现皮质下结节，有研究表明皮质下结节越多的患者，出现认知障碍的可能性越大，癫痫发作越难控制。手术

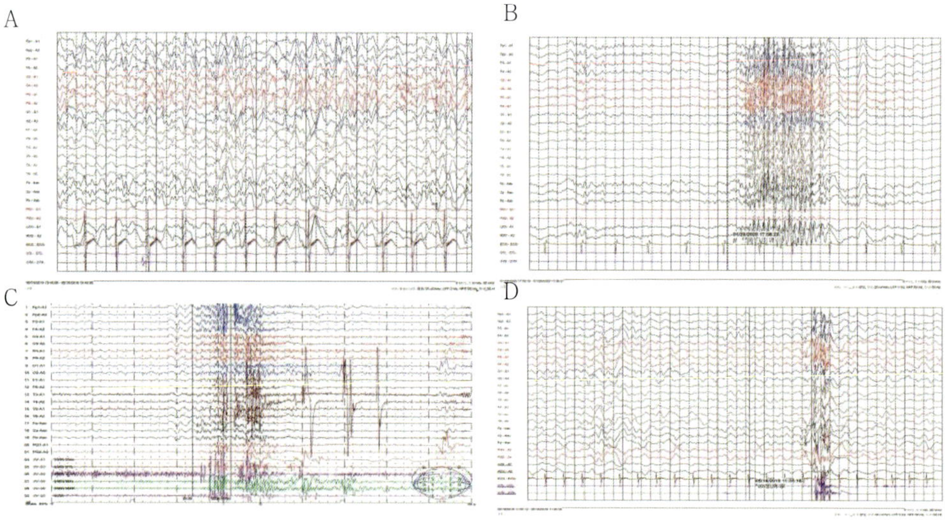

图4-2 结节性硬化症不同发作类型脑电图改变

A.间期多灶性放电。B.间期广泛性棘波节律阵发。C.为肌阵挛-失张力发作。D.肌阵挛发作。

切除结节可减少患者的癫痫发作。大约90%的患者出现室管膜下结节，室管膜下结节常无临床症状，且其数量多少跟疾病的严重性无关。但是室管膜下结节可能增大及发展为室管膜下巨细胞星形细胞瘤，具体机制尚待研究。5%～20%的结节性硬化症患者出现室管膜下巨细胞星形细胞瘤，此肿瘤在室间孔旁生长，可阻碍脑脊液循环，引起脑积水，导致患者死亡。

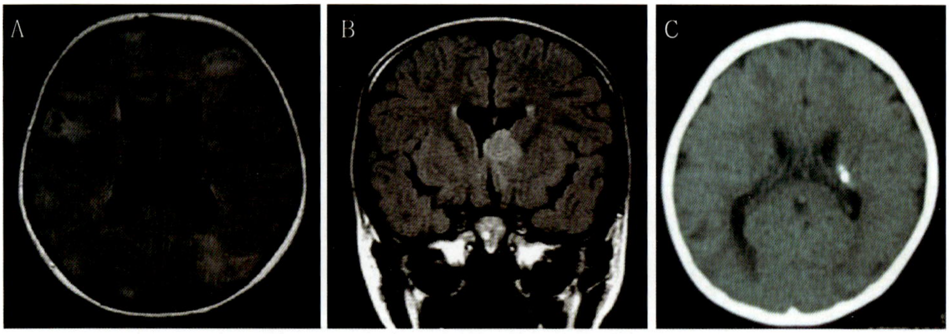

图4-3 结节性硬化症头颅影像学检查

A.头颅MRI示多发皮质下异常信号。B.示侧脑室室管膜下巨细胞星形细胞瘤。C.头颅CT示侧脑室室管膜下结节性高信号。

（3）精神发育障碍：患者常伴有一系列不同程度的神经精神症状，统称为结节性硬化症相关神经精神症状（tuberous sclerosis complex related neuropsychiatric disorders，TAND），最常见的行为问题包括过度活动、冲动和睡眠困难，常见的是焦虑、情绪波动和严重的攻击行为，不太常见的是抑郁情绪、自我伤害和强迫症行为。患者常因自闭症（40%～50%）和注意缺陷多动症（30%～50%）等常见症状而被诊断为精神疾病。大约50%的结节性硬化症患者智力正常，剩下的有不同程度的智力问题。

（二）非神经系统症状

（1）皮肤损害：色素脱失斑是结节性硬化症最常见的皮肤症状，超过90%的患者出现此症状，这些脱失斑常于患者出生时即已存在，为1mm长树叶形、卵圆形或不规则形色素脱失斑，在紫外灯下观察尤为明显，见于四肢及躯干。可随着患者年龄增长而增大或增多。面部纤维血管瘤是第二常见的皮肤症状，特征是口鼻三角区对称蝶形分布，呈淡红色或红褐色，为针尖至蚕豆大小的坚硬蜡样丘疹，按之稍褪色，约75%患者可出现。皮肤活检显示患者纤维血管瘤含有血管及结缔组织。此外，20%～30%患者腰部出现鲨鱼皮样斑，年长儿或成人较常见。甲周纤维瘤是一种平滑、坚韧的结节，常出现在指甲边，脚趾比手指常见，常出现于成人。此外还有部分患者在颈部或头部出现突出于皮肤表面的质软、肉色带蒂的皮肤软疣。其他皮肤症状还包括皮肤纸屑样改变、前额斑块等（图4-4）。

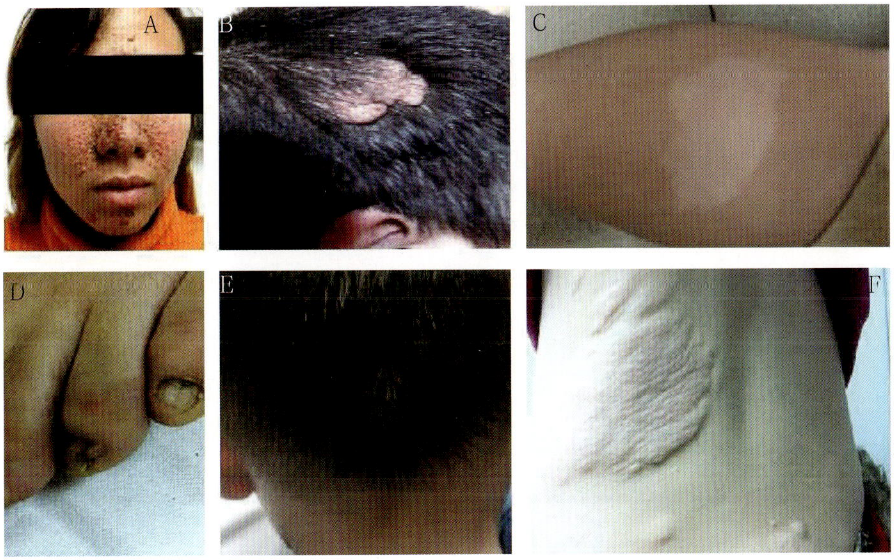

图4-4　结节性硬化症不同皮肤改变

A. 面部皮肤纤维血管瘤。B. 皮肤软疣。C. 色素脱失斑。D. 甲周纤维瘤。E.头发色素缺失。F. 皮肤鲨鱼皮斑。

（2）肾脏病变：超过80%的患者伴有肾脏损害，如肾血管肌脂肪瘤（angiomyolipoma，AML）、肾囊肿或肾细胞癌等，小的肾血管肌脂肪瘤常无临床症状，但直径大于4cm的肿瘤就容易出现危及生命的大出血。尽管肾癌在结节性硬化症患者和普通人中的发病率相近，但TSC患者肾癌的平均发病年龄比普通人群早25年。

（3）肺部病变：肺淋巴管平滑肌瘤病（lymphangioleiomyomatosis，LAM）主要出现在育龄期女性患者，提示雌激素可能具有促进作用。肺淋巴管平滑肌瘤病常无临床症状，部分患者出现呼吸困难、自发性气胸的表现。胸部CT、肺活检和血清VEGF-D可帮助早期诊断[5-6]。

（4）其他：结节性硬化症患者还可出现心脏横纹肌瘤[7]、视网膜结节等。心脏横纹肌瘤常于孕22～29周出现，且随着患儿年龄增长自行消退，若无并发症可不需要特殊治疗。视网膜结节常无临床表现，部分患者因出现视力问题而确认。

三 诊断

目前结节性硬化症的诊断主要依据临床标准。基因检测可以明确基因突变的位置和突变类型，并为患者家系分析、遗传咨询和产前诊断提供依据[8]。

（一）诊断标准

根据2012年第二届国际TSC共识会议的建议，结节性硬化症的诊断标准包括以下主要和次要特征[9]。

（1）主要特征：色素脱失斑（≥3个，直径≥5mm）、纤维血管瘤（≥3个）或头部纤维斑块、甲周纤维瘤（≥2个）、鲨鱼皮斑、多发性视网膜错构瘤、皮质发育不良、室管膜下结节、室管膜下巨细胞星形细胞瘤、心脏横纹肌瘤、淋巴管平滑肌瘤病、肾血管平滑肌脂肪瘤（≥2个）。

（2）次要特征：皮肤“斑驳状”或“纸屑样”改变、牙釉质凹陷（＞3处）、口腔内纤维瘤（≤2个）、视网膜色素斑、多个肾囊肿、非肾错构瘤。对具有2个主要特征或具有至少2个次要特征和1个主要特征的患者，诊断为确定的结节性硬化症，而对具有1个主要特征或至少2个次要特征的患者，则诊断为疑诊的结节性硬化症。

（二）神经系统检查

完善大脑的磁共振成像检查，用于识别室管膜下结节和室管膜下巨细胞星形细胞瘤等。对于年龄小于25岁的儿童和成人，每1~3年进行一次脑磁共振成像检查，以监测室管膜下巨细胞星形细胞瘤[10]。如果SEGA较大，生长或压迫脑室，则应更频繁地进行MRI。25年后，如果没有SEGA，则可能不再需要定期扫描。对儿童要求开展脑电图（EEG）和家庭教育，以识别癫痫发作是否及何时发生；对患儿进行心理行为评估，至少每年重复筛查TSC相关的神经精神疾病。

（三）外周脏器检查

完善腹部检查，最重要的是肾脏中的血管平滑肌脂肪瘤（renal angiomyolipoma，RAML），MRI优于CT或超声。对无临床症状且RAML最大直径≤3 cm的TSC-RAML（TSC-renal angiomyolipoma）患者，尤其是对未成年患者，建议主动监测，每1～3年进行腹部MRI评估RAML病变进展，每年至少评估1次肾功能并监测血压。在成年女性中，测试肺功能并执行胸部的高分辨率计算机断层扫描（HRCT）。使用Wood's灯检查手指和脚趾（指甲纤维瘤），面部（血管纤维瘤）和口腔（牙龈和牙龈纤维瘤）下的皮肤。在三岁以下的婴儿中，进行超声心动图检查横纹肌瘤[11]，并进行心电图（ECG）检查；使用眼底镜检查视网膜错构瘤或无色斑块。

（四）基因检测

基因测序可发现*TSC1*/*TSC2*基因突变类型。迄今为止，报道*TSC1*基因有约1 117种不同的基因突变，而*TSC2*基因有约3 222种突变。患者突变类型各异，包含错义、无义突变、剪接位点突变或其他小突变，但没有发现突变热点。75%~95%的TSC患者基因检测呈阳性，有10%～25%的患者经常规基因检测未能检出基因突变，不能排除结节性硬化症的诊断[12]。

（五）鉴别诊断

结节性硬化症应与其他累及皮肤、神经系统和视网膜的疾病鉴别，如神经纤维瘤病等，同时需要与原发或继发性癫痫及脑囊虫病相鉴别。对于幼儿，要与自闭症、智力低下、精神运动发育不全相鉴别。

四 治疗

（一）一般治疗

（1）抗癫痫治疗：早期和积极的癫痫发作控制可以减轻癫痫对神经发育的不利影响[13]。对于婴儿痉挛，氨己烯酸（vigabatrin）是一线治疗药物，类固醇和经典抗癫痫药物（Antiepileptic drugs，AEDs）适合二线治疗[14]。在欧洲，专家一致建议氨己烯酸是所有1岁以下儿童癫痫发作的一线药物[15]。其他发作类型的年长儿童和成人也可以考虑使用。传统的抗癫痫药物选择与其他癫痫患者相同。国内王晓乐等人研究提示氨己烯酸在TSC伴痉挛发作患者中疗效显著，对痉挛发作患者应早期选用或添加氨己烯酸治疗[16]。雷帕霉素靶点抑制剂依维莫司［everolimus，起始剂量1mg/（m^2·d）］的治疗减少了癫痫发作。邹丽萍等人研究发现在TSC并癫痫患者原有抗癫痫药基础上加用雷帕霉素总有效率73.08%[17]。此外，mTOR抑制剂可能具有整体的疾病修饰作用。有少量临床应用和文献报道显示生酮饮食可以减少癫痫发作[18]。cannabidiol在TSC难治性癫痫治疗中的作用尚待证实。手术切除致痫灶在部分难治性癫痫患者中有效，但手术治疗应当在保护患者功能的前提下切除致痫灶及相关皮质。对于不能行切除手术的难治性癫痫患者可考虑行姑息性手术或神经调控。术后需要进行长期药物治疗及随访[19]。

（2）皮肤病学评估可能有助于早期识别血管纤维瘤，这些肿瘤可能最终导致美容缺陷，这些缺陷可能需要激光治疗或手术切除。

（3）肾血管平滑肌脂肪瘤：对于急性出血性肾血管平滑肌脂肪瘤的患者，动脉栓塞和皮质类固醇是首选治疗方法[20]。直径＞5mm的微小动脉瘤患者也可以考虑类固醇激素联合选择性动脉栓塞治疗。对于无症状者，肾血管平滑肌脂肪瘤直径＞3cm的成人结节性硬化症肾血管平滑肌脂肪瘤患者首选mTOR通路抑制剂依维莫司治疗。在控制不良反应的前提下，建议长期足量使用，不建议长期停用。当足量且服用时间大于6个月，患者可试行间歇性治疗或低剂量治疗模式。对于雷帕霉素衍生物无效或进展的患者可考虑外科保肾手术治疗，尽量避免肾切除术。此外，依维莫司还可以用于少部分数目少或孤立的体积大的TSC-RAML的术前治疗[21]。

（4）急性室管膜下巨细胞星形细胞瘤的治疗是外科切除。外科切除有症状的SEGA，然而，其死亡率和并发症，包括偏瘫、出血、感染及认知能力下降的风险都有显著增加。无症状性SEGA可通过手术切除或用mTOR抑制剂治疗。FDA已批准依维莫司治疗有症状的SEGA且不适于手术的TSC患者[22]。

（5）肺淋巴管平滑肌瘤病多见于育龄期女性，具体机制尚不明确，雌激素可能参与刺激肺部平滑肌细胞生长。目前治疗主要针对减小雌激素产生如孕酮激素治疗等，治疗效果各异。多个研究证实mTOR抑制剂雷帕霉素及其衍生物对肺淋巴管平滑肌瘤病有效，但FDA尚未批准此适应证[23-24]。

（二）靶向治疗

西罗莫司（sirolimus），又称雷帕霉素，是一类新的大环内酯类抗生素，可以抑制mTOR活性，具有天然大环免疫抑制和抗血管生成作用。后来，西罗莫司被人工改性成一种亲水性更强的口服生物利用形式，称为依维莫司。西罗莫司和依维莫司通过结合和抑制mTOR，在G1期和S期引起细胞周期阻滞。到目前为止，科学证据和临床试验支持在某些TSC表现上使用mTOR抑制剂，包括SEGAs、肾AMLs和LAM。此外，在肾移植后免疫抑制治疗中使用mTOR抑制剂是TSC患者的首选治疗方法。除了对这些病变的影响外，雷帕霉素还被发现对面部血管纤维瘤、癫痫、心脏横纹肌瘤、纤维瘤病和肾细胞癌患者有积极作用[25-26]。依维莫司在肝脏中由细胞色素CYP3A4代谢。这种细胞色素是由几种抗癫痫药物诱导的。对于正在使用此类药物治疗癫痫的患者及需要使用依维莫司治疗SEGAs的患者，应仔细评估。mTOR抑制剂的副作用可能会降低mTOR抑制剂在所有TSC患者中的广泛应用，其有益作用必须与可能的长期副作用相权衡。它主要副作用是黏膜炎伴口腔炎、肺毒性（以间质性肺病的形式存在或由于白细胞减少引起机会性感染）、皮肤反应如红斑或瘙痒或皮肤干燥、贫血、胃肠道反应（恶心、腹泻）、高脂血症（但偶尔会失去食欲和体重）、血糖控制障碍、骨髓抑制（尤其是儿童）、肾功能异常和水肿、性腺功能障碍、伤口愈合并发症、暂时性闭经和男女生育能力下降、移植物血栓形成等。必须谨慎考虑依维莫司治疗的更严重不良事件。

五　预后

临床异质性及长期管理不同导致每个患者都会呈现不同的疾病表现及预后。

强调对确诊患者进行长期监测，并对常见并发症进行筛查。总体上讲，mTOR抑制剂并配合综合治疗，可以大大地改善结节性硬化症患者的预后，控制癫痫发作[27]，改善智力，减轻皮损，大大提高患者的生活质量，让部分患者达到正常生命期限。

六 预防

本病为常染色体显性遗传，若父母一方患病，则后代患病的概率达到50%。虽然TSC可以用mTOR抑制剂进行特异性治疗，但需要长期或者终生用药，所以最好的治疗就是预防。明确家系中的TSC基因突变类型，终止遗传链传递。包括遗传咨询、产前诊断和种植前诊断。

在临床工作中，我们小组按照下列程序进行遗传咨询和产前诊断。

1. 遗传咨询

（1）确定咨询者家系中TSC的临床诊断，建立遗传档案。确定临床诊断包括典型的皮肤血管瘤、癫痫发作及智能减退，头颅CT检查有颅内钙化灶及室管膜下结节，常染色体显性遗传家族史，基因检测确定患者有*TSC1*基因或*TSC2*基因突变类型。

（2）绘制咨询者的家系图，是否符合常染色体显性遗传规律，系谱中代代均有患者，男女不限。有些家系可能无阳性家族史，可能的原因有：先证者为继父母收养、先证者双亲早亡、未能及时诊断家族成员的TSC、先证者双亲发病延迟或外显不全、先证者自发新突变、父母为生殖细胞嵌合体。

（3）对先证者进行*TSC1*或*TSC2*基因检测，确定相应的基因致病性点突变。若考虑为父源性精子嵌合体，可对先证者父亲的精子进行二代测序，找到精子嵌合体的证据。

（4）若配偶未携带相同致病基因突变，则先证者生育的子代一半为患者，一半为正常。若配偶携带相同致病基因突变，则先证者生育的子代有75%的可能患病，25%的可能正常。男女机会均等。

（5）若确认先证者父亲的精子为嵌合体，或怀疑先证者的母亲为生殖细胞嵌合体，可对胎儿进行产前诊断，或种植前诊断。

2. 产前诊断

（1）确认先证者的临床表型和*TSC1*基因或*TSC2*基因的致病性突变位点。

（2）确认遗传方式是典型的常染色体显性遗传。

（3）先证者母亲怀孕后，在妊娠10～13周进行绒毛穿刺取样或孕16周以后通过羊膜腔穿刺抽取羊水进行胎儿细胞的*TSC1*基因或*TSC2*基因检测，当确认胎儿带有与先证者的*TSC1*或*TSC2*基因相同的突变时，提示是患胎，应在知情的情况下，由其双亲决定采取进一步的措施。

（4）若患者有典型的临床表型和明确的*TSC*1或*TSC2*基因致病性突变，其父母即使临床表型正常，也应在妊娠10～13周进行绒毛穿刺或孕16周以后进行羊水中胎儿细胞的*TSC1*或*TSC2*基因的检测，确认胎儿是否存在与先证者相同的突变，因其父母亲有生殖细胞嵌合体的可能。

（5）对确认的父源性生殖细胞嵌合体，也可选择进行种植前诊断，避免患胎的治疗性流产。

（6）对于产前基因诊断后出生的新生儿，应进行随访和记录。

七 问题与展望

结节性硬化症是一个涉及多器官系统，需要多个学科协作诊治的疾病。临床异质性大，导致不同临床中心管理策略不同。早期诊断可使治疗有的放矢，防患于未然。靶向mTOR通路的药物研究具有很好的前景，但尚需更多临床实践的验证及长期的疗效观察。未来治疗开发的潜在途径包括能量、营养和内质网的稳态途径。自噬和蛋白酶体也被认为是潜在的细胞生存途径。此外，参与细胞生长和代谢的途径开始显示出治疗TSC的潜力，其中核苷酸前体的阻断也对TSC病变细胞具有细胞毒性[28]。

八 典型病例

1. 病史

患者，男性，2岁5月，主因“反复意识丧失伴抽搐 2 年”，于 2011 年 12 月19日就诊。患儿为第一胎第一产，足月顺产，体重3.2kg，无缺氧窒息抢救史。生长发育与同龄儿无明显差异。母亲诉该患儿于 4 月龄时开始无明显诱因出现眨眼、流涎，呼之不应，症状持续数秒钟。反复发作，症状逐渐加重至双眼上翻，双下肢先伸直后四肢抽动，口唇青紫，呼之不应，每次发作时间持续约3min，发作后有嗜睡。发作频次从数天1次至每天4～5次。曾在当地医院就诊考虑“癫痫”予以卡马西平（0.05g、每天2次）、苯妥英钠（0.05g、每天2次）和丙戊酸钠（0.20g、每天2次）等口服抗癫药物联合治疗，因未严格遵医嘱服药，患儿癫痫发作控制欠佳。体格检查：精神尚可，脑神经检查无明显异常。皮肤可见面部皮脂腺瘤、色素脱失斑、局部头发色素缺失。四肢肌力肌张力正常，腱反射对称，病理征（-）。经病史询问获知该患儿外祖父、母亲、两个阿姨均有面部皮脂腺瘤，对其母进行体格检查可见肘部白斑脱失、背部鲨鱼皮斑、色素脱失斑、脚趾纤维甲瘤、皮肤软疣。先证者外祖父、母亲、两个阿姨也有癫痫发作。外祖父及母亲发作均于1年内停止发作；二姨25岁时去世，死因不明；三姨未予特殊治疗，癫痫发作于18岁时停止[29]（图4-5）。

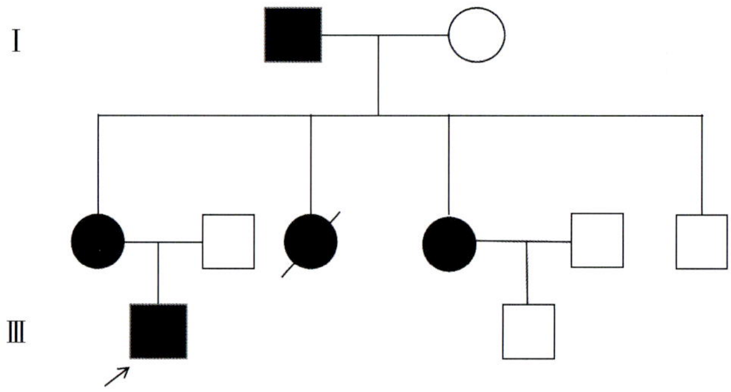

图4-5　患者家系图

2. 实验室检查

（1）头颅影像学检查：患儿头部MRI扫描提示侧脑室前角室管膜下结节状异常信号影（图4-6）。

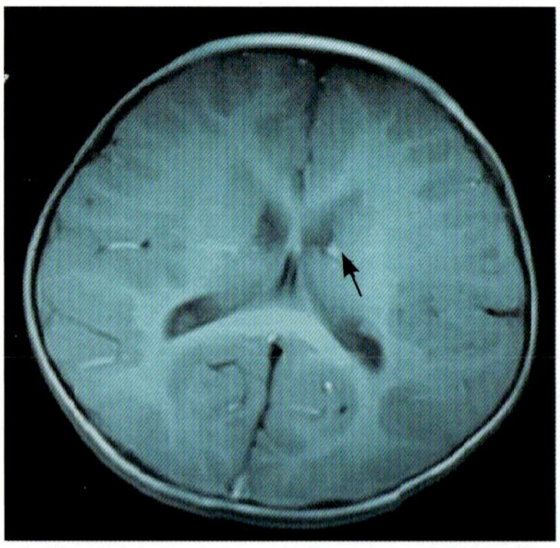
图4-6　患者头颅MRI示室管膜下结节（箭头所示）

（2）基因检测：患儿*TSC2*基因检测示c.1444_2A＞C突变（图4-7）。

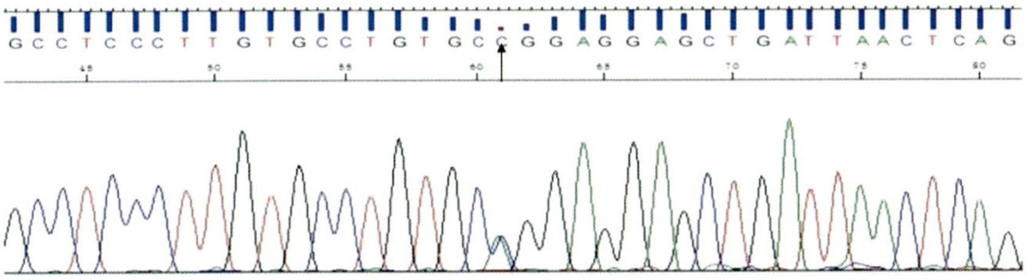

图4-7　患者*TSC2*基因检测示c.1444_2A＞C突变

3. 治疗及转归

该家系中具有多个有症状的患者，但临床表现轻重不一。所有患者均有皮肤表现、癫痫发作。临床表现重的Ⅱ3未治疗，于25岁时过世，死因不详。Ⅰ1、Ⅱ1、Ⅱ4癫痫发作未特殊治疗，自行停止。Ⅱ1、Ⅱ4均有面部纤维血管瘤、皮肤软疣，曾行皮肤科手术治疗，后症状有所反复。先证者主要问题为难治性癫痫，经丙戊酸钠+卡马西平+苯妥英钠治疗后效果不佳。后尝试加用雷帕霉素1/4片、每天1次，患者母亲觉患者症状改善不理想遂停用雷帕霉素（使用1周左右），继续服用传统抗癫痫药。2014年6月开始停用传统抗癫痫药，改为氨己烯酸，刚开始服药症状控制良好，服药约2年后由于担心药物引起的视觉障碍副作用，且患者后期癫痫发作次数再次增加，遂停用氨己烯酸。继续调整传统抗癫痫药方案，目前服用丙戊酸钠缓释片+托吡酯片+左乙拉西坦片。患者现11岁，家属诉患者仍有间断癫痫发作，但次数及症状持续时间较前少；性格较固执，学习成绩差。Ⅱ4怀孕时行产前诊断未发现相同的致病基因突变，顺利生下一个正常男孩，现5岁，同正常同龄儿无差异。

参考文献

[1] LI Y Q, CAO J Q, CHEN M L, et al. Abnormal neural progenitor cells differentiated from induced pluripotent stem cells partially mimicked the development of TSC2 neurological abnormalities[J]. Stem Cell Reports, 2017, 8（4）: 883-893.

[2] 李花，胡湘蜀，沈鼎烈，等. 伴有癫痫发作的结节性硬化症患者的临床特点[J]. 中风与神经疾病杂志，2012，29（10）：920-923.

[3] NABBOUT R, BELOUSOVA E, BENEDIK MP, et al. Epilepsy in tuberous

sclerosis complex: Learnings from the TOSCA study[J]. Epilepsia Open, 2019, 4(1): 73-84.

[4] 李花, 胡湘蜀, 沈鼎烈, 等. 伴有癫痫发作的结节性硬化症患者的脑电图特点[J]. 脑与神经疾病杂志, 2013, 21(2): 81-83.

[5] 刘杰, 钟南山, 陈荣昌, 等. 结节性硬化症相关型和散发型肺淋巴管肌瘤病30例临床回顾研究[J]. 中华肺部疾病杂志, 2017, 10(5): 514-520.

[6] 刘杰, 钟南山, 陈荣昌, 等. 淋巴管肌瘤病并肾血管平滑肌脂肪瘤41例临床回顾研究[J]. 国际呼吸杂志, 2017, 37(22): 1720-1726.

[7] 黄国强, 翟琼香, 余俊浩, 等. 结节性硬化症合并心脏横纹肌瘤15例临床分析[J]. 中国当代儿科杂志, 2015, 17(5): 477-481.

[8] 廖建湘, 陈黎, 李冰, 等. 儿童结节性硬化症的临床诊断探讨[J]. 中国实用儿科杂志, 2002, 17(10): 599-601.

[9] KRUEGER DA, NORTHRUP H. International tuberous sclerosis com plex consensus group. Tuberous sclerosis complex surveillance and management: Recommendations of the 2012 international tuberous sclerosis complex consensus Conference[J]. Pediatr Neurol, 2013, 49(4): 255-265.

[10] 徐文睿, 王俊, 陈蓉蓉, 等. 结节性硬化症神经系统病变影像学特征及误漏诊原因分析[J]. 临床误诊误治, 2016, 29(10): 7-12.

[11] 张秉宜, 查运红, 李俊明, 等. 儿童结节性硬化症心脏横纹肌瘤超声心动图诊断特点分析[J]. 中国临床医学影像杂志, 2018, 29(9): 670-672.

[12] 黄国强, 翟琼香, 汤志鸿, 等. 国内结节性硬化症基因突变与临床表型综合分析[J]. 中国现代神经疾病杂志, 2015, 15(4): 322-328.

[13] CURATOLO P, NABBOUT R, LAGAE L, et al. Management of epilepsy associated with tuberous sclerosis complex: Updated clinical recommendations[J]. Eur J Paediatr Neurol, 2018, 22(5): 738-748.

[14] O'CALLAGHAN F J, EDWARDS S W, ALBER F D, et al. Safety and effectiveness of hormonal treatment versus hormonal treatment with vigabatrin for infantile spasms (ICISS): A randomised, multicentre, open-label trial[J]. Lancet Neu rol, 2017, 16(1): 33-42.

[15] JOZWIAK S, SLOWINSKA M, BORKOWSKA J, et al. Preventive

antiepileptic treatment in tuberous sclerosis complex: Long term, prospective trial[J]. Pediatr Neurol, 2019, 101: 18–25.
[16] 杨娟，邓小鹿，陈晨，等. 儿童结节性硬化症合并癫痫51例临床分析[J]. 中国医师杂志，2018，20（9）：1284–1287.
[17] 邹丽萍，刘玉洁，庞领玉，等. 雷帕霉素治疗儿童结节性硬化症合并癫痫的临床效果及安全性观察[J]. 中华儿科杂志，2014，52（11）：812–816.
[18] 廖建湘. 生酮饮食疗法在难治性癫痫中的应用[J]. 中国实用儿科杂志，2016，31（1）：41–45.
[19] 丁平，关宇光，梁树立，等. 结节性硬化症相关癫痫外科治疗中国专家共识[J]. 中国当代儿科杂志，2019，21（8）：735–742.
[20] BISSLER J J, KINGSWOOD J C. Optimal treatment of tuberous sclerosis complex associated renal angiomyolipomata: A systematic review[J]. Ther Adc Urol, 2016, 8（4）: 279–290.
[21] 中国抗癌协会泌尿男生殖系肿瘤专业委员会结节性硬化协作组。结节性硬化症相关肾血管平滑肌脂肪瘤诊疗与管理专家共识[J]. 中国癌症杂志，2020，30（1）：70–77.
[22] 李亚勤，张成. 雷帕霉素治疗结节性硬化神经系统症状的研究进展[J]. 中华神经科杂志，2015，48（5）：422–424.
[23] XU K F, TIAN X L, RYU J H. Recent advances in the managent of lymphangioleiomyomatosis[J]. Res, 2018, 18（7）: 758.
[24] 田欣伦，王俊，徐凯峰. 淋巴管肌瘤病：从分子研究到靶向治疗[J]. 国际药学研究杂志，2017，44（2）：151–156.
[25] FRANZ D N, CAPAL J K. mTOR inhibitors in the pharmacologic management of tuberous sclerosis complex and their potential role in other rare neurodevelopmental disorders[J]. Orphanet J Rare Dis, 2017, 12: 51.
[26] ZHANG ZQ, SHEN C, LONG Q, et al. Sirolimus for retinal astrocytic hamartoma associated with tuberous sclerosis complex[J]. Ophthalmology, 2015, 122（9）: 1947–1949.
[27] 文家伦，廖建湘，陈黎，等. 小儿结节性硬化症合并癫痫的随访研究[J]. 中国当代儿科杂志，2009，11（12）：996–998.

[28] LI C，CHEN H，ZHANG H，et al. mTOR-dependent upregulation of xCT blocks melanin synthesis and promotes tumorigenesis[J]. Cell Death Differ，2019，26（10）：2015-2028.

[29] 李亚勤，操基清，杨娟，等. 结节性硬化症家系临床特点与基因分析[J]. 中国现代神经疾病杂志，2012，12（3）：300-306.

（李亚勤）

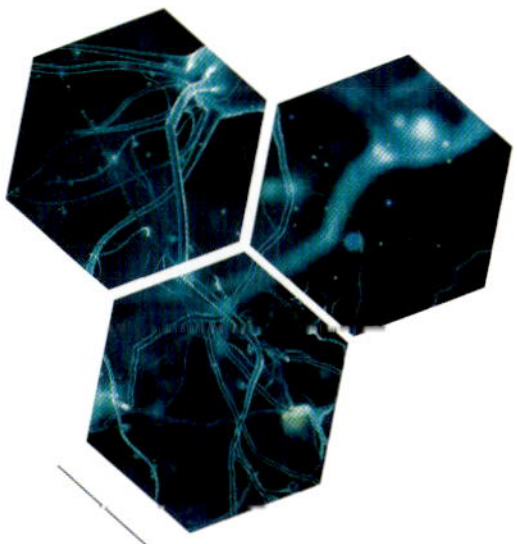

第三节　线粒体脑肌病伴高乳酸血症和卒中样发作

一　疾病概述

线粒体脑肌病伴高乳酸血症和卒中样发作（mitochondrial encephalomyopathy, lactic acidosis, and stroke-like episodes, MELAS）是一类累及多系统的线粒体脑肌病，多呈母系遗传，少数为散发病例，具有明显的临床和遗传异质性，发病率约为1/6 000[1-2]。

MELAS由多个基因突变引起，包括线粒体基因，如，线粒体$tRNA^{Leu1 (UUA/G)}$［Mitochondrially Encoded TRNA Leucine 1（UUA/G），*MTTL1*］、线粒体$tRNA^{Gln (CAA/G)}$［Mitochondrially Encoded TRNA-Gln（CAA/G），*MTTQ*］、线粒体$tRNA^{His (CAU/C)}$［Mitochondrially Encoded TRNA-His（CAU/C），*MTTH*］、线粒体$tRNA^{Lys (AAA/G)}$［Mitochondrially Encoded TRNA-Lys（AAA/G），*MTTK*］、线粒体$tRNA^{Cys (UGU/C)}$［Mitochondrially Encoded TRNA-Cys（UGU/C），*MTTC*］、线粒体$tRNA^{Ser (UCN) 1}$［Mitochondrially Encoded TRNA-Ser（UCN）1，*MTTS1*］、NADH脱氢酶1［Mitochondrially Encoded NADH Dehydrogenase 1，*MTND1*］、NADH脱氢酶5［Mitochondrially Encoded NADH Dehydrogenase 5，*MTND5*］、NADH脱氢酶6［Mitochondrially Encoded NADH Dehydrogenase 6，*MTND6*］、线粒体$tRNA^{Ser (AGU/C) 2}$［Mitochondrially Encoded TRNA-Ser（AGU/C）2，*MTTS2*］、线粒体$tRNA^{Leu (CUN) 2}$［Mitochondrially Encoded TRNA-Leu（CUN）2，*MTTL2*］、线粒体$tRNA^{Phe (UUU/C)}$［Mitochondrially Encoded TRNA-Phe（UUU/C），*MTTF*］、线粒体$tRNA^{Val (GUN)}$［Mitochondrially Encoded TRNA-Val（GUN），*MTTV*］、NADH脱氢酶4［Mitochondrially Encoded NADH Dehydrogenase 4，*MTND4*］、细胞色素C氧化酶Ⅱ［Mitochondrially Encoded Cytochrome C OxidaseⅡ，*MTCO2*］、细胞色素C

氧化酶Ⅲ（Mitochondrially Encoded Cytochrome C Oxidase Ⅲ，*MTCO3*）和线粒体tRNA$^{Trp（UGA/G）}$［Mitochondrially Encoded TRNA-Trp（UGA/G），*MTTW*］，还有核基因，如，DNA聚合酶γ催化亚基（DNA Polymerase Gamma，Catalytic Subunit，*POLG*）、rRNA甲基转移酶2（Mitochondrial RRNA Methyltransferase 2，*MRM2*）和FAST激酶结构域蛋白2（FAST Kinase Domains 2，*FASTKD2*）。其中，线粒体*MTTL1*基因c.3243G＞A为最常见的突变，见于80%的MELAS患者[3-6]。见表4-1。

表4-1　MELAS相关基因列表

基因名称	染色体位置	基因组大小/bp	cDNA长度	外显子数	编码氨基酸数	编码产物	编码蛋白大小/Da	编码产物分布	编码产物功能
MTTL1	chrMT	79	—	—	—	TRNA-Leu1 (UUA/G)	—	线粒体	转运亮氨酸
MTTQ	chrMT	82	—	—	—	TRNA-Gln (CAA/G)	—	线粒体	转运谷氨酰胺
MTTH	chrMT	71	—	—	—	TRNA-His (CAU/C)	—	线粒体	转运组氨酸
MTTK	chrMT	79	—	—	—	TRNA-Lys (AAA/G)	—	线粒体	转运赖氨酸
MTTC	chrMT	84	—	—	—	TRNA-Cys (UGU/C)	—	线粒体	转运半胱氨酸
MTTS1	chrMT	74	—	—	—	TRNA-Serine1 (UCN)	—	线粒体	转运丝氨酸
MTND1	chrMT	956	—	—	318	泛醌氧化还原酶核心亚基1	35 661	线粒体	线粒体膜呼吸链核心亚单位
MTND5	chrMT	1 812	—	—	603	泛醌氧化还原酶核心亚基5	67 027	线粒体	线粒体膜呼吸链核心亚单位
MTND6	chrMT	525	—	—	174	泛醌氧化还原酶核心亚基6	18 622	线粒体	线粒体膜呼吸链核心亚单位
MTTS2	chrMT	61	—	—	—	TRNA-Ser 2 (AGU/C)	—	线粒体	转运丝氨酸
MTTL2	chrMT	73	—	—	—	TRNA-Leu 2 (CUN)	—	线粒体	转运亮氨酸
MTTF	chrMT	79	—	—	—	TRNA-Phe (UUU/C)	—	线粒体	转运苯丙氨酸

续表

基因名称	染色体位置	基因组大小/bp	cDNA长度	外显子数	编码氨基酸数	编码产物	编码蛋白大小/Da	编码产物分布	编码产物功能
MTTV	chrMT	71	—	—	—	TRNA-Val (GUN)	—	线粒体	转运缬氨酸
MTND4	chrMT	1 378	—	—	459	泛醌氧化还原酶核心亚基 4	51 581	线粒体	线粒体膜呼吸链核心亚单位
MTCO2	chrMT	684	—	—	227	细胞色素 C 氧化酶Ⅱ	25 565	线粒体	协同转运电子
MTCO3	chrMT	784	—	—	261	细胞色素 C 氧化酶Ⅲ	29 951	线粒体	协同转运电子
MTTW	chrMT	70	—	—	—	TRNA-Trp (UGA/G)	—	线粒体	转运色氨酸
POLG	chr15q26.1	29 664	3 720	23	1 239	线粒体 DNA 聚合酶催化亚基	139 562	线粒体	参与 mtDNA 复制
MRM2	chr7p22.3	7 984	741	3	246	线粒体 rRNA 甲基转移酶 2	27 424	细胞核和线粒体	加工和修饰 rRNA
FASTKD2	chr2q33.3	30 833	2 133	12	710	FAST 激酶结构域蛋白 2	81 463	线粒体	参与线粒体凋亡

注：参考基因组序列名称为 GRCh38/hg38。

线粒体DNA（mitochondrial DNA，mtDNA）与线粒体结构蛋白合成、线粒体RNA合成和呼吸链功能有关，mtDNA突变使呼吸链亚单位结构改变和线粒体蛋白合成障碍，致使呼吸通量受阻，导致氧自由基堆积，引起脂质膜、蛋白和核酸功能障碍。

核DNA（nuclear DNA，nDNA）与氧化磷酸化过程、mtDNA维持、硫胺素载体功能和磷酸盐载体功能有关，nDNA突变使与线粒体功能相关的重要蛋白合成障碍，影响氧化磷酸化过程，导致患者出现相应的临床表现[7]。

MELAS的病因尚未完全清楚。目前有缺血性血管机制学说和非缺血性血管机制学说。损害的靶器官，尤其是骨骼肌和颅内小动脉壁平滑肌和内皮细胞出现大量线粒体积聚，病理可见血管琥珀酸脱氢酶反应阳性，这是缺血性血管机制的理论基础，但其病灶不符合血管分布特点，但不是缺血性细胞源性水肿改变，病灶呈充血和血管源性水肿改变，这些特点不支持该学说[8]。非缺血性血管机制学说认为，患者卒中样发作是由于神经元过度兴奋、毛细血管通透性增加、过度灌注和神经元易损所致，其中神经元兴奋起核心作用[9-10]。

目前MELAS尚无特效的治疗方法，早期诊断和及时综合治疗（如饮食、改善线粒体呼吸功能的药物等）有助于改善预后。

二 临床特征

MELAS累及多器官，临床表现复杂，临床上可以出现卒中样发作、痴呆、癫痫发作、乳酸酸血症、肌病、反复头痛、听觉障碍、糖尿病和身材矮小等症状[11-15]。

1. 起病年龄

多在20岁以前，发病时通常有2个以上症状。

2. 首发症状

以癫痫发作、反复头痛、卒中样发作、皮层盲、肌无力、反复呕吐和身材矮小多见，其次为意识改变、认知障碍、听力障碍和糖尿病，少见的首发症状有发育迟滞和发热。

3. 多系统受累

MELAS累及神经系统、骨骼肌、心肌、胃肠道、内分泌、肾、肺、皮肤和血液系统。

4. 临床表现异质性

临床表现取决于突变线粒体DNA与正常线粒体DNA的比例、突变线粒体DNA的分布和每种组织对氧化代谢的易损性（阈值效应）。

5. 临床表现取决于受累系统，以神经系统和肌肉系统表现为核心症状

（1）神经系统：卒中样发作为核心症状，也是最常见的表现，神经功能障碍可逆，病灶主要位于颞叶、顶叶和枕叶，表现出与受损部位相应的临床症状。癫痫发作是另一个常见的表现，局灶性发作或全面发作均可见，临床表现具有异质性，患者不一定有神经影像学异常。搏动性头痛伴频繁呕吐的偏头痛发作是MELAS常见的临床表现。在合并卒中样发作的患者中，头痛发作更频繁，程度更重。听力障碍通常发生在疾病早期，是MELAS常见的临床表现，感音性听觉障碍突出，程度轻，进行性加重。周围神经病主要累及神经末梢，表现为多发神经病，运动纤维和感觉纤维均可受累，可见轴索和髓鞘损伤，呈现出慢性进行性

发展的病程特点。其他神经系统表现还包括波动性听力下降、记忆力障碍、肌阵挛、共济失调、可逆性意识改变、基底节钙化和脑脊液蛋白水平升高。眼科症状包括视神经萎缩、色素性视网膜病变和眼肌麻痹。患者还可以出现抑郁、躁郁症、焦虑、精神错乱和人格改变等精神疾患[16-17]。

（2）肌肉表现：肌病是MELAS的核心症状，以肌无力、运动不耐受和运动发育迟滞为主要表现。

（3）心脏表现：心肌和心脏传导系统均可受累。心肌受累的患者可出现扩张型心肌病和肥厚型心肌病相关的表现。心脏传导系统受累的患者可发生预激综合征（Wolff-Parkinson-White syndrome）。

（4）胃肠道表现：胃肠道症状常见，部分青少年出现生长发育障碍。以反复发作的周期性呕吐最为常见，也可见腹泻、便秘、胃蠕动障碍、假性肠梗阻和反复胰腺炎发作。

（5）内分泌表现：部分患者伴发1型糖尿病或2型糖尿病，平均发病年龄为38岁，多数患者身材矮小。极少数患者伴有生长激素缺乏。也有部分患者合并甲状腺功能减退、促性腺激素分泌不足、甲状旁腺功能减退。

（6）其他脏器表现：不常见。肾受损包括Fanconi近端肾小管病、蛋白尿、节段性肾小管硬化症。肺动脉高压偶见报道。皮肤受累可表现为白癜风、弥散性红斑和网状色素沉着。慢性贫血则为血液系统受累的表现。

6. 辅助检查

（1）乳酸水平：没有特异性。血清和脑脊液乳酸水平升高，脑脊液乳酸水平很少超过100mg/dL。当血清乳酸水平＞3mmol/L时，提示存在线粒体功能障碍。血清或脑脊液乳酸/丙酮酸水平有助于鉴别电子传递链障碍性疾病与丙酮酸代谢障碍性疾病。

（2）氨基酸水平：血清和脑脊液中的丙氨酸、甘氨酸、脯氨酸和苏氨酸水平升高，在病情恶化时可成倍升高。

（3）有机酸盐：尿中苹果酸盐和延胡索酸盐升高；血清和尿中3-甲基戊烯二酸轻至中度升高。

（4）头颅MRI+MRA+MRS：病灶主要位于颞叶、顶叶和枕叶，呈不对称分布，与脑血管走形不匹配，脑血管检查通常正常，波谱分析提示胆碱峰下降，乳酸峰升高（图4-8）。

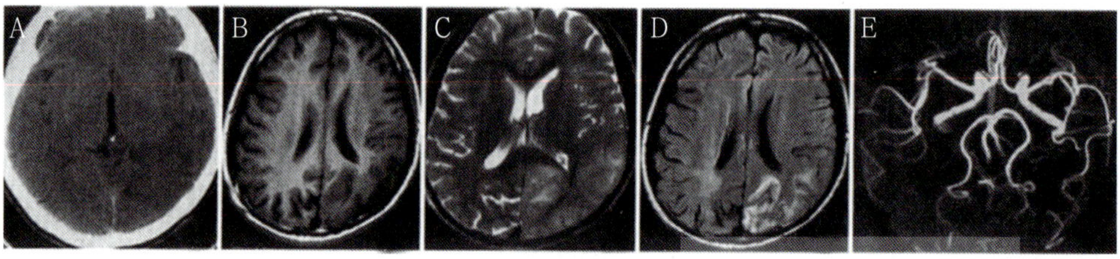

图4-8 头颅影像检查

A.头颅CT示位于左侧颞枕叶的片状低密度脑卒中样病灶。B、C、D.示MRI T1WI、T2WI和FLAIR像病灶局限于左侧颞枕叶皮质。D.FLAIR像上显示皮质异常信号，呈薄层状分布。E.颅脑MRA未见异常。

（5）肌电图和神经电图：肌源性损害，神经源性损害（轴索和髓鞘），或肌源性损害合并神经源性损害。

（6）肌肉组织学：破碎红纤维（ragged red fibers，RRF）散在出现，MGT染色可见RRF边缘红染明显，伴强反应性血管现象（strong SDH reactive blood vessels，SSV），SSV和RRF具有较大的病理诊断价值，SSV结合血管壁COX酶活性升高有助于鉴别肌阵挛癫痫伴破碎红纤维综合征（myoclonic epilepsy and ragged red fiber disease，MERRF）。生化分析肌肉组织抽提物可见以复合物Ⅰ和复合物Ⅳ为主的呼吸链酶学缺失。

（7）基因检测：mtDNA突变率在不同组织存在巨大差异，根据临床表现和组织获得性决定取材来源，通常取肌肉组织做基因检查，利用一代或二代测序技术检测mtDNA和核基因上的突变，重点查mtDNA的G3243A点突变（图4-9）。

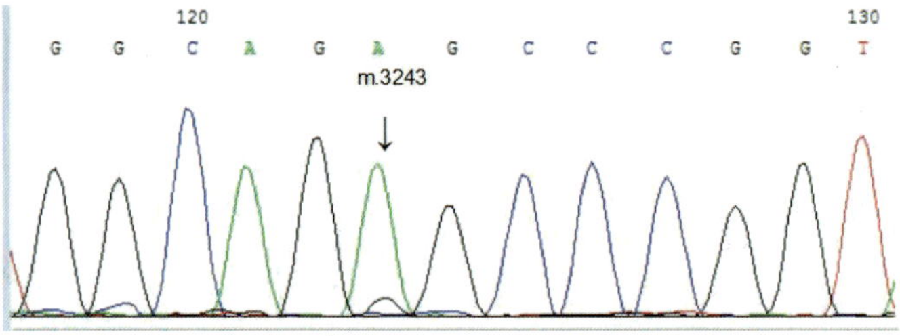

图4-9 mtDNA基因检测结果：tRNA m.3243G＞A

三 诊断

根据急性或亚急性起病特点，波动性认知改变、头痛、恶心、呕吐、视野缺损、视幻觉、癫痫发作、肌无力、神经心理改变、局部感觉异常和构音不良等卒中样发作相关的临床特征，头颅MRI示与脑血管分布不一致的卒中样病灶改变，脑电图出现癫痫发作波或广泛脑病改变，分子诊断证实遗传缺陷，同时排除相关疾病，临床上即可诊断MELAS。需要鉴别的疾病包括缺血性脑卒中、病毒性脑炎、糖皮质激素反应性脑病、脑小血管炎、Moyamoya病、静脉血栓形成、癫痫后可逆性脑病、甲基丙二酸血症和高氨血症。

四 治疗

目前尚无特效的治疗药物，发现并消除导致发病的外在因素对阻止疾病发生和发展具有重要意义。治疗主要是对症处理，需多学科专家协作。

（一）饮食治疗

保持充足的饮食以维持能量代谢的平衡和稳定，建议生酮饮食，即高脂肪低糖饮食，将脂肪与蛋白和碳水化合物的比例控制在4：1，如两根黄油棒的脂肪量，85g鸡肉里的蛋白量，一匙羹碳水化合物，就相当于上述生酮饮食的营养成分比例[18]。避免饥饿、饮酒和吸烟，避免在空腹或饥饿状态下过度活动或用脑，防止诱发代谢危象[11]。

（二）运动疗法

建议有氧耐力锻炼，避免空腹或饥饿状态下过度活动，建议从低强度短时间的锻炼开始，逐渐增加锻炼强度和持续时间。基于目标心率训练区域制订训练强度，经临床试验证实，当最大摄氧量达65%～75%时的心率区域是安全、有效的强度，推荐踩单车，运动前先做5～10min热身活动，隔天一次，每次踩30min，同步监测心率区域[19]。

（三）药物治疗

（1）精氨酸和瓜氨酸：可以提高一氧化氮的表达，舒张脑血管，改善脑灌注。当卒中样症状发作时，予生理盐水静脉补液维持脑灌注的同时，给予负荷量的精氨酸治疗，推荐发病3h内按0.5g/kg给药，连续用药3～5天，如患者吞咽安全，且能耐受口服药物时，可过渡至口服L-精氨酸治疗。一旦患者发生过卒中样发作后，予精氨酸口服以减少复发风险，推荐按0.15～0.30g/（kg·d），分3次口服。瓜氨酸为一氧化氮的前体，补充瓜氨酸可以提高一氧化氮水平，具有潜在的治疗价值[20-21]。

（2）CoQ10：可以改善肌无力和疲劳感，降低乳酸水平。推荐剂量为5～10mg/（kg·d）（儿童），以及200～400mg/（kg·d）（成人）[12]。

（3）一水肌酸补充剂：可以提高患者对高强度无氧运动或有氧运动的耐受性，推荐剂量为100mg/（kg·d）（儿童）或2～5g/（kg·d）（成人）[12]。

（4）慎用药物：抗癫痫药（丙戊酸、苯巴比妥、卡马西平、苯妥英钠、奥卡西平、乙琥胺、唑尼沙胺、托吡酯、加巴喷丁和氨己烯酸）、二氯乙酸盐、氨基糖甙类抗生素和利奈唑胺[11-12, 22]。

五 预后

预后取决于基因突变位点、突变负荷、起病年龄、靶器官损害和干预措施。突变负荷高，靶器官损害重，起病年龄早，意味着病情更重。早期诊断和及时治疗有助于改善预后[23]。

六 预防

（一）预防原则

MELAS主要由mtDNA突变引起，mtDNA突变呈典型母系遗传的特点。针对由mtDNA突变所致的家系，解释风险个体家系成员的检验结果非常困难，基于检验结果预测表型也不可能。一旦明确了mtDNA的致病突变，理论上可以对高风险的孕妇开展产前诊断或植入前诊断，事实上对引起MELAS的致病突变进行产前诊断具有诸多不确定性。一方面，取材的样本信息不能完全代表胎儿其他组织的突变负荷；另一方面，有丝分裂可能改变出生前后线粒体负荷；还有，通过突变预测表型、发病年龄、疾病严重程度和疾病进展不可靠。体外受精线粒体置换技术或许是一项有前景的，有助于解决上述问题的辅助生殖技术[7]。

目前发现与MELAS发病有关的核基因有*POLG*、*MRM2*和*FASTKD2*，均呈常染色体隐性遗传。由于目前尚无有效根治MELAS的治疗方法，对受累家系成员开展遗传咨询，检出携带者，对高风险胎儿进行产前诊断是发现患胎的有效手段。

（二）诊断流程

1. 遗传咨询

（1）确定咨询者家系中MELAS的临床诊断，建立遗传咨询档案。确认先证者是否有波动性认知改变、头痛、恶心、呕吐、视野缺损、视幻觉、癫痫发作、肌无力、神经心理改变、局部感觉异常和构音不良等卒中样发作相关的临床特征，头颅MRI示与脑血管分布不一致的卒中样病灶改变，脑电图出现癫痫发作波或广泛脑病改变。

（2）绘制咨询者的家系图，是否符合常染色体隐性遗传。

（3）对符合临床诊断标准的先证者及其父母进行外周血DNA的*POLG*、*MRM2*和*FASTKD2*基因检测。

（4）对于常染色体隐性遗传的MELAS：①先证者为特定*POLG*/*MRM2*/*FASTKD2*基因的纯合变异或复合杂合变异，有临床症状；②父母通常为杂合子，无临床症状；③患者的双亲表型正常，但往往都是致病基因的携带者，其后代有1/4的可能为患儿，1/4的可能为正常，1/2的可能为表型正常的致病基因携带者。

2. 产前诊断

（1）确认先证者的临床表型和特定*POLG*/*MRM2*/*FASTKD2*基因致病性变异的位点。

（2）确认先证者父母是否为*POLG*/*MRM2*/*FASTKD2*基因致病变异位点携带者，携带与先证者相同的致病变异位点。

（3）在先证者母亲妊娠10～13周进行绒毛穿刺取样或孕16～22周以后通过羊膜腔穿刺抽取羊水进行胎儿细胞的致病基因检测。当确认胎儿携带有与先证者*POLG*/*MRM2*、*FASTKD2*基因相同的致病性变异时，提示是患胎，在知情同意的情况下，由其父母决定是否继续妊娠；若胎儿*POLG*/*MRM2*/*FASTKD2*基因没有相关致病变异，或仅为携带者，其罹患相同疾病的概率很低，可由其父母决定是否继续妊娠。也可考虑植入前遗传学诊断，避免患胎出生。

（4）对于产前基因诊断后出生的新生儿，应进行随访和记录。

七 问题与展望

MELAS累及多器官，具有临床和遗传异质性，临床表现取决于受累器官和突变负荷，缺乏特异度和敏感度高的生物学指标，疾病早期难以识别和诊断，临床医生在诊断、治疗和患者管理上的认识还很局限。当前药物治疗主要基于修复呼吸链功能或抗氧化机制，药物仅可改善临床症状，尚无药物可从根本上治疗MELAS。受制于胚胎期间取材和各组织突变负荷不同，对引起MELAS的致病突变进行产前诊断具有诸多不确定性。对于诊断、治疗和遗传咨询的探索治疗还有赖于深层次剖析线粒体病的病理生理机制。

参考文献

[1] CHINNERY P F, JOHNSON M A, WARDELL T M, et al. The epidemiology of pathogenic mitochondrial DNA mutations[J]. Ann Neurol, 2000, 48（2）: 188–193.

[2] MAJAMAA K, MOILANEN J S, UIMONEN S, et al. Epidemiology of A3243G, the mutation for mitochondrial encephalomyopathy, lactic acidosis, and strokelike episodes: prevalence of the mutation in an adult population[J]. Am J Hum Genet, 1998, 63（2）: 447–454.

[3] DESCHAUER M, TENNANT S, ROKICKA A, et al. MELAS associated with mutations in the POLG1 gene[J]. Neurology, 2007, 68（20）: 1741–1742.

[4] GARONE C, D'SOUZA A R, DALLABONA C, et al. Defective mitochondrial rRNA methyltransferase MRM2 causes MELAS–like clinical syndrome.[J] Hum Mol Genet, 2017, 26（21）: 4257–4266.

[5] YOO D H, CHOI Y C, NAM D E, et al. Identification of FASTKD2 compound heterozygous mutations as the underlying cause of autosomal recessive MELAS–like syndrome[J]. Mitochondrion, 2017, 35: 54–58.

[6] POULTON J, FINSTERER J, YU–WAI–MAN P. Genetic counselling for maternally inherited mitochondrial disorders[J]. Mol Diagn Ther, 2017, 21（4）: 419–429.

[7] GORMAN G S, CHINNERY P F, DIMAURO S, et al. Mitochondrial diseases[J]. Nat Rev Dis Primers, 2016, 2: 16080.

[8] OHAMA E, OHARA S, IKUTA F, et al. Mitochondrial Angiopathy in the cerebral blood vessels of MELAS（mitochondrial myopathy, encephalopathy,

lactic acidosis and strokelike episodes）[J]. No To Shinkei，1988，40（2）：109–118.
［9］IIZUKA T，SAKAI F，SUZUKI N，et al. Neuronal hyperexcitability in stroke-like episodes of MELAS syndrome[J]. Neurology，2002，59（6）：816–824.
［10］赵丹华，陈靖，王朝霞. 线粒体脑肌病伴高乳酸血症和卒中样发作综合征患者卒中样发作的发病机制[J]. 中华神经科杂志，2011，44（5）：347–350.
［11］中华医学会神经病学分会，中华医学会神经病学分会神经肌肉病学组，中华医学会神经病学分会肌电图与临床神经生理学组. 中国神经系统线粒体病的诊治指南[J]. 中华神经科杂志，2015，48（12）：1045–1051.
［12］EL-HATTAB A W，ADESINA A M，JONES J，et al. MELAS syndrome：Clinical manifestations，pathogenesis，and treatment options[J]. Mol Genet Metab，2015，116（1–2）：4–12.
［13］WANG Y X，LE W D. Progress in Diagnosing mitochondrial myopathy，encephalopathy，lactic acidosis，and stroke-like episodes[J]. Chin Med J（Engl），2015，128（13）：1820–1825.
［14］魏妍平，郭玉璞，陈琳，等. 线粒体脑肌病伴高乳酸血症和卒中样发作的诊断[J]. 中华神经科杂志，2010，43（11）：765–769.
［15］王康，焉传祝，王国相，等. 线粒体脑肌病伴高乳酸血症和卒中样发作患者的临床、病理和线粒体DNA突变分析[J]. 中国卒中杂志，2009，4（5）：365–369.
［16］赵玉英，焉传祝，刘淑萍，等. 线粒体脑肌病伴高乳酸血症和卒中样发作31例临床、神经影像及肌肉病理分析[J]. 中华神经科杂志，2007，40（11）：723–727.
［17］张哲，赵丹华，刘靖，等. 线粒体脑肌病伴乳酸血症和卒中样发作190例的临床特征分析[J]. 中华神经科杂志，2016，49（3）：237–242.
［18］CAMP K M，KROTOSKI D，PARISI M A，et al. Nutritional interventions in primary mitochondrial disorders：Developing an evidence base[J]. Mol Genet Metab，2016，119（3）：187–206.
［19］JEPPESEN T D，SCHWARTZ M，OLSEN D B，et al. Aerobic training is

safe and improves exercise capacity in patients with mitochondrial myopathy[J]. Brain，2006，129（12）：3402-3412.

[20] KOENIG M K，EMRICK L，KARAA A，et al. Recommendations for the management of strokelike episodes in patients with mitochondrial encephalomyopathy，lactic acidosis，and strokelike episodes[J]. Jama Neurol，2016，73（5）：591-594.

[21] HIRANO M，EMMANUELE V，QUINZII C M. Emerging therapies for mitochondrial diseases[J]. Essays Biochem，2018，62（3）：467-481.

[22] PARIKH S，GOLDSTEIN A，KOENIG M K，et al. Diagnosis and management of mitochondrial disease：A consensus statement from the mitochondrial medicine society[J]. Genet Med，2015，17（9）：689-701.

[23] ZHANG Z，ZHAO D，ZHANG X，et al. Survival analysis of a cohort of Chinese patients with mitochondrial encephalomyopathy with lactic acidosis and stroke-like episodes（MELAS）based on clinical features[J]. J Neurol Sci，2018，385：151-155.

（杨娟）

第四节　Citrin缺乏症

一　疾病概述

希特林（Citrin）缺乏症是由于溶质载体家族25成员13（solute carrier family 25 member 13，*SLC25A13*）基因突变引起的常染色体隐性遗传病。Citrin缺乏症包含成年人起病的2型瓜氨酸血症（adult onset type Ⅱ citrullinemia，CTLN2）及citrin缺乏所致的新生儿肝内胆汁淤积症（neonatal intrahepatic cholestasis caused by citrin deficiency，NICCD）。本病东亚地区多见，其他地区发病率较低。我国*SLC25A13*致病突变基因携带率约为1/65，发病率约为1/8 800，长江以南发病率明显高于长江以北。NICCD男女发病率无明显差异，CTLN2好发于男性，男女比例约为2.4∶1，且男性发病年龄早于女性。Citrin缺乏症临床异质性大，新生儿至成人均可发病。大多数患儿多于生后数月内发病，症状多在1岁左右消失，仅少数患儿进展为 CTLN2。CTLN2 患者常于 11~79 岁发病，主要表现为发作性精神行为异常、发作性呕吐、抽搐、意识障碍等神经精神系统症状，生物化学检查显示有瓜氨酸血症和高氨血症，严重病例可致脑水肿死亡[1-2]。

*SLC25A13*基因定位于常染色体7q21.3，其基因组跨度约为200kb，含18个外显子，cDNA全长3 135bp，编码675个氨基酸，组成相对分子质量74KD的线粒体内钙结合天冬氨酸/谷氨酸载体蛋白希特林蛋白Citrin。希特林蛋白C端包含线粒体载体基序，作为线粒体载体活性部位有6个跨膜结构，N端有4个可结合钙离子EF手型结构域。主要功能是将谷氨酸和质子由胞质转运到线粒体，同时将线粒体内天冬氨酸转运到胞质，参与核苷酸和尿素的产生。

Citrin作为一种重要的天冬氨酸/谷氨酸转运蛋白参与苹果酸天冬氨酸穿梭，将胞质中还原型烟酰胺腺嘌呤二核苷酸（NADH）转运至线粒体进行有氧氧化，向线粒体提供充足的NADH，同时维持两者之间NADH的比例。当citrin缺乏可导致ATP生产减少、胞质中NADH和NADN/NAD⁺比值增加，进而抑制糖酵解和乙醇代谢，抑制乳酸、甘油的糖异生，导致半乳糖蓄积。此外，citrin还在尿素循环，糖异生，以及核苷、蛋白质合成等代谢过程中发挥作用。因而，citrin缺陷会导致尿素循环障碍，蛋白质、脂肪及糖代谢障碍[3]。

严格饮食调整，譬如高蛋白高脂肪低碳水化合物，药物治疗（丙酮酸钠、精氨酸等），以及必要时进行肝移植术，可明显改善患者症状。

二 临床特征

（1）起病年龄：NICCD患儿多于出生后数月内发病，2个月月龄内发病常见，很少在5个月月龄后发病。男女无明显差异。CTLN2多于11～79岁发病，男多于女。

（2）低体重：出生低体重或出生后体重增加困难，喂养困难，生长发育迟缓[4]。90%的CTLN2患者为低体重指数，BMI＜20。

（3）肝功能损害：NICCD多表现为黄疸或大便色浅。肝大、皮肤出血倾向、低蛋白血症。CTLN2患者除了肝功能异常外，约10%的患者合并有高脂血症、胰腺炎和肝癌等并发症。

（4）饮食习惯：患者对高蛋白、高脂肪食物有特殊的偏好，如豆制品、鸡蛋、鱼肉等。相反，这些患者不喜欢碳水化合物，如谷类食品、糖果和米饭。他们也不喜欢喝酒。营养评估显示每天低碳水化合物饮食，蛋白质：脂肪：碳水化合物比例为15%～25%：40%～50%：30%～40%，而日本健康对照组为10%～15%：25%～35%：50%～60%。

（5）其他：部分患儿还可出现面部“胖圆脸”[5]（图4-10）、嗜睡、低血糖、惊厥、水样便、大便油腻和白内障等表现。部分CTLN2患者发展为高氨血症脑病[6]。临床症状的发生多与手术、摄入酒精及药物有关。主要表现为夜间谵妄、异常行为（攻击性、易怒和不安）、定向障碍、困倦、失忆、震

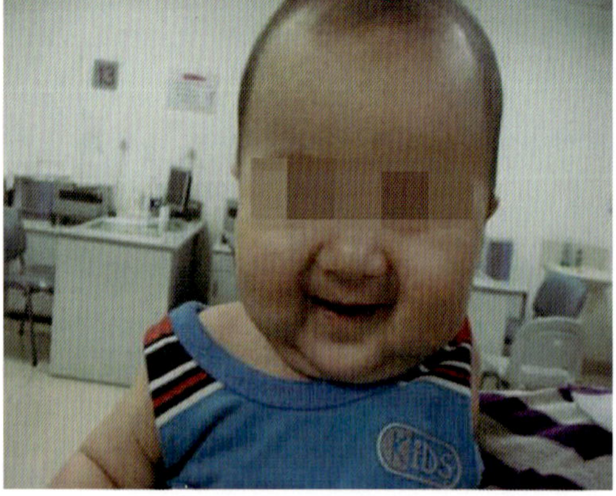

图4-10 NICCD患者面部表现为“胖圆脸”

颤、抽搐和昏迷。患者通常在餐后出现血氨水平升高，在夜间表现出谵妄和异常行为。在早期没有高氨血症时在早上他们一般表现正常。若不进行治疗，会发展至脑水肿而脑死亡。

三 诊断

本病的诊断主要依据患者特有的饮食偏好、临床表现、阳性家族史、血生化检查、肝脏检查、治疗效果，确诊依靠基因检测。

（1）特有的饮食偏好及临床表现：如上所述。

（2）血生化检查：发现转氨酶增高且以AST增高为主，可达正常值5倍。总胆汁酸、结合胆红素和碱性磷酸酶增高，血清总蛋白及白蛋白水平降低，低血糖和凝血功能异常。血氨水平升高，高于正常值2倍。血氨基酸串联质谱分析可见多种氨基酸升高，尤以瓜氨酸、甲硫氨酸、苏氨酸、酪氨酸、精氨酸增高明显，高于正常2～4倍[7-10]。其中早期检测并发现瓜氨酸升高对确诊有重要意义。

（3）肝脏检查：超声检查、计算机断层扫描和磁共振成像显示为脂肪肝。肝活检可见肝细胞肿胀，不规则分布的大滴状和小滴状脂肪变，部分肝细胞明显肿大，互相融合成多核巨细胞，胞浆内可见脂褐素和脂肪滴形成。胆管扩张，内有胆汁淤积。肝窦间不同程度纤维胶原沉着，纤维组织增生。汇管区炎症细胞浸润。门脉区域的巨噬细胞及门静脉周围的肝细胞有含铁血黄素沉积（图4-11）。

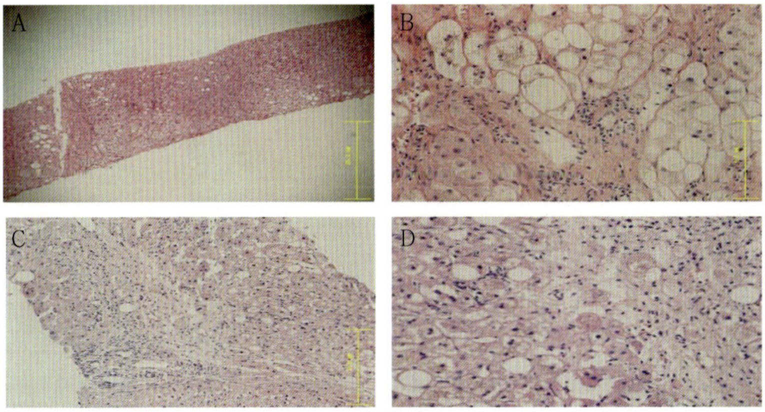

图4-11　同一CTLN2患者先后2次肝脏活检结果

A、B提示部分肝细胞明显脂肪变性伴细胞内淤胆，汇管区见多量慢性炎症细胞浸润。C、D提示肝小叶结构破坏，大量炎症细胞浸润，纤维组织增生，肝细胞广泛水样变、脂肪变，可见点状坏死、桥接坏死。

（4）治疗效果：普通降氨治疗无效，丙酮酸和精氨酸治疗可能有效。

（5）基因检测：外周血*SLC25A13*基因分析发现纯合突变或复合杂合突变可确诊本病。日本和中国最常见的突变类型为c.851-854del突变（图4-12），其次为c.IVS11+1G>A、c.IVS6+5G>A、c.S225X等突变[1, 11]。

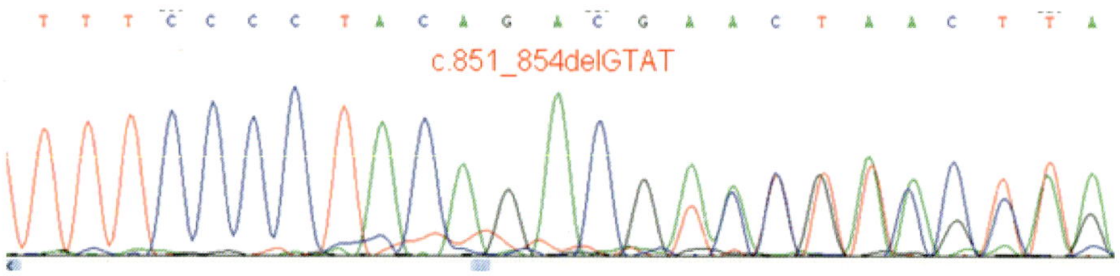

图4-12　*SLC25A13*基因检测图

注：结果显示*SLC25A13*基因c.851-854del突变。

NICCD尚需与新生儿胆道闭锁、酪氨酸血症、半乳糖血症等引起的新生儿肝炎或高半乳糖血症区别。

CTLN2需与各种原因肝硬化导致的肝性脑病、瓜氨酸血症1型及其他遗传代谢疾病如高氨血症相鉴别。

四　治疗

（一）一般治疗

Citrin缺乏症的饮食治疗包括低碳水化合物、高蛋白饮食（如多食鱼、奶、花生、豆制品、鸡蛋、鱼肉等高蛋白高脂食物，少食甜食及谷类等碳水化合物，避免酒精）[12-13]；患者喜食高蛋白高脂饮食的习惯可能为身体代偿行为所致。尚不能独立进食的婴儿建议停止母乳喂养，食用无乳糖、富含中链脂肪酸的配方奶粉。同时可运用熊去氧胆酸和苯巴比妥改善胆汁淤积，补充脂溶性维生素。由于部分患儿会出现低血糖酮症和白内障等并发症，因此早期诊断并给予适当的处理非常重要。如果同时有肝内精氨酸琥珀酸合成酶活性降低，则需要控制进食蛋白的量。在糖厌恶方面，Citrin缺乏症患者的果糖负荷与果糖不耐受患者的果糖负荷相似。果糖加甘油治疗脑水肿是致命的，在CTLN2患者中是禁忌的。果糖负荷会导致肝脏无机磷和ATP的减少或耗竭。患者可能更喜欢能增加肝脏ATP含量的食物，对可能降低ATP含量和/或在肝脏中积聚有毒代谢物的食物有反感情绪。

（二）药物治疗

适当补充维生素E可改善氧化应激。对有出血倾向患儿给予维生素K治疗。丙酮酸钠可通过乳酸脱氢酶反应将细胞质内的NADH氧化为NAD^+，为三羧酸循环的底物提供能量，或可通过减少NADH的蓄积来改善citrin缺乏所导致的氧化应激。由于本病少见，目前缺乏丙酮酸钠治疗本病的大宗病例报道和随机对照临床试验结果发表。精氨酸为尿素循环的中间产物，可能通过提高线粒体尿素循环相关酶的活性达到降低血氨的目的，其常规剂量为3~9g/d。有研究报道当血氨＞139μmol/L时可联合使用精氨酸15g/d，与丙酮酸钠2~9g/d加强降血氨[14-15]。

中链甘油三酯（medium chain triglycerides，MCT）：补充中链甘油三酯可促进脂肪合成，通过苹果酸-柠檬酸穿梭及降低氧化应激增加$NADH/NAD^+$比值。每餐摄入中链甘油三酯对及时向肝脏提供能量，促进肝糖酵解、糖生成和脂肪生成非常重要。因为餐后胰岛素分泌会抑制脂肪细胞中脂肪酸的动员，降低肝细胞中脂肪酸的利用率，从而导致能量消耗。CTLN2发病数月后接受治疗的患者没有再发高氨血症性脑病，但并没有完全恢复生化指标和脂肪肝，这可能是因为不可逆转的变化。另一方面，CTLN2发病后不久即接受治疗的患者生化指标和脂肪肝可完全恢复。MCT的补充可以预防CTLN2的发病[16-17]。

（三）肝移植

肝移植是目前公认CTLN2最有效的治疗方法，可有效缓解肝细胞内代谢紊乱，从而防止高氨血症，改善患者高脂高蛋白低碳水化合物的特殊饮食偏好[18-20]。

五　预后

NICCD病程多为自限性，在1岁以内症状缓解，预后较好。少部分患儿病程呈进行性恶化，发展为肝衰竭。另有部分患儿症状缓解十到数十年后发展为成年瓜氨酸血症。CTLN2患者早期诊断及时治疗一般预后良好[21]。

六　预防

本病为常染色体隐性遗传病，若先证者父母双方均为*SLC25A13*基因突变携带者，需告知其再次生育患儿的风险为25%，而生育无症状的携带者概率为50%、基因型正常胎儿的概率为25%。但是*SLC25A13*基因突变的表型效应存在不完全外显的现象，同一突变类型临床表现有轻有重，因此遗传咨询应严格执行知情同意、充分告知的原则。

我们小组在临床工作中按照以下程序进行遗传咨询和产前诊断。

1. 遗传咨询

（1）确定患者的诊断，建立遗传档案，明确基因突变情况。

（2）绘制家系图，明确是否符合常染色体隐性遗传规律，男女患病率无差异。有些家系可能无阳性家族史，可能的原因有：先证者上两代可能为阳性携带者，无患者。其次，先证者为继父母收养、先证者双亲早亡、先证者家系发病延迟或外显不全、先证者自发新发突变、先证者父母为生殖细胞嵌合体。

（3）对先证者进行*SLC25A13*基因检测，确定相应的基因致病性点突变。若考虑为父源性精子嵌合体或母源性嵌合体，可对先证者父母精子或卵子进行二代测序，找到嵌合体的证据。

（4）若配偶未携带相同基因突变，则先证者生育的子代均有携带者；若配偶为相同基因突变携带者，则子代一半为患者，一半为携带者。若配偶为相同基因突变患者，则后代均有患者。

2. 产前诊断

（1）确认先证者的临床表型和*SLC25A13*基因致病性突变位点。

（2）确认遗传方式是典型的常染色体隐性遗传。

（3）先证者母亲怀孕后，在妊娠10～13周进行绒毛穿刺取样或孕16周以后通过羊膜腔穿刺抽取羊水进行胎儿细胞的*SLC25A13*基因检测，当确认胎儿带有与先证者的*SLC25A13*基因相同的突变时，提示是患胎，应在知情同意的情况下，由其双亲决定采取下一步的措施。对于最终选择继续妊娠的“异常”胎儿，出生后应积极给予早期的干预治疗及密切的追踪随访，以期取得较好的治疗效果及疾病转归。

（4）若患者有典型的临床表型和明确的*SLC25A13*基因致病性突变，即使其父母体细胞未检测到相同基因突变，也应在妊娠10～13周进行绒毛穿刺或孕16周以后进行羊水中胎儿细胞的*SLC25A13*基因的检测，确认胎儿是否存在与先证者相同的突变，因其父母亲有生殖细胞嵌合体的可能。

（5）对确认的父源性或母源性生殖细胞嵌合体，也可选择进行种植前诊断，避免患胎的治疗性流产。

（6）对于产前基因诊断后出生的新生儿，应进行随访和记录。

七 展望与问题

Citrin缺乏症在发展过程中可能因某种代偿机制或饮食结构的影响而影响患者的健康状态。临床症状多样，且临床医师认识不足，误诊率高。其次本病发病机制尚待进一步阐明，多数治疗限于对症处理。早诊断早治疗对预后影响较大。应加强对本病的认识，强调患者的长期随访管理。

八 典型案例

1. 病史

患儿，男性，4个月龄，因“巩膜黄染1个月”就诊。患儿为第 胎第 产，足月顺产出生，产程顺利，出生体重2.7kg、身高51cm。出生后3天出院，皮测胆红素无异常。患儿3个月大时开始出现巩膜黄染，大便色淡，病程中饮食睡眠可，生长发育与同龄儿无明显差异。患儿父母非近亲结婚，否认有家族史。查体：患儿神清，反应可，“胖圆脸”，全身皮肤及巩膜轻度黄染，无皮疹。咽充血，呼吸顺，双肺呼吸音粗，无干湿啰音，HR120次/min，心音有力，律齐，无杂音。腹软，肝肋下2cm，脾不大，腹部无包块，肠鸣音正常。肢体活动可[5]。图4-13为患者家系图。

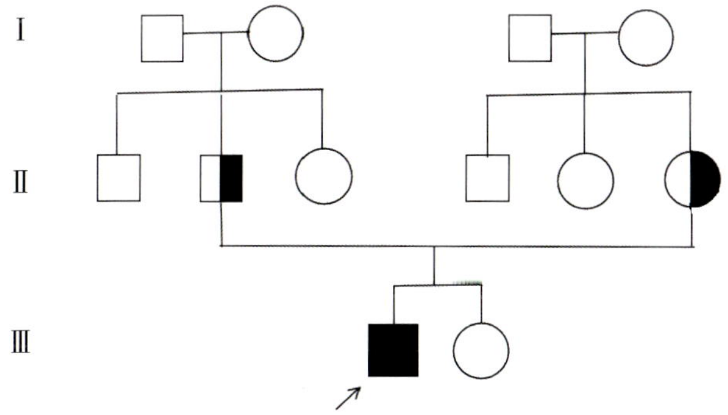

图4-13 患者家系图

2. 实验室检查

血生化检查：谷丙转氨酶（ALT）43U/L，谷草转氨酶（AST）162U/L，碱性磷酸酶（ALP）554U/L，r-谷氨酰转移酶（r-GT）133U/L，总胆红素（TBIL）116.6μmol/L（3.0～22.0μmol/L），直接胆红素（DBIL）75.4μmol/L

（0～5.0μmol/L），间接胆红素（IBIL）41.2μmol/L（0～19.0μmol/L），总胆汁酸（TBA）345.7μmol/L（0～10μmol/L），血糖（GLU）2.02mmol/L。血氨52.7μmol/L（9～33μmol/L）。

血常规检查：白细胞15.1 × 10^9/L，血红蛋白105g/L，红细胞3.93 × 10^9/L，血小板412 × 10^9/L。铜蓝蛋白0.11g/L。乙肝五项为阴性。

凝血检查：部分凝血酶原时间APTT 47.50s，凝血酶时间TT 21.90s。

TORCH：除了巨细胞病毒抗体（CMV-IgM）为弱阳性外，其余皆为阴性。尿GC-MS分析可见极大量4-羟基苯乳酸、半乳糖醇，大量半乳糖酸。

腹部彩超：肝大，肝内光电细密，肝内胆管壁回声增强，未见明显占位。肝门部、腹膜后淋巴结肿大。胆、胰、脾未见明显异常。腹部CT示肝大，中度脂肪肝。

基因分析：为明确诊断，提取患儿及其父母的DNA，行*SLC25A13*基因检查。分析表明患儿为*SLC25A13*基因851del4和IVS6+5G > A复合杂合突变。患儿母亲为IVS6+5G > A的携带者，父亲为851del4携带者（图4-14）。

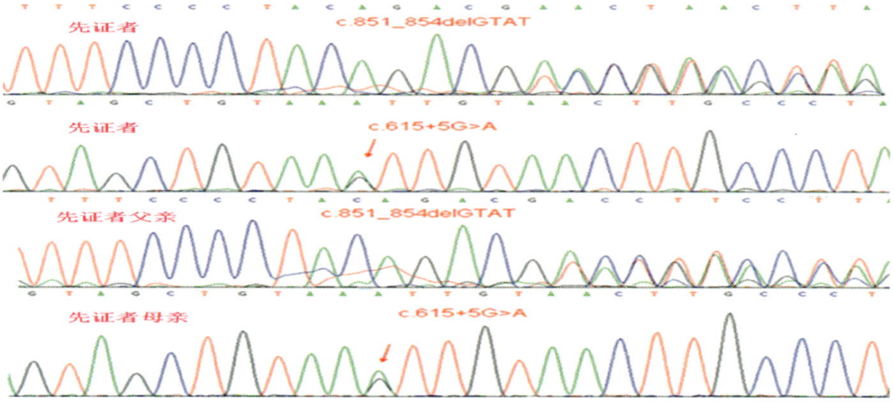

图4-14 患者及父母*SLC25A13*基因检测结果

3. 治疗及转归

治疗上予以停止母乳喂养，食用无乳糖和加强中链脂肪酸的配方奶粉，补充多种脂溶性维生素、熊去氧胆酸改善胆汁淤积。随访一个半月患儿黄疸完全消退，血生化检查基本恢复正常。随访9年，患儿生长发育、智能与同龄儿无差异，偏食鸡蛋，余无特殊。患者有一妹妹基因检测正常。预后良好。

参考文献

[1] 刑雅智，邱文娟，叶军，等. Citrin缺陷导致的新生儿肝内胆汁淤积症临床和*SLC25A13*基因突变的研究[J]. 中华医学遗传学杂志，2010，27（2）：180-185.

[2] 范雪，贾继东. Citrin缺乏所致成人期发病高瓜氨酸血症Ⅱ型诊疗进展[J]. 中华肝脏病杂志，2015，23（4）：317-320.

[3] 宋元宗. Citrin缺陷导致的新生儿肝内胆汁淤积症发病机制和治疗策略：聚焦胆小管载体蛋白[J]. 中华实用儿科临床杂志，2018，33（19）：1447-1450.

[4] SONG Y Z，LI B X，ZHENG X Y，et al. Neonatal intrahepatic cholestasis caused by citrin deficiency：Clinical and laboratory investigation of 13 subjects in mainland of China[J]. Digestive and Liver Disease，2009，41：683-689.

[5] 李亚勤，詹益鑫，张成，等. Citrin缺乏引起的新生儿肝内胆汁淤积症及基因-表型分析一例[J]. 中华医学杂志，2012，92（17）：1222-1223.

[6] 李亚勤，张成，杨娟，等. 成人2型瓜氨酸血症一例临床特征分析[J]. 中华神经科杂志，2012，45（9）：654-658.

[7] 唐诚芳，刘思迟，冯毅，等. 希特林蛋白缺乏症新生儿早期血氨基酸谱特征及新生儿筛查评估[J]. 中华儿科杂志，2019，57（10）：797-801.

[8] 曾军，刘丽，彭敏芝，等. Citrin蛋白缺陷所致新生儿肝内胆汁淤积症酰基肉碱谱分析[J]. 临床儿科杂志，2012，30（9）：801-804

[9] 张文，刘丽，盛慧英，等. Citrin缺陷导致的新生儿肝内胆汁淤积症内分泌代谢特征分析[J]. 中国实用儿科杂志，2013，28（1）：15-17.

[10] 尤桦菁，吴超，李洵桦. 成人2型瓜氨酸血症一例临床特征、治疗及随访分析[J]. 中华神经科杂志，2018，51（7）：533-539.

[11] 史珊珊，汤小湄，施资坚，等. 20个希特林缺陷病家系的*SLC25A13*基因分析及产前诊断[J]. 中华医学遗传学杂志，2018，35（4）：475-479.

[12] SAHEKI T，KOBAYASHI K，TERASHI M，et al. Reduced carbohydrate intake in citrinde cient subjects[J]. J Inherit Metab Dis，2008，31（3）：386-394.

[13] IMAMURA Y, KOBAYASHI K, SHIBATOU T, et al.Effectiveness of carbohydrate–restricted diet and argininegranules therapy for adult–onset type Ⅱ citrullinemia: A case report of siblings showing homozygous SLC25A13 mutation with and without the disease[J]. Hepatol Res, 2003, 26 (1): 68–72.

[14] MUTOH K, KUROKAWA K, KOBAYASHI K, et al.Treatment of a citrin-deficient patient at the early stage of adult-onset type Ⅱ citrullinaemia with arginine and sodium pyruvate [J] .J Inherit Metab Dis, 2008, 31 (2): 343–347.

[15] KOGURE T, KONDO Y, KAKAZU E, et al.Three cases of adult–onset type Ⅱ citrullinemia treated with different therapies: Efficacy of sodium pyruvate and low-carbohydrate diet [J] . Hepatol Res, 2014, 44 (6): 707–712.

[16] HAYASAKA K, NUMAKURA C, YAMAKAWA M, et al. Medium-chain triglycerides supplement therapy with a low-carbohydrate formula can supply energy and enhance ammonia detoxifi cation in the hepatocytes of patients with adult-onset type Ⅱ citrullinemia[J]. J Inherit Metab Dis, 2018, 41 (5): 777–784.

[17] HAYASAKA K, NUMAKURA C, TOYOTA K, et al. Medium–chain triglyceride supplementation under a low–carbohydrate formula is a promising therapy for adult–onset type Ⅱ citrullinemia[J]. Mol Genet Metab Rep, 2014, 1: 42–50.

[18] YI CX, LA FLEUR SE, FLIERS E, et al. The role of the autonomic nervous liver innervation in the control of energy metabolism[J]. Biochim Biophys Acta, 2010, 1802 (4): 416–431.

[19] YAZAKI M, HINENO A, MATSUSHIMA A, et al.First two cases of adult–onset type Ⅱ citrullinemia successfully treated by deceased– donor liver transplantation in Japan[J].Hepatol Res, 2012, 42 (9): 934–939.

[20] KIMURA N, KUBO N, NARUMI S, et al.Liver transplantation versus conservative treatment for adult –onset type Ⅱ citrullinemia : Our experience

and a review of the literature [J] .Transplant Proc，2013，45（9）：3432-3437 .

［21］程静，刘丽，盛慧英，等. Citrin缺陷所致新生儿肝内胆汁淤积症84例分析[J].广东医学，2012，33（17）：2559 2562.

（李亚勤）

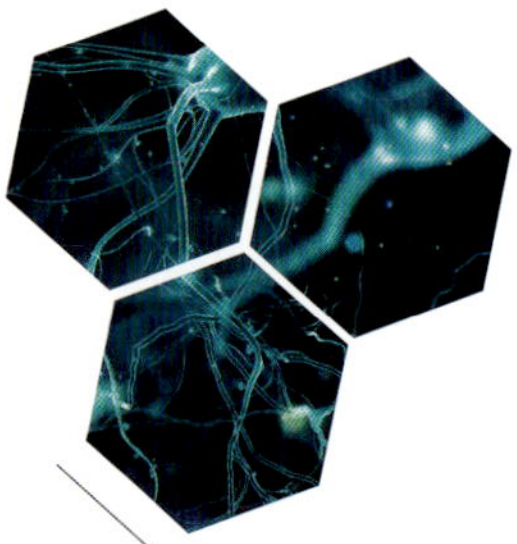

第五节　苯丙酮尿症

一　疾病概述

苯丙酮尿症（phenylketonuria，PKU，OMIM#261600）是苯丙氨酸（phenylalanine，Phe）代谢障碍，导致血中苯丙氨酸浓度增高的常染色体隐性遗传疾病。PKU根据致病机制分为两类：苯丙氨酸羟化酶（phenylalanine hydroxylase，PAH）缺乏及活性不足，或其辅酶四氢生物蝶呤（tetrahydrobiopterin，BH4）缺乏。前者由*PAH*基因变异导致，后者由BH4合成代谢途径中任何一种合成酶或还原酶缺乏所致。新生儿期的PKU患儿可无任何临床表现，出生3个月后可出现智能发育迟缓和语言发育落后，症状随年龄增大而加重。世界各地苯丙酮尿症的发病率不一。我国PKU平均发病率约为1/1 1000[1]，且不同地区发病率不同。江剑辉等对广州市1989—2007年94万新生儿筛查结果分析发现，该地区持续性高苯丙氨酸血症（PHPA）总发病率为1/3 259[2]。

*PAH*基因位于12q22-q24.2，基因组全长171kb，有13个外显子，cDNA长度为1 358bp，编码452个氨基酸所组成的多肽，主要分布于内质网，其生理功能是：在正常情况下苯丙氨酸代谢的主要途径是通过肝细胞中PAH转化为酪氨酸，以合成甲状腺素、肾上腺素和黑色素等。由于*PAH*基因突变，导致PAH活性降低或丧失，苯丙氨酸在肝脏中不能羟化为酪氨酸而在血液中大量堆积，影响中枢神经系统的发育。与此同时，苯丙氨酸循另一条代谢通路增强，即Phe与α-酮戊二酸进行转氨基作用生成苯丙酮酸、苯乙酸和苯乳酸，并从尿中大量排出。苯乳酸使患儿的尿液具有特殊的鼠尿味，苯丙酮酸的代谢产物在中枢神经蓄积并产生毒性，从而产生相应的神经系统症状。

BH4缺乏症由6-丙酮酰四氢蝶呤合成酶（6-pyruvoyl tetrahydropterin synthase，*PTS*）基因（OMIM# 261640）、二氢生物蝶呤合成酶（quinoid dihydropteridine reductase ，*QDPR*）基因（OMIM#261630）、鸟苷三磷酸环化水合酶（GTP cyclohydrolase I，*GCH1*）基因、蝶呤-4α-甲醇胺脱水酶（pterin-4-alpha-carbinolamine dehydratase，*PCBD1*）和墨蝶呤还原酶（sepiapterin reductase，*SPR*）基因调控障碍所致。*PTS*基因位于11q22.3-q23.3，基因组全长8kb，有6个外显子，mRNA438bp，编码145个氨基酸所组成的6-丙酮酰四氢蝶呤合成酶（6-pyruvoyl tetrahydropterin synthase，PTPS），后者主要分布于细胞液。在BH4从头合成的过程中，三磷酸鸟苷（guanosine triphosphate，GTP）被鸟苷三磷酸环化水解酶（GTP cyclohydrolase I，GTPCH）催化形成三磷酸二氢新蝶呤，后者被PTPS转化为6-丙酮酰四氢蝶呤，随后在墨蝶呤还原酶的作用下被还原为BH4（图4-15）。*QDPR*基因位于4p15.3，基因组全长25kb，含7个外显子，cDNA 642bp，编码213个氨基酸所组成的二氢蝶啶还原酶（dihydropteridine reductase，DHPR），后者主要分布于细胞液。在BH4补救途径合成中，墨蝶呤还原酶将墨蝶转化为二氢生物蝶呤，随后被DHFR还原成BH4。BH4不仅是PAH的辅酶，也是酪氨酸羟化酶（tyrosine hydroxylase，TH）和色氨酸羟化酶（tryptophane hydroxylase，TPH）的辅酶，BH4代谢中任何一种合成酶或还原酶缺乏均可导致BH4缺乏，从而降低PAH、TH和TPH的活性，进一步影响脑内神经递质（如多巴胺、5-羟色胺）的合成，导致患者出现严重的神经系统症状。

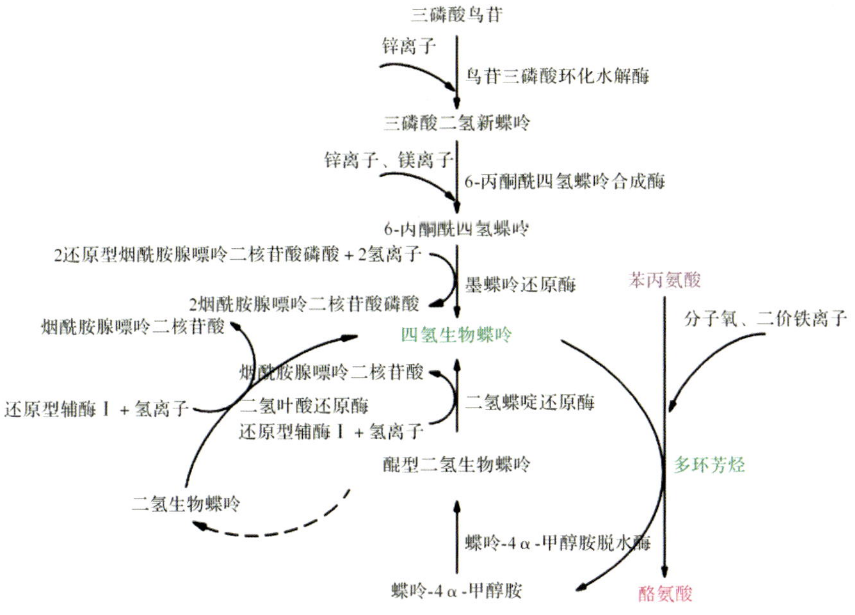

图4-15 苯丙氨酸羟化酶、辅酶四氢生物蝶呤与苯丙氨酸代谢[3]

根据苯丙酮尿症的致病机制，主要治疗方法有降低血液中苯丙氨酸浓度、恢复和提高苯丙氨酸羟化酶的活性两个方面：限制苯丙氨酸摄入疗法（包括低苯丙氨酸饮食疗法、糖巨肽法、大中性氨基酸法），四氢生物蝶呤疗法，苯丙氨酸氨解酶法，以及特异性治疗，包括酶替代治疗、基因添加治疗、基因编辑治疗。通过早期诊断早期治疗，部分患儿可像正常人一样生活。

二 临床特征

苯丙酮尿症临床分类较复杂，依据血清苯丙氨酸浓度、对四氢生物蝶呤反应性、苯丙氨酸耐受性、临床症状、苯丙氨酸负荷试验、PKU表型等指标有不同的分类方式。

PAH缺乏症：按治疗前最高的血清法苯丙氨酸浓度分类。根据2014年我国《高苯丙氨酸血症的诊治共识》，经典型PKU为血Phe≥1 200μmol/L，轻度PKU为血清Phe360～1200μmol/L，轻度高苯丙氨酸血症（hyperphenylalaninemia，HPA）为血清Phe120～360μmol/L[4]。经典型PKU患儿新生儿期多无临床症状。出生3～4个月后逐渐表现典型PKU的临床特点，如头发由黑变黄，皮肤颜色浅淡，尿液、汗液鼠臭味，随着年龄增长，智能发育落后明显，小头畸形，癫痫发作（多表现为痉挛发作），也可出现行为、性格、神经认知等异常，如多动、自残、攻击、自闭症、自卑、忧郁等。

四氢生物蝶呤缺乏症：又称非经典型PKU 或恶性 PKU，由于BH4代谢途径中5种酶中的1种缺乏导致的HPA及神经递质合成障碍。其中6-丙酮酰四氢蝶呤合成酶缺乏最多见，其次为二氢蝶啶还原酶缺乏，鸟苷三磷酸环化水解酶、墨蝶呤还原酶和蝶呤-4α-甲醇胺脱水酶缺乏较少见。患儿除了有典型PKU表现外，神经系统表现较为突出，如躯干肌张力下降，四肢肌张力增高，不自主运动，震颤，阵发性角弓反张，顽固性惊厥发作，婴儿痉挛症等。该病的发生率占PKU的1%～5%。头颅影像学检查可见进行性脑萎缩。脑电图检查可见癫痫波，部分患儿可见高峰失律。尿蝶呤谱分析及DHPR 检测有助于进一步鉴别诊断。

三 诊断

（一）新生儿筛查

采集出生72h（哺乳6～8次以上）的新生儿足跟血，制成专用干血滤纸片，采用荧光法或串联质谱法测定血清Phe浓度进行HPA筛查。早产儿因肝功能不成熟可导致暂时性HPA，发热、感染、肠道外营养或输血等也可导致血清Phe浓度增高，蛋白摄入不足可导致假阴性。有上述情况时判断需谨慎，有必要进行复查。筛查原标本血清Phe浓度＞120μmoL/L，或同时伴有Phe/Tyr＞2.0为阳性，需召回复查，复查仍阳性则需进行以下鉴别诊断[5]（图4-16）。

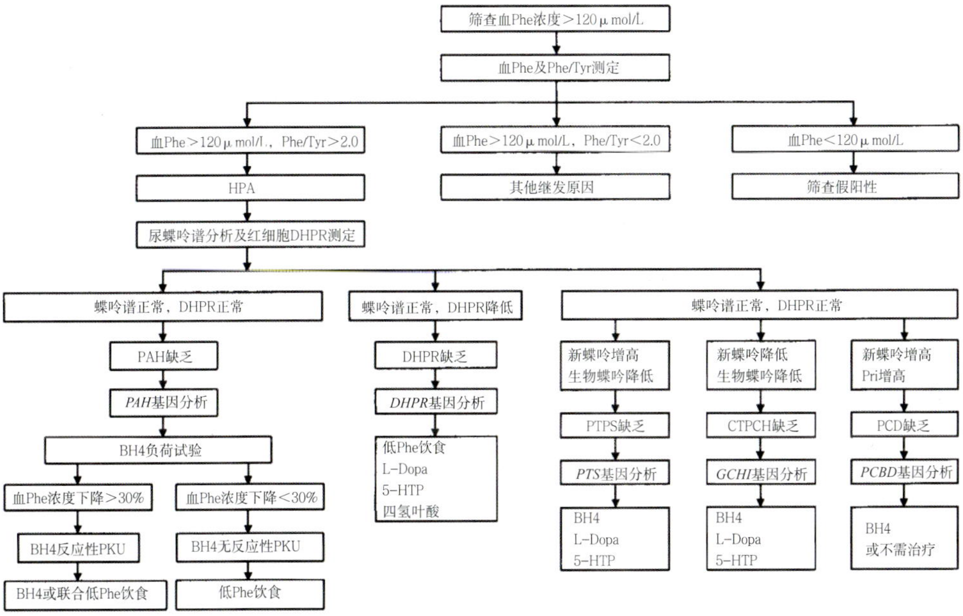

图4-16 高苯丙氨酸血症诊治流程[4]

（二）高苯丙氨酸血症（hyperphenylalaninemia，HPA）诊断

对新生儿筛查或临床高危筛查血Phe增高者，建议采用定量法（荧光法或串联质谱法）测定其血清Phe、Tyr浓度，计算Phe/Tyr，排除其他原因所致的继发性血清Phe增高，如酪氨酸血症（血清Phe、Tyr增高，Phe/Tyr降低或正常）、希特林蛋白缺乏症等（血清Phe＞120μmol/L，Phe/Tyr＜2.0）。血清Phe浓度＞120μmol/L及Phe/Tyr＞2.0确诊为HPA。

对所有确诊高苯丙氨酸血症患儿，在治疗前必须进行以下试验以鉴别病因。对血清Phe浓度＞360μmol/L者，可在完成鉴别诊断试验后酌情给予低Phe饮食治疗，再根据鉴别诊断结果调整治疗方案。

（三）尿蝶呤谱分析

是目前国内诊断BH4合成酶（PTPS、GTPCH）缺乏症的重要方法。收集新鲜尿液后，立即加入晶体抗坏血酸（每1 mL尿液加10～20mg抗坏血酸），避光下混匀后置-20℃保存，或将经抗坏血酸处理后的尿液渗透干滤纸片，避光自然干燥后密封保存。采用高效液相色谱分析法，测定新蝶呤（neopterin，N）、生物蝶呤（biopterin，B），计算生物蝶呤比例B%[B/（B+N）×100%]。各种酶缺乏患儿呈现不同的尿蝶呤谱（表4-2）。

表 4-2 不同病因导致的 HPA 生化特点

检测项目	血清 Phe	尿新蝶呤（N）	尿生物蝶呤（B）	N/B 比值	B%	血 DHPR 活性
PAH 缺乏症	↑	正常～↑	正常～↑	正常	正常	正常
PTPS 缺乏症	↑	↑	↓	↑	↓	正常
DHPR 缺乏症	↑	正常	正常～↑	正常～↓	正常～↑	↓
CGTPCH 缺乏症	↑	↓	↓	正常	正常	正常
PCD 缺乏症 [a]	↑	↑	正常～↓	↑	↓	正常

↑：增设。↓：减少。a：尿中出现 7- 生物蝶呤。

（四）酶学诊断

BH4代谢酶的活性可采用外周血中红、白细胞或皮肤成纤维细胞测定。红细胞DHPR活性测定是DHPR缺乏症的确诊方法。需采用双光束分光光度计测定干滤纸血片中红细胞DHPR活性。DHPR缺乏症患儿DHPR活性显著降低。

（五）BH4负荷试验

BH4负荷试验为BH4缺乏症的辅助诊断方法及BH4反应性PKU/HPA的判断方法，需在留取尿蝶呤标本后进行。对于轻度HPA或已用特殊饮食治疗后血清Phe浓度已降低者，可先做尿蝶呤分析及DHPR活性测定，对诊断不确定者再进行BH4负荷试验。试验前及试验过程中正常饮食。具体方法及判断如下。

（1）4h BH4负荷试验：临床实践提示，BH4负荷试验是BH4缺乏症较可行的辅助诊断方法。当新生儿基础血清Phe＞4μmoL/L，可在喂奶前30min口服BH4片（20mg/kg）（BH4片溶于水中），服BH4前，服BH4后2h、4h、6h、8h、24h分别采血测定Phe浓度，服后4～8h可留尿重复尿蝶呤谱分析。对Phe轻度增高者，建议正常蛋白质饮食3天，血清Phe增高后再做BH4负荷试验，不推荐做Phe+BH4联合负荷试验。对基础血清Phe浓度正常者不做Phe+BH4联合负荷试验，易导致假阳性。PTPS缺乏症患儿血清Phe浓度在服BH4后2～6h下降至正常，DHPR缺乏症血清Phe下降缓慢。

根据2014年的《高苯丙氨酸血症的诊治共识》，可根据血Phe浓度对BH4的治疗反应分为BH4反应性及BH4无反应性PAH缺乏症。我国经典型苯丙酮尿症患者约18.1％为BH4反应性[3]。

（2）2天或更长时间的BH4负荷试验：对于尿蝶呤及DHPR活性正常患儿，此试验有助于鉴别BH。反应性PKU／HPA。Blau等建议2天的BH4负荷试验：口服BH4（20mg/kg）后8h、16h、24h测定血清Phe，连续2天，口服BH4后8～24h血清Phe均下降30％以上，则判断为BH4反应性PKU/HPA；无反应者可延长1～2周试验仍无反应，判断为BH4无反应性PKU/HPA。

（六）分子诊断

明确基因型对患者的确诊和鉴别诊断、指导治疗方法、家系内遗传咨询具有重要意义。荧光探针-定量PCR可简单快速地检测出是否存在特定突变，常用于检测突变热点。DNA测序是目前最常用的检测方法：二代测序技术（next-generation sequencing，NGS）可同时检测HPA致病相关的多个基因，NGS发现的变异位点需经Sanger测序验证；多重连接探针扩增法常用于检测DNA测序未能检测出变异的患者是否存在大片段的缺失或重复；连锁分析用于对与先证者有血缘关系的家属进行携带者筛查及产前基因诊断[6]。

（1）PAH缺乏症：*PAH*基因突变占比例高的是外显子3、6、7、11，分别为10.1％、14.3％、12.6％和9.5％；突变类型包括58.0％ 错义突变，8.0％ 无义突变，13.2％ 剪接突变，14.0％ 由插入或缺失引起移码突变，3.8％同义突变[8]。*PAH*基因突变存在民族和地区差异，同时一些地区高频突变位点一致。在我国青岛、宁夏、青海、河南、江苏连云港、湖北省十堰市，我国中部地区，以及我国少数民族新疆维吾尔族中c.728G>A是最常见突变。此外，突变位点与表型也有相关联系：经典型苯丙酮尿症患儿以c.1068C>A、c.728G>A 为主，轻度苯丙酮尿症患儿以c.721C>T/722delG为主，轻度高苯丙氨酸血症患儿以c.158G>A 为主[7]。

（2）BH4缺乏症：至今已报道多种BH4缺乏症相关基因变异。BH4缺乏症由*PTS*、*QDPR*、*GCH1*、*PCBD1*、*SPR*和*DNAJC12*基因调控；其中*PTS*、*QDPR*、PCDB1基因突变会导致高苯丙氨酸血症，而*GCH1*和*SPR*基因突变主要是导致多巴反应性肌张力障碍和神经递质缺乏症。我国人群中BH4缺乏症的主要致病基因为*PTS*和*QDPR*，*PTS*基因热点突变为c.155A>G、c.259C>T、c.286G>A和c.IVSl-291A>G[3]。

（七）其他检查

（1）脑电图检查：未经治疗的PKU患儿约80%有脑电图异常，表现为高峰节律紊乱、灶性棘波等。

（2）头颅MRI检查：未经治疗的PKU患儿头颅CT或磁共振影像可发现脑发育不良，表现为脑皮质萎缩和脑白质脱髓鞘病变，后者在MRI的T1加权图像上可显示脑室三角区周围脑。

（3）氢质子磁共振波谱（HMRS）检测：利用HMRS可检测PKU患儿脑内Phe的浓度，更合理地对其进行治疗干预。

（4）骨骼X线表现：部分PKU患儿可有骨龄落后，骨骼发育异常，如脱钙或者干骺端该病。

（5）智力测定：未经治疗的PKU患儿均有程度不等的智能发育落后，60%属重度低下（IQ低于 50）。

四 治疗

苯丙酮尿症是可以早期诊断和早期治疗的遗传代谢性疾病，治疗原则：①给患儿提供适量的苯丙氨酸维持其正常成长；②保证摄入足够其他营养素，如长链多不饱和脂肪酸，使患儿能够保持良好的营养状态；③保证患儿对治疗的最佳依从性；④同时考虑到患儿的生活质量。

（一）限制苯丙氨酸摄入疗法[8-9]

1. 低苯丙氨酸饮食疗法

此疗法能有效降低患儿体内苯丙氨酸浓度，避免患者出现严重的智能障碍。

（1）适应证：正常蛋白质摄入情况下，对于12岁及以下血清苯丙氨酸＞360μmol/L，以及12岁以上血清苯丙氨酸≥600μmol/L的PAH缺乏症患者均应饮食治疗。

（2）开始治疗时间：血清苯丙氨酸＞360μmol/L的患者，在进行鉴别诊断的同时即可开始治疗。

（3）营养干预策略：需根据患者苯丙氨酸耐受量来限制天然蛋白摄入量，同时补充无苯丙氨酸特殊医学用途配方食品和低苯丙氨酸食物。营养处方的制订方法如下。对于经典型PKU患者，利用表4-3找到该年龄段总蛋白质推荐摄入量，按特殊医学用途配方食品提供50%～85%蛋白质比例的原则，计算每天特殊医学用途配方食品摄入量和所提供的热量，即[相应年龄段总蛋白质推荐摄入量×（0.50～0.85）]÷特殊医学用途食品蛋白质含量（蛋白质／g）=特殊医学用途食品克数。患者每天所需剩余的15%～50%的蛋白质及热量，均来自天然食物和低苯丙氨酸食物。为保证血苯丙氨酸浓度平稳，每天所需特殊医学用途食品及苯丙氨酸含量较高的天然食物应至少分3次摄入。

表4-3 苯丙氨酸羟化酶缺乏症患者苯丙氨酸、酪氨酸和蛋白质RNI（范围）

年龄或阶段	苯丙氨酸/mg·d^{-1}	酪氨酸/mg·d^{-1}	蛋白质/g·（kg·d）$^{-1}$
0~＜3月龄	130~430	1 100~1 300	2.5~3.0
3~＜6月龄	135~400	1 400~2 100	2.0~3.0
6~＜9月龄	145~370	2 500~3 000	2.0~2.5
9~＜12月龄	135~330	2 500~3 000	2.0~2.5
1~＜4岁	200~320	2 800~3 500	1.5~2.1
4岁～成人	200~1 100	4 000~6 000	同年龄RNI的120%~140%
孕早期	265~770	6 000~7 600	≥70[a]
孕中期	400~1 650	6 000~7 600	≥70[a]
孕晚期	700~2 275	6 000~7 600	≥70[a]
哺乳期	700~2 275	6 000~7 600	≥70[a]

注：RNI为推荐营养摄入量。a：单位为g/d。

（4）各年龄阶段的营养管理要点：0～12个月月龄前，经典型PKU患儿在确诊后需尽快治疗，可先全部给予无苯丙氨酸特殊医学用途配方奶粉以快速降低血苯丙氨酸浓度，暂停母乳或普通配方奶粉，治疗3～5天后随着血苯丙氨酸浓度降至接近正常后重新添加母乳或普通配方奶粉；满6个月月龄开始添加低苯丙氨酸辅食，同时继续保证特殊医学用途配方奶粉的摄入量。1～4岁前，儿童对各种营养素需要量仍较高，食物种类和膳食结构接近成人，低蛋白米、面等主食量增加，搭配低苯丙氨酸的水果、蔬菜和少量含优质天然蛋白质食物；注意更换适宜年龄段类型的特殊医学用途配方食品。4～18岁，4岁以上推荐每天蛋白质的摄入量是同年龄段推荐摄入量的120%～140%；注意监测并及时补充维生素B_{12}、维生素B_6和微量元素等营养素；避免高热量含糖饮料和过多脂肪的摄入。成人患者应终生坚持低苯丙氨酸饮食治疗，在补充特殊医学用途配方食品的同时，注意预防部分素食者或仅使用单一营养补充的特殊医学用途配方食品所导致的多种维生素及微量元素或营养素的缺乏。

但饮食疗法终身用于PKU治疗时存在明显缺点：①市售不含苯丙氨酸人工合成食物口味差，而患者需进食量大，导致患者生活质量差，对饮食疗法的遵循度低。②因饮食疗法严格限制蛋白质的摄入，可能造成患者营养失衡，进而出现骨质疏松和神经损伤加剧等并发症。因为饮食疗法存在以上缺陷，患者很难终身坚持下去。

2. 糖巨肽（glycomacropeptides，GMP）疗法[10]

GMP衍生自天然低苯丙氨酸的乳酪乳清蛋白，富含缬氨酸、异亮氨酸和苏氨酸等人体必需氨基酸。与低苯丙氨酸饮食相比，提供完整蛋白质的GMP更符合人体生理营养需求。GMP有以下优势：①与含有合成氨基酸的药食相比，GMP天然蛋白可减少有害的肠细菌，增加有益的短链脂肪酸，使肾脏负荷降低，增加蛋白质及Phe利用率等。②基于PKU小鼠研究，发现骨骼脆弱性是PKU的长期并发症，与氨基酸配方饮食相比，GMP饮食可改善PKU小鼠的骨骼脆弱性，且更有利于骨骼生长。③GMP饮食比通常的氨基酸配方口味更易于接受，并且可降低餐后脑肠肽浓度，增加患者饱腹感和进食满足感，有利于增强患者依从性。④GMP减轻了低Phe氨基酸饮食的小鼠可能表现出的炎症反应。然而该疗法缺乏长期使用的临床观察数据，仍需进一步观测。

（二）大中性氨基酸法[11]

大中性氨基酸（large neutral amino acids，LNAA）包括支链氨基酸（缬氨酸、亮氨酸、异亮氨基酸）和芳香氨基酸（苯丙氨酸、酪氨酸）等，这些大中性氨基酸可与苯丙氨酸竞争性与脑L型氨基酸运载体结合，抑制苯丙氨酸通过胃肠黏膜和血脑屏障，进而降低苯丙氨酸在胃肠道的吸收和减少其进入脑部的量。故通过饮食增加血液中其他LNAA的浓度，也成为治疗PKU的一种方法。目前，有2种LNAA的配方：一种是PreKunil配方，包含L-酪氨酸、色氨酸等氨基酸，该配方主要是竞争性抑制苯丙氨酸进入脑内，使患者脑中苯丙氨酸浓度降低，但是血液中苯丙氨酸浓度仍较高。因此，该方法一般不应给处于生殖年龄患者、妊娠期患者和儿童患者使用。另一种是NeoPhe配方，该配方是在PreKunil的基础上添加了赖氨酸，主要是通过竞争性抑制苯丙氨酸被胃肠道吸收，从而降低血液和脑中苯丙氨酸的浓度。采用LANN治疗时，患者体内所需蛋白质20%～25%由LANN 提供，其余均由天然低苯丙氨酸食物供给，该方法可降低患者对传统人工合成低苯丙氨酸饮食疗法的遵循，但该方法一般推荐成人患者使用。该方法缺乏长期临床试验数据，需进一步研究来证明其治疗结果的安全性和有效性。

（三）四氢生物蝶呤疗法[12]

四氢生物蝶呤是苯丙氨酸羟化酶的辅助因子，能够显著降低BH4缺乏型和对BH4治疗产生反应的PAH缺乏型患者体内苯丙氨酸浓度。二盐酸沙丙蝶呤（sapropterin dihydrochloride）是人工合成的BH4，最初是由日本Daiichi Sankyo公司研制，其片剂由 BioMarin Internation 公司研制，商品名Kuvan。该化合物于2007年被美国FDA 批准上市，用于配合低苯丙氨酸饮食治疗苯丙酮尿症及高苯丙氨酸血症。Burton的一项队列研究纳入了206例服用二盐酸沙丙蝶呤的8岁以上儿童及成年患者，结果表明二盐酸沙丙蝶呤可使57%的受试者血液中苯丙氨酸水平降低≥20%，改善患者注意力和执行功能，且耐受性好。

（四）酶替代疗法

首个苯丙氨酸解氨酶（phenylalanine ammonialyase，PAL）法治疗成年患者苯丙酮尿症的药物是由美国BioMarin制药公司研发的一种新型酶疗药物，Pegvaliase-pqpz（商品名Palynziq）。Pegvaliase-pqpz可以独立于PAH和BH4作用，将苯丙氨酸转化为氨和反式肉桂酸，最终在肝中代谢并随尿排泄，从而降低患者血液的苯丙氨酸水平，改善患者的基本症状。

Pegvaliase-pqpz治疗PKU的安全性、有效性已在2项Ⅲ期临床试验得到验证，即PRISM-1（NCT01819727）、PRISM-2（NCT01889862）研究。在PRISM-1[13]中，261名血Phe＞600μmol/L的未接受pegvaliase的受试者按1：1随机分配至维持剂量为20mg/d或40mg/d的两种方案。随访24个月，苯丙氨酸的平均浓度较基线下降68.7%，至311.4μmol/L；注意力和情绪评分得到改善，并且与苯丙氨酸水平降低相关。PRISM-2[14]分为4部分，旨在评估长期治疗的安全性和有效性。PRISM-2的第1部分是决定后续试验资格的开放标签期，在PRISM-1中达到维持剂量的患者可以进入，并保持原有的维持剂量。符合条件的86名受试者（达到并维持20mg/d或40mg/d的剂量，血Phe降低≥20%）参加了第2部分，即为期8周的随机、双盲、安慰剂对照的中止试验；另外招募了9名受试者，但不包括在有效性分析中。95名受试者在治疗期接受其当前的pegvaliase维持剂量（20mg/d或40mg/d）或剂量匹配的22%Dextran 40安慰剂，从基线到第8周，pegvaliase组血苯丙氨酸浓度保持稳定（503.9~559μmol/L），而两个安慰剂组的水平均升高（20mg组为563.9～1 509μmol/L，40mg组为508.2～1 164.4μmol/L）。pegvaliase组和安慰剂组最常见的不良事件是关节痛（分别为13.6%和10.3%）、头痛（分别为12.1%和24.1%）、焦虑症（分别为10.6%和6.9%）、疲劳（分别为10.6%和10.3%）和上呼吸道感染（分别为1.5%和17.2%）。第3部分[15]是为期6周的开放标签的药效学和药代动力学研究，结果未公布。第4部分是正在进行的长期开放标签的扩展研究，剂量为5~60mg/d。

从第1阶段到第3阶段的临床试验经验表明，使用pegvaliase可以降低血液中的苯丙氨酸浓度，并改善患者注意力不集中和情绪症状。美国FDA和欧盟分别于2018年、2019年批准pegvaliase-pqpz用于血苯丙氨酸浓度＞600μmol/L的18岁或16岁以上苯丙酮尿症患者的治疗。

使用Pegvaliase-pqpz应遵循诱导、滴定和维持方案。诱导期：患者的推荐初始诱导剂量为每次皮下注射2.5mg，每周1次，持续4周。滴定期：根据患者的耐受性，在至少5周内以逐步滴定的方式（第1周，每次2.5mg，每周2次；第2周，每次10mg，每周1次；第3周，每次10mg，每周2次；第4周，每次10mg，每周4次；第5周，每次10 mg，每天1次），达到每次皮下注射20mg（每天1次）的剂量。维持期：每次皮下注射20mg，每天1次。维持至少24周，治疗过程中评估患者的耐受性，对于仍未达到治疗前苯丙氨酸基线浓度降低20%或血液苯丙氨酸浓度＜600μmol/L患者，可考虑剂量增至每次皮下注射40mg，每天1次，维持16周。在连续治疗16周后，对疗效不确切的患者应停止治疗[16]。在261名患者的3期研究中，最常见的不良事件为关节痛、注射部位反应、注射部位红斑和头痛。

（五）基因治疗

PheNIX试验是首次对苯丙酮酸尿症患者进行的基因治疗的临床试验，于2019年开始，至今仍在招募受试者。这个1/2期临床试验旨在评估18～55岁PKU患者接受HMI-102单次静脉给药的安全性和有效性。HMI-102是Homology Medicines公司研制的一种注射用药物，它运用造血干细胞来源的AAVHSC15载体将*PAH*基因递送进肝细胞并实现表达。该公司已发表的数据示：在正常蛋白质饮食的PKU小鼠模型（Pahenu2小鼠），单次静脉注射HMI-102可在一周内将血清Phe浓度降至正常水平，并在48周的研究过程中维持其平均水平在120μmol/L（正常范围）以下。PKU小鼠模型血清酪氨酸浓度升高、脑组织中5-HIAA增加、苯丙氨酸降至正常水平、毛色恢复深色，说明了丙酮酸/酪氨酸代谢通路的恢复。PheNIX试验的初步数据表明，与临床前模型中相似，在临床研究中观察到了HMI-102给药后PAH酶活性的增加[17]。

五 预后

苯丙酮尿症的预后与疾病轻重、胎儿期脑发育、治疗早晚、血清Phe浓度、营养状况、治疗依从性等多种因素有关。经新生儿筛查诊断、在新生儿期即开始治疗的多数患者，智力及体格发育可以达到或接近正常水平，很多患者能正常就学、就业、结婚、生育。例如，李晓雯、周忠蜀、喻唯民等回顾1984年10月—2009年12月就诊的1 066例苯丙酮尿症患儿时发现，在确诊后均给予正规治疗，新生儿筛查组的智商测定结果明显高于非筛查组，表明早期诊断并接受正规治疗的患儿，血清Phe浓度得到严格控制，大多数患者智能发育可接近正常，能与正常儿童一样进入学校学习；晚发现但坚持治疗者，异常行为也得到明显改善，智能也可有不同程度的提高。非筛查患儿越早诊治越能减轻疾病对其大脑和智能的损伤。尤其是大于1岁的晚治疗组，他们对饮食治疗的耐受性差，血清Phe浓度较难控制，就诊时已存在不同程度的智能损伤[18]。合理的个体化饮食治疗是改善患儿的远期预后的关键。但是，少数患者即使进行了早期筛查诊断、早期治疗，智能发育仍落后于正常儿童，成年期存在认知、精神异常或社交能力落后等问题。

六 预防

（一）预防措施

PAH缺乏症及BH4缺乏症均为常染色体隐性遗传病，患者父母为致病基因携带者（杂合子），其每生育一胎有1/4的可能为患者（纯合子）。预防措施有以下几方面[4]：

（1）避免近亲结婚。

（2）新生儿筛查。通过对群体新生儿血清Phe检测进行高苯丙氨酸血症筛检，使患儿得以早期诊断、早期治疗，避免或减少智能落后的发生。

（3）产前诊断。在先证者及其父母致病基因突变明确的前提下，先证者母亲怀孕后，签署知情同意书，通过对胎盘绒毛（孕10～13周）或羊水细胞（孕16～22周）进行疾病相关基因突变分析，到具有产前诊断资质的机构进行胎儿诊断以及后续的遗传咨询。

（二）诊断流程

我们小组在临床工作中按照以下程序进行遗传咨询和产前诊断（以*PAH*基因突变为例）。

1. 遗传咨询

（1）确定患者的诊断，其临床特征包括出生3～4个月后逐渐表现典型PKU的临床特点：头发由黑变黄，皮肤颜色浅淡，尿液、汗液鼠臭味，随着年龄增长，智能发育落后明显，小头畸形，癫痫发作；建立遗传档案；明确基因突变情况。

（2）绘制家系图，明确是否符合常染色体隐性遗传规律，男女患病率无差异。有些家系可能无阳性家族史，可能的原因有：先证者上两代可能为阳性携带者，无患者。其次，先证者为继父母收养、先证者双亲早亡、先证者家系发病延迟或外显不全、先证者自发新发突变，先证者父母为生殖细胞嵌合体。

（3）对先证者进行*PAH*基因检测，确定相应的基因致病性点突变。若考虑为父源性精子嵌合体或母源性嵌合体，可对先证者父母精子或卵子进行二代测序，找到嵌合体的证据。

（4）若配偶未携带相同基因突变，则先证者生育的子代均为携带者；若配偶为相同基因突变携带者，则子代有一半可能为患者，一半可能为携带者。若配偶为相同基因突变患者，则后代均为患者。

2. 产前诊断

（1）确认先证者的临床表型和*PAH*基因致病性突变位点。

（2）确认遗传方式是典型的常染色体隐性遗传。

（3）在妊娠10～13周进行绒毛穿刺取样或孕16周以后羊膜腔穿刺抽取羊水进行胎儿细胞的*PAH*基因检测，当确认胎儿带有与先证者的*PAH*基因相同的突变时，提示是患胎，应在知情同意的情况下，由其双亲决定采取下一步的处理措施。对于最终选择继续妊娠的“异常”胎儿，出生后应积极给予尽早的干预治疗及密切的追踪随访，以期取得较好的治疗效果及疾病转归。

（4）对于患者有典型的临床表型和明确的*PAH*基因致病性突变，即使其父母体细胞未检测到相同基因突变，也应在妊娠10～13周进行绒毛穿刺或孕16周以后进行羊水中胎儿细胞的*PAH*基因的检测，确认胎儿是否存在与先证者相同的突变，因其父母亲有生殖细胞嵌合体的可能。

（5）对确认的父源性或母源性生殖细胞嵌合体，也可选择进行种植前诊断，避免患胎的治疗性流产。

（6）对于产前基因诊断后出生的新生儿，应进行随访和记录。

七 问题与展望

苯丙酮尿症是我国遗传代谢病防控的典型，普遍开展的新生儿筛查可以及早诊断，逐渐普及的基因诊断结合临床表型可以鉴别分型，有利于指导个体化治疗。合适的治疗方法能使大部分患者达到正常人的智力水平。目前特殊饮食仍是应用最广的治疗方法，但其价格昂贵、依从性差，且长期服用可导致骨质疏松、神经损害加重。BH4补充治疗对BH4缺乏症及部分PKU患者有效。新兴的酶替代疗法有待长期观察。基因治疗可以从根本上恢复患者体内酶的活性。近年来苯丙酮尿症的基因治疗在动物模型取得多项进展，用于临床前试验阶段的治疗策略包括：基于rAAV或非病毒裸DNA载体的基因添加治疗，使用rAAV载体递送的碱基编辑进行基因编辑，通过递送rAAVs将PAH-cDNA插入*PAH*基因座的无启动子基因添加。实现长期稳定表达的技术是面临的主要障碍。

参考文献

[1] 顾学范，王治国. 中国580万新生儿苯丙酮尿症和先天性甲状腺功能减低症的筛查[J]. 中华预防医学杂志，2004（02）：27-30.

[2] 江剑辉. 广州市18年新生儿先天性甲低苯丙酮尿症和葡萄糖-6-磷酸脱氢酶缺乏症筛查[J]. 中国新生儿科杂志，2008（02）：85-87.

[3] 陈挺. 高苯丙氨酸血症表型与基因型研究进展[J]. 浙江大学学报（医学版），2018，47（03）：219-226.

[4] 中华医学会儿科学分会内分泌遗传代谢学组，中华预防医学会出生缺陷预防与控制专业委员会新生儿筛查组. 高苯丙氨酸血症的诊治共识[J]. 中华儿科杂志，2014，52（6）：420-426.

[5] 李松. 出生缺陷诊断图谱[M]. 北京：北京医科大学出版社，2002.

[6] 宗亚楠. 高苯丙氨酸血症的分子遗传学研究进展[J]. 国际儿科学杂志，2017，44（2）：128-131.

[7] 杜玮. 青岛市苯丙氨酸羟化酶缺乏症患儿基因突变分析[J]. 发育医学电子杂志，2020，8（01）：24-28.

[8] CHEN S. Effect of delayed diagnosis of Phenylketonuria with imaging findings of bilateral diffuse symmetric white matter lesions：A case report and literature review[J]. Frontiers in Neurology，2019，10：1040.

[9] 中华预防医学会出生缺陷预防与控制专业委员会新生儿筛查学组. 苯丙氨酸羟化酶缺乏症饮食治疗与营养管理共识[J]. 中华儿科杂志，2019，57（6）：405-409.

[10] 秦玉兰，苏雅洁. 苯丙酮尿症治疗研究新进展[J]. 国际儿科学杂志，2018，45（8）：624-628.

[11] 牛瑞青，冯文化. 苯丙酮尿症及相关治疗方法研究进展[J]. 中国新药杂志，2018，27（02）：154-158.

[12] BURTON B. A randomized，placebo-controlled，double-blind study of sapropterin to treat ADHD symptoms and executive function impairment in

children and adults with sapropterin–responsive phenylketonuria[J]. Molecular Genetics and Metabolism，2015，114（3）：415–424.

[13] THOMAS J. Pegvaliase for the treatment of phenylketonuria：Results of a long–term phase 3 clinical trial program（PRISM）[J]. Mol Genet Metab，2018，124（1）：27–38.

[14] HARDING C O. Pegvaliase for the treatment of phenylketonuria：A pivotal，double–blind randomized discontinuation Phase 3 clinical trial[J]. Mol Genet Metab，2018，124（1）：20–26.

[15] 王钰. 苯丙酮尿症新型治疗药物pgvaliase–pqpz的药理与临床研究现状[J]. 中国临床药理学杂志，2019，35（13）：1398–1401.

[16] LONGO N. Evidence– and consensus–based recommendations for the use of pegvaliase in adults with phenylketonuria[J]. Genet Med，2019，21（8）：1851–1867.

[17] 李晓雯，王琳，沈明，等. 高苯丙氨酸血症1066例随访分析[J]. 中国儿童保健杂志，2011（6）：86–88.

[18] GRISCH–CHAN H M，SCHWANK G，HARDING C O，et al. State–of–the–Art 2019 on gene therapy for Phenylketonuria[J]. Human Gene Therapy，2019，30（10）：1274–1283.

（廖子钰，张成）

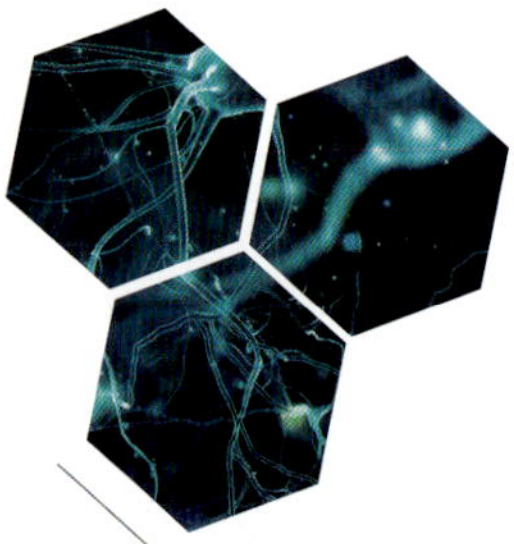

第六节 吡哆醇依赖性癫痫

一 疾病概述

吡哆醇依赖性癫痫（pyridoxine-dependent epilepsy，PDE）是一种罕见的常染色体隐性遗传疾病，由*ALDH7A1*基因缺陷所致。该病主要表现为婴幼儿起病的反复性癫痫发作，抗癫痫药物无效，仅对吡哆醇（维生素B_6）有反应，可以迅速控制发作。患者对维生素B_6的依赖是永久性的，停止补充吡哆醇会导致癫痫发作复发。其发病率大约为1∶500 000。

*ALDH7A1*基因定位于5q23.2，全长60 550bp，含有个18外显子和17个内含子，cDNA长4 765bp，编码含有510个氨基酸的蛋白质α-氨基已二酸半醛脱氢酶（alpha-aminoadipic semialdehyde dehydrogenase，又称antiquitin），位于细胞的胞浆和线粒体中，是赖氨酸分解代谢的胡椒酸途径的核心酶，催化α-氨基已二酸半醛（α-Aminoadipic semialdehyde，α-AASA）脱氢生成α-氨基已二酸，并经过后续系列酶促反应最终生成乙酰辅酶A。

人体摄入的维生素B_6以六种形式存在，即吡哆醇，吡哆胺，吡哆醛，其经磷酸激酶作用下生成的5’-磷酸盐，磷酸吡哆醇（胺或醛），以及磷酸吡哆醇（胺）在肝脏经氧化酶作用生成的磷酸吡哆醛（pyridoxal-5-phosphate，PLP）。其中仅PLP能进入中枢神经系统发挥脱羧、转氨等作用并辅助参与神经递质代谢。当*ALDH7A1*基因突变，导致antiquitin缺乏，会引起赖氨酸代谢中间体α-氨基已二酸半醛及其在体液中形成的平衡形式Δ1-四氢吡啶-6-羧酸（Δ1-piperideine-6-carboxylate，P6C）的病理性积累。积累的P6C与PLP结合并使PLP失活，导致继发性的PLP缺乏。其也会引起中枢神经系统脱羧、转氨障碍，从而导致神经递质代谢紊乱。研究发现，PDE患者脑脊液中PLP浓度降低，但血浆中PLP浓度正常，这也提示脑脊液与血浆中PLP的比值是一个潜在的诊断和治疗评估指标。PLP缺乏还导致许多PLP依赖的酶的活性受到影响。此外PLP还作为辅助因子参与了脱羧、转氨等多种酶催化反应。正常情况下，谷氨酸在谷氨酸脱羧酶的催化下脱羧生成γ氨基丁酸（GABA），因此PLP依赖的谷氨酸脱羧酶的活性受损，导致兴奋性神经递质谷氨酸浓度升高和抑制性神经递质GABA浓度降低，这种兴奋性和抑制性神经递质的失衡，是患者出现癫痫和癫痫性脑病的重要原因。补充维生素B_6可增加体内PLP，改善中枢神经系统脱羧、转氨障碍引起的代谢紊乱，从而控制癫痫发作。

终身补充维生素B_6同时限制赖氨酸摄入及补充精氨酸（即三联疗法）可控制癫痫发作并改善神经发育的延迟，配合亚叶酸治疗和底物减少疗法，可让患者正常生活和工作。

二 临床特征

PDE患者通常在出生后数小时内出现癫痫发作，常规抗癫痫药物难以控制，有的甚至在宫内即有发作，表现为宫内发作性活动过度和活动过少交替出现，极少数可在出生后数月才发作[1]。患者的癫痫发作可表现为局灶性、多灶性发作或全面强直-痉挛发作等多种形式，且有高倾向性发展为癫痫持续状态。PDE患者还可能有脑病的迹象，表现为烦躁、失眠和呕吐等。大约30%的患者伴有出生后窒息。

血浆和尿液中升高的AASA和P6C是比较可靠且特异性的诊断标志物。此外，胡椒酸可作为更广泛使用的诊断标志物，但特异性较低。脑电图检查可表现为正常、局灶性或多灶性多棘波、爆发性高波幅慢波，但多为爆发-抑制图形，应用维生素B_6治疗后，患者脑电图背景节律基本正常。头颅CT和MRI检查可发现白质病变、胼胝体发育不全、脑室扩张、皮质萎缩、发育异常、脑积水和新生儿脑出血等异常。

目前*ALDH7A1*基因18个外显子中已报道的致病突变已达80种。E399Q、R82X、c.750G＞A、P403L、G477R、S430 N、delT495-S499、C450S和G83E这9种突变占到了近2/3的病例，其中14号外显子错义突变E399Q占30%以上病例。E399残基在与NAD +的烟酰胺基形成氢键中起关键作用，这与E399Q突变体的酶活性几乎为零的结果一致。

国内临沂市人民医院杨莉等报道了*ALDH7A1*基因新突变c.1008+1G＞A（p.Tyr326Cys）[2]。陆军总医院附属八一儿童医院王三梅等人首次报道了

*ALDH7A1*基因新突变c. 871+5G > A与c. 1463A > G[3]。北京大学第一医院杨志仙等人首次报道了G137E、A318P、A322V和IVS11 + 1G > A突变，其中IVS11+1G > A突变频率达25%，推测其为中国PDE患儿的热点突变[4-5]。在杨志仙团队最新的32例PDE病例总结报道中检测到*ALDH7A1*基因26种变异，包括17个错义突变，2个无意义突变，3个剪接位点突变，4个缺失突变。国外报道中最常见的突变E427Q在该研究中仅占5%，但Y516C（16%）、IVS11 + 1G > A（15%）和Y345C（13%）具有较高频率。其中Y345C和IVS11 + 1G > A仅在中国人群中有报道[6]。青岛市市立医院王彩霞等人报道了28例PDE患儿中发现13种 *ALDH7A1*基因突变，其中11号内含子IVS11+1G > A 剪切突变频率最高，有14例患儿携带该突变[7]。

三 诊断

PDE诊断主要依靠临床表现、遗传方式、维生素B_6治疗脑电图、生物标志物检测，以及基因检测发现致病突变。

临床诊断主要依据：婴幼儿出生后常规抗癫痫药物难以控制的癫痫发作；应用维生素B_6后癫痫发作停止，而应用其他抗癫痫药无效；停用维生素B_6后出现癫痫发作复发，再次行维生素B_6治疗有效；发作前脑电图多为爆发-抑制图形，应用维生素B_6后脑电图背景节律基本正常。

生物标志物检测：血浆和尿液中AASA、P6C升高。

基因检测：呈常染色体隐性遗传，*ALDH7A1*基因检测到致病性突变。我国人群中报道的突变中Y516C、IVS11 + 1G > A和Y345C频率较高。

PDE需与钼辅酶缺乏症、亚硫酸盐氧化酶缺乏症相鉴别。后两种疾病均导致亚硫酸盐水平升高，抑制了antiquitin酶活性，因此都可表现为新生儿癫痫性脑病且维生素B_6治疗有效，还可伴有血浆AASA和P6C升高，简单测量尿液或血液中的亚硫酸盐/硫代半胱氨酸可鉴别。

四 治疗

（一）特异性治疗

PDE患者需终身服用维生素B_6。一般初次应用维生素B_6 100mg静脉给药，即使初次给药效果不显著，也应连续3天30mg/（kg·d）静脉内或口服治疗，以排除少数非典型病例或药效反应迟钝的患者。由于初次静脉高剂量给药存在呼吸暂停风险，因此需要准备复苏和抢救设备，如果无相应抢救条件，可考虑以30mg/（kg·d）口服治疗[8-9]。目前对于维生素B_6长期治疗尚无明确的剂量标准。通常50～100mg/d［15～30mg/（kg·d）］即可控制PDE婴儿癫痫发作，新生儿最高剂量200mg/d，成人最高剂量500mg/d，这种剂量在长期治疗中是比较安全的[9]。然而高剂量维生素B_6可能会引起可逆性的感觉神经病，很少导致运动神经病[10]。定期进行神经传导检测有助于监测这种潜在的副作用。

（二）饮食疗法和精氨酸补充

PDE患者日常饮食中限制赖氨酸摄入可减少AASA和P6C的合成和累积，缓解继发性的PLP缺乏，改善脑功能[11]。此外，由于精氨酸和赖氨酸在肠、肾、血脑屏障的上皮细胞的转运都需借助二元氨基酸阳离子转运蛋白，因此，精氨酸能与赖氨酸竞争运输。PDE患儿进行精氨酸强化补充可减少赖氨酸代谢产物并改善神经发育和认知功能，建议精氨酸150mg/（kg·d）随餐服用[12]。维生素B_6治疗、赖氨酸限制和补充精氨酸，可降低血浆/尿液AASA / P6C水平，改善PDE患者认知功能，相比维生素B_6单药治疗效果更佳[13]。

（三）其他治疗

亚叶酸可能具有潜在的治疗作用，尤其是在吡哆醇反应不完全的新生儿中。有研究者建议新生儿使用3～5mg/（kg·d）的亚叶酸，老年患者每天剂量不超过20mg[14]。迄今为止，亚叶酸治疗的机制尚不清楚。由于赖氨酸代谢中是由氨基己二酸半醛合酶（AASS）催化生成AASA / P6C，抑制AASS可降低AASA / P6C水平（底物减少疗法），因此筛选具有AASS抑制作用的小分子化合物是PDE未来的潜在治疗方法[15]。

五　预后

未经维生素B_6治疗的患者死亡率很高，且大多数有精神或神经方面障碍。维生素B_6治疗对于该病所致的神经发育障碍具有显著疗效，患儿可以正常学习精神运动发育。产前补充维生素B_6可以有效预防PDE胎儿宫内抽搐、降低复杂性分娩并改善其神经发育[16]。

六 预防

已生育过PDE患儿的母亲再次怀孕后，应开始产前补充维生素B_6，直到通过绒毛膜组织和羊水细胞的*ALDH7A1*基因突变分析进行产前诊断，排除PDE后方可停止补充维生素B_6。已报道PDE胎儿的羊水中α-AASA升高，是另一个潜在的产前检测指标。

本病为常染色体隐性遗传病，当先证者父母双方均为*ALDH7A1*基因突变携带者，需告知其再次生育患儿的风险为25%，而生育无症状的携带者概率为50%、基因型正常胎儿的概率为25%。但是*ALDH7A1*基因突变的表型效应存在不完全外显的现象，同一突变类型临床表现有轻有重，因此遗传咨询应严格执行知情同意、充分告知的原则。

我们小组在临床工作中按照以下程序进行遗传咨询和产前诊断。

1. 遗传咨询

（1）确定患者的诊断，包括婴幼儿出生后常规抗癫痫药物难以控制的癫痫发作；应用维生素B_6后癫痫发作停止，血浆和尿液中AASA、P6C升高，脑电图异常。建立遗传档案，明确*ALDH7A1*基因突变情况。

（2）绘制家系图，明确是否符合常染色体隐性遗传规律，男女患病率无差异。有些家系可能无阳性家族史，可能的原因有：先证者上两代可能为阳性携带者，无患者。其次，先证者为继父母收养、先证者双亲早亡、先证者家系发病延迟或外显不全、先证者自发新发突变，先证者父母为生殖细胞嵌合体。

（3）对先证者进行*ALDH7A1*基因检测，确定相应的基因致病性点突变。若考虑为父源性精子嵌合体或母源性嵌合体，可对先证者父母精子或卵子进行二代测序，找到嵌合体的证据。

（4）若配偶未携带相同基因突变，则先证者生育的子代均为携带者；若配偶为相同基因突变携带者，则子代有一半的可能为患者，一半的可能为携带者。若配偶为相同基因突变患者，则后代均为患者。

2. 产前诊断

（1）由于该病治疗效果很好，且维生素B_6价格便宜，一般不需要做产前诊断。对于个别确需做产前诊断者，应首先确认先证者的临床表型和*ALDH7A1*基因致病性突变位点。

（2）确认遗传方式是典型的常染色体隐性遗传。

（3）在妊娠10～13周进行绒毛穿刺取样或孕16周以后通过羊膜腔穿刺抽取羊水进行胎儿细胞的*ALDH7A1*基因检测，当确认胎儿带有与先证者的*ALDH7A1*基因相同突变的胎儿时，提示是患胎，应在知情同意的情况下，由其双亲决定采取下一步的处理措施。对于最终选择继续妊娠的“异常”胎儿，出生后应积极给予尽早的干预治疗及密切的追踪随访，以期取得较好的治疗效果及疾病转归。

（4）对于患者有典型的临床表型和明确的*ALDH7A1*基因致病性突变，即使其父母体细胞未检测到相同基因突变，也应在妊娠10～13周进行绒毛穿刺或孕16周以后进行羊水中胎儿细胞的*ALDH7A1*基因的检测，确认胎儿是否存在与先证者相同的突变，因其父母亲有生殖细胞嵌合体的可能。

（5）对确认的父源性或母源性生殖细胞嵌合体，也可选择进行种植前诊断，避免患胎的治疗性流产。

（6）对于产前基因诊断后出生的新生儿，应进行随访和记录。

七　问题与展望

由于PDE罕见、临床医生对该病的认识有限，尽管PDE是可治性的，大多数患儿仍然诊断延迟，得不到早期治疗。鉴于吡哆醇治疗的有效性，有人认为未来检测方法得以优化后应列入新生儿筛查。由于该病罕见，患者分散在世界各地，妨碍了系统的研究。因此，需要知识交流和国际合作才能以一种高效且可靠的方式获取数据。还需要进行多中心收集有关PDE患者生化和临床结局进行研究，这将有助于系统评估维生素B_6的剂量/赖氨酸饮食限制，以及精氨酸补充等疗法对癫痫发作控制、行为和神经发育结局的影响以及可能的副作用，并可能揭示相关的生物标志物进行监测。

参考文献

［1］SAMANTA D. A 15-year-old with seizures：late diagnosis of pyridoxine-dependent epilepsy[J]. Acta Neurologica Belgica，2016，116（4）：667-669.

［2］杨莉，李玉芬，徐丽云，等. 幼儿间断抽搐1年半伴发育落后[J]. 中国当代儿科杂志，2017（1）：215.

[3] 王三梅，涂瑶，孙静，等. 先天性吡哆醇依赖性癫痫5例临床特点及治疗分析[J]. 中国临床医生杂志，2017（8）：215.

[4] 薛姣，杨志仙，李慧，等. 吡哆醇依赖性癫痫的临床和遗传学特点及尿液哌啶酸的检测[J]. 中华儿科杂志，2016，54（008）：592-596.

[5] YANG Z，YANG X，WU Y，et al. Clinical diagnosis，treatment，and ALDH7A1 mutations in pyridoxine-dependent epilepsy in three chinese infants[J]. PLoS ONE，2014，9（3）：92803.

[6] JIAO X，XUE J，GONG P，et al. Clinical and genetic features in pyridoxine - dependent epilepsy：A Chinese cohort study[J]. Dev Med Child Neurol，2020，62：315-321.

[7] 王燕，栾韶勇，张瑞云，等. 研究吡哆醇依赖性癫痫（PDE）患儿的临床及遗传学特点[J]. 中国保健营养，2017，27（18）：15.

[8] GOSPE S M . Pyridoxine-dependent seizures：Findings from recent studies pose new questions[J]. Pediatric Neurology，2002，26（3）：181-185.

[9] BASURA G J，HAGLAND S P，WILTSE A M，et al. Clinical features and the management of pyridoxine-dependent and pyridoxine-responsive seizures：Review of 63 North American cases submitted to a patient registry[J]. European Journal of Pediatrics，2009，168（6）：697-704.

[10] DCLINPSYCHOL P M R，MSC S H B，FRCR W K C，et al. Pyridoxine-dependent seizures：A family phenotype that leads to severe cognitive deficits，regardless of treatment regime[J]. Developmental Medicine & Child Neurology，2007，49（4）：300-305.

[11] KARNEBEEK C D M V，HARTMANN H，JAGGUMANTRI S，et al. Lysine restricted diet for pyridoxine-dependent epilepsy：First evidence and future trials[J]. Molecular Genetics and Metabolism，2012，107（3）：215.

[12] MERCIMEK-MAHMUTOGLU S，CORDEIRO D，CRUZ V，et al. Novel therapy for pyridoxine dependent epilepsy due to ALDH7A1 genetic defect：l-Arginine supplementation alternative to lysine-restricted diet[J]. European Journal of Paediatric Neurology，2014，18（6）：741-746.

[13] COUGHLIN CR，VAN KARNEBEEK CD，AL-HERTANI W，et al.

Triple therapy with pyridoxine, arginine supplementation and dietary lysine restriction in pyridoxine-dependent epilepsy: Neurodevelopmental outcome[J]. Molecular Genetics and Metabolism, 2015, 116: 35-43.

[14] GALLAGHER R C, VAN HOVE J L K, SCHARER G, et al. Folinic acid-responsive seizures are caused by α -amino adipic semialdehyde dehydrogenase deficiency and are genetically identical to pyridoxine-dependent epilepsy[J]. Annals of Neurology, 2009, 65 (5) : 550-556.

[15] PENA I A, MARQUES L A, ÂNGELO B. A. LARANJEIRA, et al. Mouse lysine catabolism to aminoadipate occurs primarily through the saccharopine pathway; implications for pyridoxine dependent epilepsy (PDE) [J]. Biochimica et Biophysica Acta (BBA) - Molecular Basis of Disease, 2017, 1863 (1) : 121-128.

[16] BOK L A, BEEN J V, STRUYS E A, et al. Antenatal treatment in two Dutch families with pyridoxine-dependent seizures[J]. European Journal of Pediatrics, 2010, 169 (3) : 297-303.

（林金福，张成）

第七节 Dravet综合征

一 疾病概述

Dravet综合征（dravet syndrome，DS）又称婴儿严重肌阵挛癫痫（severe myoclonic epilepsy of infancy，SMEI），由Dravet等人于1978年首次报道，2001年国际抗癫痫联盟（international league against epilepsy，ILAE）推荐将SMEI命名为DS。DS属于癫痫性脑病，发病率约为1/40 000 ～1/20 000，男女比例为2：1，均在1岁内起病，起病高峰年龄约6月龄，具有热敏感性，早期表现全面性或偏侧阵挛发作，后期可出现包括肌阵挛发作在内多种类型癫痫发作，除此以外，1岁以后会出现精神运动发育的倒退。疾病早期，脑电图可完全正常，后期可出现全导棘-慢复合波或多棘-慢复合波发放[1]。5%～10%的DS呈常染色体显性遗传，但很多患儿是由钠离子通道α1亚单位基因（sodium channel-1A，*SCN1A*）基因新发突变引起，部分患者外显不全，少数患儿是由*SCN1B*基因、*SCN2A*基因或*GABRG2*基因引起。

2001年发现DS的主要致病基因为*SCN1A*，位于染色体2q24上，6 030bp的SCN1A-mRNA排列成26个外显子横跨大约100kb的基因组序列，*SCN1A*基因cDNA 本身比较长（6.0 kb），含有较多重复序列。临床上约80%的DS患儿可检出*SCN1A*基因突变。突变形式多样，如：错义突变、无义突变、缺失突变、移码突变、拷贝数变异、剪切位点突变、启动子区突变和嵌合突变等[2]。目前已经发现的与DS相关的*SCN1A*基因突变一共有1 800余种，无义突变产生截断的Nav1.1蛋白，导致一半的Nav1.1功能丧失，表现为单倍体不足。或为错义突变，产生Nav1.1蛋白氨基酸的改变，导致Nav1.1功能增强或者减弱。

通过体外构建*SCN1A*缺陷的DS小鼠模型，发现其中50%正常水平的Nav1.1杂合突变（SCN1A+/−）有自发性癫痫发作、不耐高热及癫痫发作的阈值降低。同时，*SCN1A*基因敲除小鼠也发现有Nav1.3 表达代偿性增加。第二种DS小鼠模型通过将终止密码子（R1407X）整合进小鼠的*SCN1A*基因，导致Nav1.1的表达降低，最终表现为自发性癫痫发作。两种模型结果表明神经元抑制的减弱和DS发病相关。

大多数患儿对传统抗癫痫药物的疗效欠佳，丙戊酸、氯巴占、托吡酯、氯硝西泮和左乙拉西坦对部分患者发作控制有效。应避免使用钠离子通道阻滞剂（卡马西平、奥卡西平、拉莫三嗪），无效甚至可能会加重病情。近2年来，新型药物（司替戊醇、大麻二酚、芬氟拉明）可有效降低部分患儿的发作[3]。除了药物治疗以外，生酮饮食和迷走神经刺激术也可作为一种补充治疗手段。

二 临床特征

（1）起病年龄：DS患儿出生时多为正常，多在6个月月龄左右发病。

（2）诱因：具有热敏感性特点，各种原因引起的体温升高，包括发热、疫苗接种、洗热水澡等，均容易诱发或使症状加重，并易发生惊厥性癫痫持续状态。

（3）首发症状：首次发作可表现为热性惊厥、全面性或偏侧阵挛发作，也有30%左右的患儿以无热惊厥起病，但后期发作均具有热敏感性。

（4）多样的发作类型：随着病程的进展，1岁以后可出现多种类型癫痫发作，包括肌阵挛发作，不典型失神发作，失张力发作，肌阵挛-失张力发作，局灶性发作等，部分患儿甚至可出现非惊厥性癫痫持续状态。

（5）精神运动发育障碍：患儿1岁以后还会出现精神运动发育迟缓，表现为语言发育迟滞，交流障碍，表情淡漠，部分患儿可出现共济失调、锥体束征和痉挛性瘫痪等。

（6）脑电图：DS患儿早期脑电图可完全正常，病程进展到1岁以后出现背景活动异常，以慢波增多为主，随后出现累及全导棘-慢复合波或多棘-慢复合波发放，局灶性或多灶性痫性放电，约1/3的患儿可在闪光刺激诱发试验中被诱发。本病脑电图缺乏特征性，发作期和发作间期各种类型的发作性电活动表现多样。

（7）头颅MRI：本病患儿早期头颅MRI多无明显异常，少数在病程中可出现脑萎缩、海马硬化。

三 诊断

DS的诊断主要综合起病年龄、发作特点、热敏感性、合并症、家族史、脑电图检查、遗传基因检测、抗癫痫药物疗效[4]。

（1）起病年龄：出生时多正常，1岁内起病，高峰年龄在6个月月龄左右。

（2）发作特点：首次发作多与发热有关，表现一侧和全面性阵挛发作，发作频繁，可形成癫痫持续状态，随着病程进展可出现肌阵挛发作、不典型失神发作、失张力发作、肌阵挛-失张力发作、局灶性发作等多种发作形式。

（3）热敏感性：对热敏感，内源性或外源性温度升高均会诱发或加重发作。

（4）合并症：早期精神运动发育可正常，随着病程进展，1岁以后可出现精神运动发育迟滞，表现为语言交流障碍、共济失调和锥体束阳性。

（5）家族史：部分患儿有癫痫或热性惊厥家族史。遗传方式为常染色体显性遗传，临床上以散发多见，多为患儿的*SCN1A*基因新发突变，少数患儿外显不全。

（6）脑电图检查：脑电图检查早期可完全正常，后期出现背景活动慢化，全导异常放电（棘-慢复合波、多棘-慢复合波）。

（7）基因检测：约80%患儿可检出*SCN1A*基因突变，常见是无义突变和错义突变，错义突变在孔区及电压感受区的比例更高，提示突变可能影响了SCN1A编码蛋白Nav1.1通道的构效关系。

（8）鉴别诊断：本病多表现为难治性癫痫，需要与Doose综合征、Lennox-Gastaut综合征相鉴别。本病常检测到*SCN1A*基因突变，需要与遗传性癫痫伴热性惊厥附加症（GEFS+）相鉴别。

（9）药物疗效：对传统抗癫痫药物疗效普遍差，对钠离子通道阻滞剂无效，甚至会加重病情。

四 治疗

目前DS尚缺乏特异性治疗手段，早期正确诊断是关键，治疗目标为尽可能控制癫痫发作，降低癫痫发作频率和认知、运动障碍后遗症。疾病发生早期容易并发癫痫持续状态，文献报道约50%的患儿在病程中会因癫痫持续状态就诊医院急诊科。对于出现癫痫持续状态的患者应尽可能去除内源性和外源性的温度升高因素，立即给予苯二氮䓬类药物处理，尽快控制发作，降低对脑部的损害程度。

（一）药物治疗

1. 传统抗癫痫药物治疗

由于DS与钠离子通道蛋白编码基因*SCN1A*突变相关，治疗过程中应避免使用钠通道阻滞剂（卡马西平、奥卡西平、拉莫三嗪）。常用抗癫痫药物：丙戊酸、托吡酯、氯硝西泮、左乙拉西坦可控制一部分癫痫发作，但总体疗效不太理想。

2. 新型药物治疗[5-6]

（1）司替戊醇：国外两项随机对照双盲临床试验均证实司替戊醇联合丙戊酸或氯巴占可显著增加癫痫发作的控制疗效。司替戊醇作为抗癫痫领域中的孤儿药，先后在多国被批准（2007年欧盟，2012年加拿大、日本，2018年美国）用于DS的添加治疗（正在使用丙戊酸或氯巴占）。该药起始剂量15～20mg/（kg·d），2~4 周后加至目标剂量50 mg/（kg·d），儿童最大剂量可用至100mg/（kg·d），不良反应主要有嗜睡、疲劳、食欲减低、肝损害等，应用时应定期监测血常规及肝功能。

（2）大麻二酚：公元前2900年在阿拉伯文献中就有大麻作为药物来治疗癫痫的记载。欧洲19世纪中期，苏格兰医生以大麻素治疗儿童癫痫。大麻素主要包括两种活性成分，分别是精神活性成分的四氢大麻酚和非精神活性成分的大麻二酚。多项研究发现大麻二酚具有一定抗癫痫作用，2018年美国食品和药品管理局批准了GW公司开发的Epidiolex（大麻二酚纯品的液态制剂），用于治疗两岁及以上的DS患儿。该药起始剂量2～5 mg/（kg·d），根据发作及耐受情况最大剂量25 mg/（kg·d），不良反应主要包括困倦、乏力、腹泻、厌食等。

（3）芬氟拉明：芬氟拉明是一种安非他命衍生物，最初是作为一种食欲抑制剂开发出来，具有5-羟色胺的作用机制。最近国外两项前瞻性随机对照试验均证实小剂量的芬氟拉明可以有效控制DS的癫痫发作且安全性良好。目前认为芬氟拉明对DS的疗效持久，高效。推荐治疗剂量0.12～0.90 mg/（kg·d），主要不良反应是对食欲的影响。

（二）生酮饮食治疗

近年大量报道生酮饮食在治疗癫痫性脑病中有效，在部分DS患儿亦有效[7]。生酮饮食的生酮比例（脂肪：碳水化合物+蛋白质）初始一般为2：1，根据患儿酮体及耐受情况逐渐调整比例，最大可增加至4：1，并逐渐增加热量。每天摄入热量约为患儿年龄及理想体质量所推荐总热量的75%，不需要严格限制进水量，同时口服补充枸橼酸钾、多种维生素及微量元素。生酮饮食治疗可直接造成酸性环境，导致细胞内外水分丢失，改变大脑能量来源和利用，增加脑内γ-氨基丁酸含量，减少脑部放电，但患者有发生代谢性酸中毒和肾结石等危险。目前建议DS患儿对抗癫痫药物效果不佳时，尽早启动生酮饮食治疗。

（三）迷走神经刺激术

迷走神经刺激术作为常用的神经调控技术对某些药物难治性癫痫性脑病可起到一定作用。一项迷走神经刺激术辅助治疗DS的荟萃分析得出，迷走神经刺激术可以降低DS的癫痫发作频率[8]。

一线　　丙戊酸或氯巴占

↓

二线
1. 司替戊醇（与丙戊酸或氯巴占合用）
2. 托吡酯
3. 生酮饮食（尽早启用）

↓

三线
1. 氯硝西泮、左乙拉西坦、唑尼沙胺、苯巴比妥
2. 乙琥胺（不典型失神发作）
3. 迷走神经刺激术

图4-17　Dravet综合征治疗流程图（北美共识）[9]

五　预后

本病预后较差，随年龄增加白天发作和肌阵挛发作频率倾向于减少，但仍会发生热性惊厥持续状态。DS患者几乎均有认知损害，50%出现严重智力低下，早期出现肌阵挛发作和不典型失神发作对认知影响较大。国外随访研究发现本病病死率为10.1%，1～3岁及早期学龄期（高峰为6岁）为死亡的高峰期，主要死亡原因为惊厥持续状态，治疗和发作次数与死亡无明显相关性[10]。预防高热、及时控

制惊厥持续状态，可改善患儿的预后。

六 预防

虽然目前认为*SCN1A*基因突变在DS发病中发挥重要作用，但该位点突变种类繁多且多数是新生突变，预防较为困难。但是，5%~10%的患者是常染色体显性遗传，少数患者外显不全，症状较轻、治疗效果较好，且可达到生育年龄，可以采取以下方式进行遗传咨询和产前诊断，终止遗传链。

1. 遗传咨询

（1）确定咨询者家系中DS的临床诊断，建立遗传档案。确定临床诊断包括1岁内起病，热敏感性全面性或偏侧阵挛发作，精神运动发育的倒退，脑电图出现全导棘–慢复合波和多棘–慢复合波发放。

（2）绘制咨询者的家系图，是否符合常染色体显性遗传规律，系谱中代代均有患者，男女不限。有些家系可能无阳性家族史，可能的原因有：先证者为继父母收养、先证者双亲早亡、先证者双亲发病延迟或外显不全、先证者自发新突变、父母为生殖细胞嵌合体。

（3）对先证者进行*SCN1A*基因检测，确定相应的基因致病性点突变。若考虑为父源性精子嵌合体，可对先证者父亲的精子进行二代测序，找到精子嵌合体的证据。

（4）若配偶未携带相同致病基因突变，则先证者生育的子代有一半的可能为患者，一半的可能为正常。若配偶携带相同致病基因突变，则先证者生育的子代有75%的可能患病，25%的可能正常。男女机会均等。

（5）若确认先证者父亲的精子为嵌合体，或怀疑先证者的母亲为生殖细胞嵌合体，可对胎儿进行产前诊断，或种植前诊断。

2. 产前诊断

（1）若患者到了生育年龄，准备生育，须首先确认先证者的临床表型和*SCN1A*基因的致病性突变位点。

（2）确认遗传方式是典型的常染色体显性遗传。

（3）在妊娠10~13周进行绒毛穿刺取样或孕16周以后羊膜腔穿刺抽取羊水进行胎儿细胞的*SCN1A*基因检测，当确认胎儿带有与先证者的*SCN1A*基因相同突变时，提示是患胎，应在知情的情况下，由其双亲决定采取进一步的措施。

（4）对于患者有典型的临床表型和明确的*SCN1A*基因致病性突变，即使其父母临床表型正常，也应在妊娠10～13周进行绒毛穿刺或孕16周以后进行羊水中胎儿细胞的*SCN1A*基因的检测，确认是否存在与先证者相同的突变，因其父母亲有生殖细胞嵌合体的可能。

（5）对确认的父源性生殖细胞嵌合体，也可选择进行种植前诊断，避免患胎的治疗性流产。

（6）对于产前基因诊断后出生的新生儿，应进行随访和记录。

七 问题与展望

DS发病与钠离子通道蛋白编码基因*SCN1A*突变相关，目前所有的治疗手段主要针对控制癫痫发作症状，未能从源头上治疗疾病。通过调节天然反义转录物（natural antisense transcript，NAT）可以增加内源性功能蛋白的表达。动物试验发现通过反义寡核苷酸可以上调*SCN1A*基因表达并可降低癫痫发作频次和神经兴奋性[11]。未来将进一步通过临床试验验证上调*SCN1A*基因表达是否可以改善DS的临床表现和疾病转归。

参考文献

［1］张月华，马秀伟. Dravet综合征研究进展[J]. 发育医学电子杂志，2013，1（4）：219–222.

［2］许小菁，张月华，孙慧慧，等. Dravet综合征 *SCN1A*基因突变的遗传特点及表型研究[J]. 中华医学遗传学杂志，2012，29：625–630.

［3］任明月，任立红. Dravet综合征的早期诊断及新的治疗药物研究进展[J]. 神经损伤和功能重建，2019，11（14）：560–561.

［4］DRAVET C. Dravet syndrome history[J]. Dev Med Child Neurol，2011，53（2）：1–6.

［5］CROSS JH，CARABALLO RH，NABBOUT R，et al. Dravet syndrome：Treatment options and management of prolonged seizures[J]. Epilepsia，2019，60（3）：S39–S48.

［6］WHELESS JW，FULTON SP，MUDIGOUDAR BD. Dravet syndrome：A review of current management[J]. Pediatr Neurol，2020，107：28–40.

[7] 刘家雯，丁鑫，朱艳伟，等. 生酮饮食治疗药物难治性Dravet综合征的疗效和安全性的前瞻性对照研究[J]. 中国实用儿科临床杂志，2019，34（15）：1160-1165.

[8] DIBUÉ-ADJEI M，FISCHER I，STEIGER H-J，et al. Efficacy of adjunctive vagus nerve stimulation in patients with Dravet syndrome：a meta-analysis of 68 patients[J]. Seizure，2017，50：147-52.

[9] WIRRELL EC，LAUX L，DONNER E，et al. Optimizing the diagnosis and management of Dravet syndrome：Recommendations from A North American consensus panel[J]. Pediatr Neurol，2017，68：18-34.

[10] SAKAUCHI M，OGUNI H，KATO L，et al. Retrospective multi institution study of the prevalence of early death in Dravet syndrome[J]. Epilepsia，2011，52：1144-1149.

[11] HAN Z，CHEN C，CHRISTIANSEN A，et al. Antisense oligonucleotides increase scn1a expression and reduce seizures and sudep incidence in a mouse model of dravet syndrome[J]. Sci Transl Med，2020，12：558.

（倪冠中）

第八节 家族遗传性高胆固醇血症

一 疾病概述

家族性高胆固醇血症（familial hypercholesterolemia，FH）是一种以低密度脂蛋白胆固醇（low density lipoprotein-cholesterol，LDL-C）显著增高和早发型动脉粥样硬化性心血管疾病（atherosclerotic cardiovascular disease，ASCVD）为特征的常染色体显性遗传病。杂合子FH的发病率为1/500～1/200，患者自出生起就有较高水平的LDL-C，并有较高的ASCVD风险，如不及时治疗常引发腱黄瘤病。FH的纯合子患者非常少见，发病率仅为1/400 000～1/300 000，多在儿童期发病[1]。

目前已经明确的FH相关基因有：低密度脂蛋白受体（low density lipoprotein receptor，*LDLR*）基因突变，载脂蛋白B（apolipoprotein B，*APOB*）基因（主要是*APOB-100*）突变和前蛋白转换酶枯草溶菌素9（proprotein convertase subtilisin kexin 9，*PCSK9*）基因的突变。*LDLR*基因位于染色体19p13.2，全长45.5kb，18个外显子，cDNA 10.01kb编码839个氨基酸，分子量为93kD，位于细胞膜表面的LDLR蛋白。LDLR蛋白可结合血浆中的LDL，并通过内吞作用将其转运到细胞中进行降解。*APOB*基因位于染色体2p24.1，全长55kb，含29个外显子，cDNA13.69kb，编码分子量为510kD的APOB蛋白。APOB 存在于LDL的表面，识别APOB是LDLR结合并摄取LDL的主要途径。*PCSK9*基因位于1p32.3，全长32.9kb，含有13个外显子，cDNA 3 617bp，编码60kD的PCSK9蛋白。PCSK9蛋白可与肝细胞表面的LDLR结合，导致LDLR降解，减少LDL的内吞，造成血浆LDL-C水平升高[2]。

FH患者多为点突变。*LDLR*基因突变，造成肝细胞表面的LDLR缺失或结构异常，导致肝脏对血LDL-C清除作用降低，血浆中的胆固醇升高并在组织中大量淤积。PCSK9是一种由肝脏分泌的丝氨酸蛋白酶。它在细胞外与LDLR结合。一旦PCSK9-LDLR复合物内化入肝细胞，与PCSK9结合的LDLR便不能被再循环至肝细胞表面，而是在肝细胞内降解，*PCSK9*基因突变导致其与LDLR的结合增多，游离LDLR数量减少，则LDL-C清除降低，血清LDL-C水平升高[3]。*APOB*基因突变会导致LDL配体发生改变，直接导致LDLR识别LDL受限，造成LDL清除减少，血清LDL-C水平升高。以上三种基因突变均会降低机体LDL的清除，促进LDL颗粒在动脉内皮损伤处沉积，最终导致动脉粥样硬化性血管病变。

改善生活方式（戒烟，低饱和脂肪酸、低胆固醇饮食和适当体育锻炼）和药物治疗（他汀类药物、依折麦布和PCSK9抑制剂）为常规治疗手段。药物联合治疗效果欠佳时可进行脂蛋白血浆置换。纯合子患者药物治疗手段无效者可进行肝脏移植治疗以解决基因缺陷造成的高胆固醇血症，但肝脏移植风险较大且存在较多并发症，并非常规治疗手段。

二 | 临床特征

（1）FH患者出生起即出现血清LDL-C水平明显升高，纯合子患者的LDL-C水平常＞13.0mmol/L（500mg/dL），杂合在患者LDL-C水平常＞5mmol/L（191mg/dL）。未治疗的儿童LDL-C水平多＞3.6mmol/L（140mg/dL）[4-5]。

（2）早发ASCVD是FH患者的主要表现之一，纯合子患者多在青少年期就出现广泛的动脉硬化，并发生急性心肌梗死、猝死等心血管意外。杂合子患者多于中年发病，男性多在50岁之前发生冠心病，女性发病时间稍晚。FH患者除累及冠状动脉发生心血管事件意外，还可累及主动脉、肾动脉、颈动脉并导致相应的疾病。

（3）神经系统损害：部分患者以脑卒中为首发临床表现，这与颅内动脉粥样硬化导致的血栓形成密切相关。近来也有学者认为*PCSK9*突变所造成的脂质代谢障碍，通过APOE影响阿尔茨海默病的发生。

（4）黄色瘤是FH诊断的重要临床表现，多出现于膝关节、肘关节伸侧。还可出现于眼睑或跟腱处。腱黄素瘤早期仅表现为跟腱增厚，对FH的诊断有巨大价值。纯合子患者较杂合子患者更早出现黄色瘤且更明显，部分患者还可出现脑内黄素瘤。

（5）约30%的患者可出现角膜周边部基质内的类脂质沉积，即脂性角膜弓。小于45岁患者出现脂性角膜弓是疑诊FH的重要表现。

（6）纯合子患者可能出现主动脉瓣膜及根部或其他动脉钙化，部分患者有可能出现主动脉瓣狭窄等表现。

三 诊断

FH的诊断主要依靠家族史、临床表现、体格检查、血清LDL-C水平检测、基因分析[6]（图4-18）。

家族史：FH是一种常染色体显性遗传病，如有早发ASCVD及FH家族史，家族成员（特别是一级亲属）的LDL-C显著升高及黄色素瘤、脂性角膜弓等临床表现，对诊断有重要意义。

LDL-C检测：FH患者因*LDLR*、*PCSK9*和*APOB*基因突变，LDL-C在体内的清

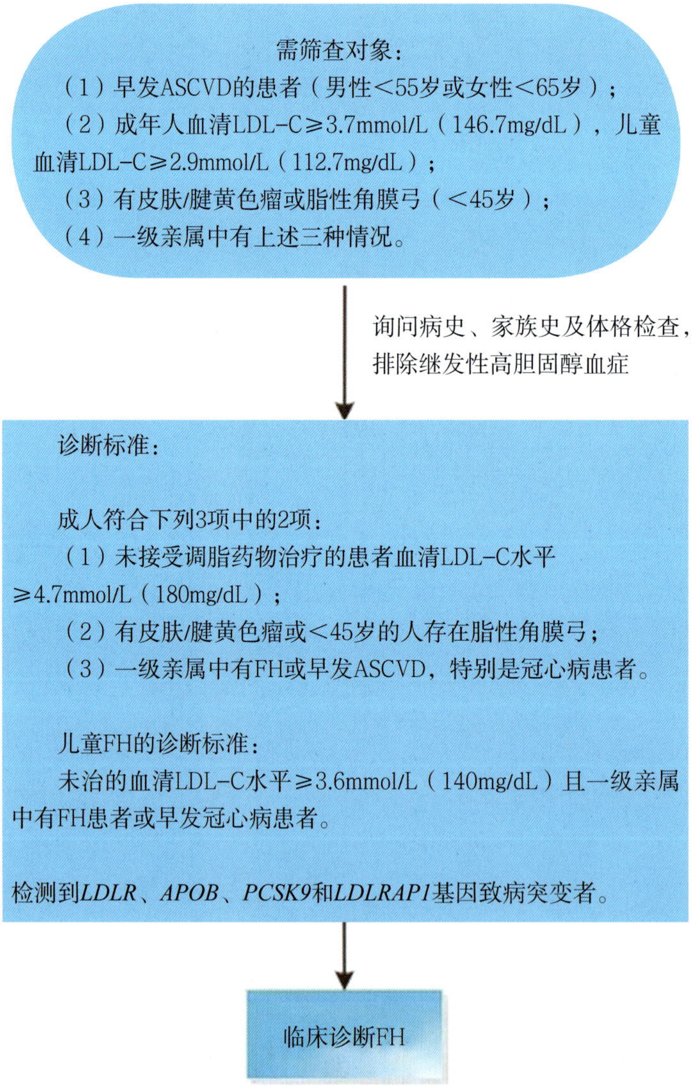

图4-18　FH筛查流程与诊断标准

除率下降，故体内的LDL-C水平明显上升。杂合子患者的LDL-C水平是同家系中未患病的2倍，而纯合子患者则可达到4倍。是诊断FH的重要指标之一[7]。

体格检查：患者如有皮肤或腱黄素瘤，小于45岁者出现脂性角膜弓，是诊断FH的重要依据。

基因检测：DNA测序可明确*LDLR*、*PCSK9*及*APOB*基因的致病突变。若先证者突变类型已明确，可用PCR法对家系其他成员进行已知突变位点的检测。*LDLR*、*PCSK9*及*APOB*等基因检测到致病突变为FH诊断的金标准[8]。我国患者*LDL*R的常见突变为c.1879G＞A、c.1448G＞A和c.1864G＞T，*APOB*的常见突变位点为c.10579C＞T和c.10580G＞A。

FH的主要鉴别诊断包括甲状腺功能减退、肾病综合征等导致的继发性高胆固醇血症和植物固醇血症（谷固醇血症）。谷固醇血症血清谷固醇明显升高，基因测序可有助于明确诊断。

四　治疗

（1）设定治疗目标：严格控制FH患者的LDL-C水平，不仅能延缓冠状动脉相关疾病的进展，还能降低心血管意外（心肌梗死）的发生率、死亡率及全因死亡率。①儿童患者的血清LDL-C目标值为＜3.4mmol/L（130mg/dL）。②早期ASCVD患者血清LDL-C目标值为＜1.8mmol/L（70mg/dL）。③不合并早期ASCVD的FH患者血清LDL-C目标值为＜2.6mmol/L（100mg/dL）。④若患者无法到达以上目标，则至少降低LDL-C水平50%[9]。

（2）改善生活方式：建议FH患者戒烟、保持低饱和脂肪酸及低胆固醇饮食。

（3）药物治疗：他汀类为首选药物，可使用最大耐受剂量（阿托伐他汀80mg/d，瑞舒伐他汀 40mg/d）。他汀类药物治疗效果欠佳或无法耐受的患者，可联合使用其他类别的调脂药物，首选推荐依折麦布。经以上药物治疗仍无法达到治疗目标的患者可加用PCSK9抑制剂[10]。

（4）其他治疗：脂蛋白血浆置换主要用于纯合子FH患者，肝脏移植和外科手术可纠正*LDLR*、*PCSK9*、*APOB*等基因的分子缺陷，但难以作为主要治疗手段。

五　预后

长期高水平LDL-C导致的心血管并发症是此病最主要的死因，尽早发现，长期有效降脂，减缓血管病变进程，可有效提高患者生活质量。

六 预防

此病尚无有效根治办法。因此进行产前诊断、遗传咨询终止遗传链就显得尤其重要。FH是常染色体显性遗传，先证者应先明确基因型，核实基因型与疾病关系，随后对父母进行基因检测，明确是否为携带者。若父母为携带者，在先证者母亲怀孕后，则应取羊水进行胎儿基因检测。若胎儿与先证者存在相同的基因缺陷，在知情的情况下，由胎儿父母决定进一步的处理措施。若胎儿具有其他FH相关基因突变，则应咨询遗传专家，确定轻型或重型FH。轻型可继续妊娠分娩，但应与患儿父母交代可能存在的风险及后代患病概率；若为重型的基因突变，由其父母决定进一步的处理措施。

植入前检测：在胚胎着床前确定其遗传物质是否正常，从而决定该胚胎能否移植，是FH家庭生育健康后代的一种方式。为了避免等位基因脱扣通常采用连锁分析的方法，构建单体型，以利于基因突变进行植入前检测。

七 问题与展望

FH是一种常见且严重的常染色体单基因显性遗传性疾病，这种遗传性的胆固醇代谢障碍通常会导致过早发生动脉粥样硬化而早发冠心病。

目前，FH的治疗主要分为饮食调节和药物治疗两个方面，降低患者血浆胆固醇水平，可有效阻滞或部分消除冠脉病变的发展。以他汀类药物为主的综合性治疗，仍是FH患者的首选。随着FH致病基因结构的阐明，FH治疗也开始进入了基因水平的阶段。PCSK9抑制剂已成为治疗FH的新型药物。可以预期，随着研究的深入，更高效的降脂药物将会越来越多。

目前我国诊断治疗中存在问题：尽管我国在FH诊断、治疗、预防和管理等方面取得了显著成果，但发展很不平衡。部分医师对该病临床特征、诊断与鉴别诊断流程、遗传咨询方法不甚熟悉；多数患儿在出现心血管疾病后才得以确诊。对确诊患者血脂目标控制管理随诊不及时。

参考文献

[1] SJOUKE B，KUSTERS D M，KINDT I，et al. Homozygous autosomal

dominant hypercholesterolaemia in the Netherlands：Prevalence，genotype–phenotype relationship，and clinical outcome[J]. Eur Heart J，2015，36（9）：560–565.

[2] AUSTIN M A，HUTTER C M，ZIMMERN R L，et al. Genetic causes of monogenic heterozygous familial hypercholesterolemia：A HuGE prevalence review[J]. American Journal of Epidemiology，2004，160（5）：407–420.

[3] 张爱琴，杨青，刘福朋，等. PCSK9抑制剂治疗家族性高胆固醇血症效果及安全性的Meta分析[J]. 山东医药，2012（46）：54–57.

[4] 中华医学会心血管病学分会动脉粥样硬化及冠心病学组，中华心血管病杂志编辑委员会. 家族性高胆固醇血症筛查与诊治中国专家共识[J]. 临床医学研究与实践，2012，3（9）：207.

[5] 王绿娅，许瑛杰，陈保生. 家族性高胆固醇血症样表型的临床特点及基因诊断[J]. 中国动脉硬化杂志，2008，16（1）：58–60.

[6] 中华医学会心血管病学分会动脉粥样硬化及冠心病学组，中华心血管病杂志编辑委员会. 家族性高胆固醇血症筛查与诊治中国专家共识[J]. 中华心血管病杂志，2012（2）：99–103.

[7] 高元丰，陈红. 家族性高胆固醇血症诊断进展[J]. 中华老年心脑血管病杂志，2016，18（7）：780–782.

[8] 陈晨，陆志强. 家族性高胆固醇血症（FH）致病基因的研究进展[J]. 复旦学报（医学版），2012，39（2）：207–211.

[9] SMILDE T J，VAN WISSEN S，WOLLERSHEIM H，et al. Effect of aggressive versus conventional lipid lowering on atherosclerosis progression in familial hypercholesterolaemia（ASAP）：A prospective，randomised，double–blind trial[J]. Lancet，2001，357（9256）：577–581.

[10] 颜丽，杨兰生，何津春，等. 家族性高胆固醇血症致病基因*PCSK9*的研究进展[J]. 医学综述，2012，21（21）：10–13.

（张赫娱，张成）

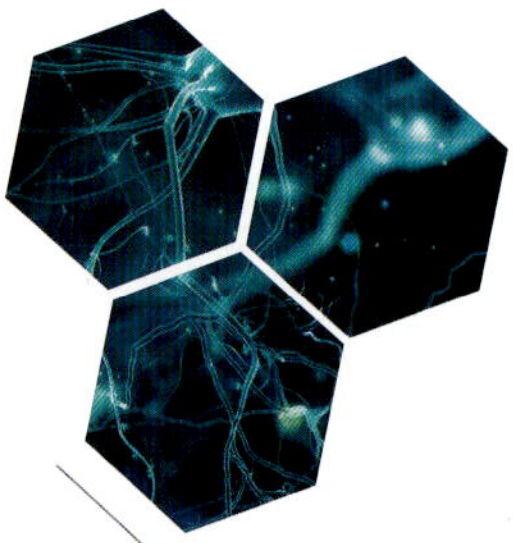

第九节　韦尼克脑病

一　疾病概述

韦尼克脑病（Wernicke encephalopathy，WE）是因维生素B_1缺乏导致的以中脑和下丘脑病变为主的一种代谢性脑病。1881年Carl Wernicke首次对WE病进行了描述。WE的临床表现多样化，其典型表现为“眼肌麻痹、共济失调、精神及意识障碍”三联征，还可出现多发性神经病症状，严重病例可因有氧代谢障碍和神经细胞变性坏死导致较严重的脑损害。

WE可发生于任何年龄，婴儿以 2～3 个月龄多见，成人以 30～70 岁多见，男女比例为1.7：1[1]。WE的发病率很难估计，有人统计60万居民的发病率为6.5/100 000[2]。国外报道经尸检证实其临床患病率约0.8%～2.8%，儿童生前诊断率仅为42%；酒精中毒人群的WE患病率约为35%，而非酒精中毒性WE临床上相对较少见，生前诊断率仅为16%，但容易被忽略或误诊。WE的临床诊断率仅0.04%～0.13%，成人通过常规临床检查漏诊率高达 75%～80%，但该病危害大，病死率可高达15%～17%[3]。

WE的病因繁多，导致维生素B_1的吸收和代谢障碍的因素均可引起，其中最多见的病因是慢性酒精中毒、严重营养不良，也可见于慢性胃肠道疾病、妊娠或化疗伴发剧烈呕吐、胰腺炎、血液透析、烧伤、白血病、肿瘤等急慢性消耗性疾病的患者。婴儿发病原因主要是喂养方式不当。成人发病最常见原因为慢性酒精中毒。

维生素B_1又称硫胺素，是水溶性维生素，主要存在于胚芽、米糠、麸皮、燕麦片、亚麻花、葵花籽、糙米中[4]。人体内不能合成维生素B_1，必须从食物中摄取，且储存较少，仅能维持18天左右的代谢需要。人体储存的维生素B_1仅为30～50mg，每天消耗1～2mg。当维生素B_1摄入不足时，储存的维生素B_1在1个月左右耗尽。任何引起维生素B_1摄入不足和吸收、储存、转运障碍或消耗增加引起维生素B_1缺乏的因素，均可导致WE的发生[5]。

维生素B_1是葡萄糖、脂类、氨基酸代谢所需的重要辅助因子。口服维生素B_1经十二指肠吸收入血，之后在肝及脑组织中经硫胺素焦磷酸激酶作用生成活性形式的焦磷酸硫胺素，后经磷酸化生成二磷酸硫胺素[1]。二磷酸硫胺素是丙酮酸脱氢酶复合体（糖酵解和三羧酸循环的重要辅酶）、α酮戊二酸脱氢酶复合体（三羧酸循环的限速酶）、转酮醇酶（戊糖磷酸循环的重要辅酶）和支链α酮酸脱氢酶（支链氨基酸代谢的辅酶）的辅助因子[6]。当各种因素导致维生素B_1摄入减少、吸收障碍、需求增加时，均能导致体内维生素B_1缺乏，上述酶功能受损，使糖、脂类、氨基酸代谢障碍，脑内三磷酸腺苷合成减少，导致脑组织乳酸酸中毒、内皮细胞功能障碍、干扰神经递质的合成、释放和摄取等，其具体发病机制[7]如下。

（1）导致细胞毒性水肿：维生素B_1缺乏使糖有氧氧化代谢受损，脑内ATP合成减少，细胞内乳酸堆积，一方面引起乳酸性酸中毒，使细胞膜内外离子梯度改变，导致细胞水肿；另一方面上调水通道蛋白-4的表达，加重细胞水肿。

（2）加重兴奋性毒性损伤：谷氨酸是主要的兴奋性神经递质，超水平升高导致兴奋性毒性损伤。谷氨酸的转运、释放等需要谷氨酸转运体1（glutamate transporter 1，GLT-1），谷氨酸/天门冬氨酸转运体，突触前终端蛋白复合体Ⅰ、Ⅱ的共同协作完成。硫胺素缺乏则引起大脑易损区星形胶质细胞GLT-1和GLAST 的丢失、突触前终端蛋白复合体Ⅰ、Ⅱ蛋白质水平下调，引起细胞外谷氨酸浓度上升，从而导致兴奋性毒性损伤。

（3）导致氧化应激损伤：生理状态下，体内氧化和抗氧化处于动态平衡。当氧化能力增加，抗氧化能力减弱时，则出现氧化损伤。血红素可合成抗氧化酶，而血红素的合成有赖于酮戊二酸脱氢酶复合体提供琥珀酰辅酶A。硫胺素是酮戊二酸脱氢酶复合体的辅助因子。硫胺素缺乏导致此复合体活性下降，一方面使血红素合成减少，从而减少抗氧化酶的合成，使机体清除自由基的能力下降；另一方面导致线粒体功能障碍、内皮损伤、星形胶质细胞和小胶质细胞激活，使活性氧自由基及活性一氧化氮显著增多。过量的自由基具有强大的神经毒性作用，可引起神经元的脱失和凋亡，进而出现相应的症状和体征。

（4）导致炎性反应：硫胺素缺乏导致胶质细胞形态改变，细胞肿胀及吞噬空泡形成，增加小胶质细胞的反应，导致促炎性细胞因子[白细胞介素-6（interleukin-6，IL-6）、IL-18（interleukin-18）、肿瘤坏死因子-α（tumor necrosis factor-a，TNF-α）、凋亡诱导因子-1（apoptosis inducing factor-1，AIF-1）]和骨桥蛋白、趋化因子（chemokines）[MCP-1（monocyte chemoattractant protein-1）、MIP-1α（macrophage inflammatory protein-1α）、MIP-1β（macrophage inflammatory protein-1β）、Gro1（growth-regulated oncogene-1）]、干扰素、干扰素诱导蛋白的产生，以及炎症相关转录因子，如早期生长反应蛋白-1（early growth response protein 1，Egr-1）、CCAAT/增强子结合蛋白β（CCAAT/enhancer-binding protein β，c-EBP-β）、CCAAT/增强子结合蛋白δ（CCAAT/enhancer-binding protein δ，c-EBP-δ）、核心启动子结合蛋白（core promoter binding protein，CPBP）、驱动蛋白家族成员4（kinesin family member 4，Kif-4）的表达上调，从而导致细胞、组织的炎性反应，进而出现相应的症状和体征。这些物质加剧氧化应激后的炎症瀑布样反应，导致对炎性反应敏感区脑组织的损害，出现相应症状和体征。

（5）破坏血脑屏障：血脑屏障由毛细血管内皮细胞、基膜和星形胶质细胞脚板构成。星形胶质细胞在血脑屏障的通透性及内皮细胞功能的调节中发挥着重要作用。硫胺素缺乏，星形胶质细胞和毛细血管内皮细胞内乳酸性酸中毒，导致这2种细胞肿胀、坏死，同时内皮细胞紧密连接蛋白，如微囊蛋白1和支架蛋白合成减少。以上变化均导致血脑屏障的完整性被破坏，通透性提高，使血液中各种物质进入脑组织，加重脑损伤。

（6）影响乙酰胆碱的合成：硫胺素是丙酮酸脱氢酶复合体的辅助因子。所有细胞线粒体内乙酰辅酶A来源于糖代谢过程中的丙酮酸。硫胺素缺乏，糖代谢受阻，丙酮酸生成减少，导致乙酰胆碱合成障碍，从而出现皮层及海马胆碱功能缺失，引起患者认知及记忆障碍。

以上多种改变引起神经细胞水肿、凋亡，最终导致脑室、中脑导水管周围灰质等脑部代谢相对活跃的神经元选择性受损，出现WE的相关临床症状。转酮醇酶（transketolase，*TK*）基因的缺陷可以导致非维生素B_1缺乏性Wernicke脑病的发生[8]。

WE的原因清楚，发病机制基本明确，是可治性疾病，一旦诊断就应及时进行病因治疗，同时积极补充缺乏的维生素B_1，常常可以取得良好的治疗效果，患者可以上学、工作。若延误诊治，将导致神经系统不可逆性的损害，甚至导致患者死亡。

二 临床特征

（一）临床表现

硫胺素缺乏最易造成脑损害的部位包括丘脑、乳头体、导水管周围和室旁区域、蓝斑、颅神经核和网状结构；WE的临床表现就与这些大脑区域受累有关，但其临床表现特异性不强，具有高度可变性。急性或亚急性起病的WE可具有典型临床三联征，即眼球运动障碍、共济失调和精神意识障碍。

1. 眼球活动障碍

眼球运动障碍与第Ⅲ、Ⅳ对颅神经及蓝斑、导水管周围灰质区病变有关。它是WE的一个重要特征，但只发生于15%～29%的WE患者。眼球活动障碍的体征包括：①眼震，包括垂直和水平的；②外直肌麻痹；③同向凝视麻痹。眼肌麻痹可程度不同，多对称，严重时眼球完全固定，偶尔出现上睑下垂。

在WE的进展阶段，可完全丧失眼球活动能力；瞳孔通常不受累，偶可表现瞳孔不等大、瞳孔缩小或无光反应[9]；还可出现复视、会聚障碍、凝视性麻痹，偶有上眼睑下垂、视网膜出血、调节功能不良和视神经病变发生，无视神经乳头水肿。

除眼震以外，大多数眼球活动障碍是外直肌麻痹，表现双侧性但并不一定对称，伴有复视和内斜视。在完全性外展麻痹的患者，外展时的眼震不明显；随着外展症状的缓解，眼震可能逐渐明显。水平和垂直的眼震均可见，前者更常见。也可见下视不能和核间性眼肌麻痹。硫胺素补充后几小时到1～2天后眼震的消失和眼球活动的好转有助于此病的诊断。

2. 共济失调，步态障碍

共济失调与上蚓部和小脑皮质的病变有关。23% 的WE患者有共济失调，以躯干和下肢共济失调最多见，主要表现为站立和行走困难，步态基底增宽；跟膝胫试验常常比指鼻试验更易引出。在急性期，患者需在他人扶持下才能行走或站立。症状较轻的患者表现为阔基底步态、缓慢和小步态，步态不稳。

3. 意识和精神障碍

意识和精神障碍是WE的最常见症状，可见于34%～82%的WE患者，与丘脑、下丘脑、乳头体、网状结构甚至皮质病变相关。WE有四种类型的精神错乱和意识障碍，最常见的是半球的精神错乱状态（global confusional state），或可表现淡漠、易怒、嗜睡、注意力不集中、精神呆滞、定向力障碍等，有时酷似急性精神病发作[10]，此时若未及时治疗，则可进展为昏迷甚至死亡。

患者缺乏兴趣，对外界环境漠不关心，很少自发性言语，很少回答问题。患者不与人交流而倒头大睡。患者对时间、地点、身边人物缺乏认识，谈话缺乏理性、事与事之间关联。记忆和学习能力常受累。当充分给予硫胺素后，患者能快速地恢复，变得更警觉和有注意力，能接受精神测试。

大约15%的患者存在酒精戒断（停药）症状，如幻觉、其他知觉异常、精神错乱、激越、震颤和自主神经功能的过度兴奋。这些症状在程度上较轻且会自然地逐渐消失。虽然困倦与嗜睡是精神错乱状态的常见表现，但是昏迷作为韦尼克–柯萨可夫（Wernicke–Korsakoff）综合征的首发表现甚为罕见。如果早期症状没有被发现，也未行积极治疗，患者可出现进行性的意识障碍，可在1～2周内逐渐昏迷、死亡。

4. 遗忘状态

当WE发展至Wernicke–Korsakoff综合征时，临床最突出的异常是遗忘（Korsakoff遗忘状态），遗忘的中心是学习障碍（顺行性遗忘，不能回忆在疾病发生以后一段时间内所经历的事件）和过去部分记忆的丧失（逆行性遗忘，回忆不起疾病发生之前某一阶段的事件）。一些患者首诊时虽然注意力和认知均正常，但可先表现为Korsakoff遗忘状态；少数患者可仅有Korsakoff遗忘表现，没有眼球活动异常和共济失调。柯萨科夫（Korsakoff）综合征，又称酒精遗忘综合征，是由丘脑–下丘脑联合病变引起，典型的Korsakoff综合征临床表现包括遗忘症、虚构、错构、认知功能障碍、时间及空间定向力障碍和人格改变，具体病症如下：

（1）记忆障碍（遗忘）：这是Korsakoff综合征最突出的症状。记忆障碍早期表现为近事遗忘，表现为重复询问同一问题，反复读一页书等，对近期接触的人名、地点、数字等，均不能回忆，但远事记忆保存；随着病程的进展，远事记忆亦受损。患者往往记不清自己的门牌号、自己的床位、手机号码等，学习新事物困难，只能从事一些简单的工作。

（2）虚构：虚构一直被认为是Korsakoff精神疾病的特征性表现。本病由于记忆力障碍，患者往往不能保留新的信息，不能正确叙述事件发生的过程，或弄不清事情的先后顺序，出现遗忘表现；但患者为了填补遗忘方面的空白而将过去时间内曾经发生过的事件说成是这一时间发生的；或以一段内容荒谬、变幻不定、丰富多样的虚构的事实来填补他所遗忘的那一段经过，在回忆中将过去事实上从未发生的事或体验，说成是确有其事，并对其坚信不疑。严重者对生活中的经历片刻即忘，连虚构的情节也不能在记忆中保持，每次重述时都各有不同，且易受暗示的影响。

（3）其他表现：患者在人格上常表现为表情冷漠，缺乏主动性，对周围人事缺乏主动意志要求和关心，但有时又显得自私固执、欣快，思维活跃，亦可表现为烦躁易怒、多疑或夸大妄想、情绪波动十分剧烈等[11]。另外可能有轻微的知觉功能衰退，有自发性言语和动作减少并迟缓，自制力通常亦受损。少数伴多发性神经炎、肌萎缩或无力。偶尔伴自主神经功能障碍。

5. 其他

周围神经病变在多于80%的Wernicke-Korsakoff综合征患者身上能发现，大多数是轻微的，不会导致步态异常，但是也可严重到站立及步态不能进行测试。在少数患者，有球后神经病变。然而心脏损害的迹象有心动过速、用力后的呼吸困难、体位性低血压和轻度的心电图异常，偶尔有患者猝死。这些患者可能是心输出量的增加和外周血管阻力的降低，在给予硫胺素后这种异常就会正常。体位性低血压和晕厥在Wernicke患者中常见，可能是由于自主神经功能的紊乱。可能还会有轻度的低温。有Korsakoff遗忘的患者可能还会有嗅觉辨别能力的损害，这一损害就像Wernicke患者的淡漠一样常见。认为可能是丘脑背内侧核团及其联系受损，而不是周围的嗅神经受累。

WE还可出现一些不典型症状，如食欲减退、低血压、低体温、癫痫及听力逐渐丧失。如果不及时治疗，病情进行性加重，可出现过高热，肌张力增高，舞蹈样运动障碍，严重的记忆损害、幻觉、妄想、虚构。

（二）辅助检查

1. 实验室检查

实验室检查主要依据血清丙酮酸、维生素B_1含量及转酮醇酶活性的测定。

WE患者可根据检测红细胞转酮醇酶（erythrocyte thiamine transketolase，ETKA）活性得到维生素B_1缺乏的可靠证据，方法是比较加入焦磷酸维生素B_1（thiamine pyrophosphate，TPP）前后ETKA的活性、如果ETKA的活性低，再加上在TPP刺激后可增加25%，即可确定维生素B_1缺乏的诊断。此外，临床也可直接测定维生素B_1浓度。目前采用高效液相色谱法（HPLC）可直接测定血液中维生素B_1（硫胺素）及其磷酸酯衍生物的含量，能检测维生素B_1缺乏，这取代了以往含硫胺焦磷酸效应的红细胞转酮酶活性测定法；该方法检测成人维生素 B_1正常值为60～220nM，最低检测范围为 3～35nM[12]。此外，未经治疗的患者血转酮醇酶活性的明显降低且血丙酮酸盐含量增高（＞20mg/L）[13]，这对于诊断是有帮助的。

但就目前而言，由于上述检查受技术难度及特异性的限制，国内开展以上检查的医疗机构很少，具有较大的局限性。

另外，WE可表现肝功能轻度异常、轻度低钠血症。脑脊液检查一般正常，少数患者晚期可出现脑脊液蛋白水平升高。

由于以上实验室检查缺乏特异性，故对临床诊断意义不大。WE患者均存在硫胺素缺乏，但某些患者虽然临床表现为硫胺素缺乏，但血硫胺素浓度却正常。目前，还没有生物标志物可以用来特异性证实WE的诊断或量化其病情严重程度，而与发病有关的血浆硫胺素（维生素B_1）水平与WE的诊断及病情程度、预后关系并不完全明确[14]。

2. 电生理检查

WE合并有周围神经损害者，其肌电图可见神经传导速度减慢。视神经受累者可见其视觉诱发电位异常。脑电图检查：约半数的WE 患者脑电图异常，为慢性脑病改变，无特异性，主要表现同步性 θ 及 δ 波爆发，广泛性慢波，呈轻、中度，在慢性胰腺炎并发胰性脑病（PE）患者中多见[15]，但没有很强的特异性，疾病痊愈后脑电图可恢复正常。

3. 影像学检查

头颅CT 检查可见低密度灶，部分严重WE 患者可见脑室扩大，尤其是第三脑室，但检出率仅为13%[16]。CT可显示在中脑导水管和内侧丘脑周围对称性低密度影，但是在急性期大多数情况下是阴性的。因此CT对WE 的诊断价值不大。

PET（positron emission tomography）检查：有研究表明，对于WE 由于维生素B_1缺乏而造成的丘脑损害，使用配位子11C-PK11195可进行诊断和评估，在几种类型的胶质细胞的线粒体外膜上有高度表达的外周神经型苯二氮受体（PTBRS），通过对丘脑中PTBR 位点和PTBR mRNA的测定，可进一步明晰几种早期胶质细胞在维生素B_1缺乏时的性质，PET 通过UI来做神经胶质成像，使用11C-PK11195这种配位子，可通过其来对WE 患者的丘脑损害程度进行诊断和评估[17]。

头颅磁共振成像对是目前早期诊断WE和疾病分期有重要价值，是最有价值的检查方法，其敏感度为53%，特异度为93%。MRI检查可提高WE的早期诊断，也有助于判断预后。MRI特点为第三四脑室旁及导水管周围、乳头体、四叠体、丘脑等部位对称性长T1长T2异常信号影，FLAIR呈高信号，急性期可有强化。有些少见部位如小脑齿状核、脑桥被盖、红核、中脑顶盖、尾状核及大脑皮质也可见类似影像学改变，MRI表现为病变部位对称性T2WI高信号影[18]。MRI的典型特征为特定部位出现特定分布的病变，特定部位包括第四脑室旁（脑区被盖和中脑顶盖）、中脑导水管周围、乳头体、四叠体、第三脑室侧壁（丘脑内侧），其中乳头体最易受累，也可发生于延髓、小脑齿状核、红核、尾状核和大脑皮质等少见部位；特定分布指病变分布呈对称性。但MRI无异常也不能排除WE。

急性期，MRI最具特征性表现是乳头体、丘脑、中脑导水管周围及顶盖部出现对称性异常信号，即T1加权像（T1WI）低信号，T2WI、液体衰减反转恢复（FLAIR）和磁共振弥散加权成像（DWI）高信号，T1WI增强后乳头体强化是特征性表现，部分患者可在小脑皮质及蚓部、红核、齿状核头、胼胝体、穹隆和大脑皮层出现对称性异常信号[19]。皮质对称性异常信号犹如“缎带征”。儿童WE 患者可出现对称性基底节和壳核的异常信号。病变区神经细胞可见细胞毒性水肿和血管源性水肿伴神经胶质和巨噬细胞增生，T2WI、FLAIR成像和DWI呈高信号，T1WI呈稍低信号。亚急性期，以血管源性水肿为主，脑室旁白质可见缺血性脱髓鞘改变，脑干长T2信号与神经纤维网络海绵样变性相关，随着病情进展，血-脑屏障破坏、血管外膜损害，增强扫描病变呈明显强化，治疗后MRI异常信号和强化可以逆转甚至消失。慢性期，随着神经细胞缺失，上述病变范围缩小，乳头体和中脑顶盖可见萎缩性改变，相邻第三和第四脑室扩大。影像学上应注意与多发性硬化、视神经脊髓炎谱系疾病，病毒性脑炎累及脑干、脑血管病等相鉴别[8]。

酒精性和非酒精性WE的典型MRI表现相似，但乳头体和小脑蚓部萎缩仅见于酒精性WE[20]。酒精所致WE更常累及丘脑及乳头体，而非酒精性WE更容易累及颅神经核，头部MRI弥散成像质谱分析对早期诊断具有较高的敏感性，可见外展、面部、前庭及舌下神经核异常信号，并与其他典型表现共存。颅神经核受累是否可作为非酒精性WE患者的特征性改变，但目前尚无统一意见。经维生素B_1治疗48h后，T2WI异常信号即可消失；治疗1周则FLAIR异常信号可消失。乙酰天门冬氨酸（NAA）/肌酐（Cr）比值降低。在维生素B_1治疗后，NAA/Cr 比值正常化[21]。治疗过程中磁共振波谱成像动态监测NAA/Cr 比值有无回升，可以提示神经组织损害是否可逆，对预后判断有一定意义。

（三）病理检查

肉眼及镜下的改变有赖于WE的严重程度。50%大体标本有对称性的颜色减退（淡灰色）、充血、新鲜的针尖样出血点，主要见于中脑导水管周围灰质，乳头体，丘脑，第三、四脑室及延髓，其他区域如脑桥被盖、中脑网状结构、四叠体后部和大脑皮层及基底节也可见受累。

这是由于这些部位具有较高的糖代谢和氧化代谢率，同时也是维生素B_1缺乏最敏感区域。急性期，镜下可见红细胞外渗、内皮细胞肿胀、少量神经元脱失；慢性期，镜下可见星形胶质细胞增生和肥大、中量神经元丢失、血管周围含铁血黄素巨噬细胞的沉积、有髓神经纤维的减少，小胶质细胞的活化及脑萎缩和白质疏松。急性期主要是受累部位细胞性水肿为主，细胞体积增大，间隙变小，水分子扩散受限，故DWI序列为高信号，亚急性期主要是血管源性水肿为主，组织含水量增加，水肿发展为神经元变性/坏死，故DWI序列为低信号。尽管MRI上T2WI的高信号对区别水肿、脱髓鞘、胶质增生不具有特异性，但是它的对称性分布是可以同其他疾病鉴别的，所以MRI对Wernicke脑病的诊断具有重要价值[22]。

（四）其他检查

眼底镜检查可见WE患者视网膜出血、毛细血管扩张及视盘周围神经纤维层增厚。

三 诊断

患者具有上述引起维生素B_1缺乏的基础病因，出现典型的眼外肌麻痹、共济失调、精神及意识障碍这三联征，即可临床诊断为WE。对于仅有单一或不同症状组合的疑诊患者，应行头颅MRI检查，如有MRI的特征性损害即可明确诊断。或当维生素B_1治疗后症状改善，也可证实诊断。

目前WE的主要诊断依据：①有引起维生素B_1缺乏的病因或诱因；②有“三联征”中的至少1项；③脑MRI 显示中脑导水管周围、丘脑、乳头体、第三、四脑室基底部出现对称性T2WI、FLAIR和DWI高信号，或血丙酮酸盐含量增高和/或转酮醇酶活性降低，维生素B_1浓度低于正常，血尿硫胺含量减少；④维生素B_1治疗后临床症状明显改善；⑤排除其他原因引起的中枢神经系统损害。

鉴别诊断：WE 需与急性酒精中毒、急性精神障碍、脑桥中央髓鞘溶解症、小脑萎缩、硬膜下血肿、脑震荡、其他颅内占位、多发性神经病、肌病、横纹肌溶解症、大脑动脉梗死、病毒性脑炎、甲硝唑脑病等鉴别。当MRI 检查发现皮质出现“缎带征”样异常信号时需与癫痫、可逆性后部脑白质综合征、低血糖症和克雅氏病鉴别。

四 治疗

（一）病因治疗

WE的病因主要是硫胺素缺乏，因此可通过非肠道积极补充B族维生素进行治疗。WE是一个临床急性综合征，一旦考虑WE即应给予维生素B_1治疗。立即予以大剂量维生素B_1诊断性治疗优于实验室及影像学诊断，但补充的剂量、频次、疗程尚无统一标准，也缺乏随机对照试验以确定最佳治疗方案。由于酒精性WE多为慢性病程，神经系统造成的损害更为持久，且常合并严重的戒断综合征，其治疗所需的维生素B_1的剂量大于非酒精性WE。目前指南推荐方案为维生素B_1 200mg静脉注射，每天2次。酗酒者，可予以500mg维生素B_1静脉注射，每天3次，2天后予以500mg维生素B_1静脉注射或肌内注射，每天1次，连用5天。欧洲指南推荐急性期至少给予200mg维生素B_1静脉注射或3倍剂量肌内注射2～3天。静脉给予维生素B_1 3～5天后，如症状没有改善即停药。如症状改善、证明有效后，继续用药2～3周。此后可口服维生素B_1 30mg/d，维持数月。因早期大量维生素B_1使用也可减少患者遗留下不同程度的慢性脑损害所致的方向感、智力、注意力、思维能力、言语流畅性低下的现象发生。如按以上剂量连续治疗3天后，患者神经系统症状仍无反应，可以考虑停药。对于营养不良的患者，应先给予硫胺素治疗，再给予葡萄糖治疗，以避免本病的发生。

对于那些长期营养不良、饮酒过多、肠道吸收障碍以及高基础代谢状态的患者出现精神症状时应高度警惕WE的发生，早期的诊断治疗可以避免此病所致的持续性脑部损害。另外，为预防WE的发生，建议对于可能导致营养吸收障碍的情况或持续性呕吐，不能进食，如胃肠道术后禁食，长期胃肠外营养，慢性酒精中毒，妊娠呕吐，影响维生素B_1储存的肝病，血液透析等患者，应常规预防性地补充维生素B_1。在高度怀疑此病时，应给予充足的维生素B_1，以减少Korsakoff综合征的发生率。

（二）补充镁剂

镁作为硫胺依赖性酶和神经化学递质发挥正常功能的辅助因子，在低镁血症的情况下，常常影响体内硫胺素的利用。因此，针对可疑维生素B_1缺乏的患者，也应检查镁的水平，并通过口服或非肠道给药予以补充硫酸镁。经检测后镁离子缺乏的情况下，可以给予35～50mmol硫酸镁在1L 0.9%氯化钠溶液中12～24h内静脉滴注[23]，直至镁离子恢复到正常水平。

（三）其他治疗方案

补充维生素B_1的同时应根据病情及发病原因加用多种维生素、营养神经药物及其他对症处理。其他如非甾体抗炎药（对神经系统变性有一定作用）、米诺环素（通过抗氧化和抗凋亡作用延迟神经细胞损伤）、β-内酰胺类抗生素（可阻止星形胶质细胞谷氨酸转运体GLT-1b 的丢失及上调GLT-1，增加星形胶质细胞对谷氨酸盐的摄取，减轻兴奋性毒性损伤）、NP031112（一种合成化合物，可防止炎症介导的细胞死亡）、氟吡汀（小分子抗凋亡作用）、干细胞移植、纳米微粒（如氧化铈或二氧化铈，具有逆转氧化应激，延长抗氧化性能）等可能对保护神经细胞有作用，但均尚在研究中。

（四）治疗时间

治疗时间应维持到WE症状好转并无再发风险。对于WE患者予维生素B_1补充的同时应避免使用葡萄糖及激素类药物，这是因为葡萄糖可降低丙酮酸脱氢酶活性而使血中丙酮酸含量增加，激素会阻碍丙酮酸的氧化而灭活维生素B_1，这两种情况均可加速恶化机体硫胺素缺乏症的状况，从而加重精神、神经症状。

五 预后

WE是可预防和可治疗的疾病。大多数患者在给予维生素B_1（硫胺素）后，有可预见性的恢复，其预后取决于维生素B_1补充的时间及剂量，越早足量补充，恢复越好。WE对维生素B_1治疗的反应迅速，最具有戏剧性改善的症状是眼球的活动，症状可以在使用硫胺素几小时，通常是在几天至两周得到改善；水平凝视麻痹常规完全康复，但是60%患者有后遗细小的水平眼震[23]。该治疗效果对WE的临床诊断具有较大的参考意义，当使用硫胺素后眼部症状没有改善应该怀疑Wernicke病诊断的正确性。精神和意识障碍、眼球震颤在几天内可好转，而共济失调改善相对缓慢，认知功能的改善最慢，甚至持续一生[10]。WE若能及时诊断和治疗，可完全恢复，如不能及时诊治，病死率高达50%；85%幸存者遗留神经精神症状[1]。若延误治疗则可导致神经系统不可逆损伤，发展为科萨科夫综合征，严重者导致昏迷，甚至死亡。若患者出现心力衰竭、休克、昏迷等常提示预后不良。伴有皮质损害的Wernicke脑病患者预后相对较差[24]。

六 预防

WE的预防主要是避免可引起维生素B_1缺乏的基础病因，及时发现、及时诊断以及早期维生素B_1的治疗可能预防疾病的进展加重。口服维生素B_1，每天3次、每次100mg，可以作为怀疑早期缺乏硫胺素的患者预防措施，或适用于经胃肠外给药后纠正的患者。这种预防方案仅仅基于一般临床实践，因为没有足够的文献证据支持。在澳大利亚研究了另一种WE预防模式，在一项前瞻性尸检研究中发现，在面包面粉中掺入硫胺素可降低WE的患病率。这种做法已经被许多其他西方国家采用，这些国家的食物都添加了硫胺素和其他必需的维生素[25]。对于WE的预防和治疗的方案，目前的证据多是来自病例报道和临床经验，临床医生需要更多的随机对照试验来探索使用维生素B_1防治 WE 的合适剂量、用药途径和持续时间[26]。

七 问题与展望

尽管欧洲神经病学学会联盟（EFNS）在2010年已经发布了对于WE的诊断标准[27]，但是因为其临床表现的多样性及不典型性，尤其是非酒精性WE近年的发病率逐渐增高，在临床诊治过程中，医生的主观经验起着主要作用，因此极易出现漏诊、误诊。非典型临床表现的WE往往较难被及时诊断。一项尸检研究证实，WE中仅有大约三分之一的酗酒者和6%的非酗酒者的被怀疑WE的存在，而在死亡前未被及时正确诊断的患者数量可能更高。这些发现表明，大多数情况下，WE患者很可能在一生中一直未被正确认识和诊断[27]。WE的诊断主要依据是临床表现，但仅有10.0%～16.5%的患者存在经典三联征“眼外肌麻痹、共济失调、精神及意识障碍”。硫胺素水平可以用高效液相色谱法测定，然而，该结果不能立即获得，MRI检查也缺乏诊断活动性WE的敏感性和特异性。但总的来说，无论是高剂量还是低剂量的硫胺素，都被认为是低风险的，未经治疗的患者可能会有严重的不良后果；因此，任何形式的诊断检测（实验室或诊断成像）都不应延迟对疑似患有WE的患者的进行治疗。

WE的临床症状多样，那怎样判断维生素B_1治疗是否有效呢？维生素B_1给药能在一定程度上改善WE的临床症状，特别是如果及时给药效果更好。眼球运动障碍对治疗的反应是可预期的，如果眼部症状恢复失败应考虑其他诊断。在大多数情况下，水平和垂直凝视麻痹、上睑下垂在数天至数周内完全恢复。虽然水平性眼球震颤在接受维生素B_1治疗后很快就有明显的恢复，但在多达60%的患者中，这种症状仍以隐匿的方式持续存在数月。步态共济失调的延迟恢复与眼部症状体征形成对比。一部分患者的步态得到了完全的改善，但大多数患者仍有步态障碍。在不明原因的慢性认知障碍患者中，良性的水平眼震及步态异常可以作为酒精相关性病因的线索。轻微的神经认知症状，如冷漠、嗜睡和困惑，往往对治疗反应良好，而记忆力和学习能力的障碍，则表现出较差的恢复能力，许多患者都留下了永久性的Korsakoff综合征。因此，只有及早发现潜在风险，识别早期不典型症状，尽早让可疑的WE患者用上针对性的药物治疗，方可避免预后不良的结局。

八 典型病例

1. 病史

患者，男，34岁，因“腹痛1月，视物模糊3天，听力下降2天”入院。既往史无特殊。患者1月余前，无明显诱因开始反复出现上腹部疼痛，间伴恶心、呕吐，于外院就诊，查淀粉酶AMS 869U/L，脂肪酶498U/L；腹部MRI考虑胰腺炎、胆囊结石。予禁食、抑制胰腺分泌、抗感染、补液支持等治疗后症状好转，复查淀粉酶 265U/L，脂肪酶 230U/L，其后开放饮食，但进食后出现恶心、呕吐；3天前出现视物模糊，进行性加重，2天前出现双耳听力下降，收入院诊治。门诊查电解质：Na^+ 131mmol/L，Cl^- 97mmol/L；血气分析：pH 7.338，PCO_2 19.4mmHg，PO_2 104mmHg，BE-15mmol/L，HCO_3^- 10.5mmol/L。拟“急性胰腺炎”收入院；起病以来，精神、食欲、睡眠差。入院后患者逐渐出现步态不稳、神志逐渐转差至淡漠呆滞、反应迟钝，不能配合指令动作、间有呛咳、视幻觉及缺乏自知力。

体格检查：意识模糊，对答部分切题，双侧视力及听力下降。双眼外上斜视位，仅右眼可外展、双眼其余方向活动均部分受限。中腹部压痛，肠鸣音减弱，2次/min。

脑电图检查：脑电图显示弥漫性中度慢波节律，同步性 θ 波发放。颅脑CT检查：双侧丘脑、脑干多发稍低密度灶。颅脑MRI检查：双侧丘脑后内侧部、下丘脑与中脑导水管周围、四叠体见片状T1WI等稍低信号、T2WI略高信号、T2W_FLAIR高信号，主要位于第三、第四脑室与中脑导水管周围区域，呈对称性分布。

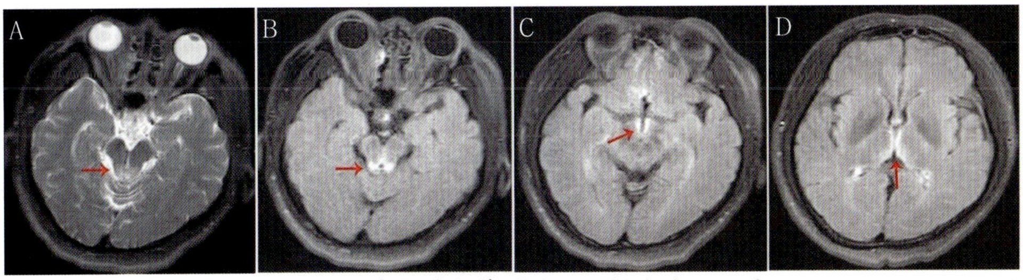

图4-19　中脑导水管周围及双侧丘脑MRI图

A. T2WI序列显示中脑导水管周围高信号（红色箭头）；B. T2Flair序列显示中脑导水管周围；C. 乳头体；D. 第三脑室周围及丘脑高信号。

2. 诊治及转归

神经内科会诊考虑Wernicke脑病，按其建议予积极治疗胰腺炎、改善代谢性酸中毒等内环境紊乱，辅以肠内营养支持；予维生素B_1注射液500mg/d静滴，尽量减少应用葡萄糖注射液，根据电解质情况适当补充硫酸镁。维生素B_1注射液500mg/d静滴5天后改为400mg/d肌注2周，其后改为口服维生素B_1 30mg/d。上述治疗后复查颅脑MRI：脑部MR平扫未见明显异常，原第三、第四脑室与中脑导水管周围区域病灶消散。患者神志及对答恢复正常，饮水呛咳、视物重影情况较前明显好转，病情改善，证实了WE的诊断。出院2周后随访患者已恢复可正常上班。

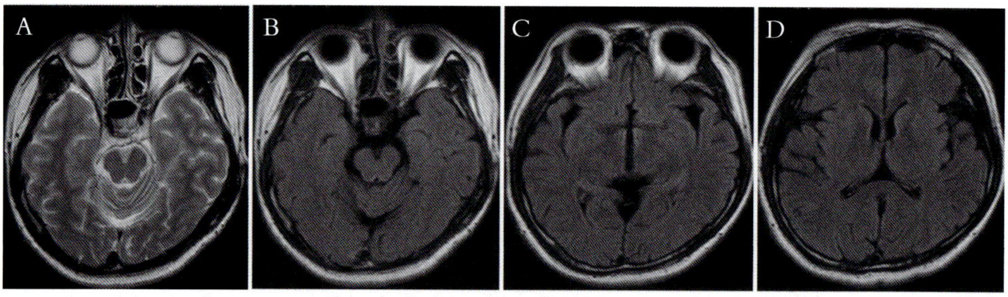

图4-20 治疗后复查中脑导水管周围及双侧丘脑MRI图

A. T2WI序列显示中脑导水管周围；B. T2Flair序列显示中脑导水管周围；C. 乳头体区；D. 第三脑室周围及丘脑高信号已消散。

参考文献

[1] SECHI G，SERRA A. Wernicke's encephalopathy：New clinical settings and recent advances in diagnosis and management[J]. Lancet Neurol，2007，6（5）：442-455.

[2] 王维治，崔丽英，王拥军，等. 神经病学[M]. 2版. 北京：人民卫生出版社，2013.

[3] 杨圣金，张岩，韩桐师，等. 韦尼克脑病诊治进展[J]. 中国社区医师，2019，35（8）：14-15.

[4] AFADLAL S，LABETOULLE R，HAZELL A S. Role of astrocytes in thiamine deficiency[J]. Metab Brain Dis，2014，29（4）：1061-1068.

[5] 向仁伸，郭闻一，付涛. 硫胺素缺乏症与各系统疾病的研究进展与展望[J]. 武汉大学学报（医学版），2020，41（02）：332-336.

[6] ABDOU E，HAZELL A S. Thiamine deficiency：An update of pathophysiologic mechanisms and future therapeutic considerations[J]. Neurochem Res，2015，40（2）：353–361.
[7] 周露玲. 韦尼克脑病的诊治进展[J]. 现代医药卫生，2016，32（8）：1173–1176.
[8] 韩彤. Wernicke脑病[J]. 中国现代神经疾病杂志，2017，17（9）：696.
[9] JUNG Y C，CHANRAUD S，SULLIVAN E V. Neuroimaging of Wernicke's encephalopathy and Korsakoff's syndrome[J]. Neuropsychol Rev，2012，22（2）：170–180.
[10] LONG L，CAI X D，BAO J，et al. Total parenteral nutrition caused Wernicke's encephalopathy accompanied by wet beriberi[J]. Am J Case Rep，2014，15：52–55.
[11] 中国医师协会神经内科分会脑与脊髓损害专业委员会. 慢性酒精中毒性脑病诊治中国专家共识[J]. 中华神经医学杂志，2018，17（1）：2–9.
[12] 杨雪，盛利霞，郝伟，等. 酒精相关的韦尼克脑病与科萨科夫综合征[J]. 中国药物滥用防治杂志，2014，20（6）：368–372.
[13] 姚景莉. Wermicke–Korsakoff综合征.中国医学百科全书[M]. 2版. 北京：人民卫生出版社，1994.
[14] 鲁飞翔，胡南，周仙杰，等. 硫胺素与相关疾病的研究进展[J]. 中华灾害救援医学，2016，4（5）：287–290.
[15] 朱春丽，黄显雄. 韦尼克脑病的诊断和误诊原因分析[J]. 中华全科医学，2011，09（1）：65–66.
[16] DELAVAR K H，BARATLOO A，SOLEYMANI M，et al. Imaging–based diagnosis of wernicke encephalopathy：a case report[J]. Trauma Mon，2014，19（4）：17403.
[17] DONNINO M W，VEGA J，MILLER J，et al. Myths and misconceptions of Wernicke's encephalopathy：What every emergency physician should know[J]. Ann Emerg Med，2007，50（6）：715–721.
[18] 李剑兰. 慢性酒精中毒性脑病的临床及磁共振成像特点[J]. 实用医学影像杂志，2016，17（5）：453–455.

[19] ZUCCOLI G, PIPITONE N. Neuroimaging findings in acute Wernicke's encephalopathy: review of the literature[J]. AJR Am J Roentgenol, 2009, 192（2）: 501-508.

[20] 周金伟，周利民，张文伟，等. 非酒精性Wernicke脑病的MRI表现[J]. 医学影像学杂志，2013，23（3）：376-378+392.

[21] KIM T E, LEE E J, YOUNG J B, et al. Wernicke encephalopathy and ethanol-related syndromes[J]. Semin Ultrasound CT MR, 2014, 35（2）: 85-96.

[22] 崔亚琼，彭琨，韩艳萍，等. Wernicke脑病的临床与影像学分析[J]. 实用医技杂志，2016，23（4）：379-380.

[23] 刘晓洋，李光雪. Wernicke脑病的临床进展[J]. 中风与神经疾病杂志，2016，33（5）：479-480.

[24] 武雷，黄德晖，于生元. 伴有皮质损害的Wernicke's脑病的临床影像学特征：1例报道并文献复习[C]//北京医学会神经病学学术年会. 北京医学会，北京医学会神经病分会，2015.

[25] SINHA S, KATARIA A, KOLLA B P, et al. Wernicke Encephalopathy-Clinical Pearls[J]. Mayo Clin Proc, 2019, 94（6）: 1065-1072.

[26] 徐武，周汝娟，丁春琴，等. 非酒精性Wernicke脑病二例[J]. 脑与神经疾病杂志，2016，24（10）：642-646.

[27] GALVIN R, BRATHEN G, IVASHYNKA A, et al. EFNS guidelines for diagnosis, therapy and prevention of Wernicke encephalopathy[J]. Eur J Neurol, 2010, 17（12）: 1408-1418.

（卢奎，张成）

附录1　国家卫生健康委员会公布的第一批罕见病目录

2018年5月，国家卫生健康委员会、科技部、工业和信息化部、国家药品监督管理局和国家中医药管理局5部门联合印发了《第一批罕见病目录》，包含以下121个病种。

第一批罕见病目录

序号	中文名称	英文名称
1	21-羟化酶缺乏症	21-Hydroxylase Deficiency
2	白化病	Albinism
3	Alport 综合征	Alport Syndromc
4	肌萎缩侧索硬化	Amyotrophic Lateral Sclerosis
5	Angelman 氏症候群（天使综合征）	Angelman Syndrome
6	精氨酸酶缺乏症	Arginase Deficiency
7	热纳综合征（窒息性胸腔失养症）	Asphyxiating Thoracic Dystrophy (Jeune Syndrome)
8	非典型溶血性尿毒症	Atypical Hemolytic Uremic Syndrome
9	自身免疫性脑炎	Autoimmune Encephalitis
10	自身免疫性垂体炎	Autoimmune Hypophysitis
11	自身免疫性胰岛素受体病	Autoimmune Insulin Receptopathy (Type B insulin resistance)
12	β-酮硫解酶缺乏症	Beta-ketothiolase Deficiency
13	生物素酶缺乏症	Biotinidase Deficiency
14	心脏离子通道病	Cardic Ion Channelopathies
15	原发性肉碱缺乏症	Carnitine Deficiency
16	Castleman 病	Castleman Disease
17	腓骨肌萎缩症	Charcot-Marie-Tooth Disease
18	瓜氨酸血症	Citrullinemia
19	先天性肾上腺发育不良	Congenital Adrenal Hypoplasia

续表

序号	中文名称	英文名称
20	先天性高胰岛素性低血糖血症	Congenital Hyperinsulinemic Hypoglycemia
21	先天性肌无力综合征	Congenital Myasthenic Syndrome
22	先天性肌强直（非营养不良性肌强直综合征）	Congenital Myotonia Syndrome (Non-Dystrophic Myotonia, NDM)
23	先天性脊柱侧弯	Congenital Scoliosis
24	冠状动脉扩张病	Coronary Artery Ectasia
25	先天性纯红细胞再生障碍性贫血	Diamond-Blackfan Anemia
26	Erdheim-Chester 病	Erdheim-Chester Disease
27	法布雷病	Fabry Disease
28	家族性地中海热	Familial Mediterranean Fever
29	范可尼贫血	Fanconi Anemia
30	半乳糖血症	Galactosemia
31	戈谢病	Gaucher' s Disease
32	全身型重症肌无力	Generalized Myasthenia Gravis
33	Gitelman 综合征	Gitelman Syndrome
34	戊二酸血症 I 型	Glutaric Acidemia Type Ⅰ
35	糖原累积病（I 型、Ⅱ型）	Glycogen Storage Disease (Type Ⅰ、Ⅱ)
36	血友病	Hemophilia
37	肝豆状核变性	Hepatolenticular Degeneration(Wilson Disease)
38	遗传性血管性水肿	Hereditary Angioedema (HAE)
39	遗传性大疱性表皮松解症	Hereditary Epidermolysis Bullosa
40	遗传性果糖不耐受症	Hereditary Fructose Intolerance
41	遗传性低镁血症	Hereditary Hypomagnesemia
42	遗传性多发脑梗死性痴呆	Hereditary Multi-infarct Dementia (Cerebral Autosomal Dominant Arteriopathy with Subcortical Infarcts and Leukoencephalopathy, CADASIL)
43	遗传性痉挛性截瘫	Hereditary Spastic Paraplegia
44	全羧化酶合成酶缺乏症	Holocarboxylase Synthetase Deficiency
45	同型半胱氨酸血症	Homocysteinemia
46	纯合子家族性高胆固醇血症	Homozygous Hypercholesterolemia
47	亨廷顿舞蹈病	Huntington Disease
48	HHH 综合征	Hyperornithinaemia-Hyperammonaemia-Homocitrullinuria Syndrome
49	高苯丙氨酸血症	Hyperphenylalaninemia
50	低碱性磷酸酶血症	Hypophosphatasia
51	低磷性佝偻病	Hypophosphatemic Rickets
52	特发性心肌病	Idiopathic Cardiomyopathy

续表

序号	中文名称	英文名称
53	特发性低促性腺激素性性腺功能减退症	Idiopathic Hypogonadotropic Hypogonadism
54	特发性肺动脉高压	Idiopathic Pulmonary Arterial Hypertension
55	特发性肺纤维化	Idiopathic Pulmonary Fibrosis
56	IgG4 相关性疾病	IgG4 related Disease
57	先天性胆汁酸合成障碍	Inborn Errors of Bile Acid Synthesis
58	异戊酸血症	Isovaleric Acidemia
59	卡尔曼综合征	Kallmann Syndrome
60	朗格汉斯组织细胞增生症	Langerhans Cell Histiocytosis
61	莱伦氏综合征	Laron Syndrome
62	Leber 遗传性视神经病变	Leber Hereditary Optic Neuropathy
63	长链 3- 羟酰基辅酶 A 脱氢酶缺乏症	Long Chain 3-hydroxyacyl-CoA Dehydrogenase Deficiency
64	淋巴管肌瘤病	Lymphangioleiomyomatosis (LAM)
65	赖氨酸尿性蛋白不耐受症	Lysinuric Protein Intolerance
66	溶酶体酸性脂肪酶缺乏症	Lysosomal Acid Lipase Deficiency
67	枫糖尿症	Maple Syrup Urine Disease
68	马凡综合征	Marfan Syndrome
69	McCune-Albrigh 综合征	McCune-Albright Syndrome
70	中链酰基辅酶 A 脱氢酶缺乏症	Medium Chain Acyl-CoA Dehydrogenase Deficiency
71	甲基丙二酸血症	Methylmalonic Academia
72	线粒体脑肌病	Mitochodrial Encephalomyopathy
73	黏多糖贮积症	Mucopolysaccharidosis
74	多灶性运动神经病	Multifocal Motor Neuropathy
75	多种酰基辅酶 A 脱氢酶缺乏症	Multiple Acyl-CoA Dehydrogenase Deficiency
76	多发性硬化	Multiple Sclerosis
77	多系统萎缩	Multiple System Atrophy
78	肌强直性营养不良	Myotonic Dystrophy
79	N- 乙酰谷氨酸合成酶缺乏症	N-acetylglutamate Synthase Deficiency
80	新生儿糖尿病	Neonatal Diabetes Mellitus
81	视神经脊髓炎	Neuromyelitis Optica
82	尼曼匹克病	Niemann-Pick Disease
83	非综合征性耳聋	Non-Syndromic Deafness
84	Noonan 综合征	Noonan Syndrome
85	鸟氨酸氨甲酰基转移酶缺乏症	Ornithine Transcarbamylase Deficiency
86	成骨不全症（脆骨病）	Osteogenesis Imperfecta (Brittle Bone Disease)
87	帕金森病（青年型、早发型）	Parkinson Disease (Young-onset , Early-onset)
88	阵发性睡眠性血红蛋白尿	Paroxysmal Nocturnal Hemoglobinuria

续表

序号	中文名称	英文名称
89	黑斑息肉综合征	Peutz–Jeghers Syndrome
90	苯丙酮尿症	Phenylketonuria
91	POEMS 综合征	POEMS Syndrome
92	卟啉病	Porphyria
93	Prader–Willi 综合征	Prader–Willi Syndrome
94	原发性联合免疫缺陷	Primary Combined Immune Deficiency
95	原发性遗传性肌张力不全	Primary Hereditary Dystonia
96	原发性轻链型淀粉样变	Primary Light Chain Amyloidosis
97	进行性家族性肝内胆汁淤积症	Progressive Familial Intrahepatic Cholestasis
98	进行性肌营养不良	Progressive Muscular Dystrophy
99	丙酸血症	Propionic Acidemia
100	肺泡蛋白沉积症	Pulmonary Alveolar Proteinosis
101	肺囊性纤维化	Pulmonary Cystic Fibrosis
102	视网膜色素变性症	Retinitis Pigmentosa
103	视网膜母细胞瘤	Retinoblastoma
104	重症先天性粒细胞缺乏症	Severe Congenital Neutropenia
105	婴儿严重肌阵挛性癫痫 (Dravet 综合征)	Severe Myoclonic Epilepsy in Infancy (Dravet Syndrome)
106	镰刀型细胞贫血病	Sickle Cell Disease
107	Silver–Russell 综合征	Silver–Russell Syndrome
108	谷固醇血症	Sitosterolemia
109	脊髓延髓肌萎缩症(肯尼迪病)	Spinal and Bulbar Muscular Atrophy (Kennedy Disease)
110	脊髓性肌萎缩症	Spinal Muscular Atrophy
111	脊髓小脑性共济失调	Spinocerebellar Ataxia
112	系统性硬化症	Systemic Sclerosis
113	四氢生物蝶呤缺乏症	Tetrahydrobiopterin Deficiency
114	结节性硬化症	Tuberous Sclerosis Complex
115	原发性酪氨酸血症	Tyrosinemia
116	极长链酰基辅酶 A 脱氢酶缺乏症	Very Long Chain Acyl–CoA Dehydrogenase Deficiency
117	威廉姆斯综合征	Williams Syndrome
118	湿疹血小板减少伴免疫缺陷综合征	Wiskott–Aldrich Syndrome
119	X- 连锁无丙种球蛋白血症	X–linked Agammaglobulinemia
120	X- 连锁肾上腺脑白质营养不良	X–linked Adrenoleu–kodystrophy
121	X- 连锁淋巴增生症	X–linked Lymphoproliferative Disease

附录2　世界主要罕见病组织

1. 国际主要罕见病组织（名称、地址、联系方式）

Rare Diseases International members（RDI）

网址：https://www.rarediseasesinternational.org/

RDI汇集了来自世界各地的国家和地区罕见病患者组织及国际罕见病联盟成员，旨在提高公众对罕见病的认识及促进罕见病相关政策制定，通过信息交流、网络支持等，提高各联盟成员的协作。

下表为RDI中涵盖的世界各地主要国家及地区的罕见病联盟。

	National Organization for Rare Disorders（美国） www.rarediseases.org
	Findacure（英国） www.findacure.org.uk
	EURORDIS Rare Diseases Europe(欧洲) www.eurordis.org
	German Alliance of Chronic Rare Diseases (ACHSE) 德国 www.achse-online.de/de/
	Asia Pacific Alliance of Rare Disease Organisations (APARDO)(亚太地区) www.apardo.org
	Rare Diseases Sweden（瑞典） www.sallsyntadiagnoser.se/
	Canadian Organization for Rare Disorders（加拿大） www.raredisorders.ca
	Genetic Alliance Australia（澳大利亚） www.geneticalliance.org.au
	Hong Kong Alliance for Rare Diseases(香港) www.hkard.org
	Rare Disorders NZ（新西兰） raredisorders.org.nz/

	Associacao Brasileira de Enfermedades Raras（巴西） www.feberraras.wix.com/feber-raras
	Association ANNA（法国） www.anna-asso.fr/
	Blackswan Foundation(瑞士) www.blackswanfoundation.ch/en/
	Greek Alliance for Rare Diseases (PESPA)（希腊） pespa.gr/
	Organization for Rare Diseases India (ORDI)（印度） ordindia.in/
	Indian Organization for Rare Diseases（印度） www.i-ord.org
	Malaysian Rare Disorders Society （马来西亚） www.mrds.org.my
	Rare Diseases South Africa（南非） www.rarediseases.co.za

2. 我国罕见病组织

1）蔻德罕见病中心(CORD，原罕见病发展中心)

地址：上海市黄浦区中华路1359号7楼B15室

邮箱：public@cord.org.cn

电话：16621798075

网址：www.cord.org.cn

2）天津合众罕见病关爱帮扶中心

官方网站：http://www.xxy47china.org

腾讯QQ：1739500401

微信：13602027201

电话：13821105278

3）病痛挑战基金会（The Illness Challenge Foundation）

网站：www.chinaicf.org

微信公众号：病痛挑战基金会

新浪微博：@病痛挑战基金会

电话：4000408772

邮箱：bttz@chinaicf.org

地址：北京市朝阳区北京电影学院文创园（平房园区）星影空间3-115

4）上海集爱肌病关爱中心

微信公众号：集爱肌病关爱中心

热线电话：400-839-8500

5）美儿SMA关爱中心

邮箱：info@meier.org.cn

热线：400 6060 749 办公电话：010-67266211

网址：www.meier.org.cn

新浪微博：@美儿SMA

微信公众号：美儿SMA关爱中心

病友QQ群：91740628

6）中国法布雷病友会

网址：http://chinafabry.com/

3. 常用罕见病网站

1）罕见病信息网

http://www.raredisease.cn

2）Genetics Home Reference

https://ghr.nlm.nih.gov/

3）罕见病日活动网

https://www.rarediseaseday.org/

4）脊髓性肌萎缩症相关网站

Cure SMA https://www.curesma.org/

SMA Foundation https://smafoundation.org/

SMA之家 http://www.meier.org.cn/

5）肌营养不良相关网站

https://www.duchenne.com/about-duchenne

https://www.duchenneuk.org/

https://musculardystrophynews.com

6）糖原贮积病2型相关网站

https://www.pompe.com/

https://pompe.uk/

7）植烷酸贮积症(Refsum's disease)相关网站：

http://refsumdisease.org/

8）肝豆状核变性相关网站

Wilson Disease Association https://www.wilsonsdisease.org/

9）法布雷病（Fabry disease）相关网站

Fabry International Network http://www.fabrynetwork.org/

Fabry Support & Information Group http://www.fabry.org/

10）结节性硬化相关网站

北京蝴蝶结结节性硬化罕见病关爱中心 www.tscchina.org/

https://www.tuberous-sclerosis.com/

11）少年型帕金森病相关网站

青年帕金森之家http://www.yophome.com/